J. R. Strub / M. Kern / J. C. Türp / S. Witkowski / G. Heydecke / S. Wolfart

**Curriculum Prothetik, Band III**



Christian Ziegeler

# Curriculum Prothetik

## Band III

Kombinierte und abnehmbare Prothetik
Implantologie
Nachsorge
Lebensqualität

Jörg Rudolf Strub
Matthias Kern
Jens Christoph Türp
Siegbert Witkowski
Guido Heydecke
Stefan Wolfart

4., überarbeitete Auflage

Quintessenz Verlags-GmbH

Berlin, Barcelona, Beijing, Chicago, Istanbul,
Kopenhagen, London, Mailand, Moskau, Neu-Delhi,
Paris, Prag, São Paulo, Seoul, Tokio und Warschau

Bibliografische Information Der Deutschen Bibliothek

Die Deutsche Bibliothek verzeichnet diese Publikation in der Deutschen Nationalbibliografie; detaillierte bibliografische Daten sind im Internet über <http://dnb.ddb.de> abrufbar.

4. Auflage



Zeichnungen: Christine Rose, Florian Curtius
Druck und Bindearbeiten: Elbe Druckerei Wittenberg GmbH

Printed in Germany

ISBN 978-3-86867-026-4 (Band I)
ISBN 978-3-86867-027-1 (Band II)
ISBN 978-3-86867-028-8 (Band III)
ISBN 978-3-86867-029-5 – Set (Band I–III)

# Die Autoren dieses Buches

Prof. Dr. med. dent. Dr. h. c. Jörg Rudolf Strub
Ärztlicher Direktor der
Abteilung für Zahnärztliche Prothetik
Universitätsklinikum Freiburg

Prof. Dr. med. dent. Matthias Kern
Ärztlicher Direktor der
Klinik für Zahnärztliche Prothetik,
Propädeutik und Werkstoffkunde
Christian-Albrechts-Universität zu Kiel

Prof. Dr. med. dent. Jens Christoph Türp
Klinik für Rekonstruktive Zahnmedizin und Myoarthropathien,
Universitätskliniken für Zahnmedizin der Universität Basel

ZTM Siegbert Witkowski, C.D.T.
Laborleiter der
Abteilung für Zahnärztliche Prothetik
Universitätsklinikum Freiburg

Prof. Dr. med. dent. Guido Heydecke
Ärztlicher Direktor der Poliklinik für Zahnärztliche Prothetik
Universitätsklinkum Eppendorf, Hamburg

Prof. Dr. med. dent. Stefan Wolfart
Ärztlicher Direktor der Klinik für Zahnärztliche Prothetik und
Werkstoffkunde
Universitätsklinikum Aachen

unter Mitarbeit von:
Prof. Dr. med. dent. Kurt Werner Alt
Institut für Anthropologie
Johannes-Gutenberg-Universität Mainz

PD Dr. med. dent. Dr. rer. nat. Jens Fischer
Abteilung für Zahnärztliche Prothetik
Universitätsklinikum Freiburg
Klinik für Kronen- und Brückenprothetik, Teilprothetik und Materialkunde,
Zentrum für Zahnmedizin, Universität Zürich
Vita Zahnfabrik H. Rauter GmbH & Co. KG
Bad Säckingen

PD Dr. med. dent. Wael Att
Abteilung für Zahnärztliche Prothetik
Universitätsklinikum Freiburg

# Geleitwort zur 1. Auflage

Das in der prothetischen Abteilung der Universitäts-Kieferklinik Freiburg unter Leitung und Federführung von Prof. Jörg Strub zusammengestellte dreibändige *Curriculum Prothetik* stellt ein Novum unter den prothetischen Lehrbüchern dar. Während sich die Fachbücher der letzten Jahre zunehmend auf Spezialbereiche der „klassischen" Teilgebiete der Zahn-, Mund- und Kieferheilkunde konzentrierten, werden im vorliegenden Lehrbuch alle im Rahmen einer prothetischen Behandlung relevanten Fragestellungen abgehandelt und für den Leser verständlich und verdichtet angesprochen. Der Schwerpunkt liegt dabei auf Themenkreisen, die für den Studenten und den praktisch tätigen Zahnarzt von primärer Bedeutung sind. Zwar war und ist der Trend zur Spezialisierung innerhalb der Zahnheilkunde nicht aufzuhalten und aufgrund der rasanten Weiterentwicklung unseres Faches auch logisch, der Schlüssel für den angestrebten Behandlungserfolg liegt jedoch trotz aller Spezialkenntnisse in einer umfassenden und auf die Gesamtsanierung ausgerichteten Behandlungsweise. Beispielhaft soll hier genannt sein, dass der rekonstruktiv tätige Zahnarzt in vielen Fällen den prothetischen Ersatz auf zunächst parodontal oder endodontisch erkrankten Pfeilern abstützen muss; die in dieser Hinsicht sachgerechte und fachkundige Vorbehandlung stellt somit die Grundlage einer jeden prothetischen Behandlung dar. Auch die Hygienephase und damit der Aufbau einer – falls nicht vorhanden – exakten Mundhygiene des zu behandelnden Patienten wird heute in der präprothetischen Phase kontrollierter und ernster durchgeführt als noch vor 10 oder 20 Jahren. Zunehmend bildet eine mehr biologisch geprägte Denkweise die Basis für eine umfassende prothetische Sanierung, wobei der nach neuesten werkstoffkundlichen Erkenntnissen technisch perfekt hergestellte Zahnersatz letztlich nur den Endpunkt einer Vielzahl zahnärztlicher Maßnahmen darstellt. Die von Prof. Strub geleitete Abteilung für Zahnärztliche Prothetik am Klinikum der Universität Freiburg bemüht sich seit Jahren in praktisch-klinischen Kursen für Zahnärzte und Studenten sowie in entsprechenden Publikationen um Darstellung eines logischen synoptischen Behandlungskonzepts. Das hier zusammengestellte Werk stellt schwerpunktmäßig eine Zusammenfassung der dort angesprochenen und diskutierten Probleme und Fragestellungen dar und ist somit praxisrelevant und aktuell. Für den Leser bietet es den Vorteil, nicht in verschiedenen Büchern, in mehr oder weniger spezialisierten Darstellungen, sondern in Kürze und auf das Wesentliche beschränkt, praktisch alle anfallenden Fachfragen und therapeutischen Zielsetzungen prothetischer Sanierungen dargestellt zu finden. Entsprechende Literaturhinweise eröffnen, falls erwünscht und notwendig, zusätzliche Informationen. Die Konzeption dieses Werks ist zeitnah und zukunftsorientiert. Bleibt nur noch, dieser neuen Form eines prothetischen Lehrbuchs viel Erfolg und weite Verbreitung zu wünschen.

Prof. Dr. Dr. H. Spiekermann, Aachen

# Geleitwort zur 1. Auflage

Wie jede ärztliche Disziplin ist die zahnärztliche Prothetik in einen historischen Hintergrund eingebettet und mit den anatomischen Grundlagen des Faches fest verbunden. Das vorliegende Werk spannt einen weiten Bogen von der historischen Entwicklung der zahnärztlichen Prothetik bis hin zu den psychologischen Aspekten des Zahnverlusts und der prothetischen Rehabilitation. Dabei wird der Student mit einem Gesamtsystem der oralen Rehabilitation vertraut gemacht, welches die Versorgung mit Zahnersatz sinnvoll einschließt. Jede prothetische Versorgung stellt für den Patienten einen mehr oder minder großen Eingriff in das orofaziale System dar. Dabei ist es mit dem Zahnersatz allein nicht getan. Die geplante und sachgerechte Vorbereitung des Kauorgans auf die eigentliche prothetische Therapie hat für den Erfolg oder den Misserfolg letztendlich einen mindestens genauso großen Stellenwert wie die Ausführungsform und die Qualität des Zahnersatzes selbst. So werden in dem vorliegenden dreibändigen Werk der Anamnese, der Befundaufnahme und der Planung, besonders aber auch der Vorbehandlung, breiter Raum gewidmet. Nur aus ausführlicher Befunderhebung und Diagnostik sowie sorgfältiger Planung und vollständiger Vorbehandlung kann eine problembezogene und befundgerechte prothetische Therapie erwachsen. Die korrekte Vorbehandlung erfordert aber häufig einen höheren Zeitaufwand als die abschließende prothetische Behandlung selbst. Die Vorbehandlung stellt das Fundament dar, von dessen Qualität all das, was darauf aufbaut, abhängt. Die prothetische Therapie basiert auch ganz wesentlich auf der Sicherstellung der Mundhygiene. Diese bildet nicht nur die Schlüsselstellung für den Erfolg einer parodontalen Vorbehandlung, sondern ebenso für den Langzeiterfolg des prothetischen Behandlungsmittels. Parodontalprophylaktische Kriterien sind nicht nur im Rahmen der Vorbehandlung zu beachten, sie sind von gleicher Bedeutung bei der provisorischen Versorgung und bei der Gestaltung des Zahnersatzes. Zu beachten ist weiterhin, dass differentialtherapeutische Erwägungen die Kenntnis des gesamten therapeutischen Spektrums erfordern. Dies wird ganz besonders bei der Indikationsstellung für enossale Implantate ersichtlich. Die Indikation für ein Implantat kann nur gestellt werden, wenn das gesamte Spektrum der „konventionellen“ Prothetik beherrscht wird. Mit dem *Curriculum Prothetik* wird ein umfassendes Behandlungskonzept dargestellt, welches die Prothetik in Zusammenschau mit allen zahnärztlichen Nachbardisziplinen sieht. Bei dieser Synopsis werden auch die werkstoffkundlichen und zahntechnischen Zusammenhänge berücksichtigt, ohne deren Kenntnis zahnärztliche Prothetik nicht sachgerecht durchgeführt werden kann. Alle einzelnen prothetischen Behandlungsmittel sind in ein richtungsweisendes Gesamtbehandlungskonzept integriert. Das Autorenteam mit und um J. R. Strub aus Freiburg demonstriert gezielte und konsequent durchgeführte orale Rehabilitation. Dem Werk, derzeitig einzigartig in seiner Konzeption, ist eine weite Verbreitung zu wünschen.

Prof. Dr. K. M. Lehmann, Marburg

# Geleitwort zur 1. Auflage

Pflegen Sie in einem Buch auch das Vorwort zu lesen? Ich kaum, und von fast allen, die ich befragen konnte, erhielt ich eine ähnliche Antwort. In diesem Bewusstsein eröffnet sich mir die reizvolle Möglichkeit, relativ unbeachtet über dieses Buch sagen zu können, was ich mir wirklich denke. Sorgfältig habe ich die Kapitel durchgeblättert und Stichprobe um Stichprobe gezogen. Zunächst vom Alltag gehetzt – ganz ehrlich gesagt –, aber dann langsamer werdend und schließlich mit zunehmendem Vergnügen. Genau dargestellte technische Einzelheiten und glasklar aufgebaute, systematische Behandlungskonzepte nahmen mich in Anspruch. Kompromisse werden nicht gemacht, sondern es wird fundiert und zielstrebig eine Linie vertreten, zu der die Autoren selbst stehen. Offensichtlich auch bei der Behandlung ihrer eigenen Patienten. Ganz bewusst wird die Prothetik so gezeichnet, wie sie schwerpunktmäßig in Freiburg stattfindet. Das ist gut so, denn dieses Buch könnte ja auch Unmut hervorrufen bei jenen, die vergeblich nach irgendwelchen hergebrachten Konzepten suchen oder gar nach dem eigenen exklusiven Behandlungs- oder technischen Verfahren. Man wird sie nicht finden in diesem klaren Buch der Freiburger Schule. Das ist, finde ich, „cool“ – um mit den Worten unserer Kinder zu sprechen. Stattdessen überraschen in jedem Kapitel Feinheiten und liebevoll ausgefeilte Details, deren frühere Kenntnis so manchen eigenen Misserfolg wohl verhindert hätte. Je tiefer Sie eintauchen, geneigter Leser, desto eher werden Sie mir vielleicht dahingehend zustimmen, dass hier eigentlich gar kein Fachbuch vorliegt. Sollen wir es also besser als ein Buch von interdisziplinärem Gehalt unter dem Blickwinkel synoptischer Zahnheilkunde verstehen? Oder könnte es auch mehr sein? Die Autoren und wir alle wissen, dass die Zahn-, Mund- und Kieferheilkunde des herankommenden 21. Jahrhunderts sich von der heutigen sehr wohl unterscheiden wird. Allgemein-medizinische Aspekte in einer älter gewordenen Population werden dominieren. Der Risikopatient wird der normale Patient sein. Alle Gesundheitsfragebögen, alle Behandlungskonzepte in diesem Buch zielen bereits darauf ab, den Lernenden auf diese Zukunft vorzubereiten und das für jede ärztliche Tätigkeit unentbehrliche allgemeinmedizinische Grundwissen konsequent einzubauen. Ich lese aus jedem Kapitel dieses Werks nicht nur die präzisen Darstellungen der Freiburger prothetischen Schule, sondern darüber hinaus das gemeinsame Bekenntnis der Autoren dieses Werks – das Bekenntnis zur umfassenden Rehabilitation unserer Patienten, zum „primum nil nocere“ und zur vollen ärztlichen Verantwortlichkeit.

Prof. Dr. K. Gausch, Innsbruck

# Geleitwort zur 1. Auflage

Es gibt wohl nur wenige Autoren, die es wagen würden, den gesamten Bereich der zahnärztlichen Prothetik umfassend darzustellen, und zwar so, dass der Student
– aber auch der interessierte Praktiker – in diesem schlussendlich auf 3 Bände angewachsenen Werk eine Antwort auf alle prothetischen Fragen finden kann. Einmal keine hyperspezialisierte Diskussion von Einzelproblemen, die dem interessierten Leser das Auffinden der notwendigen Information erschwert, sondern ein synoptisches Werk, welches die Prothetik als Gesamtbereich, aber immer bezogen auf die klinischen Probleme, mit der entsprechenden wissenschaftlichen Begründung zu begreifen versucht. Es ist klar, dass dieses umfangreiche Werk schon aus Kostengründen keine farbigen, sondern möglichst einfache, das Wesentliche deutlich darstellende schwarzweiße Abbildungen enthält, womit auch die einzelnen Probleme klarer und schematischer dargestellt werden konnten. Der Titel „Curriculum" – also ein „Lebenslauf" durch die ganze Prothetik – beschreibt dieses Werk in seinem großen Aufwand und Umfang wirklich am besten. Dem Studenten wird hier das Verständnis für den Gesamtbereich Prothetik enorm erleichtert; der interessierte Praktiker, aber auch der akademisch tätige Lehrer, findet in der Vielfalt dieses komprehensiven Werkes zahlreiche Fakten von größtem Interesse. Wenn eine solche, für den Unterricht hervorragend geeignete Gesamtdarstellung überhaupt geschrieben werden sollte, dann in der hier vorliegenden Form.

Prof. Dr. P. Schärer, M. S., Zürich

# Geleitwort zur 1. Auflage

Die zahnärztliche Prothetik hat sich in den letzten zwanzig Jahren aufgrund der Entwicklung neuer Materialien und Behandlungsmethoden und der Gewinnung neuer Erkenntnisse aus der Forschung sehr stark weiterentwickelt. Die zahnärztliche Sanierung unserer Patienten im Rahmen unseres synoptischen Behandlungskonzepts gewinnt, unter Einbeziehung der klassischen Gebiete, wie der festsitzenden, abnehmbaren und kombinierten Prothetik, und unter Berücksichtigung materialkundlicher Aspekte, immer mehr an Bedeutung. Für den Langzeiterfolg sind die Prävention von Erkrankungen des stomatognathen Systems, die präprothetische Vorbehandlung, eine qualitativ hochwertige prothetische Behandlung und eine oft lebenslang andauernde Nachsorge von entscheidender Bedeutung. Nach Zahnverlust ist der aufgeklärte Patient oft nicht mehr nur mit der Wiederherstellung der Kaufunktion und des Kaukomforts zufrieden, sondern es müssen auch ästhetische, phonetische und psychische Aspekte mitberücksichtigt werden. Der optimal informierte, prothetisch tätige Zahnarzt arbeitet heute im Team mit verschiedenen Spezialisten der Medizin, Zahnmedizin, Zahntechnik und zahnärztlichen Prophylaxe (Dentalhygienikerin, Prophylaxehelferin) zusammen. Vor rund drei Jahren wurde mir von Mitarbeitern des Quintessenz-Verlags der Vorschlag gemacht, den Inhalt der Vorlesungen und Seminare, die im Rahmen der Studentenausbildung und Assistentenfortbildung gehalten wurden und werden, zu einem Kompendium zusammenzufassen. Obwohl auf aufwändige Darstellungen bewusst verzichtet worden ist, um den Verkaufspreis in einem erschwinglichen Rahmen halten zu können, sind es dennoch drei Bände geworden. Der Grund liegt in den umfangreichen Lehrinhalten der modernen zahnärztlichen Prothetik und ihren Randgebieten. Die vorliegenden Bände erheben aber nicht den Anspruch, ein Lehrbuch im klassischen Sinne zu sein, welches unter Darlegung des gesamten wissenschaftlichen Hintergrunds das Fach Zahnärztliche Prothetik darstellt, denn in einem solchen Werk würde der Leser mit Recht ein umfangreicheres Literaturverzeichnis erwarten. Die Literaturhinweise in dieser Buchreihe beschränken sich bewusst auf die wichtigsten Publikationen und Lehrbücher, die auch in jeder medizinischen Bibliothek zur Verfügung stehen. Vermittelt werden in dem vorliegenden Kompendium vor allem die Lehrinhalte, die an der Abteilung Poliklinik für Zahnärztliche Prothetik der Albert-Ludwigs-Universität Freiburg vertreten und unterrichtet werden, so dass eine schwerpunktmäßige Auswahl nicht ausbleibt. Meinen früheren Lehrern und Mentoren Prof. Dr. P. Schärer, Zürich, Prof. Dr. Dr. h. c. H. R. Mühlemann, Zürich, Prof. Dr. N. K. Sarkar, New Orleans, Prof. Dr. H. H. Renggli, Nijmegen, und Prof. Dr. U. C. Belser, Genf, bin ich zu großem Dank verpflichtet, denn sie haben mir die theoretischen Grundlagen und das klinische Rüstzeug mitgegeben, um das synoptische Behandlungskonzept in Lehre und Forschung realisieren zu können. Den Freunden und Mitarbeitern meiner Klinik bin ich für die große Unterstützung und die kritischen Anregungen bei der Herstellung des Manuskripts dankbar. Weiterhin bedanke ich mich bei Herrn cand. med. dent. H. Schulze für die Anfertigung der Zeichnungen, sowie bei der

Sekretärin Frau A. Wehrle, dem Verleger Herrn H.-W. Haase und allen Mitarbeitern des Quintessenz-Verlags, Berlin, die dieses Projekt in aufopfernder Art und Weise unterstützt haben.

Es war mir seit längerer Zeit ein Anliegen, den Studierenden der Zahnmedizin eine Darstellung der Grundlagen der synoptischen Zahnmedizin unter spezieller Berücksichtigung der zahnärztlichen Prothetik, der Materialkunde und der Zahntechnik in die Hand zu geben, die so gestaltet ist, wie ich es mir während meines Studiums als unterrichtsbegleitendes Fachbuch gewünscht hätte. Ich würde mich freuen, wenn das Autorenteam diesem Ziel sehr nahe gekommen ist. Es ist zu hoffen, dass das Curriculum Prothetik in dieser aktuellen Form nicht nur Studierende der Zahnmedizin anspricht, sondern auch engagierte ZahntechnikerInnen und interessierte ZahnärztInnen.

Freiburg, im Juni 1994
Jörg R. Strub

# Geleitwort zur 2. Auflage

Im Frühjahr 1998 sind wir von den Mitarbeitern des Quintessenz-Verlages gebeten worden, die zweite Auflage des Curriculum Prothetik vorzubereiten. Da zwischen der ersten und zweiten Auflage nur vier Jahre vergangen sind, läge es nahe, die Bände ohne Änderungen zu veröffentlichen. Auf Anregung unserer StudentInnen und einiger Rezensenten haben wir uns dennoch bei der Neuauflage entschlossen, einige Ungereimtheiten zu eliminieren, gewisse Kapitel umfassender zu gestalten und neue Bereiche hinzuzufügen. Zu diesen Überlegungen trug die Beobachtung bei, dass sich der Kreis der Leser über die angesprochene Gruppe der Studierenden hinaus erweitert hat und die diskutierten Themen auch niedergelassene ZahnärztInnen und ZahntechnikerInnen angesprochen haben. Damit haben wir zum Teil das in meinem Vorwort von 1994 erwähnte Ziel erreicht.

Freiburg, im Oktober 1998
Jörg R. Strub

# Geleitwort zur 3. Auflage

Der anhaltende Erfolg unseres Curriculum Prothetik hat die Autoren in ihrer Auffassung bestätigt, mit diesem dreibändigen Werk eine Lücke gefüllt zu haben. Erfreulicherweise ist der Zuspruch der beiden vorigen Auflagen nicht auf Studierende beschränkt geblieben; auch von vielen ZahnärztInnen und ZahntechnikerInnen haben wir positive Resonanz erfahren. Teile des Curriculum liegen inzwischen in einer albanischen Fassung vor; eine englischsprachige Version der jetzt vorliegenden Neubearbeitung ist in

Vorbereitung. Seit Erscheinen der (inzwischen vergriffenen) 2. Auflage sind wiederum 5 Jahre vergangen. In diesem Zeitraum haben sich in der zahnärztlichen Prothetik und den angrenzenden Gebieten (Werkstoffkunde, Implantologie, Funktionsdiagnostik und -therapie usw.) zum Teil gewaltige Fortschritte und Neuerungen ergeben. Daher war es höchste Zeit für eine Aktualisierung. Jedes Kapitel wurde gründlich überarbeitet. Neue Themen sind hinzugekommen (Patientenzufriedenheit und mundgesundheitsbezogene Lebensqualität); gleichzeitig wurden zwischenzeitlich überholte Lehrinhalte gestrichen. Dadurch ist es uns gelungen, den mit Neubearbeitungen meist verbundenen Zuwachs an Seitenzahlen gering zu halten. Wir hoffen, dass unsere 3. Auflage eine ähnliche positive Zustimmung finden wird wie die beiden Auflagen zuvor.

Freiburg, im Mai 2004
Jörg R. Strub

# Geleitwort zur 4. Auflage

Der beständige Erfolg der bisherigen drei Auflagen veranlasste Herrn Wolters, Geschäftsführer des Quintessenz Verlages, bei mir nachzufragen, inwieweit mit einer überarbeiteten Neuauflage zu rechnen sei. Gerne würde er uns eine renommierte Zeichnerin an die Seite stellen, die für neue Impulse sorgen würde. Selbstverständlich reagierte ich sofort und nahm Kontakt mit dem Autorenteam auf.

An dieser Stelle danke ich Prof. Dr. M. B. Hürzeler und Prof. Dr. H. Kappert ganz herzlich für die jahrelange erfolgreiche Zusammenarbeit. Sie sind anderweitig gebunden und waren leider nicht mehr in der Lage mitzuarbeiten. Wir haben uns überlegt, wer von den jungen, dynamischen Hochschullehrern in Frage kommen könnte, im Autorenteam mitzumachen. Prof. Dr. G. Heydecke, Hamburg, Prof. Dr. S. Wolfart, Aachen, und PD Dr. Dr. J. Fischer, Bad Säckingen, erklärten sich auf unsere Anfrage hin spontan dazu bereit, diesen intensiven Überarbeitungsprozess zu unterstützen.

Infolgedessen können wir Ihnen mit dieser Auflage den Stand der Wissenschaft in Bezug auf die synoptische Zahnmedizin und Zahntechnik präsentieren. Studierende, Zahnärzte und Zahntechniker können sich möglicherweise von unserer Begeisterung für eine hochkarätige Zahnmedizin anstecken lassen.

Wir wünschen uns, dass Sie beim Lesen des überarbeiteten Curriculum Prothetik Themen und Techniken finden, die Ihre Neugier und Ihren Forschergeist wecken.

Freiburg, im Juli 2010
Jörg R. Strub

# Danksagungen

Zu besonderem Dank sind die Autoren allen Mitarbeiterinnen und Mitarbeitern Ihrer Abteilungen verpflichtet, die über viele Jahre durch die Vorbereitung und Durchführung von Vorlesungen, Seminaren und klinischen Kursen einen wichtigen Grundstein für dieses Werk geleistet haben.

Ein besonderer Dank gilt Herrn Dr. K. Klosa, Universität Kiel, für seine Hilfe bei der Überarbeitung und Aktualisierung des Kapitels 4 (Anamnese). Weiterhin danken die Autoren ihren Studentinnen und Studenten, die durch ihre konstruktive Kritik nicht unwesentlich zur Verbesserung des Curriculums Prothetik beigetragen haben. Die Autoren begrüßen diesen so wichtigen Input außerordentlich.

Wir danken den Autorenfamilien, Herrn Wolters (Geschäftsführer Quintessenz Verlag) und allen beteiligten Mitarbeitern des Quintessenz Verlages für die angenehme, inspirierende und unkomplizierte Zusammenarbeit.

# Inhaltsverzeichnis

## Band I

# Band II

# Band III

# 30 Einführung in die Teilprothetik



## 30.1 Ziele der Versorgung mit Teilprothesen

Teilbezahnte Kiefer sind Folge des Verlustes oder der Nichtanlage einzelner oder mehrere Zähne. Als Resultat kommt es entweder zu Unterbrechungen oder Verkürzungen der Zahnreihe eines oder beider Kiefer. Unterbrechungen können ein- oder mehrfach auftreten. Weiterhin kann die Zahnreihe ein- oder beidseitig verkürzt sein, ggf. auch in Kombination mit Unterbrechungen. Liegt als Folge der Teilbezahnung eine relevante Einbuße der orofazialen Funktionen (Mastikation, Sprache, Ästhetik, Okklusion) vor oder drohen diese gestört zu werden, ist der Ersatz fehlender Zähne zur Wiederherstellung indiziert. Dies ist auch unter Aspekten der Tertiärprophylaxe sinnvoll.

## 30.2 Zahnverlust und seine Folgen

(*Brunner* und *Kundert* 1988, *Fröhlich* und *Körber* 1977)

### 30.2.1 Epidemiologie

Die Mehrzahl zahnbegrenzter Lücken ist durch Zahnverluste infolge von Karies, Parodontalerkrankungen oder Traumata bedingt. Weitere Ursachen für zahnbegrenzte Lücken sind Nichtanlagen (Hypodontie). Im Durchschnitt fehlen jedem jungen Erwachsenen (35–44 Jahre) in Deutschland 2,7 Zähne. In der Alterskohorte der jungen Erwachsenen sind 3,6 % mit einer Teilprothese versorgt, bei 17,3 % liegt ein nicht versorgtes, teilbezahntes Lückengebiss vor. Bei Senioren (65–74 Jahre) tragen 28,1 % eine herausnehmbare Teilprothese und nur noch 4,7 % weisen unversorgte teilbezahnte Gebisse auf (Micheelis und Schiffner 2006).

### 30.2.2 Auswirkungen des teilweisen Zahnverlustes

Unmittelbare Folgen des Zahnverlustes sind für den Patienten spürbar als Einschränkung des Kauvermögens, Beeinträchtigung der Ästhetik und der Sprachfunktion. Die Beeinträchtigung der Kaufunktion nimmt mit zunehmender Anzahl fehlender Zähne zu. Dem Patienten können solche Veränderungen u. a. dadurch bewusst werden, dass sich die Verschlechterung der Kieferfunktionen (hier speziell der Kaufunktion) durch verlängerte Kauzeit und durch Impaktion von Speiseanteilen in den Lücken bemerkbar macht. Die Aspekte der gestörten Ästhetik und

Sprache wiegen vor allem dann besonders schwer, wenn die Zahnverluste im Bereich der Front-, Eckzähne und Prämolaren des Oberkiefers, mit etwas geringerem Schweregrad auch im Unterkiefer, vorliegen. Patienten bemerken die Lückenbildung und empfinden dadurch eine starke persönliche und soziale Einschränkung. Die Störung der Phonetik macht sich meist durch Lispeln (Sigmatismus) bemerkbar. Nicht selten gehen mit Zahnverlust psychische Probleme einher.

Auf der Ebene des Organismus haben Verluste einzelner Zähne in vielen Fällen eine direkte Auswirkung auf die Position der Nachbarzähne und Antagonisten. So können Nachbarzähne rotieren, wandern und/oder kippen, ehemals antagonistische Zähne können elongieren. Diese Positionsänderungen schlagen sich sekundär in Veränderungen der statischen und dynamischen Okklusion nieder. Dadurch bedingt können okklusale Frühkontakte und Gleithindernisse bei exzentrischen Unterkieferbewegungen und eine erhöhte Attrition der betroffenen Zähne, eine Traumatisierung und ein Umbau bzw. Abbau des Zahnhalteapparats und Zahnlockerung bis hin zu Zahnverlust mit folgendem Knochenabbau auftreten. Darüber hinaus können Unstimmigkeiten im dentalen Bereich mitverantwortlich für das Auftreten von funktionellen Problemen im Bereich von Kiefergelenk und Kaumuskulatur sein (vgl. Kap. 10). Treten weitere Folgen auf, spricht man vom unkompensierten Gebissschaden.

Es gibt aber auch Fälle, in denen das Vorliegen eines Lückengebisses nicht zu einer Ausweitung des vorhandenen Gebissschadens führt. In diesen Situationen kommt es nicht zu Störungen der Kaufunktion, der Unterkieferbeweglichkeit oder der Sprachfunktion oder zu Destruktionen des Parodonts. Stattdessen findet im Rahmen einer Adaptation ein funktioneller Umbau statt; das Lückengebiss befindet sich in einem stabilen Gleichgewicht. Solch ein kompensierter Gebissschaden ist in der Regel nur bei einzelnen Zahnverlusten zu erwarten, wobei die der Lücke benachbarten Zähne in habitueller Interkuspidation durch ihre Antagonisten deutlich fixiert sein müssen (Lehmann et al. 2008).

Aber auch beim Fehlen sämtlicher Molaren kann der Schaden kompensiert sein. Bei einem kompensierten Gebissschaden ist die Frage berechtigt, ob Zahnersatz überhaupt indiziert ist, denn heute gilt als unbestritten, dass aus funktionellen Gründen nicht in jedem Lückengebiss ein Zahnersatz angefertigt werden muss (Battistuzzi et al. 1991, Brunner und Kundert 1988). Oft erfordern aber ästhetische Gründe die Anfertigung von Zahnersatz im stabilen Lückengebiss.

Insbesondere, wenn alle Molaren fehlen, die Zahnreihe aber sonst geschlossen ist, kann eine Prämolarenokklusion für den Patienten eine Option sein, besonders dann, wenn keine prothetisch-rekonstruktive Therapie gewünscht wird. Man spricht in diesen Fällen vom Konzept der verkürzten Zahnreihe (engl. shortened dental arch, SDA).

In vielen Fällen kommt es jedoch zu den zuvor genannten Veränderungen und Folgen; es liegt ein unkompensierter Gebissschaden vor. Hier ist im Gegensatz zum kompensierten Gebissschaden eine prothetische Therapie im Sinne einer künstlichen Kompensation indiziert und erforderlich.

Neben einem kompensierten und unkompensierten gibt es noch einen sog. völligen Gebissschaden, der dadurch gekennzeichnet ist, dass eine weitere Schädigung nicht möglich ist, weil bereits alle Zähne verloren gegangen sind (vgl. Kapitel Totalprothetik) (Lehmann et al. 2008).

Auch der Zustand des Zahnhalteapparats spielt im Lückengebiss eine nicht unbedeutende Rolle. Ist das Parodont der Restzähne gesund („parodontale Resistenz“), so treten Stellungsänderungen dieser Zähne weniger schnell auf als bei einem erkrankten Zahnhalteapparat (chronische Parodontitis, Zahnlockerung; „parodontale Insuffizienz“) (Fröhlich 1959). Eine vorliegende Parodontitis ist fast immer mit schlechter Mundhygiene verbunden, und diese stellt einen prognostisch ungünstigen Faktor auch für den Erfolg der prothetischen Therapie dar. Daher muss auch die Therapie mit abnehmbarem Teilzahnersatz immer in einem synoptischen Behandlungskonzept erfolgen, so dass eine strukturierte Vorbehandlung erfolgt.

## 30.3 Aufgaben von partiellem Zahnersatz

Partiellen Prothesen kommen genauso wie festsitzendem Zahnersatz verschiedene Funktionen zu (vgl. Kap. 17):

- Wiederherstellung der (Kau-)Funktion
  - Sicherung von statischer und dynamischer Okklusion
  - Verhinderung von Elongationen der Antagonisten und Stellungsänderungen der Nachbarzähne
  - Verteilung der Kaukräfte auf das Restgebiss, die zahnlosen Kieferabschnitte und die antagonistischen Zähne
- Wiederherstellung der Phonetik
- Wiederherstellung der Ästhetik
- Verhütung weitergehender direkter oder indirekter Destruktionen im stomatognathen System (prophylaktische Funktion)

Die Hauptprobleme bei der Konstruktion einer Teilprothese betreffen zum einen den Pfeilerzahn (Ausmaß seiner Beweglichkeit, Möglichkeit einer Verankerung des Zahnersatzes an ihm) und zum anderen das Prothesenlager (die dem Knochen aufliegende Schleimhaut und den Kieferknochen). Das Prothesenlager weist eine zehnmal höhere Resilienz und Rückstellfähigkeit (Viskoelastizität) auf, als ein Zahn mit physiologischer Beweglichkeit intrudierbar ist (Marxkors 2009). Aufgrund dessen ist eine starre körperliche Fassung von Pfeilerzähnen mit Klammerprothesen, im Gegensatz beispielsweise zu Zahnersatz, der über Doppelkronen verankert ist, häufig nicht zu erreichen. Battistuzzi et al. (1991) weisen darauf hin, dass die möglichen negativen Folgen, die sich aus der Therapie mit einer Teilprothese ergeben, in der Lehre zu wenig Beachtung finden. Viele Studien zeigen, dass durch die Inkorporation einer partiellen Prothese, auch wenn diese richtig konstruiert wurde, Destruktionen hervorgerufen werden können.

Die möglichen Schäden beziehen sich sowohl auf Pfeiler- und Nachbarzähne. Die Eingliederung von Teilprothesen führt zu einem erhöhten Level an Plaquebefall der Ankerzähne. Weiterhin treten gingivale und parodontale Destruktionen auf. Pfeilerzähne in mit Teilprothesen versorgten Kiefern haben häufig erhöhte Sondierungstiefen. Darüber hinaus können Teilprothesen durch die Pfeilerbelastung zu erhöhter Beweglichkeit an den Pfeilern führen (Goodkind 1973). Daher ist bei parodontal geschädigten Pfeilern, die nach der Behandlung noch eine erhöhte Mobilität aufweisen, eine sekundäre Verblockung durch die Retentionselemente der Teilprothesen sinnvoll. Die sekundäre Verblockung kann unterstützend wirken, eine Mobilität zu verringern (O'Leary et al. 1966). Die Auswirkungen auf die zahnlosen Kieferabschnitte manifestieren sich als Schleimhautveränderungen oder beschleunigte Kieferkammresorptionen. Dies unterstreicht die große Bedeutung, die Mundhygienemaßnahmen und regelmäßigen Nachkontrollen zukommt.

Kompensationsmöglichkeiten für häufige Schwachstellen im Rahmen einer prothetischen Versorgung ergeben sich auf zwei Ebenen:

- durch die Art der Konstruktion des Zahnersatzes:
  - zum Beispiel maximale Extension der Sättel; bei Freiendprothesen spezielle Abformung der zahnlosen Bereiche (sog. altered-cast-Methode) (Marinello 1987))
  - reduzierte Zahnaufstellung im distalen Sattelbereich
  - Wahl geeigneter Verankerungselemente (sekundäre Verblockung)
- in Form eines gut angelegten Nachsorgeprogramms

## 30.4 Die historische Entwicklung des partiellen Zahnersatzes

(*Hoffmann-Axthelm* 1985)

Die Klammerverankerung partieller Prothesen wurde im Wesentlichen erst im 19. Jahrhundert als Alternative zu Wurzelstiftverankerungen und der Befestigung mit Silber- und Golddraht entwickelt. Anfänglich handelte es sich durchwegs um einfache Halteelemente, die Zahnärzte wie *J. Gall* (1779–1849) und *C. F. Delabarre* (1787–1862) in großer Vielfalt vorstellten. Die dabei verwendeten Klammern wiesen zunächst noch keine Auflagen auf. Den ersten komplizierteren Halte- und Stützelementen, wie der Stegprothese nach *H. A. Parr* (1890), dem Kugelgeschiebe nach *F. E. Roach* (1907) und dem T-Geschiebe nach *Stern* (1929), folgten im Verlauf des 20. Jahrhunderts weitere starre und bewegliche Verbindungselemente, die zwischen Prothese und Restzähnen angebracht waren. Zu erwähnen sind hier etwa das Ney-Klammersystem (1965), die Konus-Teleskopkronen nach *K.-H. Körber* (1968) sowie Präzisionsverankerungselemente wie Federn, Gelenke und Geschiebe. Chrom-Nickel-Stahl-Legierungen, das klassische Material für Gerüste von Teilprothesen, wurden in der Zahnmedizin seit 1919 benutzt, als *F. Hauptmeyer* (1882–1950) die erste Edelstahl-Prothese im Prägeverfahren herstellte. Die Vorteile dieses Materials sind seine Härte, Festigkeit und Korrosionsbeständigkeit. Nach der Entwicklung von verarbeitungsfähigen Kobalt-Chrom-Legierungen Anfang der 1930er Jahre (Vitallium) wurden die geprägten Modellgussplatten aus Chrom-Nickel-Stahl allmählich durch gegossene CoCr-Gerüste abgelöst, die noch heute die Standardversorgung darstellen.

# 30.5 Einteilung der Lückengebisse

Teilprothesen kommen im teilbezahnten Gebiss bei verkürzten und/oder unterbrochenen Zahnbögen (Freiendsituation, Schaltlücke, Kombination aus beiden) als prothetische Therapiemittel zur Anwendung.

Körber (1995) hat errechnet, dass es theoretisch über 268 Millionen (!) verschiedene Möglichkeiten eines unvollständig bezahnten Gebisses gibt. Schon aus diesem Grund erscheint eine zweckmäßige Einteilung der Lückengebisssituationen sinnvoll und erforderlich. Von den vielen Vorschlägen, die im 20. Jahrhundert vorgestellt wurden, haben heute nur zwei Klassifikationen eine gewisse Bedeutung behalten, nämlich die auf jeweils einen Kiefer bezogene rein topographische Einteilung nach *Kennedy* (1932) und die Klassifikation nach Eichner (1955), welche beide Kiefer zueinander in Beziehung setzt. So nützlich solche Klassifikationen auch sind – man darf nicht vergessen, dass sich mit ihnen immer nur ein Teil des Gebissschadens aufzeichnen lässt. So sagt z. B. die *Kennedy*-Einteilung nichts über die Okklusionsverhältnisse aus, während die Eichner-Klassifikation keine Aussagen über die Anzahl vorhandener Lücken macht. Über den Zustand des Parodonts der Restbezahnung gibt keine der Einteilungen Auskunft. Eine prognostische Qualität weist demnach keine der Einteilungen auf.

## 30.5.1 Einteilung nach *Kennedy*

Die älteste Klassifikation ist die topographische Einteilung nach *Kennedy* (1932). Bei ihr werden die Lückengebisse in vier Grundklassen (Hauptklassen) eingeteilt, die mit römischen Zahlen angegeben werden. Entsprechend unterscheidet man folgende *Kennedy*-Grundklassen:

- I beidseitig verkürzte Zahnreihe
- II einseitig verkürzte Zahnreihe
- III einseitig, doppelseitig oder mehrfach unterbrochene Zahnreihe
- IV über die Mittellinie reichende frontale bzw. frontolaterale Schaltlücke

Ein Zahnbogen gilt als verkürzt, wenn (neben dem Weisheitszahn) mindestens der zweite Molar fehlt. Je nachdem, ob die *Kennedy*-Grundklassen I bis III eine oder mehrere (für Klasse III: weitere) Schaltlücken aufweisen, kann eine genauere Differenzierung in Unterabteilungen vorgenommen werden, wobei dies durch die arabischen Ziffern 1 bis 3 hinter der jeweiligen römischen Ziffer angegeben wird (Abb. 30-1a bis d, 30-2a bis d, 30-3a bis d, 30-4). Dabei ist zu beachten, dass der Übergang von Unterklasse 2 zu Unterklasse 3 nicht präzise definiert ist, da sich unter dem Begriff „nur noch geringer Restzahnbestand" jeder etwas anderes vorstellt. Zur Klassifizierung eines Lückengebisses in eine *Kennedy*-Klasse I–III schaut man zunächst, ob noch zweite (bzw. falls vorhanden, dritte) Molaren vorhanden sind. Ist dies in beiden Kieferhälften der Fall, handelt es sich unabhängig eventuell vorhandener zusätzlicher Lücken auf jeden Fall um einen unterbrochenen Zahnbogen, also um eine *Kennedy*-Klasse III. Sind die genannten Molaren nur noch in einer Kieferhälfte vorhan-

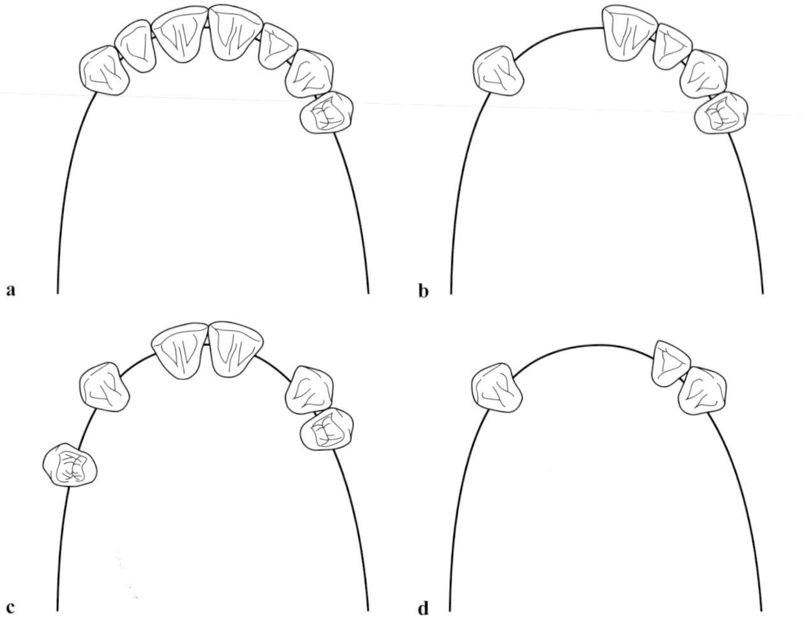

**Abb. 30-1** **a** *Kennedy*-Klasse I (Grundklasse): bilateral verkürzte Zahnreihe. **b** *Kennedy*-Klasse I1: bilateral verkürzte Zahnreihe und eine Lücke. **c** *Kennedy*-Klasse I2: bilateral verkürzte Zahnreihe und mehrere Lücken. **d** *Kennedy*-Klasse I3: bilateral verkürzte Zahnreihe bei nur noch geringem Restzahnbestand.

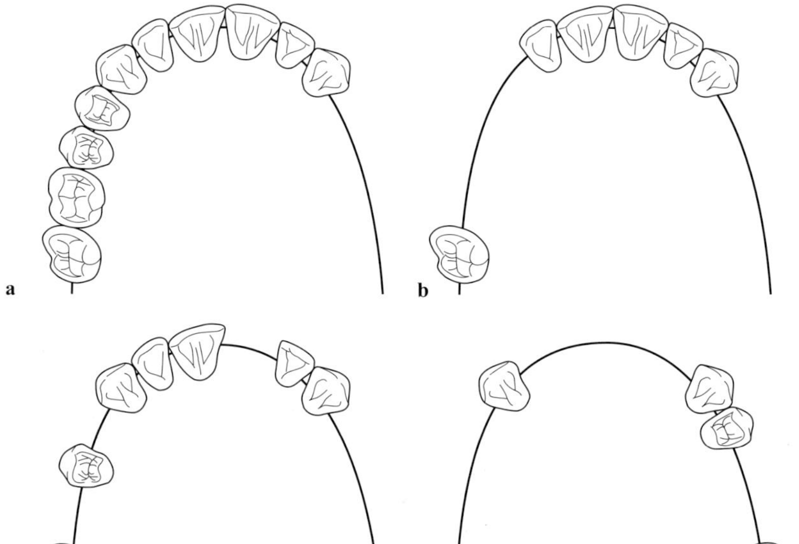

**Abb. 30-2** **a** *Kennedy*-Klasse II (Grundklasse): unilateral verkürzte Zahnreihe. **b** *Kennedy*-Klasse II1: unilateral verkürzte Zahnreihe und eine Lücke. **c** *Kennedy*-Klasse II2: unilateral verkürzte Zahnreihe und mehrere Lücken. **d** *Kennedy*-Klasse II3: unilateral verkürzte Zahnreihe bei nur noch geringem Restzahnbestand.

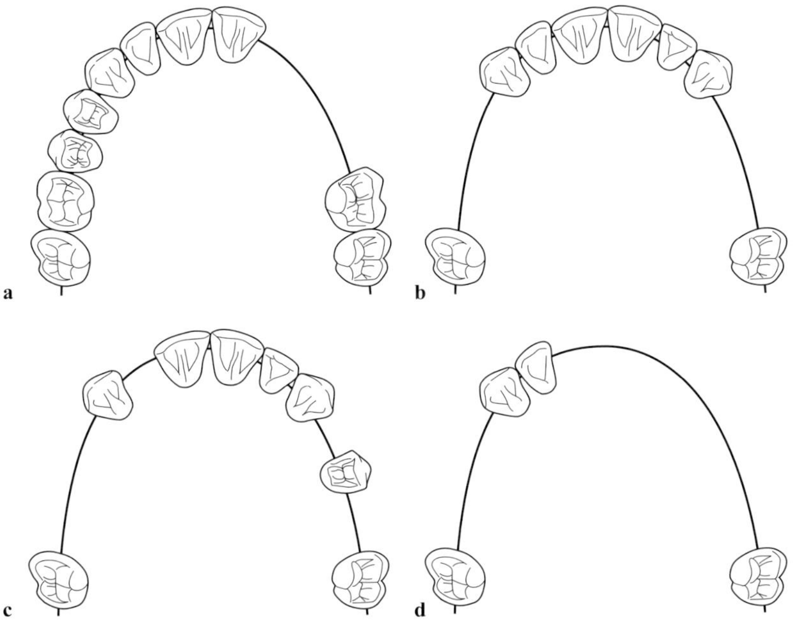

**Abb. 30-3 a** *Kennedy*-Klasse III (Grundklasse): durch eine Lücke unterbrochene Zahnreihe. **b** *Kennedy*-Klasse III1: durch zwei Lücken unterbrochene Zahnreihe. **c** *Kennedy*-Klasse III2: durch mehrere Lücken unterbrochene Zahnreihe. **d** *Kennedy*-Klasse III3: durch mehrere Lücken unterbrochene Zahnreihe bei nur noch geringem Restzahnbestand.

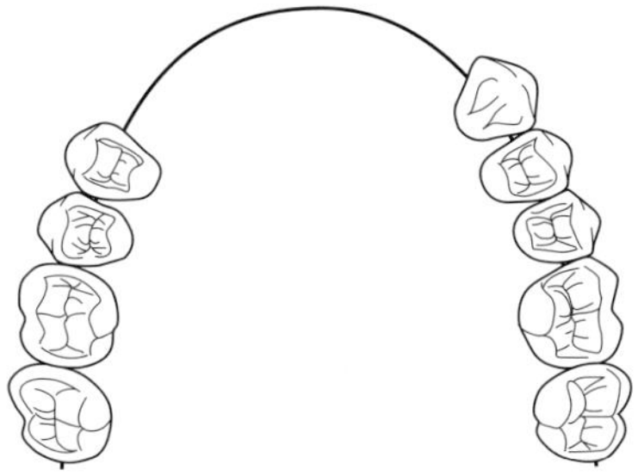

**Abb. 30-4** *Kennedy*-Klasse IV: frontal (über die Mittellinie reichende) unterbrochene Zahnreihe.

den, so liegt eine *Kennedy*-Klasse II vor. Die *Kennedy*-Klasse IV ist ein Spezialfall der Klasse III. Sie weist keine weitere Unterteilungsmöglichkeit in Unterklassen auf. Sobald nämlich zusätzlich zu einer frontalen oder frontolateralen Schaltlücke eine weitere Schaltlücke oder eine Freiendsituation dazukommt, handelt es sich nicht mehr um eine *Kennedy*-Klasse IV, sondern um eine Klasse III, II oder I.

Eine nur bis zum ersten Molaren reichende lückenlose Bezahnung stellt in der Regel die volle Funktionsfähigkeit des Kauorgans sicher. Daher ist in einem solchen Fall primär keine prothetische Versorgung notwendig, es sei denn, ein im Gegenkiefer vorhandener zweiter Molar wird nicht von einem Antagonisten abgestützt. Zur Vermeidung einer Elongation wird in diesem Fall eine prothetische Lösung geplant. Fehlen bei einem Patienten

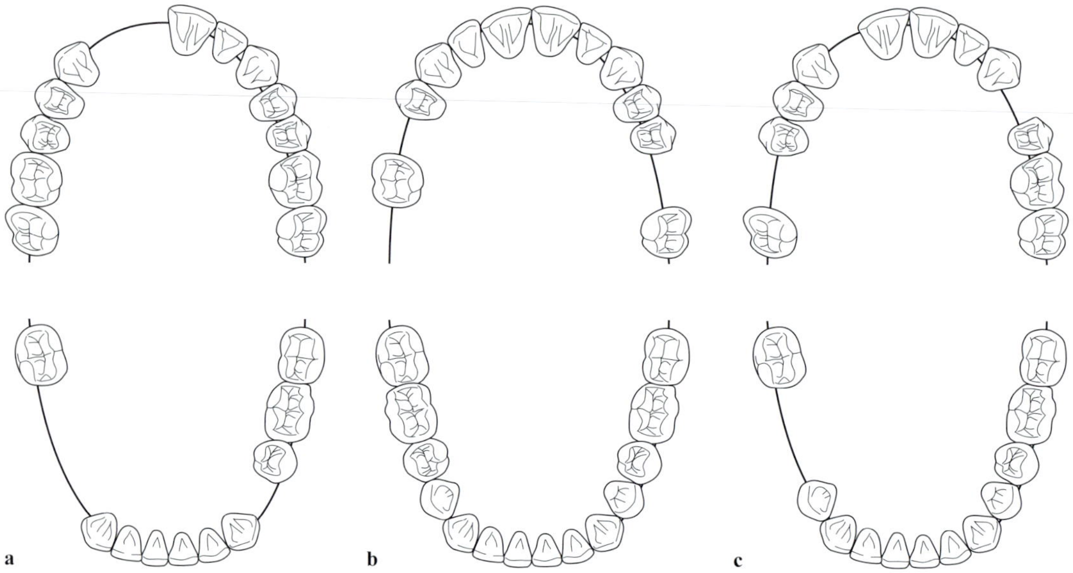

**Abb. 30-5** Eichner-Gruppe A: antagonistischer Kontakt in allen vier Stützzonen. **a** A 1: beide Kiefer vollbezahnt, einzelne Zähne geschädigt, aber wieder aufbaufähig. **b** A 2: ein Kiefer vollbezahnt, ein Kiefer mit zahnbegrenzten Lücken. **c** A 3: beide Kiefer mit Lücken, volle Abstützung in vier Stützzonen.

bei ansonsten voller Bezahnung und normalen skelettalen Beziehungen der Kiefer zueinander nur die zweiten und dritten Molaren, so wären die Zahnbögen zwar verkürzt, bedürften aber keiner Therapie. Eine weitere Reduktion mit Verzicht auf eine prothetische Therapie ist nach dem Konzept der verkürzten Zahnreihe (SDA) möglich.

## 30.5.2 Einteilung nach Eichner

Die Klassifikation nach Eichner (1955) fußt auf dem von Steinhardt (1951) eingeführten Begriff der Stützzone. Man versteht darunter den antagonistischen Kontakt zwischen Prämolaren bzw. Molaren. Ein vollständiges Gebiss, Normalbisslage vorausgesetzt, besteht aus vier Stützzonen, die durch den Kontakt zwischen antagonistischen Prämolaren und Molaren gekennzeichnet sind.

- 1. Stützzone: Prämolaren der linken Seite
- 2. Stützzone: Prämolaren der rechten Seite
- 3. Stützzone: Molaren der linken Seite
- 4. Stützzone: Molaren der rechten Seite

Frontzähne bleiben bei der Stützzonenbetrachtung unberücksichtigt.

Nach der Eichner-Einteilung wird der Funktionswert eines Lückengebisses durch die Anzahl der noch vorhandenen Stützzonen gekennzeichnet. Drei Hauptgruppen werden unterschieden:

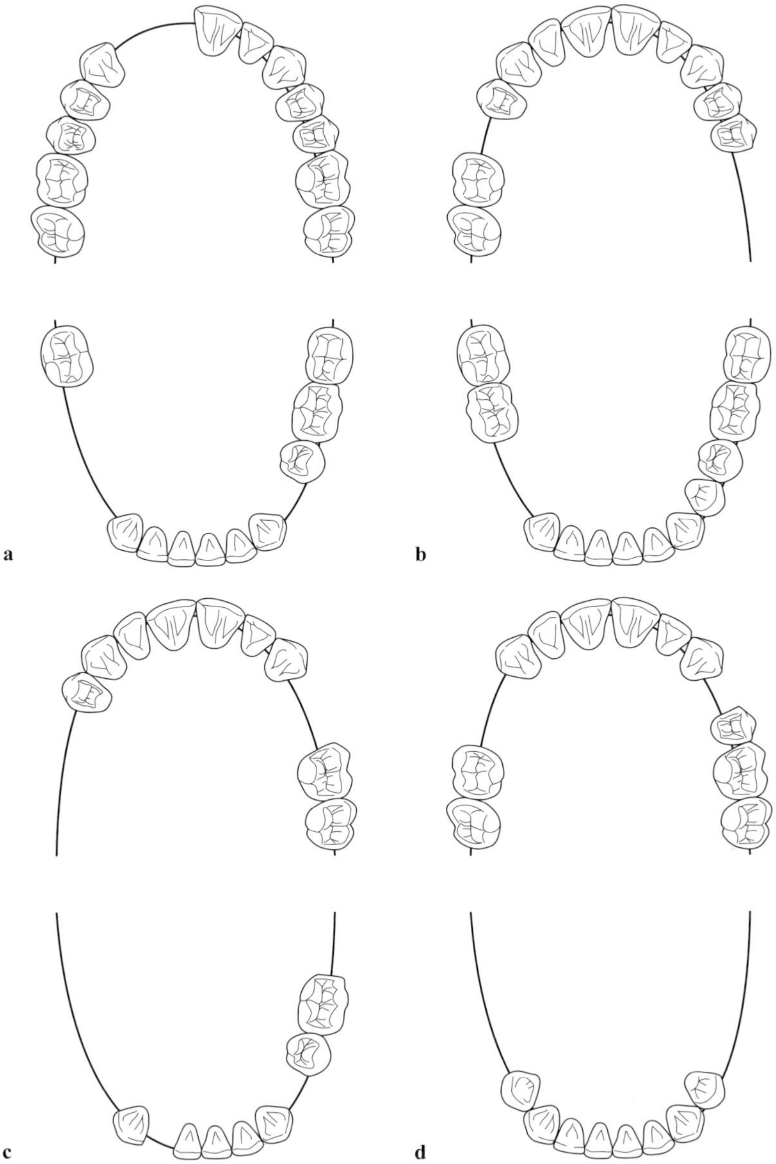

a b c d

**Abb. 30-6** Eichner-Gruppe B: antagonistischer Kontakt nicht in allen vier Stützzonen. **a** B 1: nur in drei Stützzonen antagonistischer Kontakt. **b** B 2: nur in zwei Stützzonen antagonistischer Kontakt. **c** B 3: nur in einer Stützzone antagonistischer Kontakt. **d** B 4: antagonistischer Kontakt nur außerhalb der Stützzonen (im Frontbereich).

In Gruppe A weisen alle vier Stützzonen antagonistischen Kontakt auf (Abb. 30-5a bis c). In Gruppe B ist in weniger als vier Stützzonen antagonistischer Kontakt vorhanden (Abb. 30-6a bis d), während in Gruppe C (Abb. 30-7a bis c) kein antagonistischer Zahnkontakt mehr besteht.

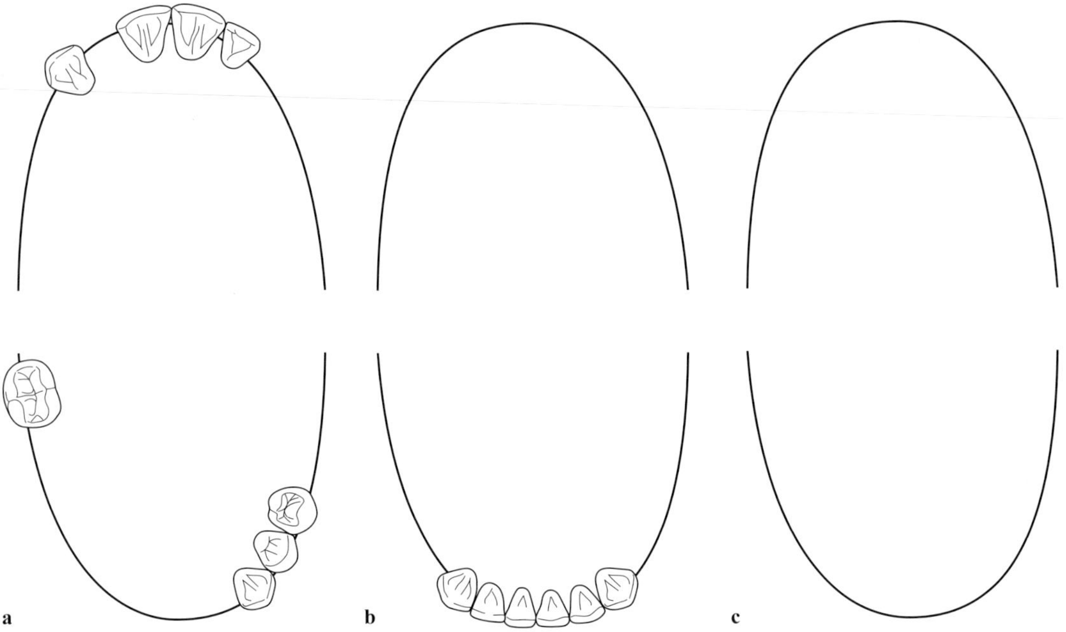


**Abb. 30-7** Eichner-Gruppe C: kein antagonistischer Kontakt. **a** C 1: Restzähne in beiden Kiefern ohne antagonistischen Kontakt. **b** C 2: ein Kiefer unbezahnt, Restzähne im anderen Kiefer. **c** C 3: beide Kiefer unbezahnt.

# Literatur


Addy M., Bates J.F.: Plaque accumulation following the wearing of different types of removable partial dentures. J Oral Rehabil 1979; 6: 111-117.

Bates J.F., Addy M.: Partial dentures and plaque accumulation. J Dent 1978; 6: 285-293

Battistuzzi P.G., Kayser A.F, Keltjens H.M., Plasmans P.J.: Teilprothesen. Planung, Therapie, Nachsorge. Deutscher Ärzte-Verlag, Köln 1991.

Brunner Th., Kundert M.: Gerüstprothetik. 2. Auflage. Karger, Basel-München 1988.

Drake C.W., Beck J.D.: The oral status of elderly removable oartial dentures wearers. J Oral Rehabil 1993; 20: 53-60.

Eichner K.: Über eine Gruppeneinteilung der Lückengebisse für die Prothetik. Dtsch Zahnärztl Z 1955; 10: 1831-1834.

Elbrecht A.: Systematik der abnehmbaren partiellen Prothese. Barth, Leipzig 1937.

Fröhlich E.: Gewebsveränderungen im Lückengebiß bei parodontaler Insuffienz und Resistenz. Dtsch Zahnärztl Z 1959; 14: 448-456.

Fröhlich E., Körber E.: Die prothetische Versorgung des Lückengebisses. 2. Auflage. Hanser, München 1977.

Goodkind R.: The effects of removable partial dentures on abutment tooth mobility. A clinical study. J Prosthet Dent 1973; 30: 139-146.

Graber G.: Partielle Prothetik. Farbatlanten der Zahnmedizin, Band 3. Thieme, Stuttgart 1992.

Hoffmann-Axthelm W.: Die Geschichte der Zahnheilkunde. 2. Auflage. Quintessenz, Berlin 1985.

Kennedy E.: Zahnprothesem und ihre Herstellung. Meusser, Berlin 1932.

Kern M., Wagner B.: Periodontal findings in patients 10 years after insertion of removable partial dentures. J Oral Rehabil 2001; 28: 991-997.

Körber K.-H.: Zahnärztliche Prothetik. 4. Auflage. Thieme, Stuttgart 1995.

Lehmann K.M., Hellwig E., Wenz H.: Zahnärztliche Propädeutik. Deutscher Ärzteverlag, Köln 2008.

Marinello C.P.: Die Altered-Cast-Methode. Schweiz Monatsschr Zahnmed 1987; 97: 465-472.

Marxkors R.: Lehrbuch der zahnärztlichen Prothetik. 5. Auflage. Deutscher Ärzteverlag, Köln 2009.

Micheelis W., Schiffner U.: Vierte Deutsche Mundgesundheitsstudie (DMS IV). Deutscher Zahnärzteverlag, Köln 2006.

O'Leary T.J., Rudd K.D., Nabers C.L.: Factors effecting horizontal tooth mobility. Periodontics 1966; 4: 308-315.

Steinhardt G.: Über den Kaudruck und dessen Bedeutung für die prothetische Versorgung des Lückengebisses. Zahnärztl Welt 1951; 6: 291-294.

Witter D.J., van Palenstein Helderman W.H., Creugers N.H., Kayser A.F.: The shortened dental arch concept and its implications for oral health care. Community Dent Oral Epidemiol 1999; 27: 249-258.

Wolfart S., Heydecke G., Luthart R.G., Marre B., Freesmeyer W.B., Stark H. et al.: Effects of prosthetic treatment for shortened dental arches on oral health-related quality of life, self-reports of pain and jaw disability: results from the pilot-phase of a randomized multicentre trial. J Oral Rehabil 2005; 32: 815-822.

Yusof Z., Isa Z.: Periodontal status of teeth in contact with denture in removable partial denture wearers. J Oral Rehabil 1994; 21: 77-86.

# 31 Gestaltung, Konstruktion und technische Aspekte von Teilprothesen



## 31.1 Einleitung

Bei herausnehmbarem Zahnersatz unterscheidet man Prothesen, die allein durch Adhäsion (Teilprothesen ohne Verankerungselemente) oder/und Ventilfunktion ihren Halt am Kiefer finden (Totalprothesen), und solche, die durch Halteelemente am Restgebiss retiniert sind (Teilprothesen, Hybridprothesen). Bei den Halteelementen von Teilprothesen handelt es sich entweder um (1) Klammern oder (2) in Kronen oder Zwischenglieder integrierte Geschiebe, oder um (3) Doppelkronen, die am Restgebiss Verankerung finden.

## 31.2 Einteilung der partiellen Prothesen

(*Lehmann* et al. 2008)
Teilprothesen lassen sich auf verschiedene Arten einteilen.

### 31.2.1 Topographische Einteilung (*Elbrecht* 1937)

(Einteilung der partiellen Prothesen nach der Art des Lückengebisses)
Bei einer Verkürzung der Zahnreihen (Kennedy-Klassen I und II) kommen Freiendprothesen (Verlängerungsprothesen) zum Einsatz. Durch die Freiendsättel dieser Prothesen wird die Zahnreihe verlängert. Je nachdem, ob der Zahnbogen nur an einer oder an beiden Seiten verkürzt ist, unterscheidet man einseitige von doppelseitigen Verlängerungsprothesen. Bei Unterbrechungen der Zahnreihen (Kennedy-Klasse III) sind Schaltprothesen indiziert. Die Schaltsättel können je nach Restzahnbestand ein- oder doppelseitig vorhanden sein. Durch sie wird der unterbrochene Zahnbogen geschlossen. Die bei Unterbrechungen in der Front hergestellten Prothesen werden zum Teil besonders benannt und auch als Schließungsprothesen bezeichnet. In Kombinationsfällen (verkürzte und unterbrochene Zahnreihe) kommen Kombinationsprothesen (Schalt-Freiend-Prothesen) zum Einsatz.

### 31.2.2 Einteilung nach Tragedauer

Prothesen lassen sich in auf einen bestimmten Tragezeitraum beschränkte Interimsprothesen (auch provisorische Prothesen; vgl. Kap. 16) und definitive Prothesen einteilen.

### 31.2.3 Einteilung nach dem Material oder der zugrunde liegenden zahntechnischen Konstruktion

Entsprechend dem verwendeten Material lassen sich Kunststoff- von Kautschukprothesen unterscheiden. Kautschukprothesen werden bei besonderer Indikation (Allergien gegen dentale Kunststoffe) sehr selten noch von einigen Zahnärzten verwendet. Nach Art der verwendeten Verankerungselemente spricht man von Klammer-, Modellguss-, Doppelkronen- (Teleskop-, Konus-) und Geschiebeprothesen.

### 31.2.4 Einteilung nach dem Funktionswert (funktionelle Einteilung)

(Einteilung nach der Art der Gewebsbelastung [*Elbrecht* 1937] sowie nach Art der Belastung im Vergleich zur Situation beim natürlich Bezahnten)
Nach dieser Klassifikation unterscheidet man rein parodontal (= dental), parodontal-tegumental (= dental-tegumental) und rein tegumental (= mukosal) (Schleimhaut) getragenen bzw. abgestützten Zahnersatz. Von diesen Formen lassen sich, wenn Implantate oder Kombinationen von Zähnen und Implantaten als Pfeiler einer Teilprothese vorliegen (Konzept der Pfeilervermehrung), ein rein enossal befestigter sowie ein kombiniert enossal-parodontal, enossal-tegumental und enossal-parodontal-tegumental getragener Zahnersatz abgrenzen (Kap. 44).

#### 31.2.4.1 Parodontal getragen (Abb. 31-1)

Die Abstützung des Zahnersatzes erfolgt ausnahmslos auf dem Restgebiss, weshalb die Kraftübertragung ausschließlich auf den Restzähnen bzw. deren Parodontien stattfindet (dentale bzw. parodontale Lagerung). Daher spricht man auch von einer physiologischen Abstützung. Die Abstützung sollte immer sattelnah, d. h. an den lückenbegrenzenden und der Schaltlücke zugekehrten Seiten der Pfeilerzähne erfolgen (z. B. bei Schaltlücke 45, 46: Abstützung 44 distal, 47 mesial). Auf die Schleimhaut findet keine Kaudruckweiterleitung statt, weshalb die Ausdehnung der (Schalt-) Sättel (Prothesenbasis) kleinflächig gestaltet werden kann und soll. Parodontal abgestützter Zahnersatz ist indiziert bei unterbrochener Zahnreihe im Seitenzahngebiet sowie bei kleinen Lücken im Frontzahnbereich. Sofern Eckzähne vorhanden sind, wird wie beim festsitzenden Zahnersatz eine Eckzahn-/Frontzahnführung gewählt. Fehlen die Eckzähne, weicht man auf eine Gruppenführung aus.

#### 31.2.4.2 Parodontal–tegumental getragen (Abb. 31-2)

Die Abstützung erfolgt zum einen Teil auf dem Restgebiss (bzw. den Pfeilerzähnen), zum anderen Teil auf der Schleimhaut (bzw. auf dem Kieferkamm) (halbphysiologische Abstützung, halbphysiologischer Zahnersatz).

Dies kommt bei großen Schaltlücken im Frontzahnbereich sowie bei Freiendsituationen vor. Die typische Situation ist eine anteriore Restbezahnung mit bilateraler Freiendsituation (Kennedy-Klasse I).

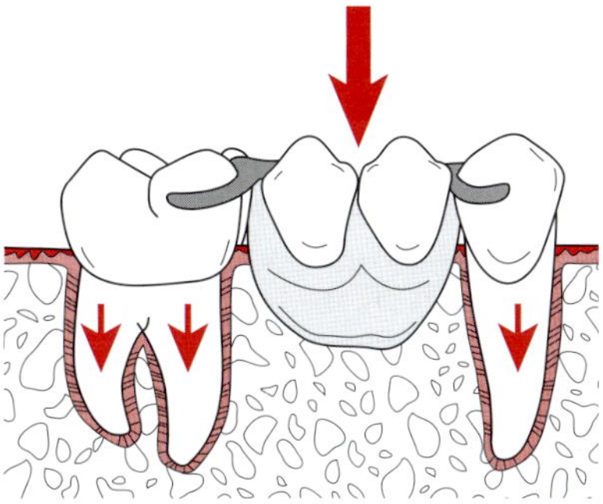

**Abb. 31-1** Parodontal getragener Zahnersatz (Klammern sind okklusal abgestützt).

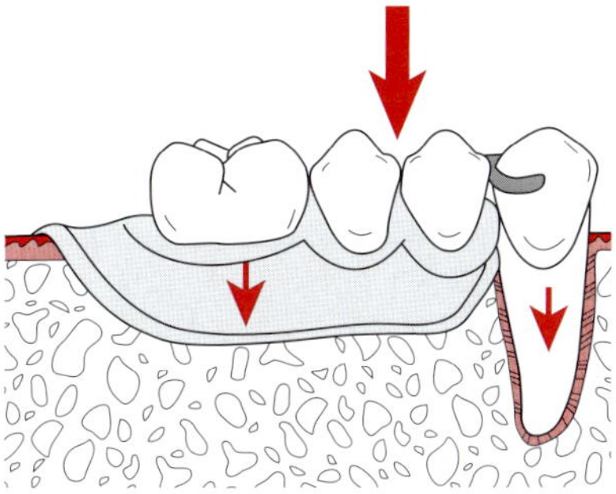

**Abb. 31-2** Parodontal-tegumental getragener Zahnersatz (hier: sattelnahe Abstützung).

Je weiter mesial der Prothesensattel belastet wird, umso mehr Kaudruck wird auf den oder die Pfeilerzähne weitergeleitet; je weiter distal die Belastung stattfindet, desto mehr Kaudruck wird auf Schleimhaut und Kieferknochen übertragen. Daraus folgt, dass die Belastbarkeit des Sattels einer parodontal-tegumental gelagerten Freiendprothese nach distal hin abnimmt. Um eine größtmögliche Verteilung des Kaudrucks auf die zahnlosen Kieferpartien zu erreichen, sollte der hintere Prothesenbereich distal auf alle belastbaren Kieferabschnitte extendiert werden (Schneeschuh-Prinzip). Belastbare Abschnitte sind in der Regel alle Kieferanteile, die von befestigter Mukosa bedeckt sind.

Bezüglich der parodontalen Abstützung von Freiendprothesen stehen theoretisch drei Möglichkeiten offen (*Hohmann* und *Hielscher* 1989):

- Sattelnahe Abstützung wie beim rein parodontal gelagerten Zahnersatz, d. h. Abstützung auf der sattelzugekehrten Seite des distalen Pfeilerzahns. Diese Abstützungsmöglichkeit führt vor allem bei bilateralen Freiendsituationen nach Belastung der zahntragenden Sättel zu einer größeren Rotation des Zahnersatzes um die Auflage als bei sattelferner Abstützung. Die Distalkippung und Einsenkung des Prothesensattels ist umso deutlicher ausgeprägt, je kürzer der Freiendsattel gestaltet ist. Die Folgen können eine verstärkte Einlagerung des Zahnersatzes in die Schleimhaut und beschleunigter Knochenabbau in diesem Bereich sein. Gleichzeitig kann es zu Irritation und Knochenabbau im distalen Bereich des Parodonts der Pfeilerzähne kommen. Dabei kann der endständige Pfeilerzahn an Beweglichkeit zunehmen und nach distal kippen.
- Sattelferne Abstützung auf der sattelabgekehrten Seite des an die zahnlosen Kieferteile angrenzenden Pfeilerzahns, d. h. bei Freiendprothesen mesial am endständigen Pfeilerzahn (satteloffene Klammergestaltung). Diese Abstützungsart führt bei Freiendprothesen zu einer indirekten Verlängerung des Freiendsattels nach mesial, was sich für die Statik der Teilprothese günstig auswirkt. Eine Einsenkung des Zahnersatzes findet zwar noch statt, aber in geringerem Ausmaß als bei sattelnaher Abstützung.
- Sattelferne Abstützung auf einem sattelfernen Zahn am Restgebiss. Die Einsenkung der Prothesen durch Rotation um die Klammerauflage bei

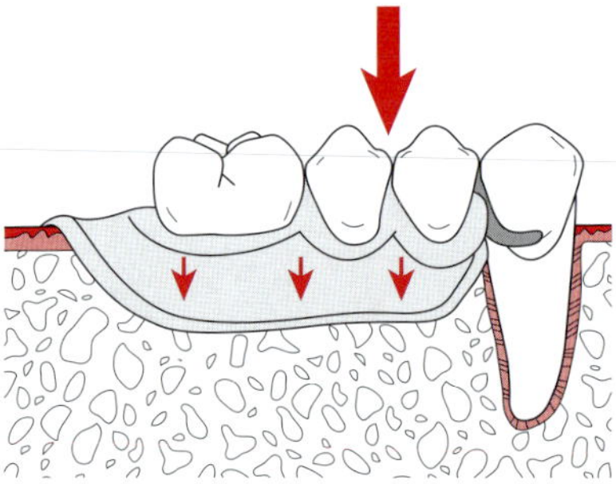

**Abb. 31-3** Tegumental getragener Zahnersatz.

Belastung ist nun noch geringer und ist umso gleichmäßiger, je länger der Sattel gestaltet wurde. Als Nachteil ist jedoch zu werten, dass bei einer solchen sattelfernen Abstützung der Kaudruck in größerem Maße auf die Schleimhaut als auf den Zahnhalteapparat weitergeleitet wird.

Bei parodontal-tegumental getragenem Zahnersatz ist daher die sattelferne Abstützung auf der sattelabgekehrten Seite des an die zahnlosen Kieferteile angrenzenden Pfeilerzahns zu bevorzugen (Möglichkeit 2), da diese die besten Voraussetzungen für eine möglichst geringe Traumatisierung des stomatognathen Systems durch eine eingegliederte Teilprothese bietet.

#### 31.2.4.3 Tegumental getragen (Abb. 31-3)

Die Abstützung findet nicht auf dem Restgebiss, sondern ausschließlich auf Schleimhaut und Kieferkamm statt (unphysiologische Abstützung, unphysiologischer Zahnersatz). Die Belastbarkeit einer solchen Prothese ist in der Mitte des Prothesensattels am höchsten. Die Prothesenbasis soll im Sinne einer maximalen Extension auf alle belastbaren Kieferpartien ausgedehnt werden. Aus Stabilitätsgründen ist eine Gruppenführung oder eine bilateral balancierte Okklusion anzustreben. Zu beachten ist, dass die Belastbarkeit einer rein tegumental getragenen Prothese im Durchschnitt nur bis zu 1/3 der Belastbarkeit einer natürlichen Zahnreihe beträgt.

## 31.2.5 Einteilung nach der Abstützungsmöglichkeit (*Steffel* 1962)

Entsprechend der möglichen Abstützung einer Teilprothese am Restgebiss, was primär vom Restzahnbestand und sekundär von der Planung abhängt, kann man folgende Differenzierungen vornehmen (Abb. 31-4):

- quadranguläre Abstützung (Vierpunktabstützung)
- trianguläre Abstützung
- lineare Abstützung (bipodale Abstützung)
  - sagittal (anterior/posterior)
  - diagonal
  - transversal
- punktuelle Abstützung

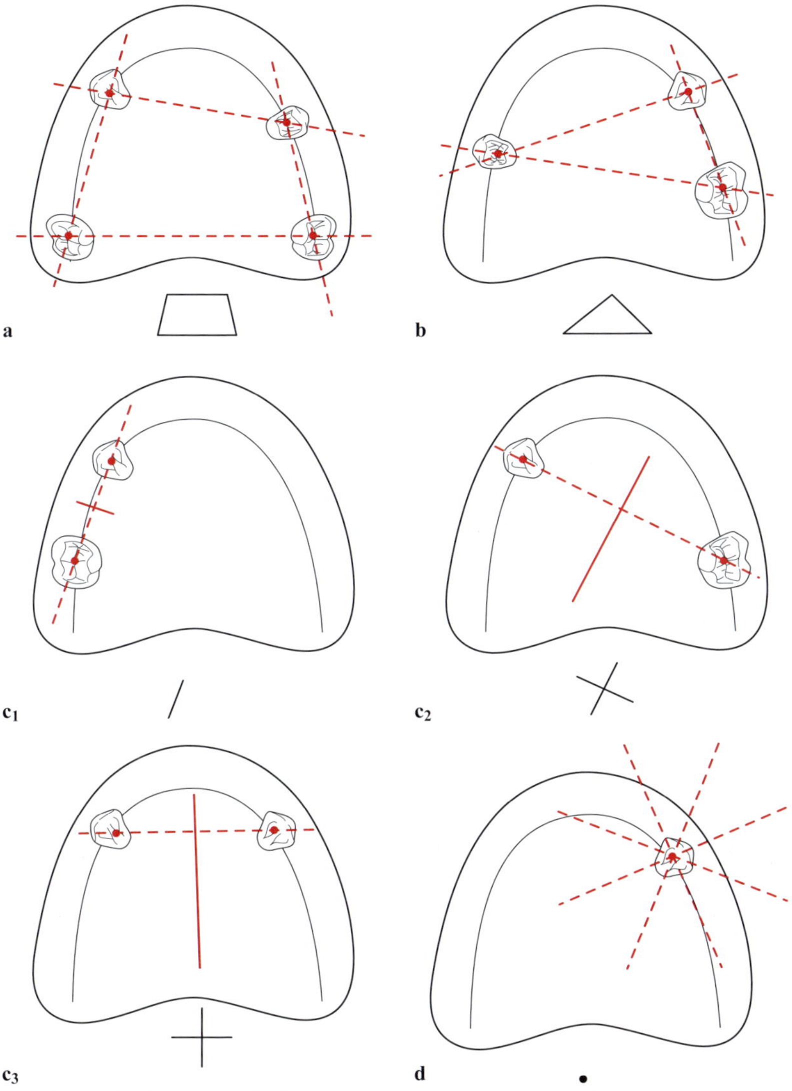


**Abb. 31-4** Einteilung nach *Steffel*.

# 31.3 Forderungen an eine parodontal-tegumental gelagerte Teilprothese

Unter Berücksichtigung bereits erwähnter Gesichtspunkte sowie daraus abzuleitender weiterer Überlegungen können an parodontal-tegumental abgestützte Teilprothesen (Freiendprothesen) folgende Forderungen gestellt werden (*Brunner* und *Kundert* 1988):

- Freiendsättel sollen nach distal, vestibulär und (im Unterkiefer) lingual maximal extendiert werden und bis in die Grenzbezirke der angewachsenen Gingiva reichen. Durch eine solche Ausdehnung wird gewährleistet, dass bei Belastung der Teilprothese auftretende Druckkräfte

**Kapitel 31**

auf eine große Schleimhautfläche auftreffen und sich so auf eine große Fläche verteilen. Dadurch werden die zahnlosen Kieferanteile weniger belastet; eine Druckatrophie findet in geringerem Ausmaß statt. Hier kommt das sog. Schneeschuhprinzip zum Tragen: Über einer mit tiefem Schnee bedeckten Oberfläche sinkt man mit speziellen, breiten Schuhen (sog. Schneeschuhen) weniger tief ein als z. B. mit Stöckelschuhen.

- Im Oberkiefer soll das Tuber maxillae, im Unterkiefer das Trigonum retromolare mitüberdeckt sein. Im Unterkiefer soll der Kunststoff lingual die Linea mylohyoidea umfassen, wobei die Bewegungsamplitude des Mundbodens die Länge limitiert.
- Die vestibulären Flächen der Prothesen sollen Wangenkontakt aufweisen.
- Die zahntragenden Sattelteile dürfen trotz der in 1. genannten Prinzipien weder die Zunge noch die Kaumuskulatur behindern. Im Bereich von Wangenbändern müssen in die Prothese entsprechende Passagen eingeschliffen werden („muskelgriffige" Gestaltung wie bei Totalprothesen).
- Um eine unerwünschte Kaudruckbelastung im distalen Drittel des Freiendsattels zu vermeiden, sollte, wenn möglich, auf die Aufstellung eines zweiten Molaren verzichtet werden. Falls notwendig (z. B. bei vorhandenem zweiten Molaren im Oberkiefer bei Gefahr der Elongation desselben), kann der 7er durch einen Prämolaren ersetzt werden.
- Uni- und bilaterale Freiendprothesen sollten sattelfern auf der sattelabgekehrten Seite des endständigen Pfeilerzahns abgestützt werden; Schaltprothesen sollen eine sattelnahe Abstützung aufweisen.
- Um die nach Zahnverlust eintretende Resorption des Kieferkamms im Rahmen der Nachsorge durch entsprechende Unterfütterungen ausgleichen zu können, müssen die Sättel unterfütterbar gestaltet werden. In diesem Zusammenhang ist zu beachten, dass ein gewisses Ausmaß einer Druckbelastung der Schleimhaut durch den Prothesensattel gewünscht wird, da nicht belastete Kieferabschnitte im Sinne einer Inaktivitätsatrophie einem verstärkten Abbau unterworfen sind. Andererseits führt aber auch ein zu starker Druck, wie er typischerweise in Form von kleinflächigen Druckzonen bei passungenauen Prothesensätteln vorkommt, zu einem von Individuum zu Individuum unterschiedlich stark ausgeprägten beschleunigten Knochenabbau (*Marxkors* 2009) (Abb. 31-5). Dies unterstreicht die Notwendigkeit regelmäßiger Kontrollen und Unterfütterungen.
- Eine optimal eingeschliffene statische und dynamische Okklusion wirkt sich auf Funktion, Passung und Tragekomfort der Teilprothese vorteilhaft aus und ermöglicht eine atraumatische Belastung des Prothesenlagers (geringerer Knochenabbau).
- Teilprothesen sollen parodontalfreundlich gestaltet werden. Plaqueretentive Nischen müssen so weit wie möglich eliminiert werden. Dem Patienten muss die Durchführung optimaler Mundhygienemaßnahmen möglich sein. Die eingesetzte Teilprothese sollte die Reinigung bestimmter Zahnflächen erleichtern (Gestaltung von Führungsflächen zur Reinigung mit Interdentalbürstchen) (*Marxkors* 2009).

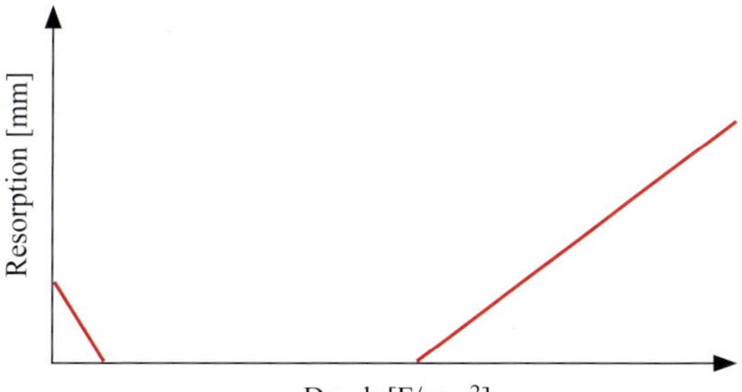


**Abb. 31-5** Qualitativer Zusammenhang zwischen Knochenabbau und dem auf die Schleimhaut bzw. den Knochen ausgeübten Druck.

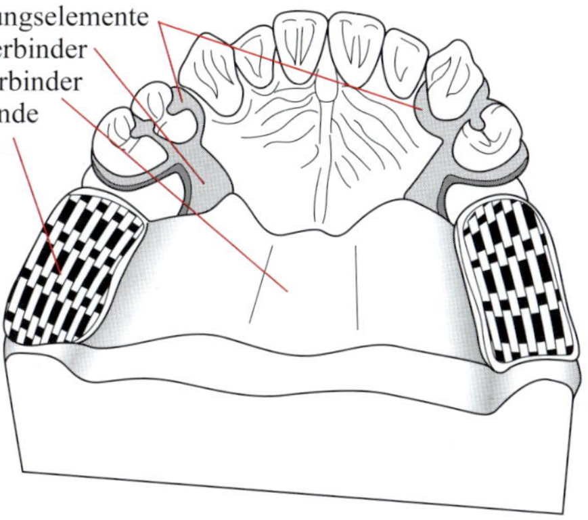


**Abb. 31-6** Gerüst einer partiellen Prothese im Oberkiefer.

# 31.4 Aufbau und Bestandteile von partiellen Prothesen (*Brunner* und *Kundert* 1988)

Das Gerüst einer partiellen Prothese besteht aus vier Anteilen (Abb. 31-6):

- zahntragende Sattelteile (Prothesensattel, bestehend aus unterfütterbaren Retentionen, künstlichen Zähnen und Kunststoff der Prothesenbasis)
- großer Verbinder (Stabilisierungs- und Versteifungselement = Ausgleichselement; ausgeführt als Platten, Bänder, Bügel)
- kleine Verbinder (Verbinder zwischen Prothesenkörper und Verankerungselementen)
  → diese drei Anteile werden auch unter dem Begriff „Prothesenkörper" zusammengefasst
- Verankerungselemente zur (lösbaren) Verankerung des Prothesenkörpers am Pfeilerzahn:
  - direkt: gebogene oder gegossene Klammern (Einstückgussprothese)
  - indirekt: Geschiebe, Doppelkronen (bei kombiniert festsitzend-herausnehmbarem Zahnersatz)

## 31.4.1 Zahntragende Sattelteile

(unterfütterbare Retentionen plus Basiskunststoff plus Prothesenzähne)
Vom Metallgerüst wird eine genügende Steifigkeit (Formstabilität) gefordert. Es wird netzförmig (Netze, Ringretentionen, Schienenform) und

damit unterfütterbar gestaltet und sollte auf der Mitte des Kieferkamms liegen. Aus parodontalen und ästhetischen Gründen können bei Schaltlücken und Freiendsituationen die den Pfeilerzähnen benachbarten künstlichen Kaueinheiten in Form sattelfreier und mit dem Prothesenkörper verbundener Brückenglieder (sog. Pontics) zur Anwendung kommen (*Brunner* und *Kundert* 1988).

Für den Ersatz der Zähne bzw. der Kaufläche kommen drei Materialien zur Anwendung:

- Kunststoff
- Keramik
- Metall

Kunststoffzähne sind heute etabliert und sind die Standardausführung für alle Zähne an Teilprothesen. Sie kommen sowohl bei definitiven Teilprothesen wie bei Interimsersatz zur Anwendung. Die heute lieferbaren Kunststoffzähne sind aus hochvernetzten und gefüllten Kunststoffen hergestellt und sind ästhetisch hochwertig, farbstabil und ausreichend abrasionsfest. Sie sind leicht zu verarbeiten, da sie durch Beschleifen in ihrer Form verändert werden können; zudem gehen sie einen Verbund mit dem Prothesenbasiskunststoff ein. Auch zum Zwecke der Bisshebung (nach vorheriger Austestung der neuen Bisshöhe mit einer Michigan-Schiene) können Kunststoffzähne eingesetzt werden.

Keramikzähne zeichnen sich im Vergleich zu Kunststoffzähnen durch größere Abrasionsfestigkeit, höhere Farbbeständigkeit und nochmals bessere Ästhetik aus. Der frühere Nachteil, nämlich der nur auf mechanischem Wege (über Crampons) erzielbare Verbund zum Prothesenkunststoff, besteht heute aufgrund der Möglichkeit der Silanisierung von Keramikzähnen nicht mehr, so dass mit diesem Verfahren ein chemischer Verbund zum Kunststoff erzielt werden kann (vgl. Kap. 31).

Kauflächen aus Metall werden insbesondere bei Patienten mit Bruxismus gewählt.

## 31.4.2 Großer Verbinder

Dem großen Verbinder, im Oberkiefer als Platte oder Band, im Unterkiefer als Lingualbügel konstruiert, kommt die Aufgabe zu, die auf einen Teilbereich der Prothese auftreffenden Kräfte auf die Gesamtkonstruktion zu verteilen und auf die Pfeilerzähne und zahnlosen Kieferpartien weiterzuleiten. Aus diesem Grunde muss ein großer Verbinder möglichst starr sein, sollte aber gleichzeitig in seiner Dimensionierung so gestaltet werden, dass er für die Zunge so wenig wie möglich als Störfaktor empfunden wird. Im allgemeinen sollte der Mindestabstand vom Tegumentalrand im Oberkiefer aus parodontalhygienischen Gründen mindestens 4 bis 6 mm, im Unterkiefer (Oberrand des Lingualbügels) 3 bis 5 mm betragen (*Brunner* und *Kundert* 1988).

Der typische große Verbinder im Oberkiefer ist das Transversalband (= Palatinalband), das dem harten Gaumen breitflächig anliegen soll (Abb. 31-7).

Die Form des Transversalbands hängt von der Anordnung der Restzähne ab. Falls diese es zulassen, sollte das Palatinalband aus Gründen der

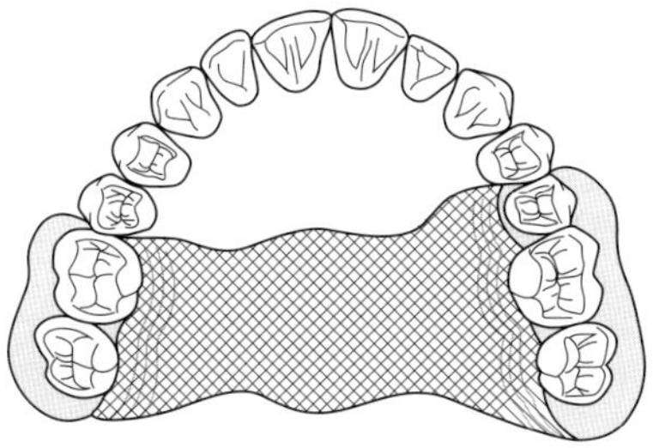

**Abb. 31-7** Transversalband (Palatinalband).

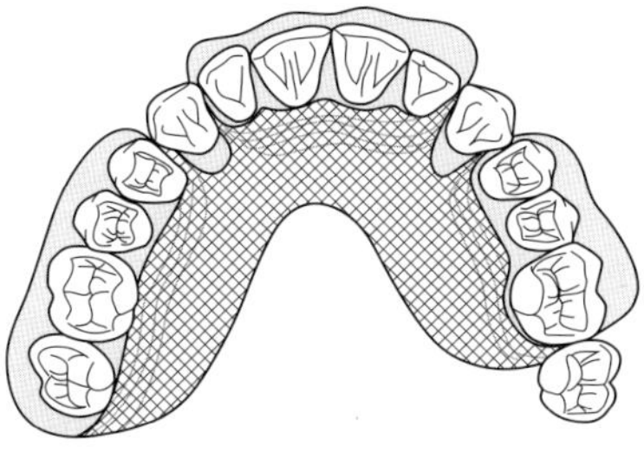

**Abb. 31-8** Hufeisenförmig gestaltetes Palatinalband.

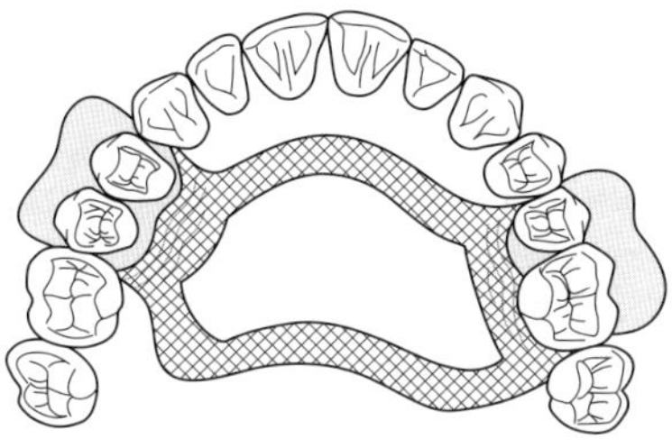

**Abb. 31-9** Skelettierte Platte.

Phonetik und der Geschmacksempfindung im hinteren Drittel des harten Gaumens liegen. Um die Sprechfunktion möglichst wenig zu beeinträchtigen, sollte der vordere Gaumenbereich bis zu den Frontzähnen nicht mit einer Platte bedeckt werden, da hier die linguo-alveolären Reibelaute (s, z) gebildet werden. Um einen glatten Übergang zwischen Transversalband und Gaumenschleimhaut zu erreichen, wird das Modell im Randbereich des großen Verbinders leicht radiert (ventral und dorsal mit einem Lecron-Instrument, ca. 0,2 bis 0,3 mm). Werden obere Frontzähne ersetzt (frontale Schaltlücken), kommt man allerdings nicht umhin, das Band in den vorderen Gaumenbereich zu verlegen. In solchen Fällen hat sich das hufeisenförmig gestaltete Palatinalband bewährt (Abb. 31-8), das sich im Vergleich zu Rahmenkonstruktionen durch eine bessere Stabilität auszeichnet.

Weitere Formen großer Verbinder im Oberkiefer sind die skelettierte Platte (Abb. 31-9) und, bei frontalen Schaltlücken, die Lochplatte. Ähnlich dimensioniert wie der Sublingualbügel im Unterkiefer ist der sog. Palatinalbügel (*Körber* 1995). Dieser liegt unmittelbar vor der Ah-Linie. Als kontraindiziert ist die Kragenplatte anzusehen, weil sie das marginale Parodont nach außen hin abschließt und zusätzlich mechanisch reizt, wodurch der Destruktion des Zahnhalteapparats der Restzähne Vorschub geleistet wird.

Der große Verbinder des Unterkiefers ist der Lingualbügel (Sublingualbügel). Sein Querschnitt sollte bei Co-Cr-Mo-Legierungen 3 x 2 mm, bei Goldlegierungen aufgrund ihres geringeren E-Moduls 4 x 3 mm betragen (*Graber* 1992). Das Profil sollte tropfen- oder halbbirnenförmig gestaltet sein. Der Lingualbügel kann je nach Lage bzw. Bewegungsamplitude des Mundbodens aufrecht, schräg oder horizontal angeordnet werden (Abb. 31-10a bis c). Als Mindestabstand vom Marginalsaum der Zähne werden 5 mm gefordert; nur bei horizontaler

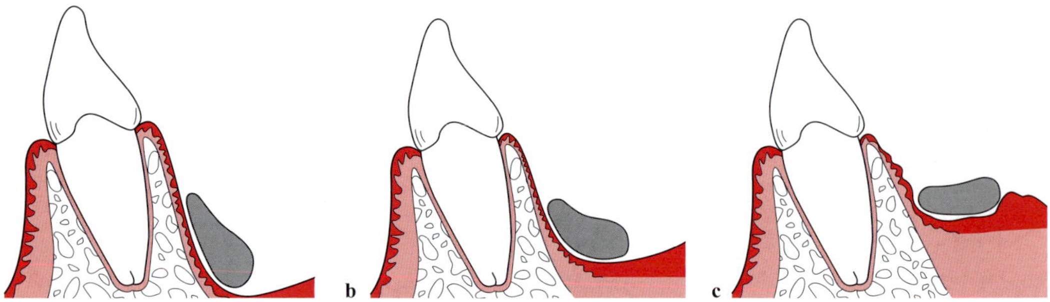

**Abb. 31-10** Lingualbügel im Profil. **a** hochgestellt; **b** schräggestellt; **c** horizontal.

Gestaltung des Bügels können auch 3 mm ausreichend sein. Reicht der Platz nicht aus, so kann eine Verbreiterung der lingualen angewachsenen Gingiva mit Hilfe eines freien Schleimhauttransplantats notwendig sein. Bei Freiendprothesen ist ein Abstand zwischen Bügel und Schleimhaut von 0,2 bis maximal 0,7 mm notwendig, um eine Traumatisierung der Schleimhaut durch die bei Belastung der Prothesensättel auftretenden Bewegungen (Rotationen) des Bügels zu vermeiden. Wichtig ist, dass der Lingualbügel die Zungenfunktion nicht beeinträchtigt. Dies muss schon bei der Herstellung und Anprobe des Abformlöffels berücksichtigt werden. Darüber hinaus sind Funktionsbewegungen der Zunge (herausstrecken) bei der Abformung des Unterkiefers unbedingt notwendig.

## 31.4.3 Kleine Verbinder

Kleine Verbinder stellen den Übergang zwischen den Verankerungselementen und den großen Verbindern oder dem Sattel dar. Grundsätzlich lassen sich zwei Arten der kleinen Verbinder unterscheiden, nämlich sattelnahe (v. a. bei Schaltprothesen indiziert) und sattelferne (v. a. bei Freiendprothesen). Auch bei den kleinen Verbindern ist eine parodontalfreundliche Gestaltung von besonderer Wichtigkeit. Sie sollten geradlinig zum Prothesenkörper führen und im Bereich des marginalen Parodonts durchspülbar sein. Es sollten nur so viele kleine Verbinder verwendet werden wie unbedingt notwendig, da jeder unnötige Teil des Gerüsts eine zusätzliche Plaque-Retentionsstelle darstellt. Ein abgerundeter dreieckiger Querschnitt hat sich für die kleinen Verbinder als vorteilhaft erwiesen.

## 31.4.4 Verankerungselemente

Verankerungselemente dienen der lösbaren Verankerung des Prothesenkörpers an den Pfeilerzähnen. Sie besitzen fünf Funktionen:

- **Haltefunktion (Retentionsfunktion).** Durch die Verankerungselemente muss die Prothese gegen einwirkende Kräfte in ihrer Lage gesichert werden. Diese Kräfte können untergliedert werden in vertikal gerichtete Zugkräfte, vertikale Druckkräfte (Kaudruck) und horizontal gerichtete Kräfte (Schubkräfte; sagittale, transversale, schräge Bewegung der Prothese auf der Gewebsunterlage). Da extrudierende Kräfte bis zu einem Wert von etwa 10 N bei gesunden Zahnhalteapparaten keine Schädigung des Parodonts bewirken, sollten Verankerungselemente einen Retentionsspielraum zwischen 5 und 10 N aufweisen.

- **Abstützungs- und Kraftverteilungsfunktion.** Die Abstützung des Okklusionsfelds der Ersatzzähne muss so weit wie möglich auf den Pfeilerzähnen erfolgen. Kaukräfte sollten vom Prothesensattel möglichst axial auf das Parodont der Pfeilerzähne übertragen werden.
- **Verblockungsfunktion.** Die Teilprothese sollte mit dem Restgebiss möglichst starr verbunden sein, ohne auf die Zähne Kräfte auszuüben (passiver Sitz). Als sekundäre Verblockung wird die Verbindung mehrerer Zähne mit Hilfe von Retentionselementen bezeichnet. Die sekundäre Verblockung kommt erst durch das Einsetzen einer Teilprothesen zustande, da dann die Klammern (z. B. Bonwill-Klammer) oder Doppelkronen die Pfeilerzähne verbinden
- **Führungsfunktion.** Durch die Verankerungselemente sollte eine definierte Bahn vorgegeben werden, die der Prothesenkörper beim Ein- und Ausgliedern beschreibt.
- **Kippmeiderfunktion.** Durch eine möglichst körperliche Umfassung der Pfeilerzähne durch die Verankerungselemente soll gewährleistet werden, dass freiendende Sattelteile nicht abkippen.

Generell lassen sich direkte von indirekten Verankerungselementen unterscheiden. Die typischen direkten Verankerungselemente stellen die gegossenen Klammern von Modellgussprothesen dar. Indirekte Verankerungselemente kommen bei kombiniert festsitzend-abnehmbarem Zahnersatz vor: Ein Teil der Verankerung ist fest mit dem Pfeilerzahn verbunden, ein anderer Teil ist in die abnehmbare Teilprothese integriert. Beispiele sind über Doppelkronen (Konusse, Teleskope) und über konfektionierte Präzisionsgeschiebe verankerte Prothesen.

## 31.5 Konstruktions- und Gestaltungsprinzipien für Teilprothesen

### 31.5.1 Statische Grundlagen (*Brunner* und *Kundert* 1988; *Graber* 1992)

Verbindet man in einem Kieferabschnitt die okklusalen Auflagen einer Modellgussprothese miteinander, so erhält man eine gedachte Linie, die sog. Stützlinie (Abb. 31-11). Kommen in einem Kiefer mindestens drei Stützlinien vor (d. h. sind drei okklusale Abstützungen vorhanden), dann begrenzen diese eine Fläche, die als Abstützungspolygon oder parodontales Stützfeld bezeichnet wird (Abb. 31-12).

Belastungen, die innerhalb eines Stützfelds auftreten, bewirken bei korrektem Sitz der Prothese keine Lageveränderung des Zahnersatzes. Außerhalb dieses Polygons einwirkende Kräfte können demgegenüber

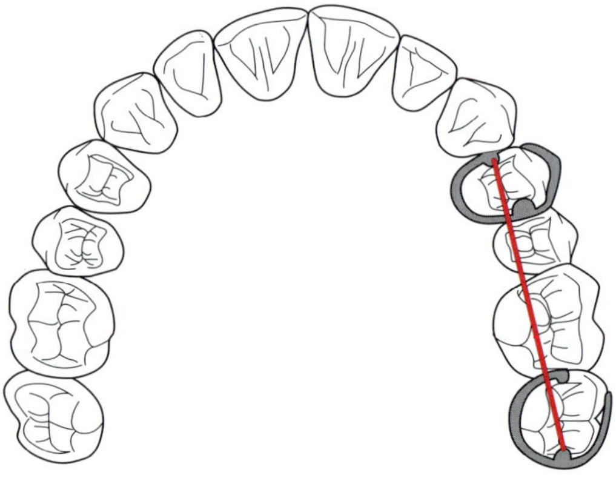

**Abb. 31-11** Als Stützlinie wird die Verbindung zweier okklusaler Auflagen einer Modellgussprothese bezeichnet.

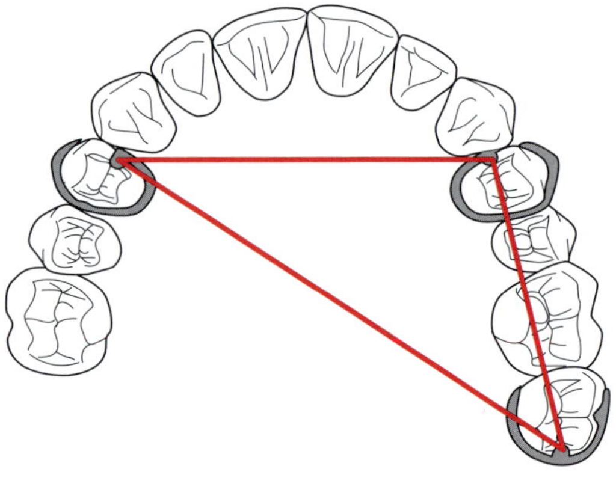

**Abb. 31-12** Parodontales Stützfeld oder Abstützungspolygon.

entweder zu einer körperlichen Verschiebung (Translation) oder zu einer Drehung (Rotation) der Prothese um eine Achse (Kippung) führen. Die bei einer Rotation entstehende Drehachse ist immer mit einer der Stützlinien identisch. Daraus folgt, dass Stützlinien als äußere Begrenzung eines Abstützungspolygons potentielle Rotationsachsen darstellen. Damit abhebelnde Kräfte nicht schon beim Kauen auftreten, sollte in einem Kieferabschnitt die gemittelte Verbindungslinie der okklusalen Kontakte (die sog. Belastungslinie) möglichst innerhalb des parodontalen Stützfelds oder an dessen Grenze (d. h. auf der Stützlinie) liegen. Abhängig vom Zahnbestand ist es jedoch oftmals nicht zu vermeiden, dass sich bestimmte okklusale Belastungsabschnitte der Modellgussprothese außerhalb des Abstützungspolygons befinden. Dies ist bei frontalen Schaltprothesen (Schließungsprothesen) sowie bei uni- und bilateralen Freiendprothesen der Fall (vgl. Kap. 33.5.1).

#### 31.5.1.1 Hebel- und Widerstandsarm, Kippmeider

Bei Belastung der jenseits des parodontalen Stützfelds befindlichen Ersatzzähne (Abbeißen, Kauen) entsteht zwischen der als Rotationsachse wirkenden Stützlinie und dem Kraftangriffspunkt ein Hebelarm (Kraftarm). Dieser verursacht eine Lageveränderung (Rotation) der Prothese, sofern nicht ein möglichst großer Widerstandsarm (Lastarm) vorhanden ist, der dem Hebelarm entgegenwirkt. Ein Widerstandsarm ist definiert als der Abstand zwischen der als potentielle Rotationsachse wirkenden Stützlinie und den Retentionselementen, die am weitesten von dieser Achse entfernt liegen. Letztere befinden sich bei Freiendprothesen mesial, bei frontalen Schaltprothesen distal. Bei Druck auf die Prothesensättel des Hebelarms wirken dabei die retentiven Klammerarme des Widerstandsarms der Rotationsbewegung entgegen, sie agieren als Kippmeider. Bei abziehenden Kräften am Hebelarm wirken die Auflagen der Klammern, die bezogen auf die Rotationsachse auf der Seite des Widerstandsarms liegen, als Kippmeider.

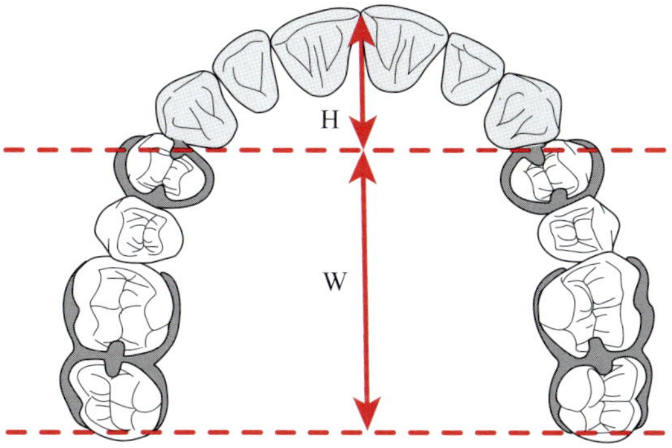


**Abb. 31-13** Hebelarm (H) und Widerstandsarm (W) bei frontaler Schaltlücke. Bei vorhandenem Seitenzahnbestand wird ein langer Widerstandsarm erzielt, während der Hebelarm nur gering ausgeprägt ist. Grau: Ersatzzähne.

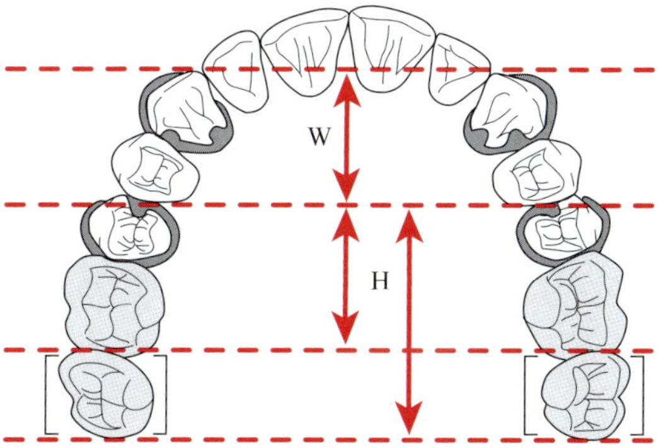


**Abb. 35-14** Hebel- und Widerstandsarm bei bilateralem Freiende. Je stärker das Freiende ausgeprägt ist, d. h. je mehr Zähne im posterioren Bereich verloren gegangen sind, umso länger wird der Hebelarm und umso kürzer der Widerstandsarm. Grau: Ersatzzähne.

### 31.5.1.2 Verkürzung des Hebelarmes

Bei frontalen Schaltlücken sind praktisch keine Möglichkeiten vorhanden, die Länge des Hebelarms zu beeinflussen, da die Stellung der Frontzähne durch die Funktion und Ästhetik vorgegeben ist (Abb. 31-13). Im Falle von bilateral verkürzten Zahnreihen hingegen lässt sich der Hebelarm in einem bestimmten Ausmaß kürzer gestalten, beispielsweise dadurch, dass die Zähne nur bis zum ersten Molaren ersetzt werden (Abb. 31-14). Zusätzlich wird die Statik dadurch verbessert, dass neben der Gestaltung eines stabilen großen Verbinders und der Wahl retentiver Klammern die Prothesensättel so weit wie möglich extendiert werden (Schneeschuhprinzip) und am endständigen Pfeilerzahn eine sattelferne Auflage angelegt wird.

## 31.5.2 Ästhetische Grundlagen für Teilprothesen

### 31.5.2.1 Angleichung der Prothesenzähne und individuellen Verblendung bei kombiniertem Zahnersatz

Die in eine Teilprothese zu integrierenden Prothesenzähne müssen hinsichtlich Form und Farbe dem Restgebiss angeglichen werden. Dies setzt ein individuelles Nachkonturieren der Fabrikzähne voraus. Je nach Art des Materials müssen Kunststoff oder Keramik nach dem Beschleifen wieder aufpoliert bzw. nochmals gebrannt werden. Die farbliche Angleichung von Prothesenzähnen an das Restgebiss oder an eine bereits vorhandene Verblendung stellt aufgrund der unterschiedlichen Materialien und der limitierten Individualisierungsmöglichkeiten ein besonderes Problem dar. Prothesenzähne aus Keramik können nur oberflächlich bemalt und umgebrannt werden, was nur eingeschränkte Veränderungen zulässt. Bei Prothesenzähnen aus Kunststoff besteht die Möglichkeit, diese zu reduzieren und mit z. B. lichthärtendem Komposit individuell zu ergänzen. Dies setzt den Einsatz von entsprechenden Verbundsystemen (z. B. Dentacolor® Connector; Heraeus-Kulzer, D-Hanau) zwischen PMMA-Zähnen und Kompositverblendung voraus.

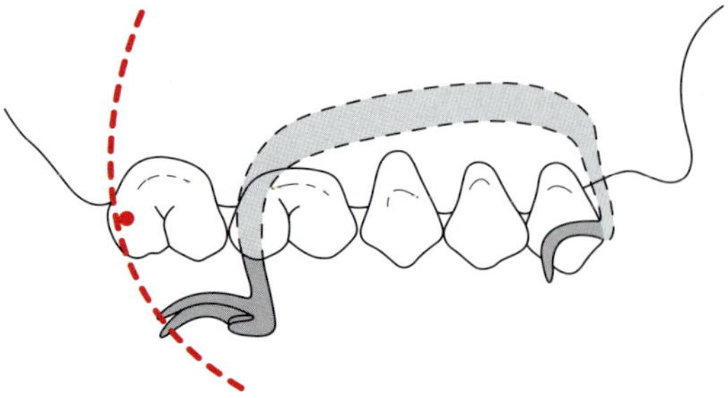

**Abb. 31-15** Das Prinzip der Rotationsprothese. Startposition beim Eingliedern.

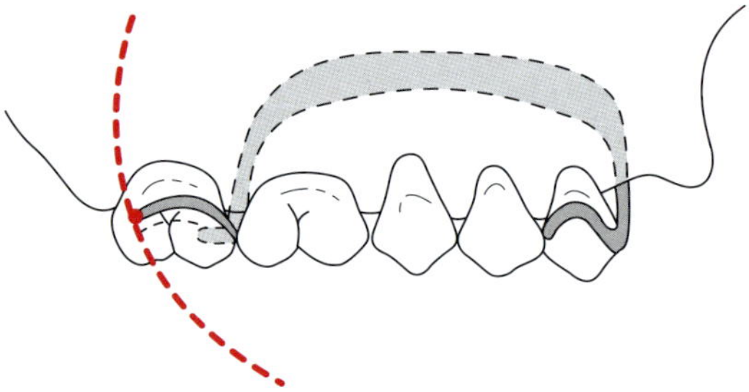

**Abb. 31-16** Rotationsprothese eingegliedert.

Das Einfügen von Verblendungen in die Zahnreihe führt in den meisten Fällen, so z. B. bei einer Außenkonuskrone, zu einer Überkonturierung. Nur bei einer adäquaten Zahnreduktion sowie einer grazilen Gerüstgestaltung können solche Verblendungen in Form und Farbe dem Restgebiss bzw. den Prothesenzähnen optimal angepasst werden.

### 31.5.2.2 Die Position von Halteklammern im sichtbaren Bereich

Die Klammer als Halteelement stellt aufgrund ihrer material- und formbedingten Größe im Frontzahnbereich ein ästhetisches Problem dar. In Fällen, in denen sich eine Klammer nicht vermeiden lässt, muss in der Planungsphase eine verkürzte Gestaltung des sichtbaren Klammerarms in Erwägung gezogen werden. Konzepte wie z. B. das Rotationsgerüst (*Jacobsen* und *Krol* 1982) erlauben in bestimmten Situationen den vollständigen Verzicht auf Klammern im Frontzahnbereich bzw. deren Reduzierung oder Verlegung in die Interdentalbereiche der Haltezähne (Abb. 31-15 und 31-16). Der Halt der Teilprothese wird im Frontzahnbereich durch die unter sich gehenden Approximalflächen (ohne Klammern) und im Seitenzahnbereich mit Hilfe von Klammern erreicht. Das gleiche Prinzip lässt sich auch für Schaltlücken im Seitenzahnbereich anwenden; auf diese Weise kann auf Klammern im Prämolarenbereich verzichtet werden.

Als Grundregel gilt: Klammern sollen so unauffällig wie möglich positioniert werden. Dies ist bereits in der ersten Planungsphase am Situationsmodell zu berücksichtigen. Hat man bei den relativ elastischen handgebogenen Klammern kaum Möglichkeiten einer Modifikation hinsichtlich ihres Verlaufs oder ihrer Form, so bieten sich bei Gussklammern häufig günstigere Alternativen an. Es ist aus ästhetischen Gründen sinnvoll, im bukkale Klammerarme im sichtbaren Bereich immer von distal zu führen, da somit der weit koronal gelegene Klammeroberarm im der Sicht abgewandten Approximalraum positioniert wird. Bei Umklammerungen

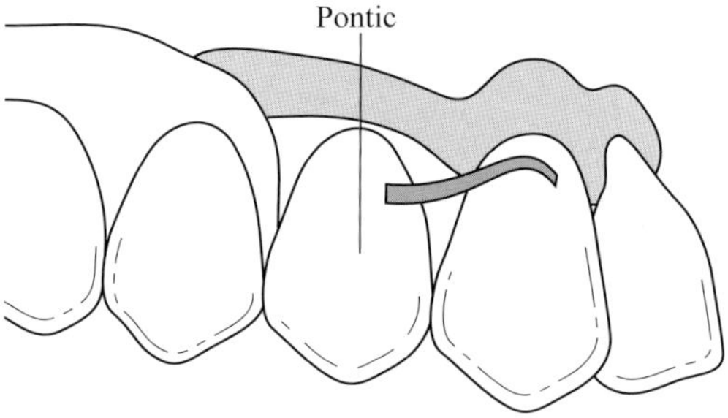


**Abb. 31-17** Dieses Modellgussgerüst wird für ein Pontic des ersten Prothesenzahnes gestaltet.

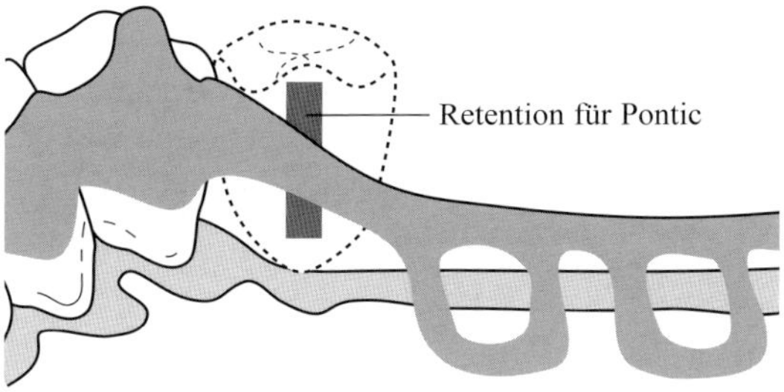


**Abb. 31-18** Die Ansicht zeigt den Übergang von Restgebiss zum Pontic und den Sattelanteil der Prothese.

von Oberkiefer-Frontzähnen mit gegossenen E-Klammern kann der Retentionsarm palatinal gelegt werden, während labial lediglich ein Anschlag platziert wird (*Brunner* 1970).

Eine ästhetische Alternative zu konventionell geführten labialen Federarmen stellt die Stichklammer dar. Bei dieser Variante verläuft der elastische Arm direkt aus der inzisalen Auflage in den unter sich gehenden Bereich einer distalen approximalen Fläche. Wichtig ist allerdings, darauf zu achten, dass bei diesen Modifikationen auf keinen Fall funktionelle und parodontalhygienische Aspekte außer Acht gelassen werden dürfen. Aus diesem Grund sind allen zugunsten der Ästhetik ausgeführten Veränderungen relativ schnell Grenzen gesetzt (*Fischer* et al. 1980). Mit Hilfe eines schwarzen Filzstiftes lässt sich ein geplanter Klammerverlauf an den Zähnen im Munde einzeichnen und mit dem Patienten besprechen.

Eine gute Möglichkeit, Ästhetik und Hygienefähigkeit einer Modellgussprothese zu verbessern, besteht in der Gestaltung eines Pontics (Zwischengliedauflage) zum Ersatz des ersten Zahnes nach der Klammer (Abb. 31-17 und 31-18).

In einem Konsensuspapier (*Öwall* et al. 2002) wird auf die unbefriedigenden Langzeitergebnissen von Modellgussprothesen hingewiesen. Es wurde übereinstimmend festgestellt, dass eine gute Hygienefähigkeit und regelmäßige Nachsorge größeren Einfluss auf den Langzeiterfolg nehmen als das Gerüstdesign und die Gestaltung der Halteelemente.

#### 31.5.2.3 Die Teilprothese unter Berücksichtigung der Prothesenzahnlänge und des Gingivaverlaufs

Bei der ästhetischen Gestaltung von Teilprothesen müssen vor allem die Prothesenzahnlänge und der Gingivaverlauf berücksichtigt werden. Zu beachten ist, dass die Kontur des tegumentalen Saumes des Restgebisses einerseits und die Kieferkammhöhe im Bereich der zu ersetzenden Zähne

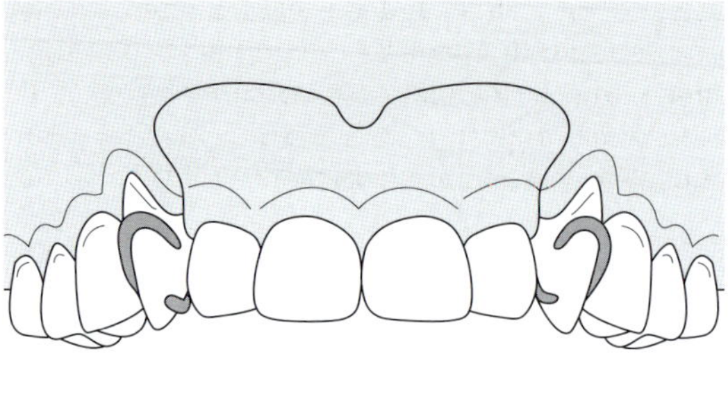

**Abb. 31-19** Die Ersatzzähne der Teilprothese sind kürzer als das Restgebiss. Ungünstiger Klammerarmverlauf an den Zähnen 13 und 23.

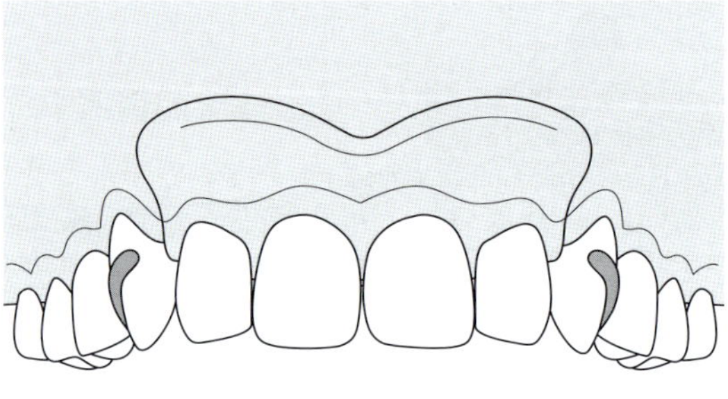

**Abb. 31-20** Die Ersatzzähne der Teilprothese weisen einen harmonischen Verlauf der Zahnlänge mit dem Restgebiss auf. Als Klammern wurden Stichklammern gewählt.

andererseits wegen des eingetretenen Zahnverlusts und der damit einhergehenden Alveolarkammatrophie unterschiedlich verlaufen. Diese Unterschiede müssen durch den Zahnersatz (Ersatzzähne und rosafarbener Kunststoff) ausgeglichen werden (Abb. 31-19 und 31-20). Die Zahnlänge der zu ersetzenden Zähne soll aus ästhetischen Gründen die gleiche Länge wie die des Restgebisses aufweisen. Dieser Grundsatz gilt für den Front- und Seitenzahnbereich gleichermaßen. Im Seitenzahnbereich wird dieses Ziel aufgrund der notwendigen basalen Gerüstretention jedoch häufig erschwert. Liegt eine geringe Kieferkammatrophie vor und sind die klinischen Zahnkronen des Restgebisses kürzer, als dies normalerweise der Fall ist, so gestaltet sich die Unterbringung eines Prothesenzahns in die zu schließende Zahnlücke schwierig. Generell muss in Situationen, in denen das vertikale Höhenangebot nicht ausreicht, eine Prothesenzahngestaltung wie bei einem aufliegenden Brückenzwischenglied (Pontic) in Erwägung gezogen werden. Durch eine derartige Gestaltung kann darüber hinaus im sattelnahen Bereich die Hygienefähigkeit des Restgebisses erleichtert werden. Da bei dieser Technik kein rosafarbenes Basismaterial als Sattel verwendet wird, ist unter ästhetischen Gesichtspunkten eine solche Lösung dem Brückenglied des festsitzenden Zahnersatzes als ebenbürtig anzusehen.

Die obigen genannten Ausführungen zeigen, dass bei der prothetischen Planung einer Teilprothese eine Abschätzung des für die Prothesenzähne vorhandenen vertikalen Platzangebotes erfolgen muss.

Dabei sind folgende Größen- bzw. Längenverhältnisse am Restgebiss zu überprüfen:

- die Länge der klinischen Zahnkronen des Restgebisses (Die Kronen der Prothesenzähne müssen die gleiche Länge wie die klinischen Kronen des Restgebisses aufweisen.)
- das Größenverhältnis zwischen anatomischer Zahnkrone und Zahnhals
- die Kontur und Farbe des Zahnhalses

Für die Planung der zu ersetzenden Zähne und die darauf abgestimmte Gerüstgestaltung der Teilprothese sind folgende Überlegungen bedeutsam:

- Wenn am Restgebiss lange klinische Zahnkronen vorhanden sind, sollten diese an den Prothesenzähnen reproduziert werden.
- Inwieweit würde eine Kunststoffbasis die klinische Zahnkrone an der Prothese verkürzen?
- Wie groß ist das Platzangebot für eine Gerüstretention?
- Liegt der Übergang von Sattelbasis zu Kieferkamm im sichtbaren Bereich?
- Kann der zu ersetzende Zahn vorgefertigt verwendet werden oder muss ein Gerüst (Retention) individuell verblendet werden?

All diese Aspekte sind in der Planungsphase mit Hilfe der Situationsmodelle und einer diagnostischen Zahnaufstellung in Wachs zu klären. Die Gerüstgestaltung der Teilprothese erfolgt entsprechend der Stellung und Größe der zu ersetzenden Zähne und nicht umgekehrt. Nur durch diese Vorgehensweise lässt sich das Gerüst der Zahnsituation individuell anpassen und ästhetisch und hygienisch optimal gestalten.

# Literatur

Brunner Th.: Die Klammer im Frontzahnbereich – ein ästhetisches Problem. Schweiz Monatsschr Zahnmed 1970;80:370-376.

Brunner Th., Kundert M.: Gerüstprothetik. 2. Auflage. Karger, Basel-München 1988.

Elbrecht A.: Systematik der abnehmbaren partiellen Prothese. Barth, Leipzig 1937.

Fischer J.: Die Teilprothese aus ästhetischer Sicht. In: Schärer P., Rinn L., Kopp F.R. (Hrsg.): Ästhetische Richtlinien für die rekonstruktive Zahnheilkunde. Quintessenz, Berlin 1980, S. 210-217.

Graber G.: Partielle Prothetik. Farbatlanten der Zahnmedizin, Bd. 3. Thieme, Stuttgart 1992.

Hohmann A., Hielscher W.: Lehrbuch der Zahntechnik. Band 1. 3. Auflage. Quintessenz, Berlin 1989.

Jacobsen T.E., Krol A.J.: Rotational path removable partial denture design. J Prosthet Dent 1982;48:370-376.

Körber K.-H.: Zahnärztliche Prothetik. 4. Auflage. Thieme, Stuttgart 1995.

Lehmann K.M., Hellwig E., Wenz H.: Zahnärztliche Propädeutik. Deutscher Ärzteverlag, Köln 2008.

Marxkors R.: Lehrbuch der zahnärztlichen Prothetik. 5. Auflage. Deutscher Ärzteverlag, Köln 2009.

Öwall B., Budtz-Jörgensen E., Davenport J., Mushimoto E., Palmqvist S., Renner R., Sofon A., Wöstmann B.: Removable partial dentine design: a need to focus on hygiene principles? Int J Prosthodont 2002;15:371-378.

Steffel V.L.: Planning removable partial dentures. J Prosthet Dent 1962;12:524-535.

# 32 Einführung in die Modellgussprothetik

## 32.1 Einleitung

Als Modellgussprothese werden Teilprothesen bezeichnet, die im Modellgussverfahren (auf einem feuerfesten Modell) hergestellt werden. Beim Modell- oder Einstückguss werden Basisanteile und Retentionselemente (Klammern) zusammenhängend gegossen. Das Modellgussverfahren findet auch Anwendung für die Herstellung der Basisanteile von mittels Geschieben oder Doppelkronen verankerten Teilprothesen.

Modellgussprothesen können als Therapiemittel verwendet werden, wenn Schaltlücken oder Freiendsituationen oder Kombinationen dieser Lücken mit Teilprothesen versorgt werden. In der Regel werden sie als dental oder dental-tegumental abgestützte partielle Prothese konstruiert. Daher sollten sie möglichst starr mit dem Restgebiss verbunden sein. Bei ein- oder beidseitiger Krafteinwirkung (z. B. im Zuge des Kauvorgangs) darf sie nicht abhebeln. Gleichzeitig sollen die Pfeilerzähne möglichst in ihrer Längsachse, also so gering wie möglich extraaxial belastet werden. Aufgrund der unvollständigen Pfeilerzahnumfassung sind diese Forderungen insbesondere bei ein- oder beidseitig freiendenden Modellgussprothesen häufig schwer zu erfüllen. Um die Konstruktionsziele aber so weit wie möglich umzusetzen, kommt einer genauen Planung, die die statischen Prinzipien berücksichtigt, eine entscheidende Rolle zu (siehe Kapitel 31, Konstruktionshinweise).

Als Retentionselemente kommen bei der klammerverankerten Teilprothese Gussklammern zum Einsatz.

## 32.2 Bestandteile einer Gussklammer

(*Graber* 1992)
Gussklammern bestehen aus fünf Anteilen, die sich am besten an der „klassischen" Klammer, der E-Klammer, zeigen lassen (Abb. 32-1):

- Retentionsarm (Federarm, elastischer Klammerarm)
- Führungsarm (Stabilisierungsarm, starrer Klammerarm)
- Klammerschulter
- Klammerauflage
- Kleiner Verbinder (Klammerstiel)

Der Retentionsarm liegt in der Endposition mit seinem elastischen Ende in den unter sich gehenden Bezirken des Zahns und wirkt auf diese Weise auftretenden Zugkräften entgegen. Die den Zahn in Bezug der Einschubrichtung (gemeinsame Einschubrichtung aller Pfeilerzähne

Kapitel 32

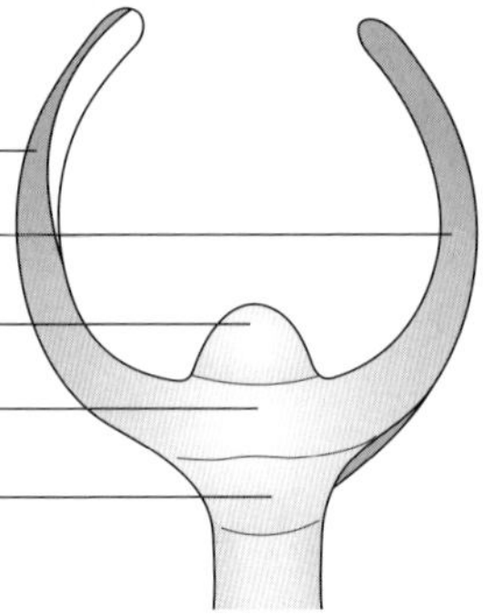


**Abb. 32-1** Bestandteile einer Gussklammer

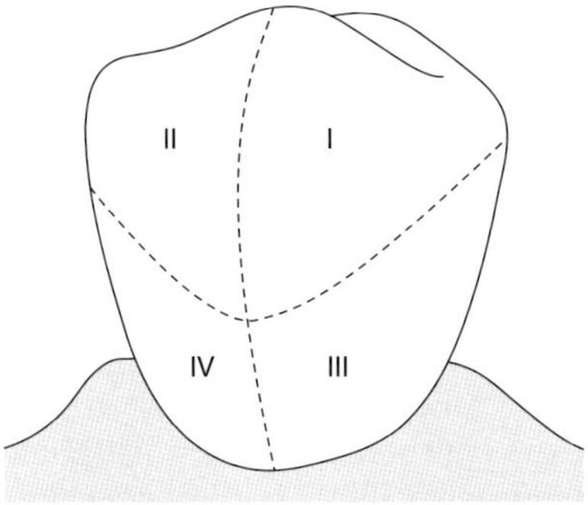


**Abb. 32-2** Einteilung eines Klammerzahns in vier Quadranten.

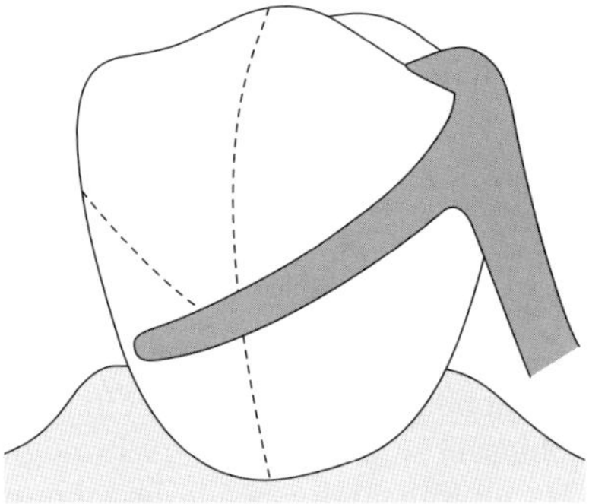

**Abb. 32-3** Verlauf des Retentionsarms einer E-Klammer.

der Modellgussprothese) in eine Supra- und eine Infrawölbung (unter sich gehender Bezirk) teilende Linie wird auch prothetischer Äquator (Klammerführungslinie) genannt (vgl. Kap. 36). Die bukkale und linguale Fläche eines Klammerzahns wird anhand der beiden Äquatorlinien in vier Quadranten eingeteilt (Abb. 32-2). Der Retentionsarm einer Gussklammer verläuft vom I. direkt in den IV. Quadranten (Abb. 32-3). Der prothetische Äquator teilt die Klammer in einen Ober- und einen Unterarm. Darin unterscheidet sich der Klammerverlauf von dem einer handgebogenen Drahtklammer, die typischerweise durch den III. und IV. Quadranten verläuft (Abb. 32-4).

Wenn ausreichende Unterschnitte am Pfeilerzahn fehlen, müssen für den Retentionsarm ausreichende Retentionen geschaffen werden. Dazu eignen sich entsprechend konvex geformte Kompositfüllungen.

Dem Retentionsarm gegenüber liegt der Führungsarm, der sich in seiner ganzen Länge immer oberhalb des prothetischen Äquators befindet. Er bildet gegenüber dem Retentionsarm ein Widerlager, wenn dieser beim Ein- und Ausgliedern der Prothese den Äquator passiert und dabei auf den Klammerzahn eine extraaxiale Kraft ausübt (reziproke Wirkung). Da der (starre) Führungsarm auch in der Endstellung der Klammer dem Zahn anliegen muss (Abb. 32-5), müssen koronal dieser Position eventuell vor-

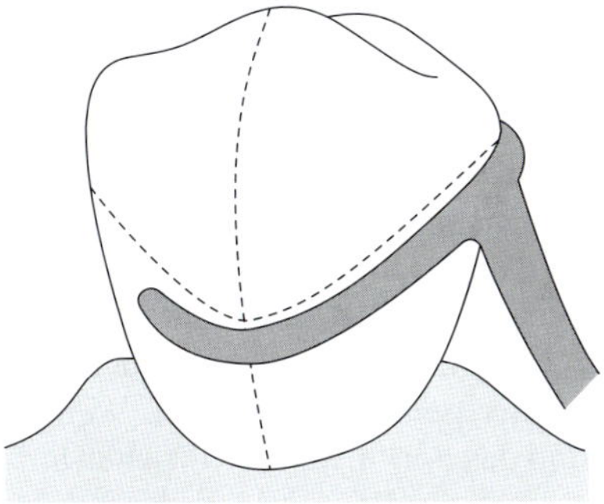

**Abb. 32-4** Verlauf des Ober- und Unterarms einer handgebogenen Drahtklammer.

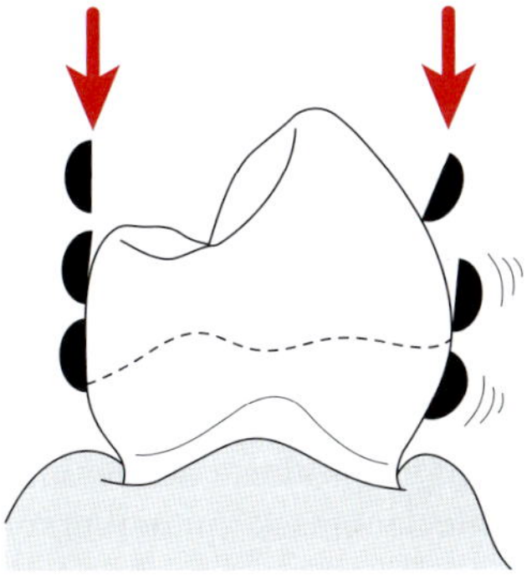

**Abb. 32-5** Lage des Führungsarms einer Gussklammer beim Ein- und Ausgliedern einer Einstückgussprothese.



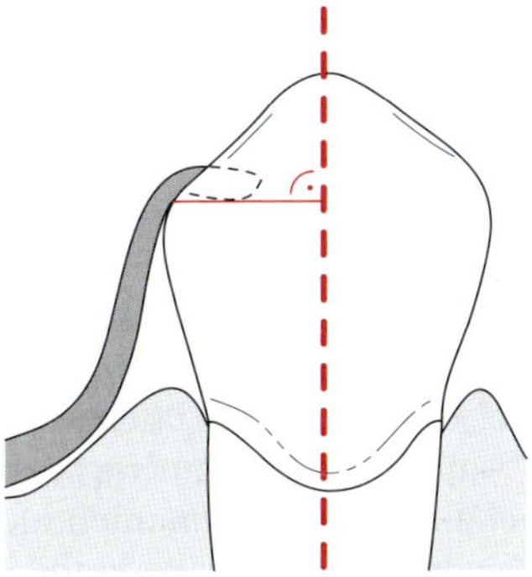

**Abb. 32-6** Präparation der Klammerauflage in einem leicht spitzen Winkel zur Zahnachse.

handene Konvexitäten des Zahnschmelzes mit einem feinen Diamanten beseitigt werden.

Retentions- und Führungsarm werden durch die Klammerschulter verbunden, die in die Klammerauflage übergeht. Schulter und Auflage wirken zusammen als funktionelle Einheit, indem sie (nach entsprechendem Einschleifen des Klammerbetts) in diesem Bereich für die parodontale Abstützung der Modellgussprothese sorgen. Zum Zwecke einer idealen (axialen) Belastung des Zahns sollte die Klammerauflage in einem rechten oder leicht spitzen Winkel zur Zahnachse präpariert werden (Abb. 32-6). Sie soll allseits gerundet (löffelförmig) sein.

Retentionsarm, Klammerschulter und Führungsarm sollen den Zahn weit umfassen, um eine möglichst starre Verbindung zwischen Modellgussprothese und Zähnen zu erreichen und horizontal angreifende Schubkräfte weiterleiten zu können. Der kleine Verbinder, der bei Modellgussprothesen auch als Klammerstiel bezeichnet wird, verbindet die Klammer mit dem Prothesengerüst. Bei seiner Konstruktion ist auf eine parodontal offene Gestaltung zu achten. Es sollte ein solcher Abstand von Zahn und Gingiva eingehalten werden, dass bei eingesetzter Prothese die Reinigung mit einem Interdentalbürstchen möglich ist.

## 32.3 Aufgaben, Vor- und Nachteile von Gussklammern

Gussklammern haben in erster Linie eine Retentions- und Abstützungsfunktion. Dabei müssen sie aber so gestaltet sein, dass sie der Ausbreitung von Karies und Parodontalerkrankungen so wenig wie möglich Vorschub leisten. Im Vergleich zu handgebogenen Drahtklammern sind gegossene Klammern durch eine höhere Passgenauigkeit und Stabilität gekennzeichnet. Durch Vermessung lässt sich die beim Ein- und Ausgliedern der Modellgussprothese auftretende Kraft relativ genau bestimmten. Weitere Vorteile der Gussklammerverankerung sind das non-invasive Vorgehen aufgrund der nur in geringem Ausmaß notwendigen Pfeilerzahnpräparation, der geringere Aufwand bei der Herstellung und die verglichen mit kombiniertem Ersatz (Geschiebe, Doppelkronen) geringeren Kosten.

Nachteilig bei den Gussklammern im Vergleich zu Verankerungselementen wie Doppelkronen oder konfektionierten Geschieben ist die nur bedingt körperlich-starre Fassung des Zahnes. Wegen des flächenhaften Anliegens der Klammern und konstruktionsbedingter erschwerter Möglichkeit zur Mundhygiene ist immer eine latente Gefahr zur Entstehung von Karies und parodontalen Erkrankungen vorhanden. Als Nachteil ist auch anzusehen, dass sich im Laufe der Zeit durch wiederholtes Ein- und Ausgliedern ein Retentionsverlust der Prothese ergeben kann. Ferner kann es aufgrund einer Überlastung der Legierung zu Klammerfrakturen kommen.

Bei klammerverankerten Prothesen lässt es sich häufig nicht vermeiden, dass Anteile der Klammern beim Sprechen und Lachen sichtbar werden. Dieser die Ästhetik beeinträchtigende Faktor wird von Patienten bzw. deren Umfeld häufig negativ beurteilt.

## 32.4 Empfohlene Gussklammerformen

Aufgrund der im vorhergehenden Abschnitt dargelegten Nachteile von gegossenen Klammern sollten nur Klammerformen verwendet werden, die einerseits eine genügende Retention bieten und zum anderen eine Plaqueanlagerung nicht unnötig fördern.

Für jede Klammer ist ein Klammerbett einzuschleifen. Die früher benutzten fünf klassischen Ney-Klammern besitzen in ihrer Gesamtheit heute nur noch historische Bedeutung. Von ihnen kommen lediglich noch die Doppelarmklammer mit Auflage (Ney-Klammer 1) (Abb. 32-7) und, in leicht veränderter Form, die Ringklammer (Ney-Klammer 5) (Abb. 32-8) zur Anwendung.

Im Seitenzahnbereich sind die typischen Klammern die E-Klammer (Doppelarmklammer mit Auflage, Akers-Klammer) (Abb. 32-7) und die Bonwill- Klammer (Doppelklammer) (Abb. 32-10a), die aus zwei im Bereich der Klammerschultern verbundenen E-Klammern besteht.

E-Klammern können grundsätzlich so gestaltet werden, dass der Retentionsarm sattelwärts offen (Verlauf des Retentionsarms von mesial nach distal, Indikation bei Freiendprothesen) (Abb. 32-9) oder sattel-

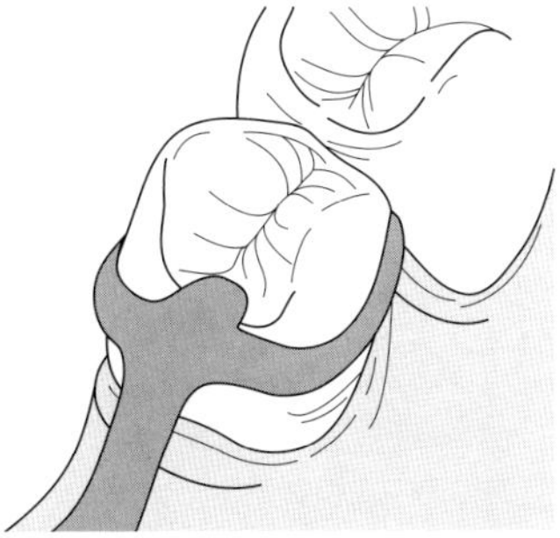

**Abb. 32-7** E-Klammer.

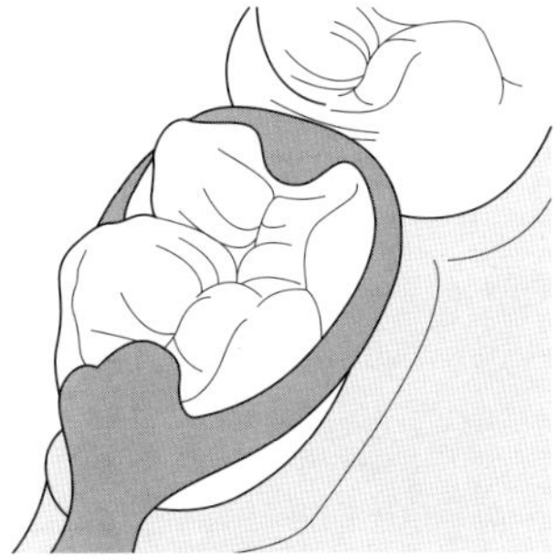

**Abb. 32-8** Ringklammer.

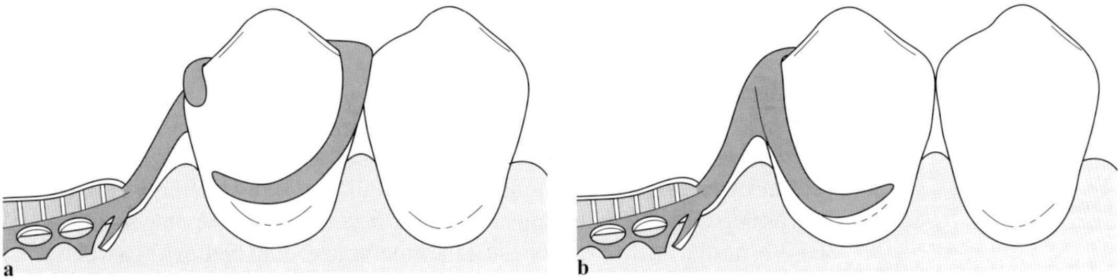

**Abb. 32-9** Verlaufsmöglichkeiten einer E-Klammer: **a** sattelwärts offen, **b** sattelwärts geschlossen.

**Abb. 32-10** **a** Bonwill-Klammer. **b** Modifizierte Bonwill-Klammer: Verbindung einer E-Klammer mit einer G-Klammer, als Alternative zu einer klassischen Bonwill-Klammer (m = mesial, d = distal). Der linguale Klammerarm der distalen Klammer ist auch kleiner Verbinder der mesial gelegenen Klammer.

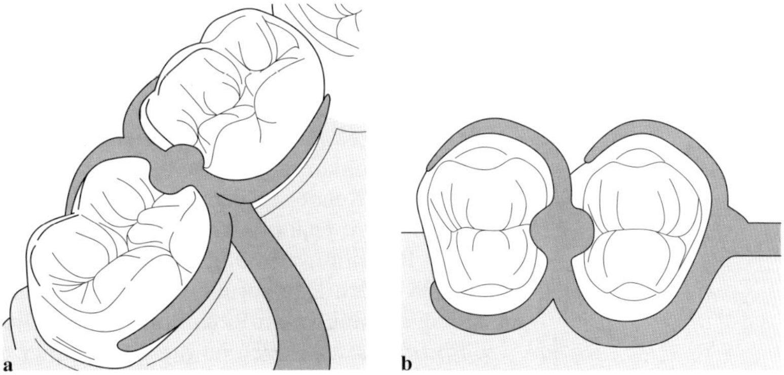

wärts geschlossen verläuft (Verlauf von distal nach mesial, Indikation bei Schaltprothesen) (Abb. 32-9). Häufig weisen E-Klammern eine zusätzliche Auflage auf, durch die eine weitere okklusale Abstützung erreicht wird. Mit Hilfe von Bonwill-Klammern lässt sich eine besonders gute Retention erzielen. Sie sind im vollbezahnten Seitenzahnbereich (frontale Unterbrechung) und bei unilateraler Verkürzung der Zahnbögen indiziert (Abb. 32-10a).

Von der parodontalhygienischen und ästhetischen Seite her ist zur Verankerung von Freiendsätteln anstelle einer Bonwill-Klammer eine Verbindung aus einer E-Klammer und einer G-Klammer als günstiger anzusehen (modifizierte Bonwill- Klammer) (Abb. 32-10b).

Bei Freiendsituationen stellen G-Klammern oder Back-Action-Klammern eine Alternative zur E-Klammer dar. Eine G-Klammer gelangt

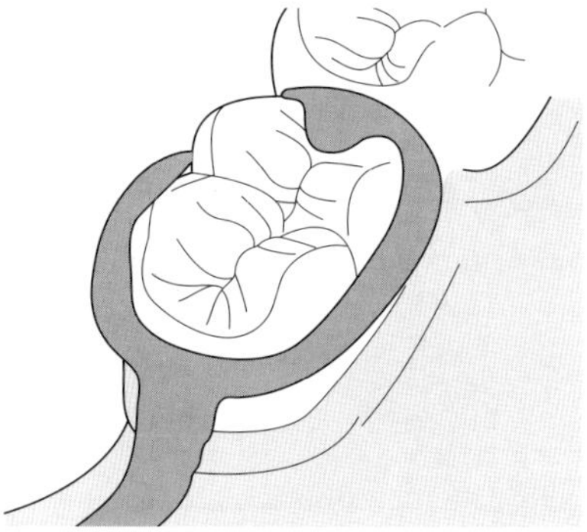

**Abb. 32-11** G-Klammer.

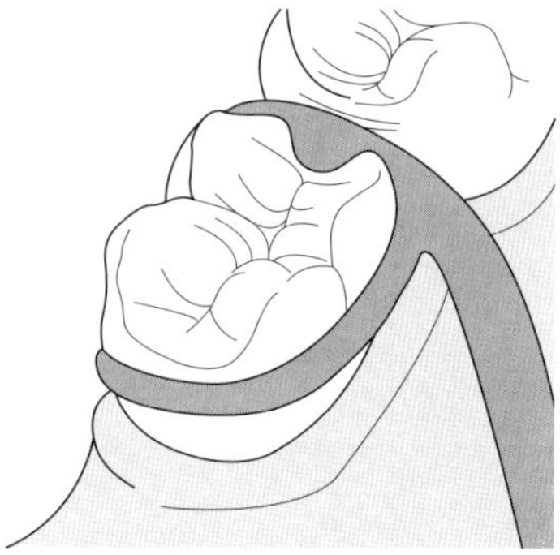

**Abb. 32-12** Back-Action-Klammer.

von distal über einen sattelnahen Verbinder an die Distalfläche des endständigen Pfeilerzahnes, wo sie ihre Klammerschulter hat. Von dort verläuft der starre Klammerarm oralwärts nach mesial; an diesem Führungsarm wird die mesial liegende Klammerauflage angebracht, die die sattelferne Abstützung gewährleistet. Der Retentionsarm verläuft von der Klammerschulter aus an der Vestibulärfläche, wobei die Klammerspitze dem Sattel abgewendet ist und in Richtung des mesialen Approximalraums zeigt (Abb. 32-11). Sie hat gegenüber der E-Klammer mit zwei Auflagen (distal und mesial) ästhetische Vorteile, da der bukkale Klammerverlauf weniger sichtbar ist, weist aber eine geringere Retentions- und Kippmeiderfunktion auf. Die Back-Action-Klammer unterscheidet sich von der G-Klammer durch den an der mesialen Auflage angebrachten sattelfernen kleinen Verbinder (Abb. 32-12).

Ein weiterer Klammertyp im Seitenzahnbereich ist die bei einzeln stehenden, gekippten, endständigen Molaren (Schaltlücke) indizierte (offene) Ringklammer (Abb. 32-8). Der aus dem Sattel hervorgehende Klammerstiel endet in einer sattelnahen (mesialen) Auflage. Von dieser führt der starre Klammerarm zu einer sattelfernen (distalen) Auflage, von der der Retentionsarm abgeht, der mit seiner Klammerspitze wiederum sattelnah endet. Der Vorteil der Ringklammer liegt in einer körperlichen Fassung des Zahns. Ihr Retentionswert ist allerdings gering.

Im Frontzahnbereich ist die E-Klammer die Gussklammer der Wahl. Sie besitzt in der Regel eine mesiale und eine distale muldenförmige Inzisalauflage. Aus Gründen der Stabilität wird der Führungsarm häufig bis auf die Approximalfläche, die der (Haupt-) Auflage gegenüberliegt, geführt, wo sie ebenfalls aufliegt (Abb. 32-13). Diese zusätzliche Auflage wird auch als Anschlag oder Kralle bezeichnet. Will man aus ästhetischen Gründen auf die Kralle des Führungsarms verzichten, kann im Bereich des Tuberkulums oder des lingualen Kronenabhangs zusätzlich eine muldenförmige oder eine kerbenförmige bzw. balkonförmige Auflage eingeschliffen werden (Brunner und Kundert 1988) (Abb. 32-14).

Klammerformen wie Gabel- oder Greiferklammern (Abb. 32-15 und 32-16) oder die verschiedenen Typen der Roach-Klammern (Abb. 32-17) weisen gegenüber der E-Klammer entscheidende Nachteile auf (geringere Retention bzw. Stabilität; parodontal ungünstigerer Verlauf), so dass auf sie verzichtet werden sollte.

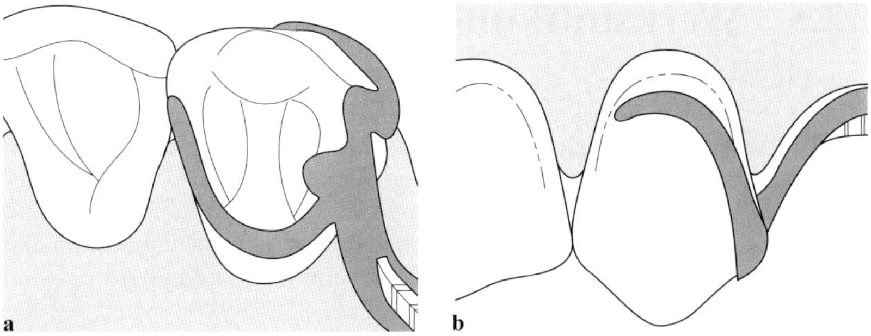


**Abb. 32-13** E-Klammer im Frontzahnbereich. **a** von palatinal; **b** von frontal.

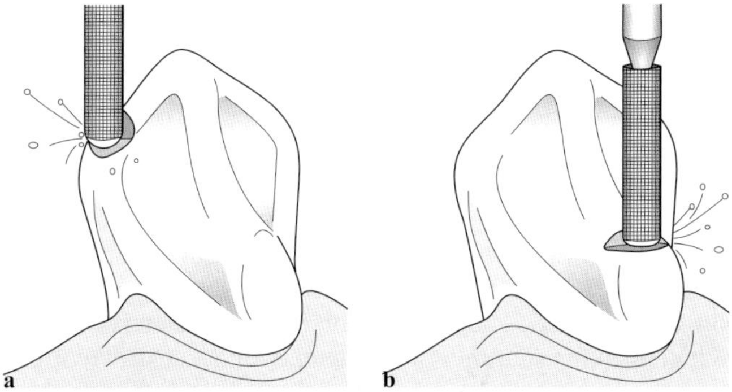


**Abb. 32-14** Präparation von Auflagen für die Anlage von Gussklammern an Frontzähnen. **a** muldenförmige Auflagenpräparation; **b** kerben- oder balkonförmige Auflagepräparation.

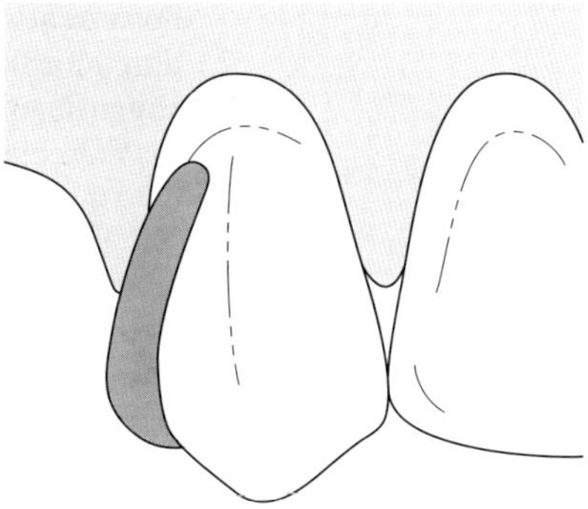

**Abb. 32-15** Gabelklammer.

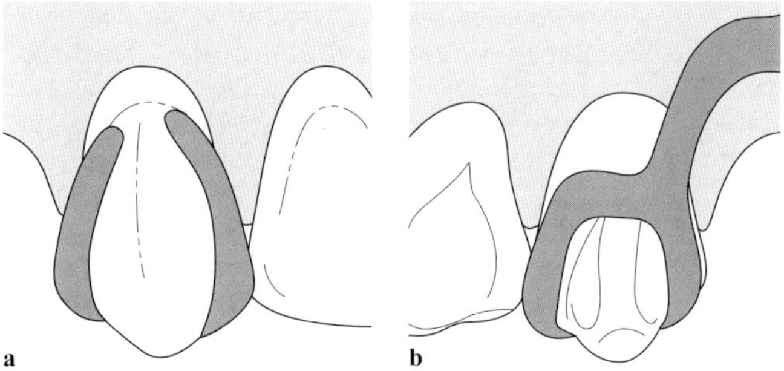


**Abb. 32-16** Greiferklammer. **a** von labial; **b** von lingual.

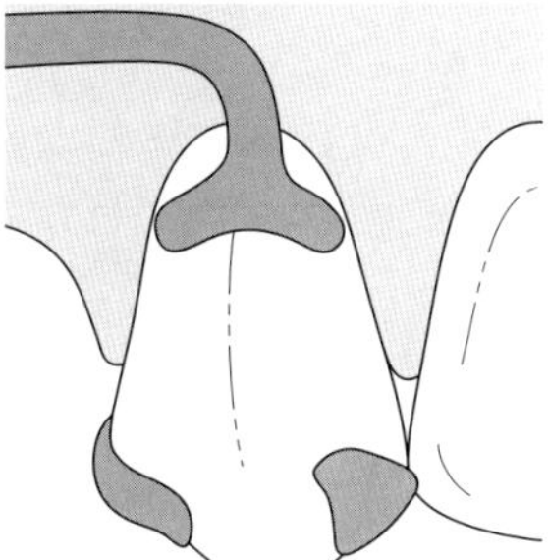

**Abb. 32-17** *Roach*-Klammer.

# 32.5 Werkstoffkundliche Aspekte

Jens Fischer



Im Vergleich zu allen anderen metallischen Restaurationen, wie z. B. Füllungen oder festsitzende Brücken, ist eine Modellgussprothese in der Regel der Zahnersatz, der durch die große Kontaktfläche zur Schleimhaut und durch sein großes Volumen gekennzeichnet ist und darum für den Patienten als am meisten störend und irritierend empfunden wird. Es sind deshalb zwei wichtige Forderungen zu stellen:
Modellguss muss
- möglichst grazil gestaltet
- möglichst biokompatibel sein

Für die dafür verwendeten Legierungen bedeutet das, dass sie einen außerordentlichen Widerstand gegen mechanische Belastungen und gegen Korrosion besitzen sollen. Diese Kombination von notwendigen Eigenschaften ist am besten bei den CoCr-Legierungen gegeben.

## 32.5.1 Elastizitätsmodul (Tab. 32-1)

Eisen-, Nickel- und Kobaltlegierungen haben einen Elastizitätsmodul in der Größenordnung von 200 GPa. Damit ist ihr Widerstand gegen elastische Verformung, also bei Zug-, Biege- oder Torsionsbelastungen, bei gleichen geometrischen Strukturen immer mindestens zweimal so groß wie der von Edelmetalllegierungen oder auch von Titan, die alle Elastizitätsmoduln in der Größenordnung von nur 100 GPa haben.

**Tab. 32-1** Maßgebliche Materialeigenschaften für Modellgusswerkstoffe

| Werkstoff | E-Modul [GPa] | 0,2 %-Dehngrenze [MPa] | Dichte [g/cm³] | Wärmeleitfähigkeit [W/mK] |
|---|---|---|---|---|
| CoCr | ca. 200 | 600–800 | 8,5 | 40–60 |
| Pd-Legierung | 90–150 | 400–700 | 11,5 | 75–120 |
| Au-Legierung | 80–110 | 400–700 | 14–18 | 120–300 |
| Ti | 100 | ca. 500 | 4,5 | 22 |

## 32.5.2 Elastische Verformung

**Zugbelastung.** Bei jeder elastischen Verformung ist neben den Materialeigenschaften auch die geometrische Abmessung von Bedeutung. Die einfachste Verformung ist die Dehnung durch Zugbelastung. Hier ist unmittelbar einsichtig, dass der elastische Widerstand gegen diese Verformungsart einerseits durch den Elastizitätsmodul und zum anderen durch den Querschnitt des Werkstücks bestimmt wird. Je größer die Werte sind, umso geringer ist bei gleicher Belastung die Dehnung.

**Biege- und Torsionsbelastung.** Die bei Zahnersatz am häufigsten auftretende Verformung wird durch Biegebelastung hervorgerufen. Hierbei ist als Formfaktor das Flächenträgheitsmoment J des Werkstücks zu beachten. Für rechteckige Querschnitte (z. B. Platten) ist $J_r = (b \times h^3)/12$, wobei b die Breite und h die Höhe oder Dicke des Werkstücks in Biegerichtung bedeuten. Für runde Werkstücke (z. B. Klammern) ist das Flächenträgheitsmoment $J_o = (\pi \times d^4)/64$, wobei d der Durchmesser ist. Hierdurch wird beschrieben, dass der Widerstand gegen elastische Verformung durch Biegung (also die Biegesteifigkeit) mit der dritten Potenz der Dicke oder Stärke des Werkstücks in der Biegerichtung ansteigt. Platten, die sich in der Dicke um einen Faktor 2 unterscheiden, lassen sich nur mit der 8-fachen, Klammern mit rundem Querschnitt mit der 16-fachen Kraft in die gleiche Biegeauslenkung bringen. Geht also durch einen kleineren Elastizitätsmodul die Hälfte des Widerstandes verloren – z. B. bei Verwendung einer Goldlegierung oder Titan statt einer CoCr-Legierung –, so muss zur Erzielung des gleichen Biegewiderstands wie bei hohem Elastizitätsmodul eine Platte um $\sqrt[3]{2} = 1{,}26$-fach und eine Klammer um $\sqrt[4]{2} = 1{,}19$-fach dicker gestaltet werden.

## 32.5.3 Die 0,2 %-Dehngrenze (Tab. 32-1)

Die Grenze der elastischen Verformbarkeit wird bei Dentallegierungen grob durch die 0,2 %-Dehngrenze beschrieben. Die Mindestanforderung für Modellgusslegierungen liegt hier nach DIN EN ISO 22674 bei 550 MPa. Tatsächlich erreichen die meisten CoCr-Legierungen Werte bis zu 700 oder 800 MPa. Die Minimalanforderung für Edelmetalllegierungen nach DIN EN ISO 22674 (Typ 4) liegt bei 450 MPa im ausgehärteten Zustand. Bei Titan liegt die 0,2 %-Dehngrenze bei etwa 500 MPa. Der hohe Widerstand gegen eine elastische Verformung (beschrieben durch den Elastizitätsmodul) wird also bei den CoCr-Legierungen günstig ergänzt durch eine hohe elastische Grenzbelastung (beschrieben durch die 0,2 %-Dehngrenze), bei deren Überschreitung die Verformung plastisch und damit bleibend wird. Um plastische Verformungen, wodurch die Passung und die Funktionalität einer Prothese vermindert oder sogar ganz zerstört werden, zu vermeiden, sollten alle Elemente so gestaltet und dimensioniert sein, dass bei funktionellen Belastungen ein ausreichender Sicherheitsabstand (Faktor 2) zur 0,2 %-Dehngrenze eingehalten wird. Dem Wunsch nach einer grazilen Gestaltung von Prothesen kann also mit CoCr-Legierungen am besten entsprochen werden.

## 32.5.4 Korrosionsfestigkeit und Biokompatibilität

Die Korrosionsfestigkeit von CoCr-Legierungen beruht darauf, dass eine Passivschicht durch Chrom- und Molybdänoxide an der Oberfläche aufgebaut werden kann. Da das Gefüge von solchen Legierungen häufig grobkörnig, dendritisch, inhomogen und mehrphasig ist, kommt es darauf an, dass jede Legierungsphase noch ausreichend viel Chrom und

Molybdän enthält. Korrosionsuntersuchungen und die Erfahrung zeigen, dass ein Chromgehalt von mindestens 25 % und ein Molybdängehalt von mindestens 4 % eine ausreichende Sicherheit bieten. Dies entspricht auch den Mindestanforderungen nach DIN EN ISO 22674. Gute CoCr-Legierungen können dadurch in ihrer Korrosionsfestigkeit vergleichbar mit Edelmetalllegierungen werden.

Für die Bioverträglichkeit eines Zahnersatzes ist gute Korrosionsfestigkeit immer eine nützliche Forderung. Hier sollte das technisch Machbare so weit wie möglich ausgenutzt werden. Darüber hinaus ist natürlich die ionenspezifische Allergenität oder lokale Toxizität zu berücksichtigen. Es ist durchaus möglich, dass ein Patient Korrosionsraten von Kobalt oder Chrom besser toleriert als z. B. die korrosiv gelösten Ionen von Kupfer oder Indium aus einer Edelmetalllegierung – oder umgekehrt. Die individuelle Empfindlichkeit eines Patienten, die beispielsweise in einem Allergiepass dokumentiert sein kann, muss hier immer Berücksichtigung finden.

## 32.5.5 Titan

Muss aus klinischen Gründen (z. B. Allergiepatienten) ein anderes Metall gewählt werden, so ist Titan nach einer guten CoCr-Legierung die beste Wahl. Hinsichtlich mechanischer Festigkeit und Korrosionsresistenz ist Titan den Edelmetalllegierungen ebenbürtig, hinsichtlich Biokompatibilität wegen der ausgezeichneten Verträglichkeit sogar noch überlegen. Die gegenüber CoCr-Legierungen geringere Festigkeit kann durch eine etwas stärkere Dimensionierung wie beschrieben ausgeglichen werden. Da Titan eine sehr geringe Dichte von nur 4,5 g/cm$^3$ besitzt (Tab. 32-1), fällt diese etwas massivere Gestaltung nicht ins Gewicht. Im Gegenteil: Eine gleichwertige Modellgussprothese aus Titan wiegt etwa nur halb so viel wie die entsprechende Prothese aus einer Kobalt-Chrom-Molybdän-Legierung. Mit Edelmetalllegierungen mit Dichten von mindestens 11,3 g/cm$^3$ für Pd- Legierungen bis hin zu 18,5 g/cm$^3$ für Hochgoldlegierungen könnte bei der notwendigen massiveren Gestaltung das zwei- bis dreifache Gewicht gegenüber einer gleichwertigen CoCr-Modellgussprothese auftreten. Die geringe Wärmeleitfähigkeit des Titans (Tab. 32-1), die noch weit unter der von CoCr-Legierungen liegt, ist ein weiterer Grund, diesem Metall den Vorzug gegenüber einer Edelmetalllegierung zu geben. Gerade bei großflächigen Konstruktionen ist die Wärmedämpfung bei heißen und bei kalten Einflüssen für den Patienten angenehm.

Bei der Titanlegierung Ti6Al7Nb dagegen liegt die Dehngrenze noch höher als bei CoCr-Legierungen, so dass ein Retentionsverlust der Klammern weniger wahrscheinlich ist als bei CoCr-Legierungen. Der Elastizitätsmodul ist mit 115 GPa allerdings deutlich niedriger als bei CoCr-Legierungen, weshalb die Steifigkeit eines Gerüstes aus der Titanlegierung geringer ist als bei Verwendung einer CoCr-Legierung, was bei der Modellation der Gerüste berücksichtigt werden muss. Eine vergleichende klinische Studie mit CoCr- und Ti6Al7Nb-Gerüsten zeigte, dass die Titanlegierung Ti6Al7Nb als Gerüstmaterial einer Teilprothese von den Patienten wie den Behandlern als gleichwertig zur CoCr-Legierung angesehen wird. Objektiv wurden keine materialtechnische Unterschiede beobachtet. Bei Patienten mit Allergien oder Materialunverträglichkeiten gegenüber einem oder mehreren Bestandteilen einer CoCr-Legierung kann die Titanlegierung bevorzugt eingesetzt werden (Katsoulis et al. 2008).

## 32.6 Langzeitresultate



*Carlsson* et al. (1976) wiesen im Zuge einer Nachuntersuchung bei Patienten, die 13 Jahre zuvor mit Teilprothesen versorgt worden waren, nach, dass die Funktionsdauer von (gussklammerverankerten) Modellgussprothesen beschränkt ist, wenn der Patient keine gute Mundhygiene betreibt und nicht regelmäßig zahnärztlich nachkontrolliert wird. Von 68 angefertigten Prothesen waren 23 noch in Gebrauch. 14 Prothesen waren erneuert, 3 durch festsitzenden Zahnersatz (Brücken) und 7 durch Totalprothesen ersetzt. 21 Prothesen waren nicht mehr in Gebrauch und wurden durch keinen anderen Zahnersatz ersetzt. Von ursprünglich 44 Patienten, denen eine Totalprothese im Ober- und eine Modellgussprothese im Unterkiefer angefertigt worden waren, erschienen 27 zur Nachuntersuchung. Die meisten dieser Patienten waren aus zahnerhaltenden oder prothetischen Gründen therapiebedürftig. Die Ergebnisse zeigten, dass nur durch aktive Mitarbeit des Patienten und einem begleitenden Nachsorgeprogramm parodontalen und kariösen Läsionen, die bei einigen Patienten der o. g. Studie zu beobachten waren, vorgebeugt werden kann.

Zu einem ähnlichen Ergebnis kamen *Bergman* et al. (1982) in einer Zehnjahres-Longitudinalstudie an 27 Patienten, die mit Modellgussprothesen versorgt worden waren. Sie zeigten, dass sich größere biologische und zum Teil auch technische Misserfolge vermeiden lassen, wenn eine sorgfältige prothetische Planung und Behandlung sowie regelmäßige jährliche Korrekturen, Reparaturen und Nachkontrollen (mit Remotivation, Reinstruktion und, falls erforderlich, Behandlung) durchgeführt werden. Der durchschnittliche Tragezeitraum der Modellgussprothesen betrug in dieser Untersuchung 8 Jahre. Allerdings mussten in diesem Zeitraum fast 60 % der Zähne wegen Karies und erneuerungswürdiger Füllungen behandelt werden.

Die durchschnittliche Überlebensrate von gussklammerverankerten Modellgussprothesen nach 8–9 Jahren gaben *Kerschbaum* und *Mühlenbein* (1987) in einer Langzeitstudie mit knapp unter 76 % an (Gesamtzahl der Prothesen: n = 677). Hinsichtlich der Überlebensraten von abnehmbarem Zahnersatz fanden sie für die von ihnen untersuchte Gruppe von privatversicherten Patienten keine Unterschiede zwischen mit Gussklammern und mit Präzisionselementen verankertem Zahnersatz. In einer Fünfjahresstudie verglichen *Budtz-Jørgensen* und *Isidor* (1990) sowie Isidor und Budtz-Jørgensen (1990) teilbezahnte ältere Patienten, deren Unterkiefer-Freiendsituation mit Extensionsbrücken (n = 27) oder mit Modellgussprothesen (n = 26) versorgt worden war. Im Oberkiefer waren jeweils Totalprothesen vorhanden. Es zeigte sich, dass in der Modellgussgruppe die durchschnittlichen Plaque- und Gingiva-Indizes während der gesamten Beobachtungszeit höher lagen als in der Patientengruppe mit Extensionsbrücken. Karies trat bei den mit Modellgussprothesen versorgten Patienten sechsmal häufiger auf. Zudem hatte sich in dieser Gruppe nach 5 Jahren die okklusale Stabilität verschlechtert und die Anzahl der Patienten mit funktionellen Beschwerden erhöht. Auch diese Studien unterstreichen die Wichtigkeit einer guten Mundhygiene und regelmäßiger Kontrolltermine durch den Zahnarzt. *Kapur* et al. (1994) fanden in einer randomisierten klinischen kontrollierten Studie, dass bei einer gut geplanten Modellgussprothese und regelmäßigen, alle 6 Monate erfolgenden Nachkontrollen (mit Kontrolle der Mundhygiene) eine 5-Jahres-Erfolgsrate von rund 75 % erwartet werden kann. *Vermeulen* (1996) zeigte Ergebnisse nach Versorgung mit Teilprothesen, die zehn Jahre lang getragen worden waren. Für gussklammerverankerte partielle Prothesen kam er zu folgenden Resultaten: In 40 % der Fälle war auch nach einem Zeitraum von fünf Jahren keine restaurative Therapie notwendig geworden. Nach fünf Jahren waren noch 75 % der Modellgussprothesen in Ober- und Unterkiefer funktionstüchtig, nach zehn Jahren 50 %, wobei die Teilprothesen im Oberkiefer länger in Funktion blieben als im Unterkiefer. 17 % der Prothesen mussten nach fünf Jahren, 30–40 % nach zehn Jahren repariert werden; der Anteil der zu reparierenden Freiendprothesen lag dabei höher. Die Zahl der nichtgetragenen Prothesen lag im Unterkiefer doppelt so hoch (8 %) wie im Oberkiefer. Für 309 Einstückgussprothesen bei 244 Patienten berichtete *Wöstmann* (1997) eine Überlebensrate von ca. 73 % nach fünf Jahren im überwachten Gebrauch. Diese Ergebnisse zeigen, dass selbst bei regelmäßiger Nachsorge in einem universitären Zentrum die Erfolgsraten nicht befriedigend sind. In einer weiteren randomisierten kontrollierten Studie zeigten *Jepson* et al. (2001), dass bei der Versorgung einer beidseitig verkürzten unteren Zahnreihe (*Kennedy*-Klasse I) Modellgussprothesen Freiendbrücken hinsichtlich der Kariesindenz unterlegen sind: Zwei Jahre nach Eingliederung der jeweiligen Arbeit waren kariöse Läsionen in der Gruppe der Patienten mit Modellgussprothesen statistisch signifikant häufiger auftreten. Dass dies auch klinisch relevant war, zeigen die entsprechenden Zahlen: Karies war bei 7 von 27 Versorgungen mit Brücken festzustellen, gegenüber 14 von 23 Versorgungen mit Teilprothesen

# Literatur


Bergman B., Hugoson A., Olsson C.-O.: Caries, periodontal and prosthetic findings in patients with removable partial dentures: A ten-year longitudinal study. J Prosthet Dent 1982; 48:506-514.

Brunner Th., Kundert M.: Gerüstprothetik. 2. Auflage. Karger, Basel-München 1988.

Budtz-Jørgensen E., Isidor F.: A 5-year longitudinal study of cantilevered fixed partial dentures compared with removable partial dentures in a geriatric population. J Prosthet Dent 1990;64:42-47.

Carlsson G.E., Hedegård B., Koivumaa K.K.: Late results of treatment with partial dentures. J Oral Rehabil 1976;3:267-272.

Graber G.: Partielle Prothetik. Farbatlanten der Zahnmedizin, Band 3. Thieme, Stuttgart 1992.

Isidor F., Budtz- Jørgensen E.: Periodontal conditions following treatment with distally extending cantilever bridges or removable partial dentures in elderly patients. A 5-year-study. J Periodontol 1990;61:21-26.

Jepson N.J., Moynihan P.J., Watson G.W., Thomason J.M.: Caries incidence following restoration of shortened lower dental arches in a randomized controlled trial. Br Dent J 2001;191:140-144.

Kapur K.K., Deupree R., Dent R.J., Haase A.L.: A randomized clinical trial of two basic removable partial denture designs. Part I: Comparisons of five-year success rates and periodontal health. J Prosthet Dent 1994;72:268-282.

Katsoulis J., Fischer J., Huber S., Balmer S., Mericske-Stern R.: Titanlegierung vs. CoCr-Legierung in der Teilprothetik. Eine klinische Studie. Schweiz Monatsschr Zahnmed 2008; 118:1040-1046.

Kerschbaum Th., Mühlenbein F.: Longitudinale Analyse von herausnehmbarem Zahnersatz privatversicherter Patienten. Dtsch Zahnärztl Z 1987;42:352-357.

Vermeulen A.H.B.M., Keltjens H.M.A.M., van't Hoff M.A., Kayser A.F.: Ten-year evaluation of removable partial dentures: Survival rates based on retreatment, not wearing and replacement. The Journal of Prosthetic Dentistry 1996;76:267-272.

Wöstmann B.: Tragedauer von klammerverankerten Einstückgußprothesen im überwachten Gebrauch. Dtsch Zahnärztl Z 1997;52:100-104.

# 33 Modellgussprothetik: Klinischer und labortechnischer Ablauf



## 33.1 Einleitung

Modellgussprothesen stellen im Vergleich zu anderen Formen des herausnehmbaren Zahnersatzes eine Alternative dar, bei der der Behandlungsaufwand in der Regel geringer ist. Daher ist diese Methode auch kostengünstig. Dies bedeutet allerdings nicht, dass es sich hierbei um eine Art Schnellversorgung handelt, bei der das in Kapitel 3 dargestellte Behandlungskonzept nicht gilt. Das praktische Vorgehen bei der Versorgung mit Modellgussprothesen folgt daher dem stufenweisen Vorgehen innerhalb des synoptischen Konzeptes und kann in drei Behandlungsabschnitte untergliedert werden, die einen gleich hohen Stellenwert besitzen:

- Adäquate Vorbehandlung des Restgebisses
- Planung, Herstellung und Eingliederung der Modellgussprothese
- Nachsorge

Nur wenn jedem dieser Abschnitte ausreichend Bedeutung zugemessen wird, wird es möglich sein, Schäden am Restgebiss möglichst gering zu halten und den partiellen Zahnersatz über einen langen Zeitraum hin funktionstüchtig zu erhalten.

Die prinzipielle Vorgehensweise unterscheidet sich nicht von der, die bei anderen Formen des Zahnersatzes gewählt wird; daher folgt auch hier auf Anamnese, Befundaufnahme, Situationsabformung, Modellanalyse, Diagnose und Planung die Hygienephase.

Von großer Bedeutung ist die Mundhygienemotivation des Patienten, weil durch Plaqueansammlung bedingte kariöse Läsionen und parodontale Entzündungen einen nicht selten vorkommender Grund für einen Misserfolg in der Versorgung mit Modellgussprothesen darstellen.

## 33.2 Klinik: Vorbehandlung des Restgebisses

Nachdem der Patient die Hygienephase durchlaufen hat (oder parallel mit ihr), erfolgt, sofern notwendig, die präprothetische Vorbehandlung. Es ist wichtig, spätestens vor Beginn der prothetischen Phase den Patienten über die geplante Versorgung mit einer Modellgussprothese aufzuklären. Hierbei sollte, damit der Patient wirksam einwilligen kann, auch eine Aufklärung über mögliche Alternativen erfolgen.

## 33.2.1 Füllungstherapie

Aufgrund der guten Funktion der Schmelzätztechnik und der Dentinadhäsive ist es bei okklusalen und approximalen kariösen Läsionen bzw. Füllungen heute adäquat, eine adhäsiv befestigte Kompositfüllung (ohne Unterfüllung) defektorientiert zu legen und die Auflage darin zu präparieren. Wichtig ist allerdings, dass dabei kein Dentin freigelegt wird und eine minimale Kompositschicht am Kastenboden verbleibt. Werden Amalgamfüllungen auf prospektiven Klammerzähnen hergestellt, so ist darauf zu achten, dass im Bereich der späteren Lage der Klammerauflage die Unterfüllung flach gestaltet wird. Die Amalgamfüllung muss so weit ausgedehnt werden, dass sich nach der Präparation der Auflage zwischen der präparierten Mulde und der unversehrten Zahnoberfläche eine Amalgamschicht von mindestens 1,5 bis 2 mm Breite befindet.

## 33.2.2 Präprothetische Parodontologie

Im Unterkiefer kann, zum Beispiel bei zu geringer oder fehlender angewachsener Gingiva, zwecks Verbesserung des Lagers für den Lingualbügel das Legen eines freien Schleimhauttransplantats sinnvoll sein (vgl. Kap. 14.4.2).

## 33.2.3 Ästhetische Überlegungen

Empfehlenswert ist es, dem Patienten die spätere Sichtbarkeit der Gussklammern an seinen Zähnen zu demonstrieren. Hierzu eignet sich gut ein wasserfester schwarzer Filzstift, mit dem die vorgesehenen Klammerverläufe auf den sichtbaren Zahnanteilen angezeichnet werden. Die markierten Stellen können später leicht mit einem in Alkohol getränkten Wattepellet entfernt werden. Der Patient wird durch das Einzeichnen in die Lage versetzt, sich die Sichtbarkeit der Klammern realistisch vorzustellen. Dadurch wird einer späteren Enttäuschung vorgebeugt.

Insbesondere in der ästhetischen Zone (Frontzähne, Prämolaren) ist es, sofern konstruktiv möglich, unbedingt empfehlenswert, Klammerschultern immer distal an den Pfeilerzähnen zu platzieren. Damit wird auch der Klammeroberarm von distal geführt. Da die Klammerschulter und der Klammeroberarm immer oberhalb des prothetischen Äquators liegen, kommen sie zwangsläufig in koronale bzw. inzisale Anteile der klinischen Kronen. Durch die Führung von distal können diese Klammeranteile in weniger sichtbare, zum Teil von Lippe und Wange bedeckte Bereiche, den distalen Approximalraum verlegt werden. Sind bei sattelferner Abstützung dennoch mesiale Auflagen notwendig, bieten sich G-Klammern an.

## 33.3 Klinik/Labor: Planung der Modellgussprothese

Ist die Vorbehandlung abgeschlossen, sind oft erneute Situationsabformungen und die Herstellung von Studienmodellen, welche schädelbezüglich einartikuliert werden, und eine erneute Modellanalyse notwendig. Die Modellanalyse erfolgt sowohl im Artikulator (inter-, intramaxillär) als auch im Parallelometer (Bestimmung der Unterschnitte vgl. Kap. 36.10) (*Marinello* und *Flury* 1984a). Unter Beachtung der in Kapitel 31 dargelegten Konstruktionsprinzipien folgt durch den Behandler (!) die Auswahl der Pfeilerzähne sowie die Bestimmung der okklusalen Klammerauflagen, der Klammerformen und der Ausdehnung des Prothesengerüstes. Bei der Modellanalyse wird der prothetische Äquator mit Bezug zur Einschubrichtung der geplanten Prothese eingezeichnet. Jetzt kann auch überprüft und entschieden werden, ob an Pfeilerzähnen zusätzliche Retentionen für Klammern mit Hilfe von Kompositfüllungen geschaffen werden müssen. Vor der diagnostischen Präparation an den Studienmodellen empfiehlt sich eine Fixierung der gewählten Protheseneinschubrichtung, z. B. mit Hilfe eines Rosenbohrerschafts, der, eingespannt im Parallelometer, in einem vorgebohrten Kanal in das Studienmodell gebracht und dort mittels Autopolymerisat befestigt wird (*Marinello* und *Flury* 1984b). Mit Hilfe von rotierenden Instrumenten führt der Behandler dann eine Probepräparation der Pfeilerzähne durch. Es hat sich bewährt, wenn der Zahnarzt zum Abschluss das geplante Gerüstdesign (mit einem Stift) auf den Situationsmodellen anzeichnet. Dadurch kann auch abgeschätzt werden, in welchem Maße ästhetische Einbußen aufgrund sichtbarer Klammeranteile auftreten. Anschließend werden im Labor individuelle Löffel hergestellt.



## 33.4 Klinik: Präparation und Abformung

Der Zahnarzt führt am Patienten die Schleifmaßnahmen durch. Mit Hilfe eines Kugeldiamanten (Nr. 9a, 9b) werden die muldenförmig zu gestaltenden Okklusalauflagen an Molaren und Prämolaren präpariert (Abb. 33-1). Sie sollen in bukkolingualer und mesiodistaler Richtung ca. ein Drittel der Zahnbreite betragen (Richtwert: 2 bis 2,5 mm) und 1 bis 1,5 mm tief sein. Es soll möglichst nur im Schmelz oder innerhalb von Komposit- oder Amalgamfüllungen präpariert werden. Wird Dentin angeschliffen, sollte aus kariesprophylaktischen Gründen eine Fluoridierung erfolgen, die auch eventuell auftretende Empfindlichkeit verringern hilft. Das Legen einer Füllung ist in der Regel nicht notwendig. An Eck- und Schneidezähnen ist approximal eine muldenförmige Auflage und am Tuberkulum zusätzlich eine balkon- oder kerbenartige Auflage erwünscht. Hierfür eignet sich ein zylindrischer Finierdiamant (Walze) (Nr. 2b oder 3b). Schleifkorrekturen und das Einschleifen von Klammerschultern können vorteilhaft mit den zylindrischen Diamanten (Instrument-Nr. 2a und 2b bzw. 3a und 3b des Präparationssatzes Prothetik) ausgeführt werden. Bei jeglicher Präparationsmaßnahme

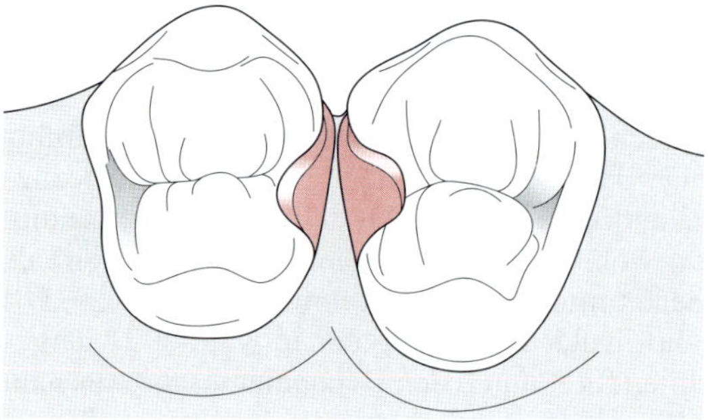

**Abb. 33-1** Eingeschliffene Auflagen im Seitenzahnbereich.



sind scharfe Kanten zu vermeiden, da sie abformungs- und gusstechnisch zu Schwierigkeiten führen.

Nach Politur der präparierten Schmelzoberflächen erfolgt mit Hilfe eines individuellen Löffels die Abformung. Dazu eignen sich Silikone in der Doppelmischtechnik (z. B. Honigum light/putty [DMG, D-Hamburg], Affinis precious/tray [Coltène, CH-Altstätten])oder Polyethermassen als Monophasenabformung (z. B. Impregum [3M ESPE, D-Seefeld]), aber auch Alginat (in der Applikationsspritze appliziert). Zum Abschluss werden die präparierten Kavitäten fluoridiert und Zahnfarbe und -form ausgewählt.

## 33.5 Labor: Herstellung der Arbeitsmodelle und, sofern nötig, Herstellung von Registrierschablonen

Nach Herstellung der Arbeitsmodelle (Superhartgips) schließt sich bei Verlust der Abstützung im Seitenzahnbereich die Herstellung von Registrierschablonen (Kunststoffbasis und Wachswall) für ein zentrisches Wachsregistrat oder eine intraorale Stützstift-Registrierung an. (Registrierschablonen wurden früher auch als „Bissschablonen“ bezeichnet.)

## 33.6 Klinik: Kieferrelationsbestimmung

Mit Hilfe der Registrierschablone erfolgen die Kieferrelationsbestimmung in zentrischer Kondylenposition (zentrisches Wachsregistrat oder intraorale Stützstift-Registrierung) und die Gesichtsbogenübertragung.

# 33.7 Labor: Aufstellen der Prothesenzähne in Wachs

Nach der schädelbezüglichen Übertragung der Arbeitsmodelle in den Artikulator ist in vielen Fällen ein Aufstellen der Prothesenzähne in Wachs sinnvoll, um auf diese Weise sich eventuell ergebende Probleme bezüglich Okklusion, Ästhetik und Gerüstgestaltung zu erkennen (*Marinello* 1983). Als Basis für die Aufstellung kann oftmals die Kunststoffplatte der Registrierschablone verwendet werden.

Das Okklusionskonzept richtet sich nach dem Ausmaß der Rest- und Gegenbezahnung. Bei Schaltprothesen oder tegumental-parodontal gelagerten Modellgussprothesen ist bei vorhandenen Eckzähnen in der Regel eine Front- bzw. Eckzahnführung möglich, bei unbezahntem Gegenkiefer (Totalprothese) hingegen ist eine sequentielle Führung (Front-Eckzahn/reduzierte Gruppenführung; s. Kap. 39 Totalprothetik) oder eine bilateral balancierte Okklusion das Okklusionskonzept der Wahl.



# 33.8 Klinik: Anprobe der Wachsaufstellung

Diese Wachsaufstellung wird anschließend am Patienten einprobiert. Dabei werden gleichzeitig die Kieferrelationsbestimmung und die Zahnaufstellung bezüglich Okklusion, Statik und Ästhetik (Zahnstellung, Zahnform, Zahnfarbe) überprüft.

# 33.9 Klinik: Komplettierung der Arbeitsunterlagen für das Labor

Zu den bereits vorhandenen vermessenen, diagnostisch präparierten und mit einer Gerüstzeichnung versehenen Studienmodellen und den einartikulierten Arbeitsmodellen sollte der Zahntechniker mit dem Arbeitsauftrag eine vom Zahnarzt angefertigte Skizze der geplanten Gerüstkonstruktion (Arbeitszeichung) erhalten (Abb. 33-2).

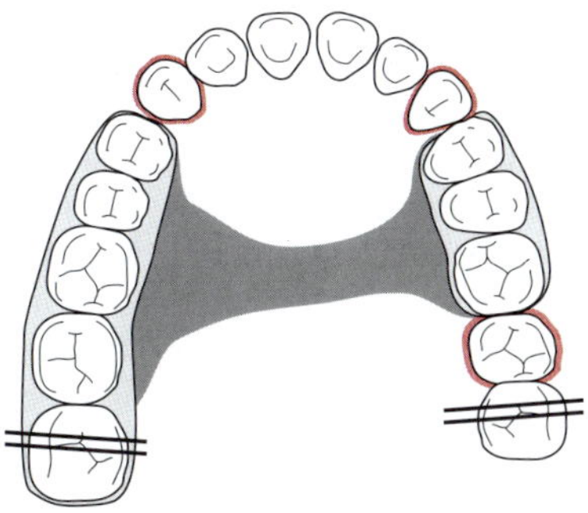

**Abb. 33-2** Arbeitszeichnung.

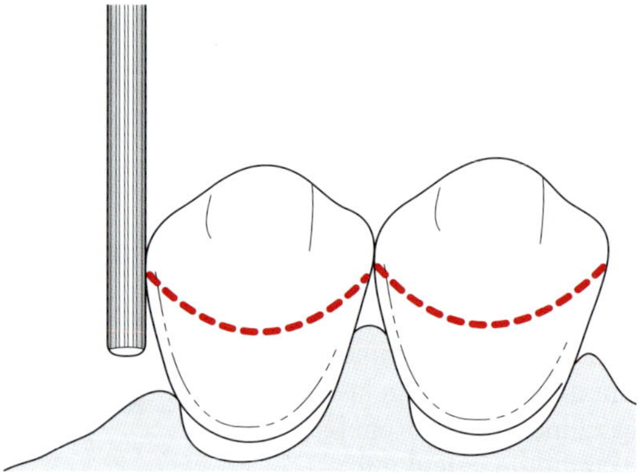

**Abb. 33-3** Aufsuchen von Infrawölbungen (unterhalb der gestrichelten Linie).

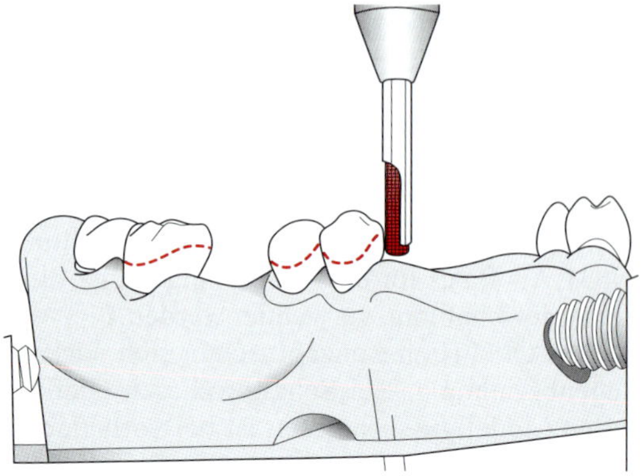

**Abb. 33-4** Einzeichnen des prothetischen Äquators mit einer im Parallelometerstab befindlichen Graphitmine.

## 33.10 Labor: Endgültige Vermessung und Gerüstherstellung

Nun folgt die endgültige Vermessung des Arbeitsmodells. Beim Vermessen geht es darum, im Verband der zu umklammernden Zähne die vorteilhaftesten retentiven Zonen festzustellen. Dazu werden durch Kippung des in den Parallelometer eingespannten Modells zunächst mit einem im Parallelometer eingespannten Suchstab Ausmaß und Lage der untersichgehenden und damit retentiven Bereiche (sog. Infrawölbungen) der Klammerzähne festgestellt (Abb. 33-3). Hat man im Parallelometer eine für diesen Zweck optimale Modellpositionierung gefunden, wird für jeden Zahn der prothetische Äquator (Klammerführungslinie) mit einer Graphitmine markiert (Abb. 33-4). Dieser gibt die nur für diese spezielle Modell-Positionierung gültige Trennungslinie zwischen der zervikal des prothetischen Äquators liegenden Infrawölbung (negative Region) und der okklusal befindlichen nicht untersichgehenden und daher nicht-retentiven negativen Suprawölbung an. Auf diese Weise wird für die später an der Prothese direkt befestigten Klammern eine gemeinsame Einschubrichtung festgelegt.

Anschließend erfolgt die Bestimmung des Federwegs (Unterschnittstiefe, Eindringtiefe), den die Spitze des elastischen Endteils des Retentionsarms der Klammer beim Ein- und Ausgliedern der Modellgussprothese zurücklegt (maximale Auslenkung). Bei dem am weitesten verbreiteten Messsystem nach Ney (Lukadent, D-Schieberdingen) stehen dafür Messstäbe mit Messtellern verschiedenen Durchmessers zur Verfügung. Je nach Entfernung des Messstab-Schafts zum Rand des Messtellers (0,25 mm, 0,5 mm, 0,75 mm) unterscheidet man im Grundset drei verschiedene Messstäbe (Nr. 10, 20, 30) (Abb. 33-5).

In speziellen Tabellen lassen sich die für die verschiedenen Zähne und Klammerformen gewünschten Unterschnittstiefen ablesen. Der Messstab wird derart an den Zahn angelegt, dass der prothetische Äquator vom

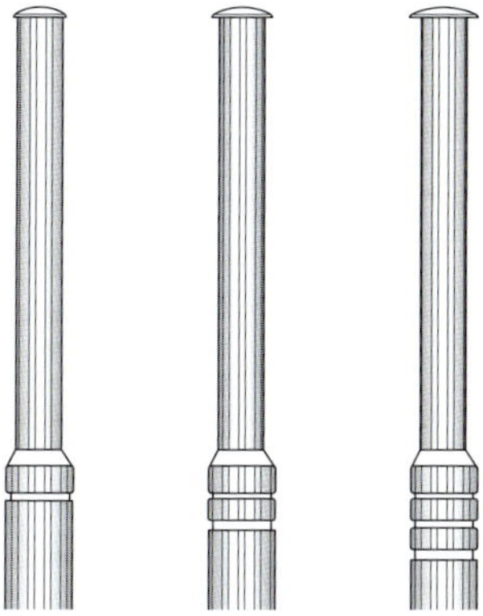

**Abb. 33-5** Messstäbe im Messsystem nach Ney.

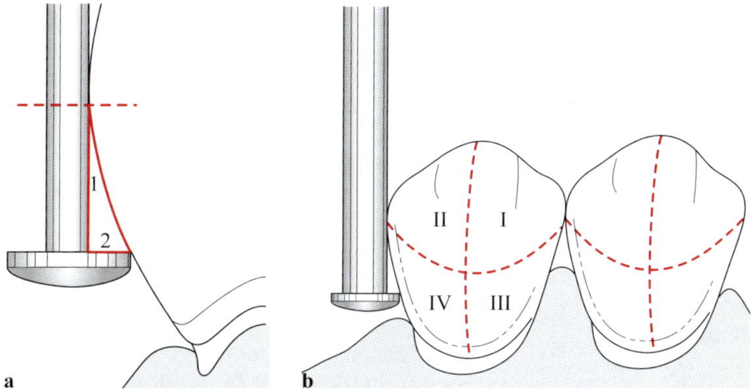


**Abb. 33-6** Bestimmung der Eindringdistanz. **a** Theorie: 1 Eindringdistanz, 2 Eindringtiefe; **b** Praxis. Der Retentionsarm einer E-Klammer verläuft vom I. direkt in den IV. Quadranten.

Schaft berührt wird und der Messteller in einem bestimmten Abstand vom Äquator (der sog. Eindringdistanz) im ausgewählten Bereich des Klammerendpunkts am Zahn Kontakt hat (Abb. 33-6). Auf diese Weise wird ein definierter Federweg erzielt. Der Verlauf der Retentionsarme wird vom festgelegten Klammerendpunkt zur Klammerauflage eingezeichnet. Bei einer nur geringen Konvexität des Zahnes und einer dementsprechend geringen Unterschnittstiefe müssen retentive Bezirke in Form von plastischen Füllungen (Kompositfüllungen mit Schmelzätztechnik befestigt), nur bei starker Zerstörung des Pfeilerzahnes durch Überkronung der entsprechenden Klammerzähne geschaffen werden. Die Retentionskraft einer Gussklammer hängt aber nicht nur vom Ausmaß des Federwegs (je größer, desto mehr Retention), sondern auch von der Klammerarmlänge ab (sehr kurze und sehr lange [zunehmende Elastizität] weisen eine geringere Retention auf – größeren Messteller wählen), ferner vom Klammerarmquerschnitt (je dicker, desto mehr Retention) und von dem materialspezifischen Widerstand gegen elastische Deformation (E-Modul, Einheit N/mm$^2$; je größer der E-Modul, desto höher der Widerstand und damit der Retentionswert). Aufgrund des vorgegebenen Klammerarmquerschnitts (fabrikmäßig vorgegebene Wachsprofile) und des bekannten E-Moduls der verwendeten Metall-Legierung (i. d. R. edelmetallfreie Legierung, CoCrMo) werden individuelle Variationen der Haltekraft über die Unterschnitttiefe und Klammerarmlänge vorgenommen. Im Ney-System ist jedoch die Länge des Retentionsarmes ein Faktor, der bei der Bestimmung der Haltekraft der Klammer nicht berücksichtigt wird. Dieser Mangel wurde beim Rapid-Flex®-Klammersystem (Bios-System) (DeguDent, D-Hanau) dadurch behoben, dass für die Herstellung der Klammern ein vorgefertigtes Wachsprofil verwendet wird, welches auf seiner gesamten Länge ein konstantes Verhältnis von Höhe zu Breite (8 :10) aufweist (*Kump* 1986) (Abb. 33-7).

Nach dem Vermessen des Meistermodells wird die vom Zahnarzt angefertigte Arbeitsskizze auf das Modell übertragen. Anschließend werden an

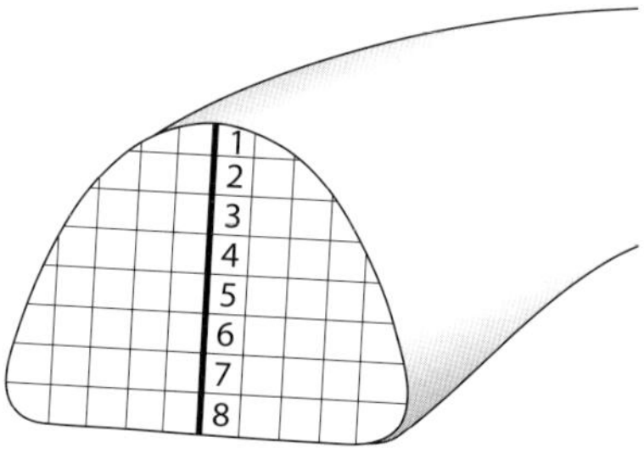


**Abb. 33-7** Wachsprofil des Bios-Systems.



den Zähnen alle untersichgehenden Stellen, an denen der Modellguss nicht retentiv wirken soll (z. B. in den Bereichen des kleinen Verbinders), mit Wachs ausgeblockt. Auf die zahnlosen Kieferkämme (Unterlegwachs 0,4 bis 0,6 mm) und entlang des geplanten Verlaufs des späteren Lingualbügels (Unterlegwachs 0,2 bis 0,7 mm) wird eine dünne Wachsschicht aufgetragen. Unter großen Verbindern im Oberkiefer (Palatinalbänder, Gaumenplatten) wird an den Rändern eine feine halbrunde Radierung (ca. 0,5 mm tief) auf dem Meistermodell vorgenommen. Diese Radierung wird später in Metall wiedergegeben und dient zur Verstärkung der Ränder und zum dichten Abschluss am Gaumen. Im Bereich der Sättel von Freiendprothesen werden kleine Sattelstopps im Unterlegwachs ausgespart. An diesen definierten Stellen liegt das Gerüst später dem Kieferkamm direkt auf, während der Hauptanteil des Gerüsts unterfütterbar und somit basal von Kunststoff bedeckt ist. Das veränderte Meistermodell wird mit Silikonen dubliert, um ein Duplikatmodell aus einer feuerfesten Einbettmasse herzustellen. Da CoCrMo-Legierungen erst bei ca. 1300 bis 1600° C schmelzen, sich Gips aber bereits bei rund 1200° C zersetzt, ist eine gipsfreie, christobalitgebundene Einbettmasse zu verwenden. Auf diesem feuerfesten Arbeitsmodell wird mit Hilfe von fabrikmäßig vorgefertigten Wachsprofilen das Gerüst modelliert (*Marinello* und *Flury* 1984; *Spiekermann* und *Gründler* 1983)

Um die Klammerposition des Wachsprofils am Zahn an die gleiche Position zu platzieren wie am vermessenen Meistermodell, ist die Einschubrichtung des Gipsmodells auf das Einbettmassenmodell zu übertragen. Dies geschieht mittels speziell dafür hergestellter Anschläge, die mit Hilfe des Parallelometers an das Meistermodell mit Wachs fixiert und später durch die Dubliermasse in das Einbettmassenmodell übertragen werden. Dieser geschaffene Anschlag im Einbettmassenmodell ermöglicht das Wiederausrichten des Einbettmassenmodells auf dem Modelltisch zum Zwecke der endgültigen Vermessung und Markierung der Klammerpositionen für die Wachsprofile am Duplikatmodell. Eine weitere Möglichkeit, die vermessene Klammerposition am Meistermodell auf das Einbettmassemodell zu übertragen, kann durch eine vor dem Dublieren angebrachte Markierung, z. B. mit Wachs in Form einer Stufe am Meistermodell, durchgeführt werden.

Die Stärke des großen Verbinders soll im Randbereich 0,3 bis 0,4 mm, an der Basismitte 0,8 bis 0,9 mm betragen. Ein anderer Gesichtspunkt für die Gerüstmodellation ist die Berücksichtigung des Gegenkiefers zum Einbettmassenmodell. Es gibt klinische Situationen, bei denen es wünschenswert ist, das Einbettmassenmodell im Artikulator einzustellen. Dies wird z. B. bei Metallkauflächen und Rückenschutzplatten nötig. Mit einem entsprechenden Mehraufwand erlauben einige Dubliersysteme (Neostar®; Dentaurum, D-Bispringen), das Duplikatmodell einzuartikulieren und zum Einbetten mit der Wachsmodellation aus dem Artikulator zu entnehmen. Die fertige Wachsmodellation sollte vom Zahnarzt auf Übereinstimmung mit der Gerüstzeichnung und auf die Dimensionierung der Wachsteile kontrolliert werden.

Mit Hilfe des Meister- und des Einbettmassenmodells werden visuell folgende Punkte kontrolliert:
- Einschubrichtung
- Lage aller Teile



Bei der Modellation des Wachses wird überprüft:
- Klammerstärke
- Stärke des kleinen Verbinders
- Oberfläche des großen Verbinders (genarbt)
- Stärke der Retentionen für die Prothesenzähne (Netzretentionen mit ausreichend stabiler Verbindung zum großen Verbinder)
- Unterfütterbarkeit der Sättel (0,4 bis 0,6 mm durch Unterlegewachs auf dem Meistermodell)
- Übergang Metallgerüst-Kunststoffsättel (muss überall klar definiert sein; Kontrolle auch am Unterlegewachs auf dem Meistermodell)
- Okklusale Auflagen
- Okklusion bei Kauflächengestaltung in Modellguss
- Stopps für das Gerüst bei der Freiendsituation im Unterkiefer
- Okklusion unter Berücksichtigung der Auflagen
- Frontzahnführung ohne Gerüstkontakte

Die letzten beiden Punkte können meistens nicht genau überprüft werden, da das Einbettmassenmodell meistens nicht montiert ist.

Nach Abschluss der Kontrollen wird die Wachsmodellation mit den Gusskanälen versehen und in ein ringloses Muffelsystem eingebettet. Wie beim Goldguss erfolgen nun das Auswachsen, das Vorwärmen der Muffel und schließlich der Metallguss. Nachdem das in der Muffel befindliche Gerüst auf Zimmertemperatur abgekühlt ist und ausgebettet wurde, wird das Gerüst mit einem Sandstrahlgerät von noch vorhandener Einbettmasse und seiner Oxidschicht befreit. Die Gusskanäle werden abgetrennt und ihre Ansätze am Gerüst verschliffen. Hierauf erfolgt erstmals die Feinaufpassung auf das Meistermodell. Die Politur des Gerüsts schließt sich an (elektrogalvanisches Glanzbad, Gummiräder, Bürstchen) (*Marinello* und *Flury* 1984a).

## 33.11 Klinik: Gerüstanprobe

Bei der Gerüstanprobe werden folgende Punkte überprüft:
- Einsetzbarkeit des Gerüstes
- Richtige Endlage der okklusalen Auflagen und Klammerschultern

- In der Endlage spalt- und spannungsfreier Sitz der Klammerarme (Patienten befragen, ob er ein starkes Spannungsgefühl verspürt)
- Im Unterkiefer: Lage des Lingualbügels; im Oberkiefer: Lage und Passung des großen Verbinders (Spaltfreiheit; Überprüfung mit Fließsilikon (Fit-Checker® [GC Germany, D-München], Xantopren VL [Heraeus Kulzer, D-Hanau])
- Ausreichende Retention
- Parodontalfreundliche Gestaltung der kleinen Verbinder
- Keine statischen oder dynamischen Okklusionskontakte auf Klammeranteilen
- Ausmaß der ästhetischen Einbußen aufgrund sichtbarer Klammeranteile
- Im Sattelbereich scharfkantiger Übergang zum späteren Kunststoffteil.



## 33.12 Labor/Klinik: Kompressionsabformung bei vorhandenen Freiendsätteln (Altered-Cast-Technik)

Bei *Kennedy*-Klasse I und II empfiehlt sich die Durchführung einer speziellen (Kompressions-)Abformung der Sättel (sog. Altered-cast-Abformung; [altered cast: angepasstes Modell]). Dem vermehrten Arbeitsaufwand steht dabei eine bessere Passung der gingiva-getragenen Prothesenteile gegenüber (*Graber* 1992; *Marinello* 1987).

Dabei wird wie folgt vorgegangen:

Auf dem Meistermodell legen Zahnarzt oder Zahntechniker die wahrscheinliche Ausdehnung der Prothesensättel fest. In diesem Bereich werden die Gerüstretentionen mit einer Kunststoffbasis aus lichthärtendem Löffelmaterial versehen. Die Randbereiche dieser Kunststoffbasis werden wie ein individueller Abformlöffel gestaltet. Dieser Schritt kann bereits mit dem Gerüst vor der Einprobe vorbereitet werden. Dieses Vorgehen bietet sich besonders dann an, wenn nach der Erstabformung noch Unsicherheiten bezüglich der Sattelausdehnung bestehen.

Anschließend erfolgt die Entfernung der Anteile der Freiendsättel am Meistermodell. Es muss sichergestellt sein, dass eine Reponierung des Gerüsts mit der neuen Kompressionsabformung auf dem Modell möglich ist.

Am Patienten erfolgen dann damit zunächst eine Kerr-Rand-Gestaltung und schließlich eine (Sekundär-)Abformung mit Silikonen (Coltex fine [niedrig viskös] im Ober-, Coltex medium [höher viskös] im Unterkiefer [Coltène, CH-Altstätten]) oder Zinkoxid-Eugenol-Paste (niedrigviskös im Oberkiefer: Kelly-Paste®; Ubert, D-Berlin; höherviskös im Unterkiefer: S S-White®; Ubert). Wichtig ist dabei, dass das Gerüst exakt platziert ist und dass der ausgeübte Druck auf die Auflagen und nicht auf den oder die Freiendsättel gerichtet wird.

Nach der Sekundärabformung wird das reduzierte Meistermodell der neuen Situation angepasst. Der Zahntechniker setzt die Abformung auf das Meistermodell zurück und bringt mit Ausnahme des dorsalen Bereichs zirkulär eine Wachsmanschette um den Sattelbereich an. Nun werden von dorsal her die Sättel mit Gips unterfüttert. Um einen guten Verbund des Gipses mit dem Restmodell zu erreichen, werden Retentionskerben angelegt und das Modell wird vor dem Unterfüttern gewässert. Nachdem Abbinden des ergänzten Gipses werden Wachsmanschette und Gerüst entfernt. Ergebnis der Prozedur ist ein Sekundärmodell („altered cast“ [angepasstes, geändertes Modell]), das die Freiendsättel in leicht komprimiertem Zustand optimal wiedergibt. Die bereits im Vorfeld hergestellte und einprobierte Zahnaufstellung in Wachs kann nun auf das Gerüst übertragen werden. Wurde dieser Schritt bisher übersprungen, folgt die Zahnaufstellung in Wachs.



## 33.13 Klinik/Patient: Gesamteinprobe der Modellgussprothese

Nach Aufstellung der Zähne in Wachs wird diese am Patienten anprobiert (Überprüfung von statischer und dynamischer Okklusion, Ästhetik, Phonetik). Das Okklusionskonzept (Front- bzw. Eckzahnführung, bei unbezahntem Gegenkiefer [Totalprothese] sequentielle Führung [Gruppenführung] oder eine bilateral balancierte Okklusion) werden hierbei überprüft. Gemeinsam mit dem Patienten werden ästhetische Aspekte betrachtet, eine Sprechprobe und ggf. letzte Korrekturen durchgeführt.

## 33.14 Labor: Fertigstellung der Modellgussprothese

Diesem Schritt schließt sich die Fertigstellung der Prothese an. Insbesondere muss auf einen glatten Übergang zwischen Metall und Kunststoff geachtet werden. Um einen spaltfreien Verbund in diesem Übergangsbereich zu erreichen, sollte ein mechano-chemisches Verbundsystem (z. B. Silikatisierung/ Silanisierung) eingesetzt werden (vgl. Kap. 31.3). Die Retentionsgitter werden mit rosafarbenem Opaker farblich abgedeckt. Die Fertigstellung in Kunststoff kann mit Hilfe der Vorwalltechnik und Autopolymerisat erfolgen. Es ist darauf zu achten, dass untersichgehende Bereiche vor dem Anfließenlassen des flüssigen Kunststoffs in den Vorwall mit Wachs ausgeblockt werden. Dadurch wird verhindert, dass die Modellzähne beim Abheben des ausgehärteten Kunststoffs abbrechen und dass ein Einschub der fertiggestellten Prothese im Mund ermöglicht wird. Der Zugang für Hygieneinstrumente darf ebenfalls nicht durch den Kunststoff behindert werden. Die Arbeit wird am Patienten anprobiert, wobei die korrekte Endlage der Gerüstteile und der Klammern, die Passung, ein spannungsfreier Sitz, ausreichende Retention, parodontalfreundliche Gestaltung der Gerüstelemente, statische und dynamische Okklusion, Phonetik und Ästhetik überprüft und gegebenenfalls angepasst werden.

# 33.15 Patienteninstruktion

Der Patient wird angewiesen, die Modellgussprothese mindestens zweimal täglich mit einer Bürste (spezielle Prothesenbürsten haben sich besonders bewährt) und einer nicht abrasiven Zahnpasta oder Geschirrspülmittel (gut abspülen) zu reinigen. Spezielle Prothesenreinigungsmittel (Sprudeltabletten) setzen Sauerstoff frei und sind ebenfalls sehr effektiv. Auch die Anwendung von kleinen Ultraschallreinigungsgeräten (z. B. Sonorex TK 22, Bandelin, D-Berlin) ist für die tägliche Reinigung der Teilprothesen zu empfehlen. Ultraschallreinigungsgeräte scheinen schon mit reinem Wasser den Prothesenkunststoff deutlich effizienter zu reinigen (*Abelson* 1981).



In die Endposition darf die Teilprothese ausschließlich durch Fingerdruck gelangen. Sollten sich dennoch Klammeranteile verbiegen, so sollte der Zahnarzt aufgesucht werden, genauso wie bei Irritationen am Zahnfleisch oder Kieferkamm, Retentionsverlust oder Passungenauigkeiten. Das vorhandene Restgebiss muss vom Patienten regelmäßig mit Zahnbürste, Zahnpasta und weiteren empfohlenen Mundhygienehilfsmitteln gereinigt werden. Zur Kariesprophylaxe ist ein regelmäßiges Spülen mit einer fluoridhaltigen Lösung zu empfehlen. Die erste Nachkontrolle erfolgt nach ein oder zwei Tagen.

# 33.16 Nachsorge

Abhängig von dem Ausmaß der zu erwartenden Mitarbeit des Patienten wird dieser zwei- bis viermal pro Jahr zu Nachsorgeterminen einbestellt. Während dieser Nachkontrollen ist vor allem auf kariöse, tegumentale und parodontale Läsionen zu achten. Auch sind die Passung der Prothese, die statische und dynamische Okklusion und eine erhöhte Zahnbeweglichkeit zu überprüfen. Ziel ist es, dass die Modellgussprothese über einen langen Zeitraum hinweg funktionstüchtig bleibt und die oralen Gewebe durch sie nicht geschädigt werden.

Tabelle 33-1 fasst nochmals das klinische und labortechnische Vorgehen zusammen.

**Tab. 33-1** Übersicht zum klinischen und labortechnischen Vorgehen

| Klinik | Labor |
|---|---|
| *Anamnese, Befundaufnahme,* OK-, UK-Röntgen (Orthopantomogramm, Einzelfilm-Status), Situationsabformung mit konfektioniertem Löffel, Gesichtsbogenübertragung, Kieferrelationsbestimmung | |
| | Herstellung von Studienmodellen, schädelbezügliche Montage der Modelle |
| Modellanalyse im Artikulator und Parallelometer, *Diagnose, Planung* | |
| *Hygienephase, präprothetische Vorbehandlung, Reevaluation der Vorbehandlung* [evtl. erneute Situationsabformung mit konfektioniertem Löffel, Gesichtsbogenübertragung, Kieferrelationsbestimmung] | |
| | [Herstellung von Studienmodellen, schädelbezügliche Montage der Modelle] |
| [Modellanalyse im Artikulator und Parallelometer], *[Diagnose; Planung der Modellgussprothese]* | |
| Diagnostische Präparation von Auflagen und Schleifkorrekturen am Studienmodell | |
| | Herstellung eines individuellen Löffels |
| *Prothetische Phase:* Präparation von Auflagen, retentive Füllungen und Schleifkorrekturen, Politur, definitive Abformung, Fluoridierung, Auswahl von Zahnfarbe und -form | |
| | Herstellung der Arbeitsmodelle, Herstellung von Registrierschablonen |
| Gesichtsbogenübertragung, Kieferrelationsbestimmung, schädelbezügliches Einartikulieren, Montage im Artikulator | |
| | Aufstellen der Prothesenzähne in Wachs |
| Anprobe der Wachsaufstellung; Komplettierung der Arbeitsunterlagen für das Labor | |
| | Endgültige Vermessung; Gerüstherstellung |
| Gerüstanprobe | |
| | Bei *Kennedy*-Klasse I und II*: *Kunststoffsättel als individuelle Löffel anbringen |
| *Kompressionsabformung der Sättel | |
| | *Erstellung des Sekundärmodells, |
| *Altered-cast-Modell, | |
| Übertragung/Zahnaufstellung in Wachs | |
| Anprobe der Wachsaufstellung, Gesamteinprobe | |
| | Fertigstellung in Kunststoff |
| Anprobe der fertigen Arbeit, Eingliederung der fertigen Arbeit | |
| Kontrolle | |
| *Nachsorge* | |

*Diese Schritte sind bei einer Altered-Cast-/Kompressions-Abformung durchzuführen.

Kapitel 33

# Literatur

Abelson D.C.: Denture plaque and denture cleansers. J Prosthet Dent 1981; 45: 376-379.

Graber G.: Partielle Prothetik. Farbatlanten der Zahnmedizin, Band 3. Thieme, Stuttgart 1992.

Kump U.: Neues Konstruktionssystem für optimale Klammergestaltung. Degussa-Informationsbrief, Frankfurt 1986.

Marinello C.P.: Die Altered-Cast-Methode. Schweiz Monatsschr Zahnmed 1987;97:465-472.

Marinello C.P.: Die orale Rehabilitation mittels einer Teilprothese (I, II). Quintessenz 1983; 34:2153-2163;2355-2367.

Marinello C.P., Flury M.M.: Die Teilprothesengerüstherstellung im zahntechnischen Laboratorium (I, II). Quintessenz Zahntech 1984a;10:23-33;173-180.

Marinello C.P., Flury M.M.: Die Modellanalyse in der Teilprothetik (I, II). Quintessenz 1984b;35:1857-1866;2061-2071.

Spiekermann H., Gründler H.: Die Modellguß-Prothese. 2. Auflage. Quintessenz, Berlin 1983.

# 34 Einführung in die Geschiebeprothetik (mit klinischem und labortechnischem Ablauf)



## 34.1 Einleitung

Geschiebe sind starre Halteelemente, die aus einer Matrize als äußeres, umschließendes Negativteil und einer Patrize als formanaloges, umschlossenes Innenteil (Positivteil) bestehen. Die Haltewirkung von Geschieben beruht primär auf Friktion, d. h. auf Haftreibung. Diese kommt durch die vorhandene Parallelität zwischen Matrize und Patrize zustande. Unter Umständen können auch zusätzlich eingebaute retentive Elemente (z. B. aktivierbare Stifte oder Lamellen, Riegel, Federmechanismen, klemmende Randwülste) wirksam werden.

Da ein Geschiebeteil direkt (z. B. Innenkonus) oder über eine Krone (sog. Primärteil des Geschiebes) mit dem Pfeilerzahn fest verbunden und der andere Teil (sog. Sekundärteil) im abnehmbaren Zahnersatz verankert ist, wird diese Art von Zahnersatz als kombiniert festsitzend-abnehmbarer Zahnersatz bezeichnet. Einen Sonderfall stellen Geschiebe dar, die über Adhäsivflügel verankert sind (sog. Adhäsivattachments), da hier die Adhäsivflügel zwar auch fest verankert sind, aber eigentlich nichts ersetzen, d. h. streng genommen kein Zahn-Ersatz sind (vgl. Kap. 28.5).

Geschiebe werden entweder vom Zahntechniker individuell hergestellt (sog. Semipräzisionsgeschiebe) oder industriell vorgefertigt (sog. Präzisionsgeschiebe).

Folgende Geschiebearten lassen sich unterscheiden:

- Hülsengeschiebe (Doppelkronen) (s. Kap. 35 und 36)
- Teilhülsengeschiebe (RS-, RSS-Geschiebe)
- Konfektionierte Geschiebe (semipräzisions- und präzisionsgefertigte Geschiebe)
- Steggeschiebe und Steggelenke
- Scharniergelenke, Resilienzgelenke
- Druckknopf-Systeme (Hülsenstiftgeschiebe) (s. Kap. 35 und 36)

In Deutschland waren im Jahre 2003 etwa drei Viertel der über die gesetzlichen Krankenkassen abgerechneten knapp 1,65 Millionen Geschiebe (Präzisionsverbindungselemente) Doppelkronen, während das andere Viertel sich auf die übrigen Elemente verteilte, wobei etwa 0,43 Millionen Teilhülsengeschiebe und konfektionierte Geschiebe zur Anwendung kamen (Kassenzahnärztliche Bundesvereinigung 2004). Im Rahmen der Regelversorgung der gesetzlichen Krankenkassen gehören inzwischen nur noch Doppelkronen auf Eckzähnen und den ersten Prämolaren zu den bezuschussten Präzisionsverbindungselementen für Teilprothesen. Allerdings werden über Teilhülsengeschiebe und konfektionierte Geschiebe verankerte Teilprothesen als gleichartige Versorgungen anerkannt und der Patient erhält den seinem Befund entsprechenden Festkostenzuschuss.

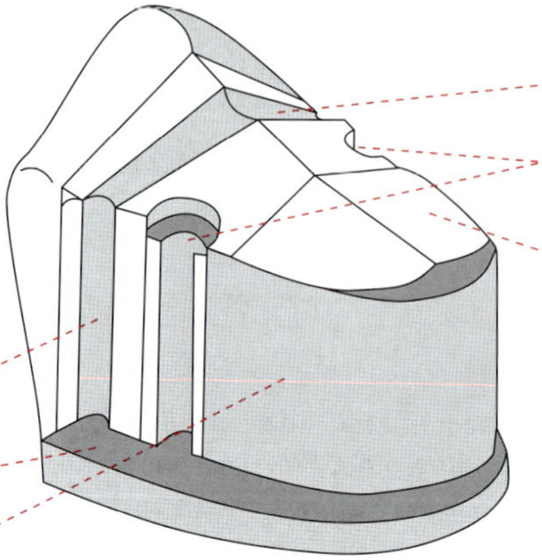


**Abb. 34-1** Prinzip des Rillen-Schulter-Stift-Geschiebes, Matrize



## 34.2 Teilhülsengeschiebe

Bei den mit Hilfe der Parallelfrästechnik individuell hergestellten Teilhülsengeschieben wird das auf den Zahn festzementierte hülsen- oder teilkronenartige Innenteil vom Außenteil nur teilweise umfasst. Eine zervikale Stufe und/oder okklusale Schulter sorgt für eine definitive Endlage des am abnehmbaren Zahnersatz befestigten Sekundärteils (Außenteil). Man unterscheidet:

- Rillen-Schulter-Geschiebe (RS-Geschiebe)
- Rillen-Schulter-Stift-Geschiebe (RSS-Geschiebe)

Die Rillen der Teilhülsengeschiebe bewirken eine Vergrößerung der Oberfläche und eine Verbesserung der Haftung. Ihnen kommt vor allem die Aufgabe zu, die auf dem Primärteil befindliche Matrize gegen horizontal angreifende Schub- und Torsionskräfte zu schützen. Ferner dienen sie dem Patienten als Orientierungshilfe beim Eingliedern des Zahnersatzes. Dies ist wichtig, weil es bei Teilhülsengeschieben – wie auch bei der Verwendung von industriell vorgefertigten Präzisionsfertiggeschieben – nur eine Einschubrichtung gibt.

Zusätzlich eingelötete oder eingelaserte (aktivierbare) Stiftchen (RSS-Geschiebe) erhöhen die Retention deutlich und bewirken zudem eine Sicherung gegen Zugkräfte (Abb. 34-1).

## 34.3 Semipräzisions- und Präzisionsgeschiebe

Diese Halteelemente werden nicht individuell vom Zahntechniker hergestellt, sondern sie werden fabrikmäßig konfektioniert angeliefert. Sie sind entweder angießbar (Präzisionsgeschiebe) oder werden als ausbrennbares Kunststoffteil (Semipräzisionsgeschiebe) zusammen mit der Primärrestauration gegossen.

Grundsätzlich können die Geschiebeteile auf verschiedene Arten in die zahntechnische Arbeit integriert werden. Je nach Geschiebefabrikat ist entweder die Matrize oder die Patrize am festsitzenden Primärteil (in der Regel Krone, aber auch Brückenglied oder Adhäsivflügel möglich) befestigt.

Für die Befestigung von Matrize bzw. Patrize lassen sich folgende Möglichkeiten unterscheiden:

- Vorgefertigte ausbrennbare Kunststoffteile werden zusammen mit der Krone in derselben gewählten Legierung gegossen (sowohl hochgoldhaltige als auch Nichtedelmetall-Legierungen sowie Titan können gewählt werden).
- Sind die Geschiebeteile aus einer angussfähigen Legierung (HSL = hochschmelzende Legierung) gefertigt, kann der Anguss an ein solches Geschiebe nur mit einer hochgoldhaltigen Legierung erfolgen. Dabei spielt es keine Rolle, ob es sich um eine Gelbgold- oder eine Aufbrennlegierung handelt. Der Einsatz von NEM-Legierungen ist aufgrund ihres viel höheren Schmelzintervalls nicht möglich.
- Ein Anlöten von Geschiebeteilen an die Primärkronen ist technisch zwar möglich, findet aufgrund der mangelnden Präzision bei der Platzierung des Geschiebes an die Krone aber kaum Anwendung. Das Anlöten von Geschiebeteilen (aus einer hochgoldhaltigen Legierung) an Kronenteile, die aus NEM-Legierungen gefertigt sind, ist darüber hinaus aufgrund der fehlenden Diffusion nicht empfehlenswert.
- Die Laserschweißtechnik ist eine anerkannte Technik, um einzelne Teile in der Zahntechnik miteinander zu fügen. Ähnlich wie beim Anlöten beschrieben, gibt es auch bei dieser Technik Probleme mit einer exakten Positionierung mehrerer Geschiebeteile in einer für alle Teile identischen Einschubrichtung. Deshalb ist das Laserschweißen für Geschiebeteile nicht verbreitet.



Je nach Geschiebefabrikat kann Patrize oder Matrize im Sekundärteil austauschbar oder nicht austauschbar befestigt sein. Die austauschbare Lösung wird durch eine Verschraubung (Retentionsschraube) ermöglicht. Die Verschraubung hält die aktivierbare Patrize an der Retentionshülse, welche mit drei Techniken am herausnehmbaren Sekundärteil befestigt werden kann:

- **Anlötung.** Voraussetzung für die Anlötung von Patrize bzw. Matrize an das Sekundärteil ist, dass das Element aus einer anlötbaren Legierung hergestellt ist. Da das Sekundärteil in den meisten Fällen aus CoCrMo-Legierungen (Modellgussbasis) besteht, findet bei verwendetem Goldlot keine Diffusion zum Modellguss statt, sondern lediglich eine mechanische Verbindung. Beim Lötvorgang kann es durch die thermische Behandlung zu einem Verzug der Metallteile (Modellguss und Patrize) und damit zu einer Beeinträchtigung der Gesamtpassung auf den Primärteilen kommen.
- **Einklebung.** Das Einkleben von Patrize bzw. Matrize in das Sekundärteil ist durch die Entwicklung geeigneter Klebematerialien möglich geworden. Voraussetzung für den erfolgreichen Einsatz dieser Kleber ist ein fester und stabiler Verbund zwischen Kleber und Metallgerüst. Der Verbund kann sowohl auf chemischem als auch auf mechanischem Weg erzielt werden. Für eine chemische Verbindung können Silikatisierung/

Silanisierungssysteme zur Anwendung kommen (s. Kap. 28.3). Beispiel für einen chemisch härtenden Kleber ist Nimetic-cem® (3MEspe), für einen dualen Kleber (chemisch und lichthärtend) Attachment bond® (Heraeus-Kulzer, D-Hanau).

- **Befestigung durch Sattelkunststoff.** Voraussetzung für die rein mechanische Befestigung von Patrize bzw. Matrize im Kunststoffsattel sind ausreichend große mechanische Retentionen an den zu befestigenden Teilen.



Die drei genannten Befestigungsmöglichkeiten gelten auch für nicht austauschbare Matrizen. Bei der nicht verschraubbaren Lösung bestehen Patrize und Retentionsteil aus einem nicht trennbaren Stück.

Da Matrize und Patrize konfektioniert sind, weisen sie immer etwas Spiel zueinander auf. Daher sind zusätzliche retentive und stabilisierende Elemente erforderlich. Die Retention ist in der Regel durch Aktivierung der Patrize einstellbar; dies geschieht entweder mittels Anziehen einer Schraube oder Aufbiegen eines Schlitzes. Bei anderen Geschieben ist die Haftung durch Austausch eines Kunststoffgleiteinsatzes variierbar.

Im Hinblick auf die in der Regel kleine Dimensionierung der beiden Geschiebeteile ist eine Führungshilfe für das Einführen des Zahnersatzes durch den Patienten wünschenswert. Diese Forderung wird erfüllt, wenn in der mit dem Geschiebe verbundenen Krone eine Stabilisierungsfräsung (Führungsfräsung) mit zervikaler oder okklusaler Schulter angebracht wird (sog. Umlauf). Der Umlauf geht in eine in dem gegenüberliegenden Approximalraum befindliche Axialrille über, welche in okklusaler Richtung trichterförmig erweitert ist und auf diese Weise als Einschubhilfe fungiert (Interlock). Neben der Führungshilfe sorgen diese Fräsungen auch für eine körperliche Fassung des Pfeilerzahns.

Bei den konfektionierten Geschieben lassen sich intra- bzw. parakoronale Geschiebe (sog. Profilgeschiebe) von extrakoronalen Geschieben unterscheiden. Die erstgenannten liegen innerhalb (intrakoronal) bzw. dimensionsbedingt auch leicht außerhalb (parakoronal) der künstlichen Zahnkrone und leiten die Kaukraft daher weitgehend axial weiter. Aufgrund ihres relativ großen Platzbedarfs ist es bisweilen nicht zu umgehen, den entsprechenden Pfeilerzahn zu devitalisieren und mit einem Stiftkernaufbau zu versehen.

Profilgeschiebe können verschiedene Querschnitte aufweisen, z. B. T-förmige, H-förmige oder ovoid-förmige.

Extrakoronale Geschiebe werden demgegenüber deutlich außerhalb der Krone angebracht. Dadurch muss i. d. R. weniger Zahnhartsubstanz abgetragen werden; die Kraftübertragung erfolgt hingegen nicht mehr axial. Insbesondere bei extrakoronalen Geschieben ist es wegen der ungünstigen Pfeilerzahnbelastung wichtig, dass sie an mindestens zwei miteinander verblockten Zähnen angehängt werden. Die entsprechenden Pfeilerzähne sollten durch Vollkronen körperlich gefasst werden. Lediglich wenn es sich beim Pfeilerzahn um einen nicht erhöht beweglichen Eckzahn oder Molar handelt, kann aufgrund der parodontalen Wertigkeit bei ausreichender mechanischer Stabilität des betroffenen Zahnes auf eine Verblockung mit dem Nachbarzahn verzichtet werden.

Eine Ausnahme stellen auch Adhäsivattachments dar, bei denen in der Regel eine Verblockung mit dem Nachbarzahn unnötig und wegen der

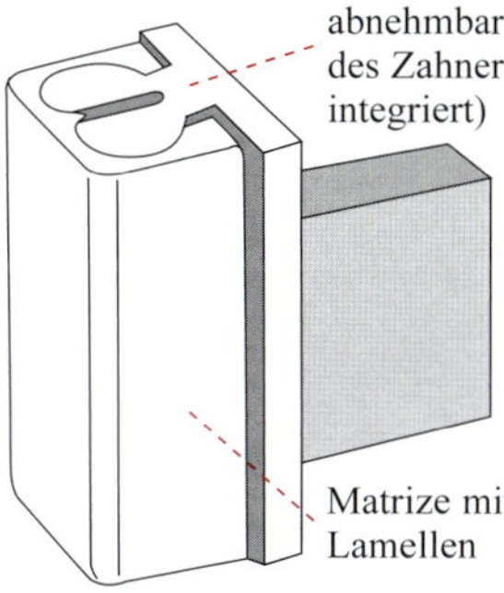


**Abb. 34-2** Bioloc®-Geschiebe, zusammengesetzt.

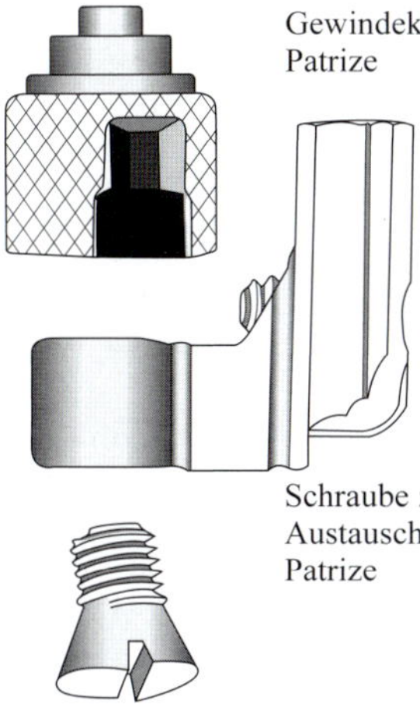


**Abb. 34-3** Duolock®-Geschiebe, Einzelteile.

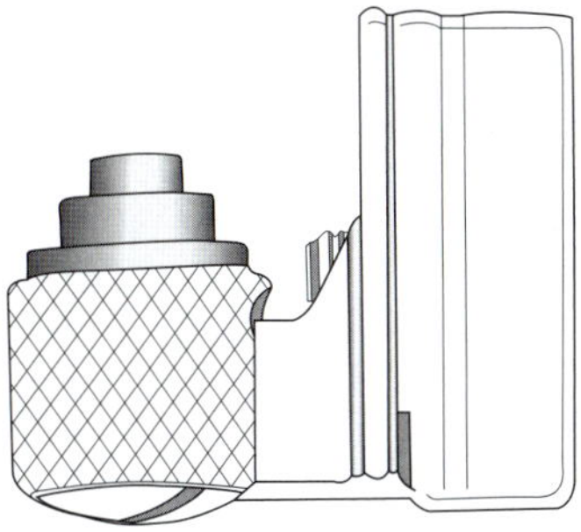

**Abb. 33-4** Duolock®-Geschiebe, zusammengesetzt.

adhäsiven Befestigung keine körperliche Kronenfassung notwendig ist (vgl. Kap. 28.5).

Bei allen konfektionierten Geschieben ist auf eine gute Reinigungsmöglichkeit im Bereich der Pfeilerzähne (Freiheit des Interdentalraums durch gingivaoffene Gestaltung) zu achten, um konstruktionsbedingte parodontale Probleme zu vermeiden. Aus diesem Grund ist die parakoronale Gestaltung von Geschieben in der Regel kontraindiziert. In Sonderfällen können Geschiebe auch zwischen zwei künstlichen Kronen (interkoronal) in Zwischengliedern in oder an Extensionsgliedern von Brücken angebracht werden (Graber 1992). Von den Hunderten im Handel erhältlichen vorgefertigten Präzisionsgeschieben werden nachfolgend fünf beispielhaft besprochen.

- **Bioloc®-Geschiebe.** Das Bioloc®-Geschiebe (Cendres et Métaux, CH-Biel) ist ein intra- bzw. parakoronales T-Geschiebe, es wird in Kunststoff vorgefertigt zum Ausgießen in Metall geliefert (Abb. 34-2). In der Patrize, die im herausnehmbaren Zahnersatz integriert ist, befinden sich zwei Lamellen, die durch Spreizen aktiviert werden können, so dass hier neben der Friktion ein zusätzlicher Halt durch Klemmung erzielt wird (frikativ-klemmendes Geschiebe). Die Anwendung des Bioloc®-Geschiebes ist auch für NEM-Legierungen und Titan geeignet, da hier kein Anguss erfolgt, sondern die Matrize ausbrennbar ist.
- **Duolock®-Geschiebe.** Auch das Duolock®-Geschiebe (ZL Microdent-Attachment GmbH, D-Brekerfeld) ist ein starres intra- bzw. parakoronales T-Geschiebe (Abb. 34-3 und 34-4). Die Patrize befindet sich in der Prothese und kann durch eine Aktivierungsschraube in ihrer Haltekraft variiert werden. Mittels einer Verschraubung ist die Patrize aus der fest in der Prothese verankerten Gewindekappe herauslösbar. Das Austauschen der Patrize ist daher ohne Beschädigung des Kunststoffsattels möglich. Duolock®-Geschiebe sind wahlweise mit einer Appendix-Abwinkelung von 30° bzw. 90° erhältlich. Diese Wahlmöglichkeit erlaubt eine

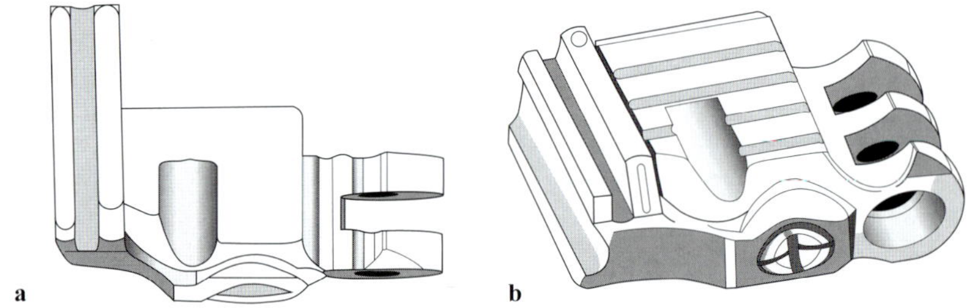


**Abb. 34-5** Zwei Variationen der Matrize des Conex®-Geschiebes nach *Spang*, jeweils zusammengesetzt mit Patrize.

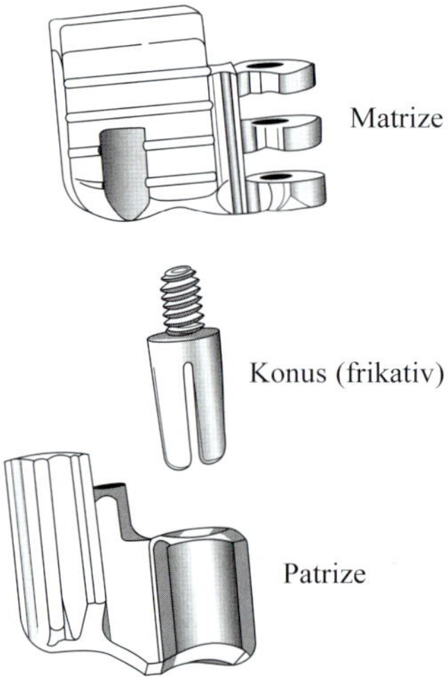


**Abb. 34-6** Conex®-Geschiebe.

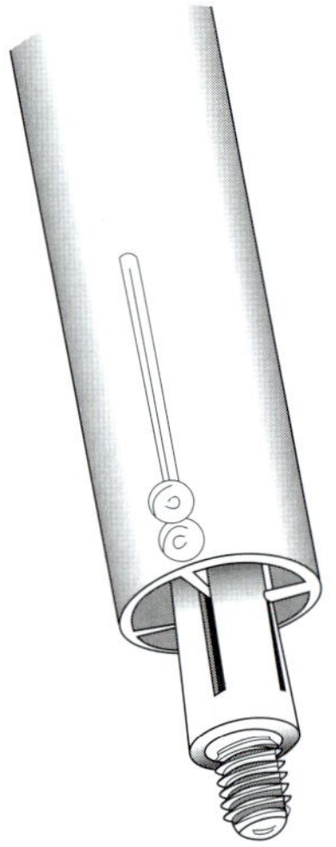

**Abb. 34-7** Conex®-Geschiebe: Konus auf Eindrehinstrument.

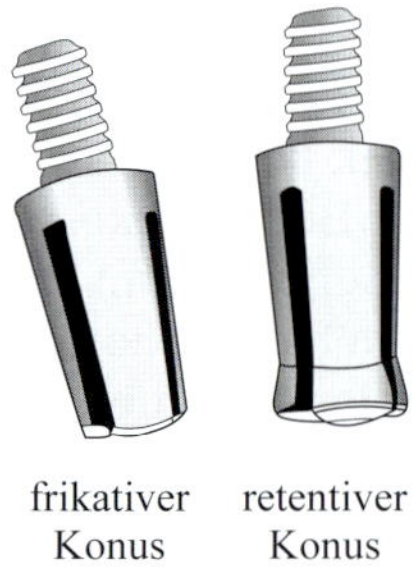


**Abb. 34-8** Conex®-Geschiebe.

Anpassung für unterschiedliche Kieferkammverhältnisse. Das aktivierbare Teil (Patrize) ist mit und ohne Aktivierungsschraube lieferbar. Im letzteren Fall erfolgt die Aktivierung durch Aufspreizen mit einem keilförmigen Instrument.

- **Conex®-Geschiebe.** Das Conex®-Geschiebe nach Spang (Cendres et Métaux, CH-Biel) ist in einer Version mit frikativem oder retentivem Konus verfügbar (Abb. 34-5 bis 34-8).
- **Preci-Vertix®-Geschiebe.** Das Preci-Vertix®-Standardgeschiebe (Ceka Vertrieb, D-Hannover) ist ein Vertreter der Semi-Präzisionsgeschiebe. Die stabförmige Patrize besteht aus einem ausbrennbaren, T-förmigen Teil, welches sich extrakoronal an der Haltekrone befindet und durch Gießen in jeder beliebigen Legierung zusammen mit der Krone hergestellt wird. Die Matrize besteht aus einem elastischen Kunststoffteil und hält mit einer Klemmwirkung im herausnehmbaren Prothesenteil (Abb. 34-9 und 34-10). Diese Haltekammer für die Matrize wird passgenau mittels eines Platzhalters bei der Modellgussherstellung integriert. Die Matrize ist in drei Friktionswerten (gelb: normal, weiß: schwach, rot:

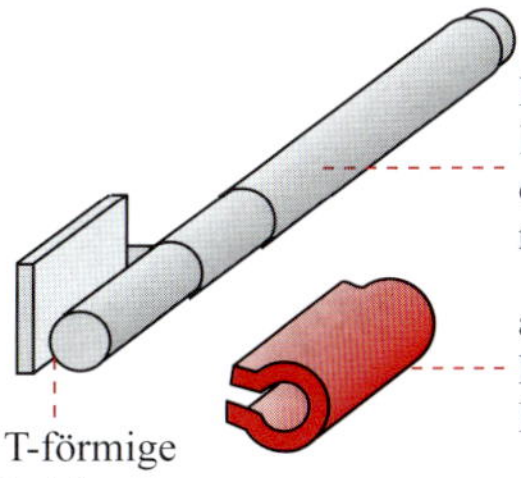


**Abb. 34-9** Die Patrize des Preci-Vertix®-Geschiebes besteht aus einem ausbrennbaren Kunststoff.

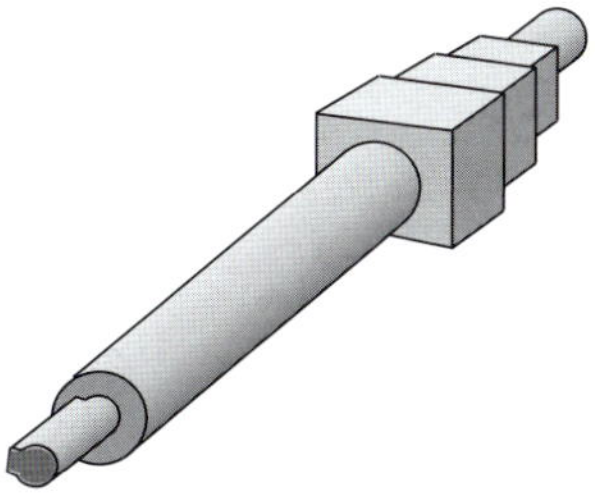

**Abb. 34-10** Das Hilfsteil, mit dem die Matrize in die Prothese eingesetzt wird.



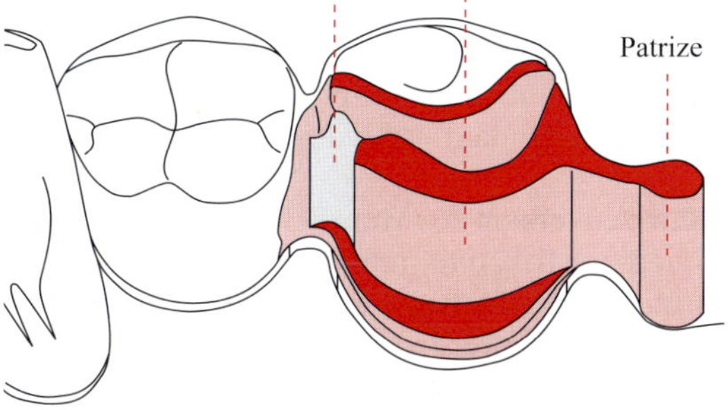


**Abb. 34-11** Preci-Vertix®-Geschiebe, in eine Haltekrone integriert.

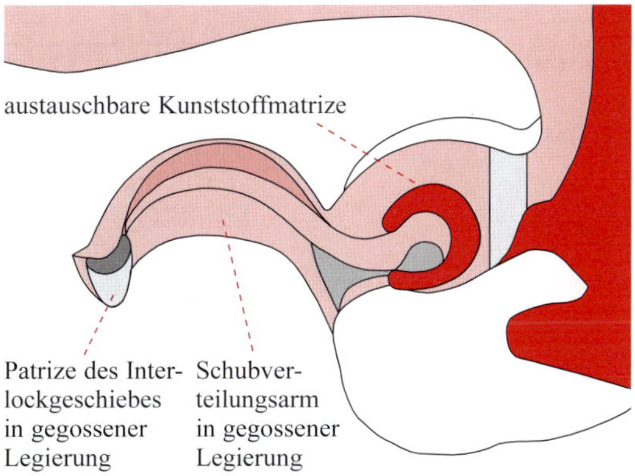


**Abb. 34-12** Ansicht des Sekundärteils (Modellgussprothese) von basal.

stark) erhältlich und kann bei Bedarf ausgetauscht werden. Um ein Ausgleiten der Teilprothese (Matrize) aus der Patrize zu verhindern, wird das Geschiebe in Verbindung mit einem Schubverteilungsarm gestaltet (Abb. 34-11 und 34-12). Das Prinzip des Geschiebes besteht darin, dass durch den Einsatz einer elastischen Matrize eine gewisse Pufferwirkung zwischen Zahn und Teilprothese erzielt wird. Dies scheint sich günstig auf die Langlebigkeit auszuwirken und hilft, technische Misserfolge zu reduzieren (Studer et al. 1998).

- **Mini-SG®-Geschiebe.** Das Mini-SG®-Geschiebe (Cendres et Métaux, CH-Biel) ist ein konfektioniertes Stabgeschiebe welches ebenfalls einen austauschbaren Kunststoffgleiteinsatz beinhaltet, über den die Haftkraft eingestellt werden kann (Abb. 34-13 und 34-14). Durch zwei integrierte Führungsrillen ist eine sehr gute Stabilität des Geschiebes gegeben und laut Firmenangaben kann auf eine Umlauffräsung verzichtet werden. Diese Angaben wurden in einer In-vitro-Untersuchung zum Verschleißverhalten von Geschieben mit exzentrischer Belastung bestätigt, in der das Mini-SG®-Geschiebe mit frikativem Kunststoffeinsatz

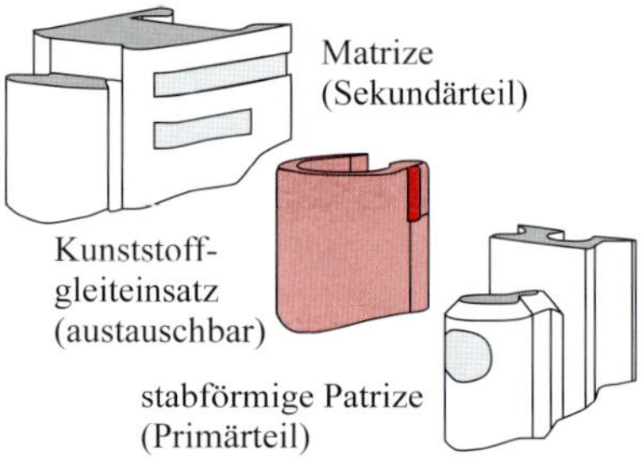


**Abb. 34-13** Einzelteile des Mini-SG®-Geschiebes.

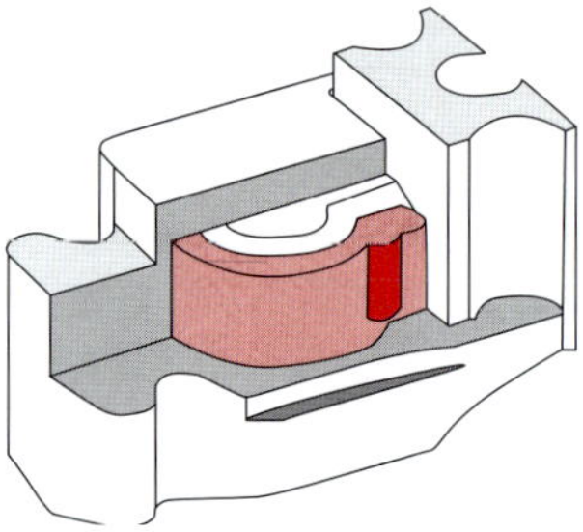

**Abb. 34-14** Zusammengesetztes Mini-SG®-Geschiebe (aufgeschnitten).



mit und ohne Umlauf über 100.000 Füge- und Lösezyklen eine adäquate Haftung aufwies, während bei dem im Vergleich getesteten Conex®-Geschiebe mit frikativem Konus ein vorhandener oder fehlender Umlauf den Verschleiß und damit die Haftung beeinflusste (Ludwig et al. 2003). Klinische Langzeitstudien an Teilprothesen, die über das Mini-SG®-Geschiebe, aber ohne Umlauf verankert waren, liegen allerdings nicht vor.

Außer einer frikativen Matrizenversion des Mini-SG®-Geschiebes existieren noch schraubaktivierbare frikative, retentive und verriegelbare Matrizenvarianten. Das modular aufgebaute System kann auch prospektiv in Brückenersatz eingebaut werden (verschraubbare Variante ohne Kunststoffeinsatz), wodurch bei einem eventuellen Verlust des distalen Pfeilerzahnes die anteriore Patrize für die Verankerung einer Teilprothese weiterverwendet werden kann.

Untersuchungen zum Verschleißverhalten von Geschieben zeigen, dass die beiden letztgenannten Geschiebe mit Kunststoffgleiteinsätzen ein deutlich günstigeres langfristiges Retentionsverhalten haben, als vorgefertigte Präzisionsgeschiebe, bei denen kein Kunststoffeinsatz vorhanden ist und Metall auf Metall reibt (*Koeck* et al. 1993; *Wichmann* und *Kuntze* 1999). Bei den reinen Metallgeschieben kam es schon nach wenigen hundert Füge- und Lösezyklen zu einem deutlichen Retentionsverlust, der ein erneutes Aktivieren erforderlich machte, während die Retentionskraft der Geschiebe mit Gleiteinsatz über mehrere tausend Füge- und Lösezyklen nahezu konstant blieb.

## 34.4 Steggeschiebe und Steggelenke

Steggeschiebe sind bei nur noch geringem Restzahnbestand oder Implantaten indiziert. Sie verbinden zwei oder mehrere Pfeilerzähne oder Implantate eines Kiefers und bewirken eine primäre (direkte) Verblockung.

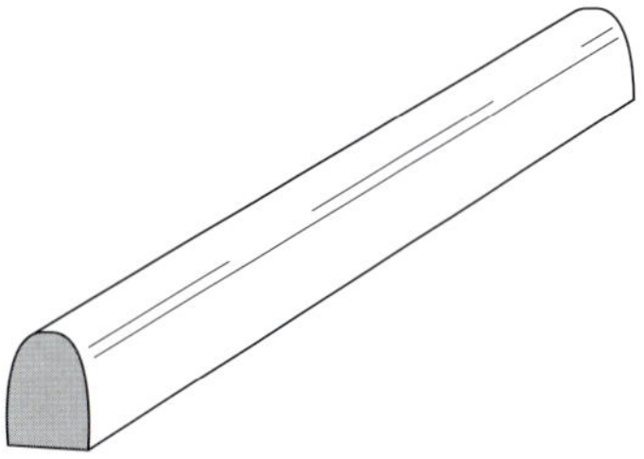

**Abb. 34-15** Steg-Geschiebe nach *Dolder* (parallelwandiger Steg).

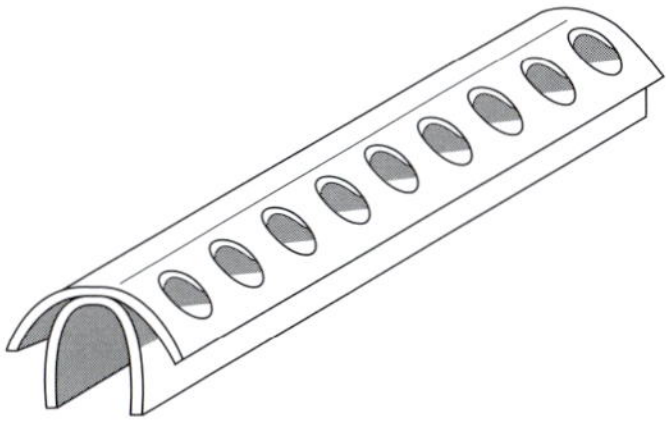

**Abb. 34-16** Steg-Geschiebe nach *Dolder*. Vorfabrizierte Hülse mit Retentionen zur Fixierung im Kunststoff. Dieselbe Hülse kann auch zur Herstellung einer Steggelenk-Prothese nach *Dolder* verwendet werden.

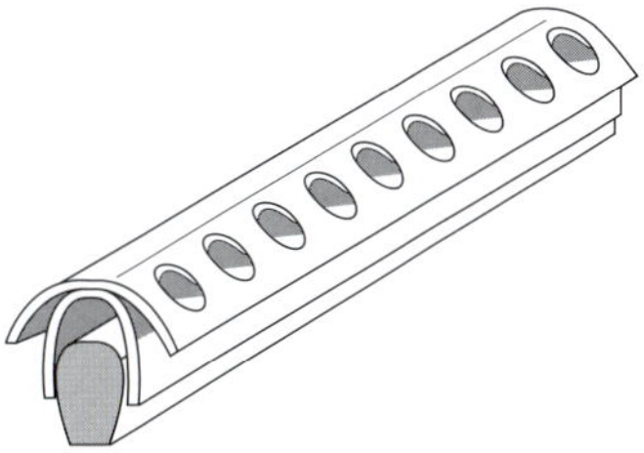

**Abb. 34-17** Steg-Gelenk nach *Dolder* und *Wirz*. Die Hülse beim Aufsetzen auf den Steg (eiförmiges Profil).



Steggeschiebe bestehen aus einem parallelwandigen Steg (Patrize) sowie einer auf ihm sitzenden Hülse, die im herausnehmbaren Teil des Zahnersatzes verankert ist. Sie können u. a. bei großen Kammdefekten (Knochen und Weichgewebe) indiziert sein, wenn ein Kieferkammaufbau nicht möglich ist, so z. B. nach Tumorresektion oder bei Patienten mit Lippen-Kiefer-Gaumenspalten. Eine weitere Indikation stellt die Verankerung von Deckprothesen (Hybridprothesen) auf Implantaten dar (vgl. Kap. 41.5.4).

Stege können fabrikmäßig hergestellt (konfektioniert) oder individuell gefräst sein. Sie sollten einen rechteckigen oder einen im okklusalen Bereich abgerundeten Querschnitt aufweisen. Aus parodontalhygienischen Gründen wird ein Abstand von ca. 2 mm vom Kieferkamm gefordert. Das bekannteste konfektionierte Steg-Geschiebe ist dasjenige nach *Dolder* (1974) (Abb. 34-15 und 34-16). Eine Modifikation stellt das Steggelenk nach *Dolder* und *Wirz* (1982) dar, das im Unterkiefer indiziert ist (Abb. 34-17).

Es ist durch einen im Querschnitt eiförmig gestalteten Steg gekennzeichnet, wobei die Spitze des Eiprofils gegen den Kieferkamm zeigt. Zwischen dem Steg und der Steghülse (Reiter) wird bei der Herstellung der Prothese ein halbrunder, 1 mm starker Draht als Platzhalter eingelegt, der (zumindest während der ersten Monate der Inkorporation der Prothese) in Ruhelage für einen Resilienzspielraum von etwa 1 mm sorgt. Bei vertikaler Belastung der Prothese wird dieser Spielraum aufgehoben, so dass es im Stegbereich zu einer dentalen resp. implantären Lagerung der Prothese kommt. Sofern nur ein Steg vorhanden ist (typische Lokalisation in der Unterkieferfront zwischen den Zähnen oder Implantaten 33 und 43), weisen Steg-Gelenk-Prothesen im Gegensatz zu Steg-Geschieben drei Bewegungsmöglichkeiten auf:

- Rotation um eine fronto-transversale Achse. Bei bilateraler Belastung der distalen Freiendsättel der Prothese sinken diese in die Mukosa ein, wodurch sich im anterioren Bereich der Reiter um den Steg dreht.
- Rotation um eine sagittale Achse. Bei unilateraler Belastung der distalen Prothesensättel senkt sich der Hülsenabschnitt der belasteten Seite von der Ruheposition ausgehend auf den Steg ab.
- Vertikale Translation. Bei bilateraler Belastung der Prothese im anterioren Bereich wird die Hülse nach kaudal Richtung Steg gedrückt.

Aufgrund dieser drei Bewegungsmöglichkeiten spricht man auch von der limitierten dreidimensionalen Bewegungsfreiheit einer Steg-Gelenk-Prothese. Sinkt die Prothese nach einigen Monaten Tragezeit ganz auf den Steg ab, so sind die beiden letzten Bewegungsmöglichkeiten nicht mehr vorhanden, während die Rotation um die fronto-transversale Achse weiter möglich ist.

## 34.5 Scharnier- und Resilienzgelenke



Diese gelenkigen Verbindungen gehören im Grunde nicht zu den Geschieben. Sie werden aber aus didaktischen Gründen zusammen mit ihnen abgehandelt.

**Scharniergelenke** sind starre Verbindungselemente, die eine Kippung (Rotation) des Prothesensattels um eine transversale Achse erlauben.

Bei **Resilienzgelenken** handelt es sich um bewegliche Verbindungselemente, die neben der Scharnierbewegung als zweiten Freiheitsgrad eine vertikale Translation ausführen können, die die im Vergleich zur Intrudierbarkeit von Pfeilerzähnen (nur ca. 20–50 µm) größere Resilienz der Kieferkammschleimhaut (300–500 µm) ausgleichen soll.

Allerdings zeigte eine klinisch-experimentelle Studie, dass die Gesamteinsenkung der Schleimhaut unter starr abgestützten Prothesensätteln viel geringer ist als eine punktuell gemessene Resilienz eines kleinen Schleimhautbezirks (Körber 1983). Daher werden diese Elemente der beweglichen Lagerung heute im Allgemeinen skeptisch beurteilt. Vor allem besteht die Gefahr, dass sie die zahnlosen Kieferkämme überstark belasten und diese daher in vermehrtem Maße einem Abbau unterworfen sind. Zudem kommt es nicht selten relativ rasch zu einer materialbedingten Minderfunktion dieser Gelenke.

## 34.6 Klinisches und labortechnisches Vorgehen (Tab. 34-1)

Nach Anamnese und Befundaufnahme sowie Anfertigung der notwendigen Röntgenaufnahmen (Orthopantomogramm, Zahnfilm-Status) erfolgt in Ober- und Unterkiefer mit Hilfe von konfektionierten Löffeln eine Situationsabformung mit Alginat. Eine Gesichtsbogenübertragung sowie eine Kieferrelationsbestimmung in zentrischer Kondylenposition schließen sich an. Der Herstellung von Studienmodellen im Labor folgt eine schädelbezügliche Montage dieser Modelle im Artikulator (vgl. Kap. 5). Dort und im Parallelometer findet eine Modellanalyse statt. Wenn die endgültige Diagnose und Planung des weiteren Vorgehens abgeschlossen ist, folgt zunächst die Vorbehandlung (Hygienephase und präprothetische Vorbehandlung), nach deren Abschluss eine Reevaluation der intraoralen Situation.

**Tab. 34-1** Übersicht über das klinische und labortechnische Vorgehen.

| Klinik | Labor |
|---|---|
| *Anamnese, Befundaufnahme,* Panoramaschichtaufnahme, Zahnfilm-Status, Situationsabformung mit konfektioniertem Löffel, Gesichtsbogenübertragung, Kieferrelationsbestimmung | |
| | Herstellung von Studienmodellen |
| Schädelbezügliche Montage der Studienmodelle im Mittelwertartikulator | |
| Modellanalyse im Artikulator und Parallelometer, *Diagnose, Planung* | |
| *Hygienephase, präprothetische Vorbehandlung, Reevaluation der Vorbehandlung* | |
| | Diagnostisches Wax-up und Set-up, ggf. Silikonschlüssel von Wax-up |
| Anprobe von Set-up, ggf. zusammen mit Mock-up auf natürlichen Zähnen, ggf. introrale Silikonschlüssel | |
| | Diagnostische Präparation der Pfeilerzähne am Studienmodell, Herstellung von Schalenprovisorien und Drahtklammerprothesen, Herstellung individueller Löffel |
| *Prothetische Phase:* Präparation der Pfeilerzähne, Abformung mit individuellem Löffel, Auswahl von Zahnfarbe und -form, provisorische Versorgung der Pfeilerzähne | |
| | Herstellung des Arbeitsmodells (Sägemodell) und von Registrierschablonen |
| Gesichtsbogenübertragung, Kieferrelationsbestimmung, schädelbezügliches Einartikulieren, Montage im Artikulator | |
| | Wax-up, Set-up, Herstellung der Primärteile (Kronen mit daran befindlichen Geschiebeteilen) |
| Anprobe der Primärteile, Remontageabformung mit individuellem Löffel (= Fixationsabformung) | |
| | Modellherstellung, Herstellung neuer Registrierschablonen |
| Gesichtsbogenübertragung, Kieferrelationsbestimmung, Modellmontage im Artikulator | |
| | Ausführung der Verblendungen der Primärteile im Rohbrand |
| Anprobe der verblendeten Primärteile im Rohbrand | |
| | Fertigstellung der Verblendung, Duplikatmodell, Herstellung des Modellgussgerüsts (mit Sekundärteilen) |
| Anprobe des Modellgussgerüsts zusammen mit den verblendeten Primärteilen, Registratkontrolle | |
| | Zahnaufstellung in Wachs |
| Anprobe der Wachsaufstellung | |
| | Fertigstellung in Kunststoff |
| Anprobe der fertigen Arbeit, Eingliederung der fertigen Arbeit | |
| Kontrolle | |
| *Nachsorge* | |

Die prothetische Phase der Behandlung wird durch ein diagnostisches Wax-up und ein diagnostisches Set-up am Studienmodell eingeleitet. Über das in der Regel additive diagnostische Wax-up wird bei angestrebten Veränderungen im Frontzahnbereich ein Silikonschlüssel gefertigt, der zur Herstellung eines Mock-up verwendet wird (vgl. Kap. 29.22). Set-up und ggf. Mock-up werden am Patienten anprobiert und – falls notwendig – modifiziert, und diese Modifikationen über einen Silikonschlüssel festgehalten. Im Labor schließt sich eine diagnostische Präparation der Pfeilerzähne an, die sich in ihrem Ausmaß am Wax-up bzw. anprobierten Mock-up orientiert. Zum Zwecke der provisorischen Versorgung des Patienten bis zur Eingliederung der neuen prothetischen Arbeit ist in vielen Fällen die Herstellung von Schalenprovisorien oder Drahtklammerprothesen notwendig. Diese werden entsprechend dem anprobierten Mock-up und Set-up gestaltet und dienen so schon zur Austestung aller in der definitiven Arbeit geplanten ästhetischen und funktionellen Veränderungen. Sind keine größeren Veränderungen geplant, kann oftmals aber auch eine bereits vorhandene Prothese nach leichten Modifikationen, wie z. B. dem Anbringen von handgebogenen Klammern oder lokaler Erweiterung nach Extraktionen einzelner Zähne, als Interimsersatz weitergetragen werden. Zusätzlich erfolgt im Labor die Herstellung individueller Löffel für die Abformung der präparierten Zähne und des Kieferkamms.

Die Präparation der Pfeilerzähne wird unter Zuhilfenahme des von Wax-up oder Mock-up erstellten Silikonschlüssels durchgeführt und es folgen Pfeilerzahnabformung, die Auswahl von Zahnfarbe und -form sowie die provsorische Versorgung. Im Labor erfolgt die Herstellung der Arbeitsmodelle und neuer Registrierschablonen. Am Patienten schließen sich dann eine Gesichtsbogenübertragung und eine Kieferrelationsbestimmung in zentrischer Kondylenposition an. Die schädelbezügliche Montage der Arbeitsmodelle (Sägemodell mit Splitcast) im Artikulator sollte durch den Behandler selbst erfolgen. Im Labor werden Wax-up und Zahnaufstellung in Wachs unter Zuhilfenahme der Silikonschlüssel von Set-up und Mock-up ausgeführt, und es werden die Primärteile, d. h. die Kronen mit den darin befindlichen Geschiebeteilen, hergestellt.

Bei der Anprobe der Primärteile am Patienten werden Passung, Randschluss, Konturierung sowie statische und dynamische Okklusion überprüft. Sollten miteinander verblockte Kronen (z. B. ein Frontzahnkronenblock) nicht spannungsfrei sitzen oder schaukeln, kann die Verblockung ggf. an einer geeigneten Stelle mit einer dünnen Trennscheibe getrennt und – sofern die Einzelteile gut passen – intraoral mit einem rückstandslos ausbrennbaren Kunststoff (z. B. Pattern Resin®; GC International, D-München) neu fixiert werden. Mit einem individuellen Löffel folgt über die Primärteile eine Fixationsabformung mit Polyäther-Gummi-Masse.

Nach dieser Remontageabformung werden im Labor Remontagemodelle und neue Registrierschablonen hergestellt. Die Arbeitsmodelle sollten vorzugsweise mit einem Split-Cast-Sockelsystem ausgestattet sein, um eine spätere Dublierung der Modelle in feuerfestem Modellmaterial (Einbettmassenmodell) zu erleichtern. Wurde eine intraorale Trennung und Neufixierung verblockter Kronen vorgenommen, ist zu überprüfen, ob die parallelen Geschiebeanteile noch parallel sind oder durch Nachfräsung parallelisiert werden können. Ist das nicht möglich, ist die Neuanfertigung der

Primärteile nach erneuter Pfeilerzahnabformung notwendig. Eine erneute Gesichtsbogenübertragung und Kieferrelationsbestimmung wird ausgeführt. Anschließend werden die Arbeitsmodelle in den Artikulator montiert.

Im Labor werden die Primärteile keramisch verblendet. Die verblendeten Primärteile werden im Rohbrand am Patienten anprobiert. Danach werden die Keramikverblendungen im Glanzbrand fertig gestellt und ggf. nochmals anprobiert. Die Herstellung des Sekundärteils (Modellgussgerüst) sollte erst erfolgen, wenn keine weiteren Keramikbrände mehr notwendig sind, da bei jedem Keramikbrand Oxidschichten auf dem Metall der Primärteile entstehen, die entfernt werden müssen. Wäre das Sekundärteil zu diesem Zeitpunkt schon hergestellt, würde die Präzision seines Sitzes auf dem Primärteil mit jedem Keramikbrand leiden.

Auf einem Duplikateinbettmassenmodell wird das Modellgussgerüst hergestellt und daran werden die Sekundärteile der Geschiebe befestigt.



Die verblendeten Primärteile und das Modellgussgerüst werden am Patienten anprobiert. Das Gerüst muss spannungs- und schaukelfrei einsetzbar sein. In der Regel sollten die das linke und rechte Geschiebe tragenden Kroneneinheiten nicht miteinander verblockt, sondern als zwei separate Einheiten gestaltet werden (z. B. 13-11 und 21-23 bei Fehlen der lateralen Schneidezähne). Es sollte dann überprüft werden, ob nach Abnehmen der Arbeit von dem Modell der Approximalkontakt zwischen den beiden Einheiten bzw. deren Abstand unverändert bleibt, wenn dass Modellgussgerüst auf den Geschieben der Primärteile sitzt. Bei herstellungstechnisch bedingten Spannungen des Modellgussgerüstes verändert sich die Position der beiden Einheiten nach Abnahme der Arbeit vom Modell. In diesen Fällen muss die Arbeit an das Labor zur Korrektur zurückgegeben werden. Lage und Passung der großen Verbinder sowie das Ausmaß der Retention der Geschiebe werden überprüft. Bei kleinen Verbindern ist auf eine parodontal freundliche Gestaltung derselben zu achten. Beim großen Verbinder im Oberkiefer (Transversalband) ist sein spaltfeier Sitz zu überprüfen (Spiegel distal anlegen!), während beim großen Verbinder im Unterkiefer (Sublingualbügel) auf einen ausreichenden Abstand zum Alveolarkamm und dem marginalen Parodontium zu achten ist (vgl. Kap. 30.6). Im Sattelbereich des Modellgussgerüsts muss ein scharfkantiger Übergang zum späteren Sattelkunststoff vorhanden sein.

Sind Gestaltung und Passgenauigkeit von Primär- und Sekundärteilen befriedigend, sollte eine nochmalige Kontrolle der registrierten Kieferrelation und der Modellmontage vorgenommen werden (Registratkontrolle). Dies kann über einen auf den Sattelanteilen angebrachten Wall aus Kunststoff oder extra hartem Wachs geschehen, auf dem die Übereinstimmung der Okklusion im Patienten und im Artikulator überpüft wird. Ggf. muss erneut registriert werden und die Modelle müssen neu montiert werden.

Liegt eine ein- oder beidseitige Freiendprothese vor, so kann, nach entsprechender Vorbereitung der Sättel des Modellgussgerüsts, eine Altered-cast-Abformung durchgeführt und ein entsprechendes Sekundärmodell hergestellt werden (s. Kap. 33.12). Dann werden die Zähne in Wachs auf das Modellgussgerüst aufgestellt.

Nach der Wachsanprobe am Patienten, bei der statische und dynamische Okklusion, Ästhetik und Phonetik kontrolliert werden, erfolgt die Fertigstellung in Kunststoff. Bei der Anprobe der fertigen Arbeit werden

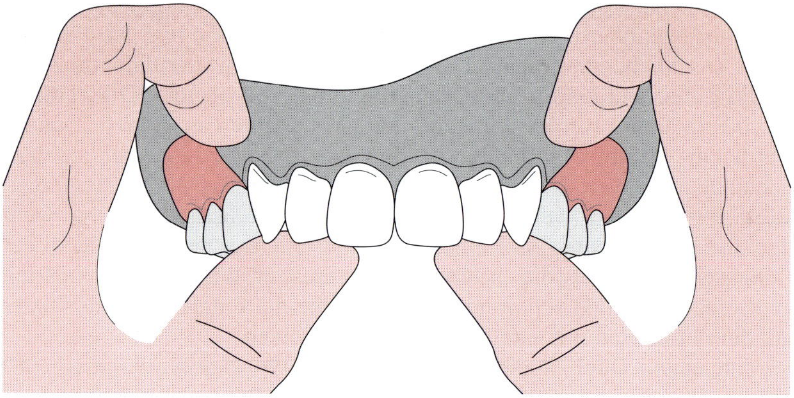



**Abb. 34-18** Beim Abnehmen einer über Präzisionsgeschiebe verankerten Teilprothese sollte der Patient die Pfeilerzahnkronen mit zwei Fingern (evtl. den Daumen) okklusal bzw. inzisal gegen den Abzug sichern.

neben den o. g. Punkten die Retention und die parodontalfreundliche Gestaltung der Gerüstteile überprüft und ggf. angepasst. Nach Zementierung der Primärteile wird der Patient entsprechend der bei Modellgussprothetik gegebenen Hinweise instruiert (Kap. 33.15) und in ein Nachsorgeprogramm aufgenommen (vgl. Kap. 45).

Eine Besonderheit beinhaltet die Instruktion des Patienten zum Ein- und Ausgliedern der Teilprothese, da es aufgrund der extrakoronalen Lage der Geschiebe bei ungeschickter Handhabung zu extremen Hebelkräften kommen kann, die Retentionsverluste und Pfeilerzahnfrakturen zur Folge haben können. Beim Abnehmen der Teilprothese sollte der Patient daher die distalen Prothesensättel pfeilerzahnnah mit zwei Fingern beidseits gleichmäßig senkrecht abziehen und dabei gleichzeitig die Pfeilerzahnkronen mit zwei weiteren Fingern (evtl. den Daumen) okklusal bzw. inzisal gegen den Abzug sichern (Abb. 34-18).

Vor allem bei langen Freiendsätteln mit einem anterioren Kronenblock kann so die Gefahr eines Retentionsverlustes der endständigen Pfeilerzahnkrone vermindert werden. Beim Eingliedern der Arbeit sollte der Patient die Teilprothese direkt auf den Geschieben (und nicht auf den distalen Sätteln) bis in ihre Endposition fügen. Keinesfalls darf er die Teilprothese nur leicht aufsetzen und dann durch Zubeißen in ihre Endlage bringen. Nach entsprechender Instruktion sollte der Patient das Ein- und Ausgliedern vor einem Spiegel unter Anleitung üben.

## 34.7 Langzeitergebnisse mit geschiebeverankerten Teilprothesen

Generell liegt die durchschnittliche Funktionszeit von herausnehmbarem Zahnersatz mit 8 bis 10 Jahren (*Vermeulen* 1984) deutlich geringer als die von festsitzendem Brückenersatz, die bei etwa 20 Jahren liegt (*Kerschbaum*

2004). Langzeitergebnisse aus kontrollierten und randomisierten klinischen Studien zu Teilprothesen, die über Präzisionsgeschiebe (Attachments) und andere Verbindungselemente verankert sind, liegen bisher ebenso wenig vor wie Metaanalysen von klinischen Studien mit diesem Therapiemittel. Vergleicht man allerdings die publizierten Überlebensraten von über Geschiebe verankerten Teilprothesen mit denen von über Gussklammern verankerten Prothesen, so ergeben sich bezüglich der Überlebensraten keine klinisch relevanten Unterschiede zwischen den Verbindungselementen.

So kamen *Vermeulen* (1984) und *Vermeulen* et al. (1996) in einer Nachuntersuchung an Patienten, die mit unterschiedlichen Formen von herausnehmbarem Zahnersatz versorgt waren, zu folgenden Ergebnissen: Im Oberkiefer mussten nach fünf Jahren bei 25 % und nach zehn Jahren bei 55 % restaurative Maßnahmen durchgeführt werden. Für den Unterkiefer lauteten die entsprechenden Zahlen 35 % bzw. 60 %. Nach acht Jahren waren noch 50 % der geschiebeverankerten Teilprothesen in situ, wobei Freiendprothesen eine kürzere Halbwertszeit aufwiesen. Damit hatten präzisionsverankerte Teilprothesen eine kürzere Lebensdauer als gussklammerverankerte Teilprothesen, deren Halbwertszeit in dieser Studie erst nach 10 Jahren erreicht war. Frakturen und Korrekturen betrafen vor allem Freiendprothesen: Nach fünf Jahren wiesen 16 % der Prothesen Frakturen auf. Sättel mussten bei Freiendprothesen im Unterkiefer in 71 % (nach 5 Jahren) bzw. 90 % (nach 10 Jahren), im Oberkiefer in 64 % (nach 10 Jahren) korrigiert werden. In fünf Prozent der Fälle wurden die angefertigten Prothesen nicht getragen, wobei zwischen Ober- und Unterkiefer keine Unterschiede bestanden. Hinsichtlich Knochenabbau und Zunahme der Beweglichkeit hatten Pfeilerzähne eine signifikant schlechtere Prognose als homologe, kontralaterale Nichtpfeilerzähne.



Auch in einer retrospektiven, longitudinalen Analyse fanden *Kerschbaum* und *Mühlenbein* (1987) bezüglich der Überlebensraten von herausnehmbaren Prothesen von privatversicherten Patienten keine Unterschiede zwischen mit Gussklammern und mit Geschieben verankertem Zahnersatz. Die Beobachtungszeit betrug 8 bis 9 Jahre.

In einer Nachuntersuchung von 53 über T-Geschiebe verankerte Teilprothesen (mittlere Beobachtungszeit 6,7 Jahre, Zeitspanne der Tragezeit 2 Monate bis 25 Jahre) betrug die Misserfolgsrate nach 5 Jahren 25,7 %, nach 10 Jahren 29,0 % und nach 15 Jahren Beobachtungszeit 53,3 % (*Öwall* 1991, 1995). Diese außergewöhnlich guten Ergebnisse lassen sich möglicherweise mit einem guten Nachsorgeprogramm und der doch relativ kleinen Fallzahl von Teilprothesen mit langer Beobachtungszeit erklären.

In einer retrospektiven Untersuchung an 112 Patienten mit 130 kombiniert festsitzend-herausnehmbaren Restaurationen (mittlerer Beobachtungszeitraum: 6 Jahre) lag die errechnete Erfolgsrate bei insgesamt 61,5 % (*Studer* et al. 1998). Biologische Misserfolge waren mehr als dreimal so häufig wie technische Fehler, dabei ragten Pfeilerzahnfrakturen als dominierender Einzelfaktor heraus (29 Fälle). Ein signifikanter Unterschied in den Überlebensraten bestand in der Art der verwendeten Geschiebe. In der Gruppe sehr starrer Geschiebe (n = 76) betrug die mit der *Kaplan-Meier*-Methode berechnete 8-Jahres-Überlebensrate nur 30,1 %, während sie bei Verwendung weniger starrer Geschiebe (n = 54, Geschiebe individuell gefräst oder mit Plastikeinsätzen) nach dieser Zeit

93,1 % betrug. Zu der Gruppe der weniger starren Geschiebe gehörten allerdings auch Adhäsivattachments, wodurch erklärbar ist, dass in dieser Gruppe deutlich weniger Pfeilerzahnfrakturen auftraten als in der starren Gruppe mit ausschließlich Kronenpfeilern. Leider wurde die Anzahl der Adhäsivattachments in dieser Studie nicht angegeben.

Über klinische Langzeitbefunde von Steg-Gelenk-Prothesen berichteten zusammenfassend *Dolder* und *Wirz* (1982). Sie kamen zu der Schlussfolgerung, dass durch die Eingliederung einer Steg-Gelenk-Prothese die Inkorporation einer Totalprothese um zehn und mehr Jahre hinausgezögert werden kann.



Zusammenfassend lässt sich feststellen, dass es bislang keinen Nachweis dafür gibt, dass präzisionsverankerter Zahnersatz hinsichtlich der Lebensdauer klammerverankertem Zahnersatz überlegen ist. Verglichen mit klammerverankerten Teilprothesen liegen die Vorteile von präzisionsverankertem Zahnersatz insbesondere in der besseren Ästhetik und in dem höheren Patientenkomfort.

In einer multizentrischen Studie an 215 Patienten, an der 14 prothetische Abteilungen deutscher Universitäten beteiligt sind (*Walter* et al. 2001), werden über Mini-SG-Geschiebe verankerte Teilprothesen zur Versorgung beidseitig verkürzter Zahnreihen verglichen mit der Nichtversorgung bei fehlenden Molaren (Therapiekonzept der verkürzten Zahnreihe; *Käyser* 1994). Nach drei Jahren Beobachtungszeit waren weder bezüglich der Extraktionsraten noch bezüglich der Lebensqualität signifikante Unterschiede zwischen diesen beiden Versorgungsformen nachweisbar (*Walter* et al. 2010; *Wolfart* et al. 2009).

# Literatur

Dolder E.: Steg-Prothetik. 4. Auflage. Hüthig, Heidelberg 1974.

Dolder E., Wirz J.: Die Steg-Gelenk-Prothese. Quintessenz, Berlin 1982.

Gemeinsamer Bundesausschuss: Richtlinie des Gemeinsamen Bundesausschusses zur Bestimmung der Befunde und der Regelversorgungsleistungen, für die Festzuschüsse nach §§ 55, 56 SGB V zu gewähren sind (Festzuschuss-Richtlinie). Siegburg 2009. Aktuelle Version abrufbar unter http://www.kzbv.de.

Graber G.: Partielle Prothetik. Farbatlanten der Zahnmedizin. Band 3. 2. Auflage. Thieme, Stuttgart 1992.

Kassenzahnärztliche Bundesvereinigung: KZBV Jahrbuch 2004. Statistische Basisdaten zur vertragszahnärztlichen Versorgung. KZBV, Köln 2004.

Käyser A.F.: Limited treatment goals – shortened dental arches. Periodontol 2000 1994;4: 7-14.

Kerschbaum Th., Mühlenbein F.: Longitudinale Analyse von herausnehmbarem Zahnersatz privatversicherter Patienten. Dtsch Zahnärztl Z 1987;42:352-357.

Kerschbaum Th.: Langzeitüberlebensdauer von Zahnersatz. Eine Übersicht. Quintessenz 2004;55:1113-1126.

Koeck B., Grüner M., Werner B.E.: Vergleichende Untersuchung einiger vorgefertigter Verbindungselemente bei paraxialer Belastung. Dtsch Zahnärztl Z 1993;48:622-624.

Körber K.H.: Dynamischer Mechanismus von Parodontium und Gewebsstrukturen unter herausnehmbarem Zahnersatz. Dtsch Zahnärztl Z 1983;38:975-985.

Ludwig K., Kresse T., Kern M.: In-vitro-Untersuchung zum Verschleißverhalten extrakoronaler Geschiebe mit und ohne Schubverteiler. Dtsch Zahnärztl Z 2003;58:597-600.

Öwall B.: Precision attachment-retained-removable partial dentures: Part I. Technical long-term study. Int J Prosthodont 1991;4:249-257.

Öwall B.: Precision attachment-retained-removable partial dentures: Part II. Technical long-term study of all attachments. Int J Prosthodont 1995;8:21-28.

Studer S.P., Mäder C., Stahel W., Schärer P.: A retrospective study of combined fixed-removable reconstructions with their analysis of failures. J Oral Rehabil 1998;25:513-526.

Vermeulen A.H.: Een decennium evaluatie van partiële prothesen. Med. Habil., Nijmegen 1984.

Vermeulen A.H., Keltjens H.M., van't Hof M.A., Käyser A.F.: Ten-year evaluation of removable partial dentures: Survival rates based on retreatment, not wearing and replacement. J Prosthet Dent 1996;76:267-272.

Walter M.H., Weber A., Marre B., Gitt I., Gerss J., Hannak W., Hartmann S., Heydecke G., Huppertz J. et al.: The randomized shortened dental arch study: Tooth loss. J Dent Res 2010; 89:818-822.

Walter M., Böning K., Butz F., Hannak W., Kern M., Köpcke W., Luthard R.G., Marré B., Mundt T. et al.: The randomized multicenter study of prosthetic treatment options of the shortened dental arch. In: Merker N., Göpfert P., Kirch W. (Hrsg). Roderer Verlag, Regensburg 2001.

Wichmann M., Kuntze W.: Wear behavior of precision attachments. Int J Prosthodont 1999; 12:409-414.

Wolfart S., Heydecke G., Luthardt R.G., Gerss J., Busche E., Boening K., Eschbach S., Aggstaller H., Freesmeyer W.B. et al.: The German shortened dental arch study: quality of life. J Dent Res 2009;88:Abstr No 1716.



# Weiterführende Literatur

Körber K.: Zahnärztliche Prothetik. 4. Auflage. Thieme, Stuttgart 1995.

Marxkors R. (Hrsg.): Lehrbuch der zahnärztlichen Prothetik, 5. Auflage. Deutscher Zahnärzteverlag, Köln 2009.

Pospiech P.: Die prophylaktisch orientierte Versorgung mit Teilprothesen, 1. Auflage. Thieme, Stuttgart 2001.

# 35 Geschiebeprothetik: Doppelkronensysteme – Einführung

## 35.1 Einleitung



Doppelkronen bestehen prinzipiell aus einer inneren Krone (auch Primärkrone oder Innenanker genannt), die auf dem Pfeilerzahn festzementiert wird, und einer Außenkrone (auch Sekundärkrone oder Außenanker genannt), an der der (in der Regel) abnehmbare Teil des Zahnersatzes verankert ist. Doppelkronen gelten schon seit langem als bewährte Verankerungselemente in der zahnärztlichen Prothetik. Sie werden in erster Linie zur Befestigung von abnehmbaren Teilprothesen und abnehmbaren Brücken verwendet, können aber in seltenen Fällen auch zum Ausgleich von Pfeilerzahndivergenzen bei festsitzenden Brücken indiziert sein (vgl. Kap. 23.4.2).

Doppelkronen erfreuen sich vor allem im deutschsprachigen Raum und in Japan großer Beliebtheit (*Öwall* et al. 1995). So waren im Jahre 2003 mehr als die Hälfte der in Deutschland eingegliederten Teilprothesen über Doppelkronen verankert und drei Viertel aller eingesetzten Präzisionsverankerungselemente waren Doppelkronen (*Kassenzahnärztliche Bundesvereinigung* 2004). Inzwischen gehören im Rahmen der gesetzlichen Krankenversicherung (GKV) jedoch nur noch Doppelkronen auf Eckzähnen und den ersten Prämolaren zu den bezuschussten Präzisionsverbindungselementen für Teilprothesen. Zusätzlich werden Doppelkronen bezuschusst, wenn nur noch ein Restzahnbestand von bis zu drei Zähnen besteht und entweder eine parodontal abgestützte Prothese mit einer Modellgussbasis oder eine Cover-Denture-Prothese (Hybridprothese mit geschlossener Gestaltung) angefertigt wird. Aufgrund dieser Beschränkungen in der Bezuschussung dürfte in den letzten Jahren die Anwendung von Doppelkronen deutlich zu Gunsten von Gussklammern zurückgegangen sein, da letztere für die anderen Fälle die Regelversorgung darstellen. Genauere Zahlen hierzu sind aber nicht mehr verfügbar, da seit 2005 in der GKV nur noch die Befunde nach dem befundkostenorientierten Festkostenzuschuss-System erfasst werden, nicht aber die tatsächlich eingegliederten prothetischen Therapiemittel (*Gemeinsamer Bundesausschuss* 2009).

In anderen Ländern, so z. B. auch in Nordamerika, stellen hingegen über Gussklammern verankerte Teilprothesen schon seit langem die Standardversorgung dar und Doppelkronen werden nur selten zur Verankerung von Teilprothesen herangezogen (*Burns* et al. 1989). Dies erklärt vielleicht, warum in aktuellen angloamerikanischen Prothetiklehrbüchern in der Regel Doppelkronen als Verankerungsmöglichkeit keine Erwähnung finden (*McGivney* und *Castleberry* 1995; *Rosenstiel* et al. 2006; *Phoenix* et al. 2008). Nach *Körber* (1988) können Doppelkronen prinzipiell nach dem Kronenanteil, ihrer Form oder ihrem Haftmechanismus unterschie-

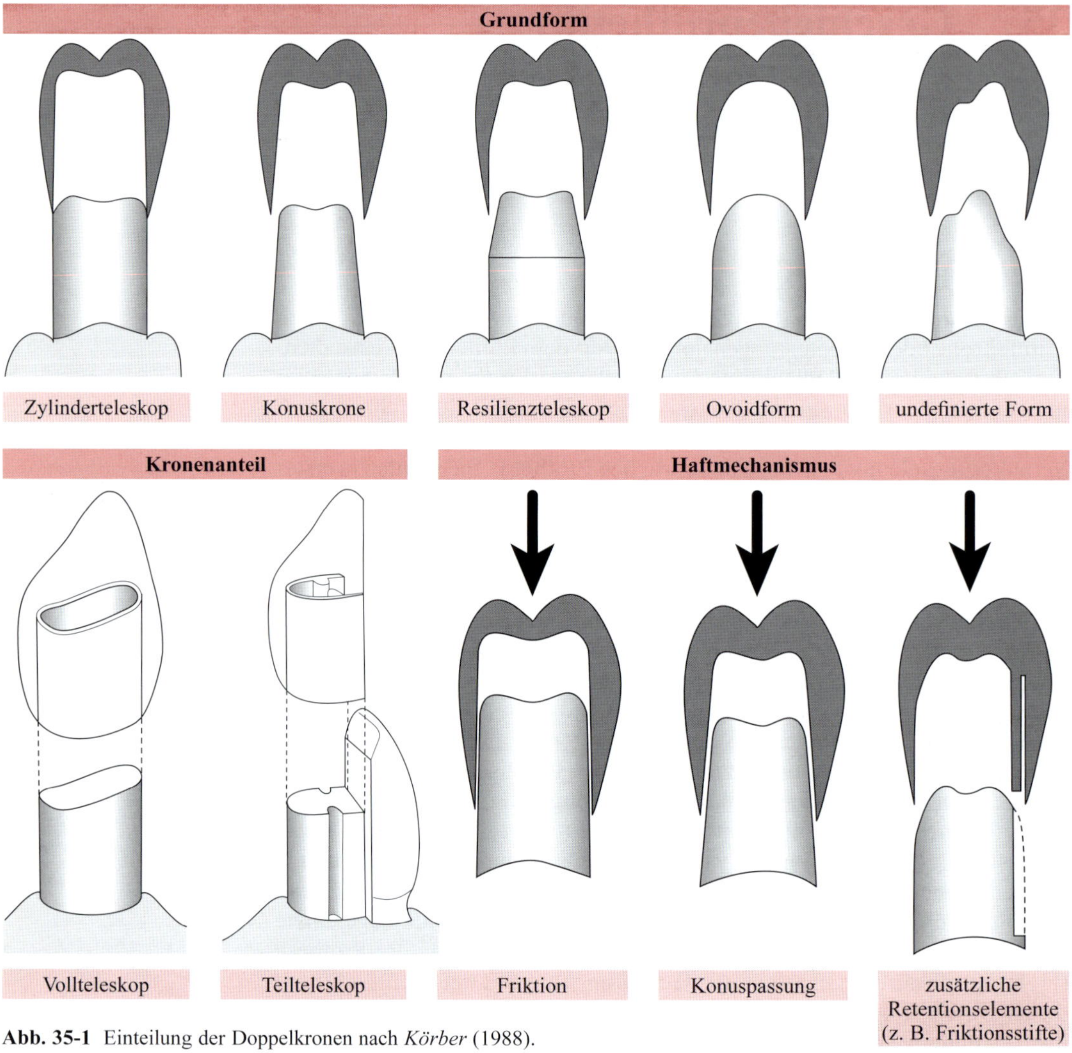


**Abb. 35-1** Einteilung der Doppelkronen nach *Körber* (1988).

den werden (Abb. 35-1). Doppelkronensysteme haben gegenüber anderen Verankerungselementen vor allem Vorteile hinsichtlich Funktionalität und Praktikabilität, während ihre ästhetische Wirkung oftmals unzureichend ist (*Freesmeyer* 1987).

## 35.2 Vor- und Nachteile von Doppelkronen

Hauptvorteile der Doppelkronen gegenüber Gussklammern und vielen vorgefertigten Präzisionsverankerungselementen sind die streng körperliche Fassung der Pfeilerzähne sowie die Integrierung von Stütz-, Halte-,

Führungs-, Kippmeider- und Schubverteilungsfunktion in einem einzigen Konstruktionselement (*Freesmeyer* 1987; *Körber* 1988; *Kern* 1999). Dadurch, dass keine zusätzlichen Elemente diese Funktionen übernehmen müssen, sind sowohl Planung als auch Herstellung von mit Doppelkronen verankertem Zahnersatz im Vergleich zu anderen Arten des herausnehmbaren Zahnersatzes vereinfacht. Bei gussklammerverankertem Zahnersatz zum Beispiel müssen viele der o. g. Funktionen durch die richtige Planung und Ausführung der Klammern erzielt werden (vgl. Kap. 31 und 32); herkömmliche extrakoronale Geschiebe benötigen eine zusätzliche Umlauffräsung, um eine ausreichende Stütz- und Führungsfunktion zu gewährleisten (vgl. Kapitel 33.3). Passgenaue Doppelkronen hingegen erfüllen diese Funktionen optimal.

Ein praktischer Vorteil von Doppelkronen besteht darin, dass durch die unbedingte Abnehmbarkeit des gesamten Zahnersatzes die häusliche Mund- und Prothesenhygiene erleichtert wird. Die erleichterte Hygiene kann vor allem bei behinderten oder älteren geriatrischen Patienten der entscheidende Aspekt für die Anwendung von Doppelkronen sein (*Stark* und *Kern* 2002).



Unter wirtschaftlichen Gesichtspunkten ist die gute Erweiterbarkeit bzw. Umarbeitbarkeit des Zahnersatzes nach Verlust eines oder mehrerer Pfeilerzähne zu erwähnen. Im Gegensatz zu gussklammer- oder geschiebeverankertem Zahnersatz kann nach der notwendigen Extraktion eines Pfeilerzahns die Außenkrone des abnehmbaren Teils direkt am Patientenstuhl mit Kunststoff aufgefüllt und die Arbeit anschließend wieder eingegliedert werden. Die anderen erwähnten Teilprothesen benötigen demgegenüber in der Regel eine aufwändigere Umarbeitung im zahntechnischen Labor.

Hauptnachteile von Doppelkronen sind die kaum vermeidbare Überkonturierung der Pfeilerzähne und ihre damit verbundene unbefriedigende ästhetische Wirkung (*Freesmeyer* 1987). Fertigungstechniken, die eine minimale Schichtstärke der Innenkronen und eine Vollverblendung der Außenkronen ohne breite Metallränder nutzen, haben zu einer ästhetischen Verbesserung von Doppelkronen beigetragen (*Kern* und *Woerner* 1991, *Körber* und *Johnke* 1992, *Kern* 1999).

Die unbedingte Abnehmbarkeit des gesamten Zahnersatzes für die Mundhygiene kann für den Patienten eine psychische Belastung darstellen. Der direkte Anblick der Innenkronen nach Abnahme der Prothese kann sowohl bei dem Patienten selbst als auch bei anderen Personen (z. B. Lebenspartner, Kinder) unangenehme Empfindungen auslösen.

## 35.3 Zylinderteleskope

Zylindrische parallelwandige Hülsenkronen wurden erstmals 1886 von *Starr* für abnehmbare Brücken beschrieben. Vor allem *Häupl* und *Reichborn-Kjennerud* (1929) und *Böttger* (1961) entwickelten diese Verankerungselemente für die Anwendung in der Teilprothetik entscheidend weiter.

Zylinderteleskope ermöglichen im Gegensatz zu Konuskronen eine resiliente Abstützung des Zahnersatzes. In Fällen, wo eine solche bei vi-

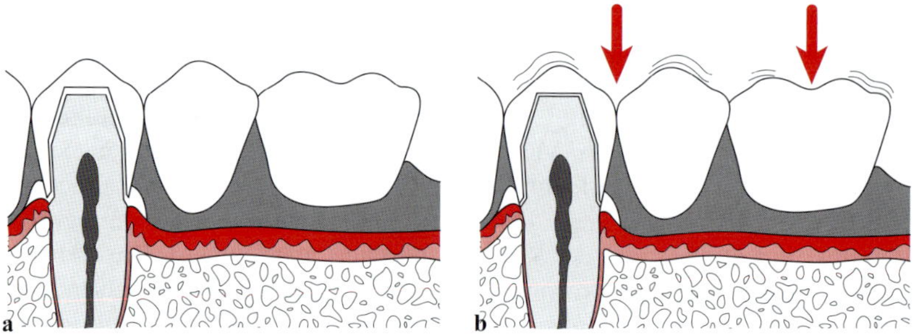


**Abb. 35-2** Resilienzteleskop als Sonderform des Zylinderteleskops. **a** unbelastet; **b** okklusal belastet.



talen Pfeilerzähnen erwünscht ist, können daher sog. Resilienzteleskope verwendet werden (*Hofmann* und *Ludwig* 1973). Es handelt sich hierbei um modifizierte Zylinderteleskope mit Spielpassung und okklusalem Resilienzspielraum zwischen Innen- und Außenkrone (Abb. 35-2a und b).

Die Indikation von resilient verankertem Zahnersatz ist heute umstritten. Es zeigte sich, dass der eingearbeitete Resilienzspielraum aufgrund der Einlagerung der Prothese in der Regel verloren geht, während der Retentionswert dieser Teleskope gering ist. Aus diesem Grunde werden Resilienzteleskope von den Autoren nicht angewendet. Es existieren jedoch keine randomisierten klinischen Studien, die die starre und resiliente Lagerung miteinander verglichen hätten. Daher steht der wissenschaftliche Beweis bis heute noch aus, ob die Art der Lagerung den klinischen Erfolg überhaupt beeinflusst.

Die hauptsächlichen Nachteile der Zylinderteleskope liegen in der schwierig einstellbaren Friktion, die bei kleinsten Ungenauigkeiten in der zahntechnischen Herstellung zwischen Spiel-, Press- oder Übergangspassung schwankt (*Körber* 1988). Technisch erscheint es unmöglich, dass ein Teleskop beim Einsetzen und Herausnehmen gut gleitet, in der Endlage aber gut haftet, um sich dann beim notwendigen Abnehmen wieder leicht lösen zu lassen. Die praktische Erfahrung zeigt aber, dass passgenaue, korrekt eingestellte Zylinderteleskope trotzdem klinisch langfristig funktionieren. Erklärt werden kann dies u. a. durch Verkantungsphänomene, die schon bei geringen Prothesenbewegungen auftreten und umso stärker sind, je mehr teleskopierende Anker vorhanden sind. Beim Abnehmen einer Teleskop-Prothese muss der Patient daher gefühlvoll alternierend im Bereich der verschiedenen Doppelkronen an der Prothese im Sinne einer „slide and slip"-Bewegung ziehen. Da diese Verkantungsphänomene auch beim Einsetzen der Teilprothesen auftreten, müssen die Patienten eine höhere manuelle Geschicklichkeit aufweisen als bei konisch gestalteten Doppelkronen (*Körber* 1968; *Körber* 1988). Durch den langen Führungsweg während der Ein- und Ausgliederung von Zylinderteleskopen ist zudem theoretisch mit einer höheren Materialabnutzung und damit einem höheren Haftkraftverlust zu rechnen als bei anderen Doppelkronenarten. Allerdings zeigen Laboruntersuchungen, dass Zylinderteleskope nicht in jedem Fall schneller ihre Haftkraft verlieren als z. B. Konuskronen (*Geginat* 1978;

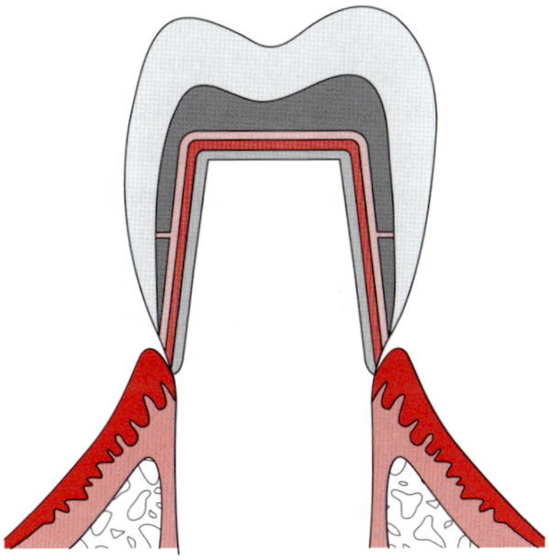

**Abb. 35-3** Galvanoteleskop. Die Außenkrone besteht aus einem in ein Sekundärgerüst eingeklebtes Galvanokäppchen.



*Ohkawa* et al. 1990). Aufgrund der technischen Schwierigkeiten bei der exakten Einstellung der Haftkraft von Zylinderteleskopen scheint deren Funktionsfähigkeit stärker vom handwerklichen Geschick und der Erfahrung des jeweiligen Zahntechnikers abhängig zu sein als bei anderen Doppelkronensystemen.

## 35.4 Galvanoteleskope

Eine innovative Entwicklung stellen die sog. Galvanoteleskope dar, bei denen nach Herstellung des Innenteleskops ein Feingoldkäppchen mit Hilfe der Galvanotechnik direkt auf die Innenkrone aufgalvanisiert wird (*Diedrichs* und *Rosenhain* 1991; *Wirz* und *Hoffmann* 1999). Das dünne und relativ weiche Galvanokäppchen muss durch Einkleben in ein Sekundärgerüst aus NEM- oder extraharter EM-Legierung stabilisiert werden und stellt daher eine Art intermediäre Krone dar (Abb. 35-3). Wichtig ist, dass das Galvanokäppchen vollständig zirkulär und bis in den Randbereich vom Sekundärgerüst gefasst ist, da sich nicht gefasste Anteile des Käppchens unter den intraoralen Belastungen deformieren und zum Abplatzen von Verblendungen und zum Funktionsverlust des Galvanoteleskops führen können. Von einer von anderen Autoren empfohlenen labialen Fensterung des Sekundärgerüstes (*Weigl* 1999) wird daher ausdrücklich abgeraten. Als Abflussrillen für den Kleber werden lediglich dünne horizontale Schlitze in dem Sekundärgerüst angelegt.

Die Passgenauigkeit derartiger Galvanokäppchen ist deutlich besser als die von gegossenen Außenkronen. Dadurch entfällt das bei gusstechnisch hergestellten Zylinderteleskopen erforderliche schwierige und zeitaufwendige Einstellen der Haftung. Die mit weichem Feingold belegten Haftflächen der Galvano-Teleskope führen zu einem sanften Gleiten beim Lösen und Fügen der Teilprothesen.

Durch die Verklebung der Galvanokäppchen mit der Sekundärkonstruktion kann auf Gerüst-Lötungen verzichtet werden und herstellungsbedingte Spannungen zwischen den Doppelkronen werden vermieden. Besonders im Bereich der Implantatprothetik (vgl. Kap. 43.4) kann durch intraorale Verklebung der Galvanokäppchen ein spannungsfreier Sitz der gesamten Restauration erreicht werden (sog. „Passive Fit"). Im Gegensatz zu den Primärteilen für Zähne, die parallele Wände aufweisen können, müssen die Primärteile für Implantate mit 1-2° leicht konisch gestaltet werden, da auf dem Modell parallel gefräste Primärteile aufgrund von Abform- und Modellfehlern im Munde häufig leicht disparallel wären. Bei zahngetragenen Galvanoteleskopen führen solche kleinen Ungenauigkeiten – die im Übrigen auch bei anderen Doppelkronensystemen auftreten – zwar zu initialen Spannungen, die aber durch Adaptationsvorgänge im Parodontium innerhalb weniger Tage ausgeglichen werden.

Galvanoteleskope werden in Kombination mit herkömmlichen metallischen Innenkronen verwendet, können aber auch mit vollkeramischen Primärkronen kombiniert werden; und auch eine konische Gestaltung der Innenkronen scheint möglich (*Weigl* et al. 1996). Für konische Primärkronen (s. u.) wurde die Kombination von Glaskeramik für den Innenkonus und Galvanofeingold für den Außenkonus als besonders geeignet angesehen (*Weigl* et al. 1996).



Der Nachteil der galvanischen Doppelkronen liegt in ihrem nochmals erhöhten Platzbedarf, der durch das 0,2 mm dicke intermediäre Galvanokäppchen bedingt ist.

# 35.5 Konuskronen

Aufgrund der vielfältigen praktischen und technischen Probleme von parallelwandigen Zylinderteleskopen wurden von *K.-H. Körber* im Jahre 1968 konische Doppelkronen eingeführt. Ihre Hauptvorteile liegen in einer gut bestimmbaren Haftkraft der Anker, einer geringen Abnutzung der Haftflächen und einer leichten Handhabung für den Patienten (*Körber* 1988). Die Haftkraft von Konuskronen ist bei Verwendung einer bestimmten Legierung in erster Linie durch den Konuswinkel definiert. Unter dem Konuswinkel versteht man die Hälfte des Kegelwinkels, der sich aus den zwei einander gegenüber liegenden konischen Wänden ergibt (Abb. 35-4). Bei hochgoldhaltigen Legierungen wird der Sollwert der Haftkraft von ca. 5 bis 10 N bei einem Konuswinkel von ca. 5 bis 6 Grad erreicht (*Lenz* 1983, *Körber* 1988) (Abb. 35-5).

Dadurch, dass sich Primär- und Sekundärkrone beim Lösen nahezu ohne Reibung voneinander trennen, sind die Reibungsphänomene der Kronen zwischeneinander sowie Verkantungseffekte minimiert. Das Verhältnis von Löse- zu Fügekraft (L/F) bei einem bestimmten Konuswinkel wird in erster Linie von dem dimensionslosen legierungsspezifischen Haftkoeffizienten $\mu 0$ und der Wandstärke der Außenkrone bestimmt, während die Größe der Kontaktfläche nur einen geringen Einfluss hat (*Stenzel* et al. 1980; *Lenz* 1982, 1983). Das Verhältnis L/F beträgt für Restaurationen von klinisch relevanter Dimensionierung etwa 1:3. Praktisch folgt hieraus, dass eine Konuskronenrekonstruktion nur dann ausreichend halten kann, wenn sie zuvor mit einer ausreichenden Fügekraft eingesetzt wurde. Diese Erkenntnis

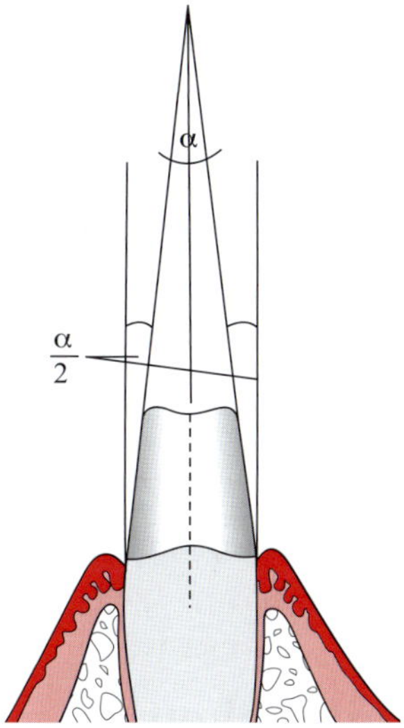


**Abb. 35-4** Konuswinkel α/2 als Hälfte des Kegelwinkels.

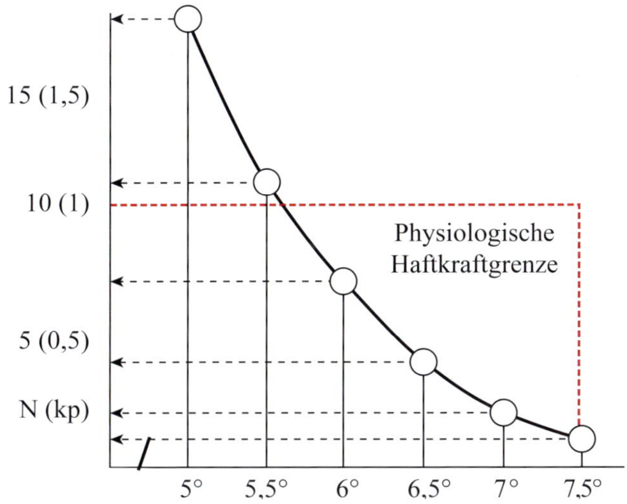


**Abb. 35-5** Abhängigkeit der Haftkraft von Konuskronen vom Konuswinkel α/2 bei hochgoldhaltigen Legierungen (nach *Körber* 1988).



ist vor allem bei Konuskronen im Oberkieferfrontzahnbereich wichtig, bei denen nur durch ein festes Andrücken der Konuskronen-Prothese mit der Hand eine ausreichende Haftung gewährleistet ist, da die Kaukräfte hier in der Regel nicht axial wirken.

Ein weiterer Vorteil der Konuskrone besteht darin, dass bei einem geringen okklusalen Freiraum zwischen Primär- und Sekundärkrone die Haftkraft durch geringe herstellungsbedingte Ungenauigkeiten – im Gegensatz zum Zylinderteleskop – nicht beeinflusst wird. Dieser okklusale Freiraum beträgt bei richtiger Herstellungsweise 20–40 µm und ermöglicht eine Verkeilung der vertikalen Wände von Innen- und Außenkrone, ohne dass sich die horizontalen Flächen berühren. Durch die konische Gestaltung der vertikalen Wände findet die Verkeilung von Innen- und Außenkrone erst statt, wenn die Außenkrone ihre Endposition nahezu erreicht hat. Theoretisch ist die Materialabnutzung dadurch im Vergleich zum Zylinderteleskop verringert.

Trotzdem wurde gezeigt, dass auch die Haftkraft (= Lösekraft) von Konuskronen im Laufe einer längeren Tragezeit (bei gleicher Fügekraft) abnimmt (*Böttger* 1978; *Stenzel* et al. 1980). Wurde die Haftkraft aber anfänglich im oberen physiologischen Bereich eingestellt, dann ist diese Abnahme klinisch in der Regel unbedeutend.

Nachteile der Konuskronen sind, dass Langzeiterfahrungen nur mit hochgoldhaltigen Legierungen vorliegen und dass eine ästhetische Gestaltung der Kronenkontur und des zervikalen Abschlussrands schwierig ist.

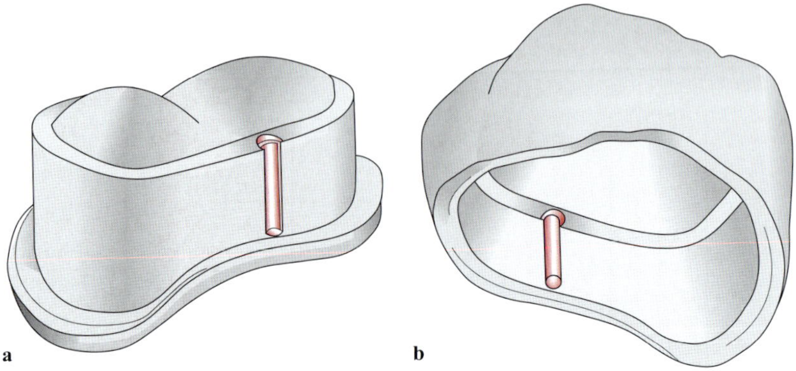


**Abb. 35-6** Doppelkronen mit Friktionsstiften. **a** Innenkrone mit Führungsrille; **b** Außenkrone mit geschlitztem Friktionsstift (Innenansicht).



## 35.6 Doppelkronen mit zusätzlichen Retentionselementen

Die Anwendung von Stiftchen zur Verbesserung der Friktion von parallelen Teleskopen ist schon seit längerer Zeit bekannt (*Böttger* 1961; *Böttger* und *Gründler* 1978). In Zusammenhang mit den Kostendämpfungsgesetzen in den 1980er Jahren und der damit häufigeren Verwendung von Nichtedelmetallegierungen (NEM) auch für Doppelkronen gewann der Einsatz von Friktionsstiften zum Erreichen einer exakt einstellbaren Haftkraft von NEM-Doppelkronen vermehrt an Bedeutung (*Weber* et al. 1988; *Weber* 1989), denn aufgrund der spezifischen gusstechnischen Probleme der NEM-Legierungen und der erschwerten Kaltbearbeitung ist die Einstellung einer genauen Friktion erschwert und mehr zufallsbedingt (*Weber* et al. 1988; *Müller* 1990). Da die ausgeprägten Oxidschichten dieser Legierungen nach dem Guss entfernt werden müssen, ist die für den Halt von Konuskronen oder Zylinderteleskopen wichtige exakte Passung nur schwer erreichbar. Mittels der Funkenerosionstechnik ist es möglich, nach dem Aufpassen der Sekundärteile auf die Innenkronen ca. 0,7 bis 0,9 mm dicke parallele Kanäle in die Restauration zu erodieren, die als Rillen je zur Hälfte in der Außenwand der Innenkrone und der Innenwand der Außenkrone liegen. In die Rillen der Außenkronen werden dann entsprechend dimensionierte (evtl. geschlitzte) Friktionsstifte eingelötet (Abb. 35-6a und b). Vorteile ergeben sich dadurch für die Einstellbarkeit der Friktion und für die Dimensionierung der Innenkronen. Diese benötigen nur noch eine relativ kleine Fläche, die (im Approximalraum) parallel gestaltet werden muss. Dadurch können die übrigen Kronenanteile entsprechend der Form des Zahnstumpfs minimal dünn gestaltet werden.

Ein weiterer Vorteil, der sich durch die Verwendung von NEM-Legierungen ergibt, besteht darin, dass für die Doppelkronen und das Modellgussgerüst die gleiche Legierung verwendet werden kann.

Damit werden unerwünschte elektrochemische Vorgänge, die durch die Verwendung verschiedener Legierungen in der Mundhöhle verstärkt ablaufen können, minimiert.

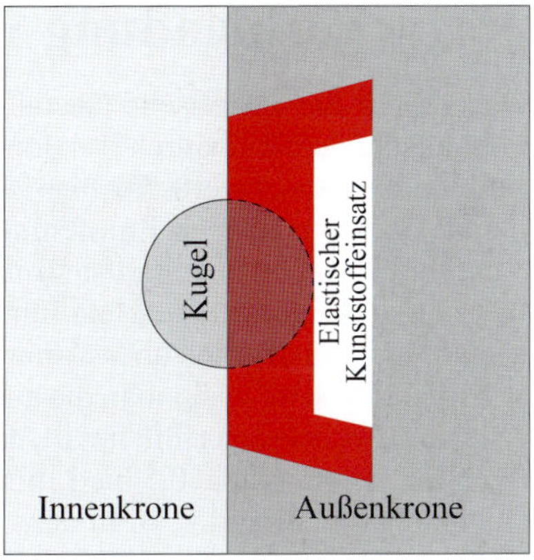


**Abb. 35-7** Funktionsprinzip der Retentionskügelchen.



Nachteile dieser Methode sind das technisch aufwendige Vorgehen und die noch fehlenden Langzeiterfahrungen. Bei Gestaltung der Kauflächen in NEM ist zudem die hohe Härte dieser Legierungen zu berücksichtigen.

Weitere Möglichkeiten zur Verbesserung der Retention von Doppelkronen bestehen in der Anwendung von Retentionselementen, die in Mulden an der Innenkrone einschnappen. Auch diese Methoden wurden schon früh für Zylinderteleskope (*Hofmann* und *Körber* 1961) und für Resilienzteleskope mit Spielpassung beschrieben (*Lehmann* 1971).

Ein modernes Beispiel hierfür stellen vorgefertigte Retentionselemente dar, bei denen z. B. federnd gelagerte Kügelchen in entsprechende Retentionskuhlen an den Innenkronen einschnappen (TK-Snap-System; Si-tec, D-Hagen, Abb. 35-7). Da diese Elemente konstruktionsbedingt alleine eine gute Retention liefern, können die Doppelkronen mit Spielpassung hergestellt werden. Dadurch kann das Sekundärgerüst mit den Außenkronen und den Verbindungselementen aus einer Legierung im Einstückguss hergestellt werden (*Lehmann* et al. 1996). Bei diesen sog. „Marburger Doppelkronen" kann auf Lötungen oder andere Verbindungstechniken zum Modellgussgerüst ganz verzichtet werden. Bei dieser Technik ist auch eine resiliente Lagerung der Prothese möglich, indem die Retentionskuhlen in Einschubrichtung oval gestaltet werden. Der Einrasteffekt derartig retentiv verankerter Teilprothesen hat für die Patienten den positiven Nebeneffekt, dass sie beim Einsetzen der Teilprothese das Einschnappen der Elemente spüren, was als angenehm empfunden wird und in der Regel ein Gefühl der Sicherheit gibt. Solche Elemente können auch nachträglich eingebaut werden und so die Funktionstüchtigkeit von Doppelkronenprothesen mit verloren gegangener Retention wiederherstellen.

## 35.7 Verblendung von Doppelkronen

Generell ist die ästhetische Gestaltung von Doppelkronen aufgrund ihrer Gesamtschichtstärke durch das doppelte Kronengerüst und die zusätzliche Verblendung erschwert. *Körber* (1988) gab für die Gestaltung von verblendeten Konuskronen Empfehlungen, deren Hauptmerkmal die labiale Ausführung der Kronengerüste mit minimaler Schichtstärke ist (Abb. 35-8a). Durch die geforderte Metallumfassung des Innenkonus ergibt sich ein Metallrand von deutlich über 1 mm Gesamtbreite. Ein so breiter Metallrand wird sichtbar sein, wenn man die aus parodontalprophylaktischen Gründen erhobene Forderung erfüllen will, dass der Kronenrand im ästhetisch wichtigen Bereich maximal 0,5 bis 1 mm subgingival angelegt werden darf. Ein sichtbarer Metallrand z. B. in der Oberkieferfront kann nicht befriedigen. Daher sollten verblendete Doppelkronen in einem modifizierten Design (Abb. 35-8b) hergestellt werden (*Kern* und *Woerner* 1991), das in der nachfolgenden Aufzählung für Konuskronen zusammengefasst ist, aber auch für andere Doppelkronenarten entsprechend verwendet werden kann.



Merkmale verblendeter Konuskronen nach *Körber* (1988) (Abb. 35-8a):

- vertikale Randumfassung des Innenkonus von ca. 1 bis 1,5 mm
- labialer Abschnitt nur als Folienbedeckung des Stumpfes in Mindestgussstärke von 0,25 mm
- deutliche Wiedergabe einer Hohlkehlung im Innenkonus
- Konuswinkel verkleinert im Bereich 4–5° je nach Flächenverlust
- Orale Umfassung bildet mit der labialen Unterhälfte den vorgegebenen Konuswinkel.
- Den größten Haftflächenanteil liefern die Approximalflächen.

Merkmale von Konuskronen mit optimierter Ästhetik (Abb. 35-8b):

- Stufenpräparation oder ausgeprägte Hohlkehlpräparation (labial 1,0 bis 1,2 mm)
- Innenkonus labial mit nachgefräster Stufe ohne Randumfassung
- verkleinerter Konuswinkel im Bereich von 4°
- Anwendung mechano-chemischer Verbundsysteme für die Verblendung der Außenkrone (Verzicht auf Makroretentionen in ästhetisch wichtigen Bereichen)
- Vollverblendung von Front- und Seitenzähnen mit Komposit-Verblendkunststoffen

Die auf diese Weise gestalteten Konuskronen weisen einen insgesamt ca. 0,5 bis 0,6 mm breiten Metallrand auf. Dieser lässt sich in ästhetisch wichtigen Bereichen subgingival „verstecken“. Es wurde gezeigt, dass der Randschluss solcher Innenkronen klinisch besser als 50 µm sein kann, obwohl es sich um gegossene Restaurationen auf einer Stufenpräparation handelt, für die im Allgemeinen eine Abschrägung der Stufe gefordert wird (*Kern* et al. 1993).

Somit scheint die klinische Passgenauigkeit dieser modifizierten Innenkonuskronen kein Problem darzustellen. Die Vollverblendung von Konuskronen, d. h. der Verzicht auf eine Schneidekantenumfassung zum Schutz des Kunststoffs und stattdessen eine Kauflächengestaltung

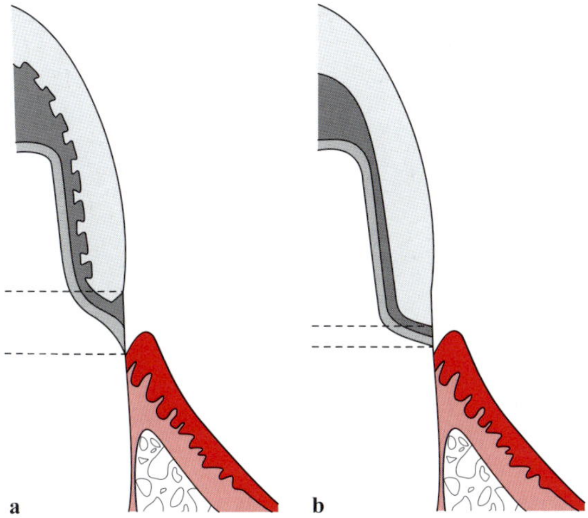

**Abb. 35-8** Verblendete Konuskronen. **a** nach *Körber;* **b** modifiziertes Design.



in Kunststoff, erscheint durch die Entwicklung hochabrasionsfester Verblendungskunststoffe auf Kompositbasis möglich. Deren Abrasionswerte sind deutlich geringer als die der frühen PMMA-Verblendkunststoffe und liegen teilweise schon in der Größenordnung von Zahnschmelz (*Kern* et al. 1999; *Mehl* et al. 2007). Wie die Prothesenzähne aus Kunststoff, so erreichen aber die meisten Verblendkunststoffe noch nicht die Abrasionsfestigkeit von Zahnschmelz (*Ghazal* et al. 2008).

Die Verwendung mechano-chemischer Verbundsysteme lässt einen Verzicht auf ästhetisch nachteilige Retentionsperlen oder eine zervikale Randumfassung in Metall (Uhrglasfassung) möglich werden. Das gleiche Prinzip zur Gestaltung der Verblendungen kann auch für Doppelkronenverankerungen mit zusätzlichen Retentionselementen eingesetzt werden. Nach den Ergebnissen von Laboruntersuchungen (*Gilde* et al. 1988; *Lenz* et al. 1978; *Ludwig* und *Blum* 1992) wäre auch die keramische Verblendung von Konuskronen technisch möglich. Praktische Überlegungen, wie die erhöhte Bruchgefahr insbesondere nach dem Herausnehmen der Teilprothese zur Reinigung und schwierige Reparaturmöglichkeiten, sprechen jedoch gegen eine Anwendung in der täglichen Praxis.

# 35.8 Gestaltung des Modellgussgerüsts bei Doppelkronen

Die großen Verbinder (Palatinalband, Sublingualbügel) haben bei mit Doppelkronen verankertem abnehmbarem Zahnersatz prinzipiell die gleiche Aufgabe wie bei den übrigen Formen des teilprothetischen Zahnersatzes, nämlich die verschiedenen Sattelanteile der Teilprothese miteinander zu verbinden. Im Oberkiefer erfüllt das Transversalband zudem die Funktion einer transversalen Versteifung. Die Ausführung der großen

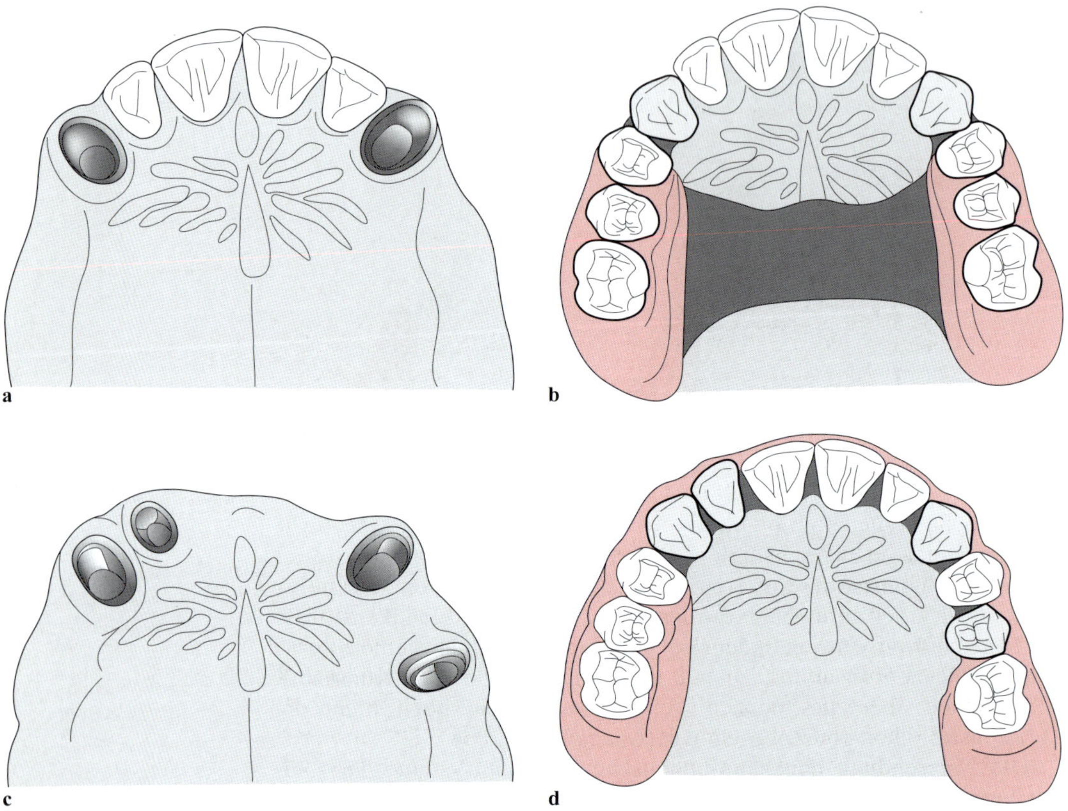

**Abb. 35-9** Gestaltung des Modellgussgerüsts bei mit Doppelkronen verankertem Zahnersatz im Oberkiefer. **a** Ist bei Doppelkronen ein prothetisch nicht einbezogener Restzahnbestand vorhanden, **b** kann auf einen großen Verbinder nicht verzichtet werden. **c** Werden bei geringem Restzahnbestand alle Zähne mit Doppelkronen versorgt, **d** ist ein großer Verbinder oft nicht notwendig.

Verbinder bei mit Doppelkronen verankertem Zahnersatz folgt daher den in der Einführung in die Teilprothetik (Kap. 30) dargestellten Prinzipien.

In bestimmten Fällen sind jedoch Ausnahmen möglich: Werden bei nur noch geringem Restzahnbestand alle Zähne, die die verschiedenen Sattelanteile voneinander abgrenzen, mit Doppelkronen versorgt, so kann auf große Verbinder verzichtet werden, da die mit den Doppelkronen verbundenen unterfütterbaren Gerüstretentionen diese Verbindung bereits herstellen (Abb. 35-9a bis d). Die denkbare Befürchtung, dass bei Verzicht auf ein transversales Palatinalband im Oberkiefer die transversale Versteifung des Zahnersatzes zu sehr verringert werde, wird dadurch entkräftet, dass im Unterkiefer aus anatomischen Gründen auf einen transversal verlaufenden Verbinder verzichtet werden muss, ohne dass Unterkiefer-Teilprothesen dadurch klinisch zu wenig Stabilität aufweisen oder Berichte über höhere Misserfolgsquoten vorlägen (*Walther* und *Heners* 1989).

Die zahntechnische Herstellung solcher Teilprothesen ohne großen Verbinder muss der stärkeren Beanspruchung der Verbindungsstelle zwischen Außenkrone und Modellgussgerüst dadurch Rechnung tragen, dass diese ausreichend dimensioniert wird. Wird dies berücksichtigt, so sind keine erhöhten technischen Misserfolge zu erwarten, wie der klinische Vergleich der Häufigkeit von Gerüstfrakturen bei Teilprothesen mit oder ohne Transversalbügel ergab (*Heners* 1990).

## 35.9 Langzeitergebnisse mit Doppelkronen



Trotz der häufigen Verwendung von über Doppelkronen verankerten Teilprothesen in Deutschland existieren bisher keine randomisierten klinischen Studien zu den verschiedenen Doppelkronenarten, die die Überlegenheit des einen oder anderen Systems belegen würden. Ebenso fehlen Metaanalysen von klinischen Studien mit diesem Therapiemittel. Allerdings wurden zahlreiche klinische Studien über die Bewährung einzelner Doppelkronenarten publiziert, die einen mittel- oder langfristigen Zeitraum umfassen (*Wenz* und *Kern* 2007).

Eine klinische Nachuntersuchung an Teleskop-Prothesen umfasste 85 Patienten mit 105 Teilprothesen, die fast ausschließlich über Zylinderteleskope verankert waren (*Nickenig* und *Kerschbaum* 1996). Nach 5-jähriger Tragezeit waren 2 % der Teilprothesen erneuert worden, nach 8 Jahren bereits 15 %. Der Pfeilerzahnverlust betrug nach 5 Jahren 5 %, nach 8 Jahren aber schon 18,6 %. Nach 8 Jahren waren 38 % der Teilprothesen bzw. 45 % der Patienten von mindestens einem Pfeilerzahnverlust betroffen. Innerhalb von 8 Jahren Tragezeit lösten sich 14 % der Teleskopkronen und mussten rezementiert werden.

Auch in einer prospektiven klinischen Langzeitstudie über bis zu zehn Jahren mit 92 Patienten wurde die Bewährung von 105 Teleskop-Prothesen, die an 299 Pfeilerzähnen verankert waren, untersucht (*Mock* et al. 2005). Die nach der *Kaplan-Meier*-Methode errechnete Überlebenswahrscheinlichkeit für den Erhalt aller Zähne lag nach fünf Jahren bei 86,3 % und nach zehn Jahren bei 72,4 %. Signifikant geringere Überlebensraten lagen bei Deckprothesen, Unterkieferprothesen sowie bei weniger als vier Pfeilerzähnen vor.

In einer weiteren klinischen Nachuntersuchung an Teleskop-Prothesen wurden 463 Patienten mit 554 Teilprothesen erfasst, die zu 94,6 % ausschließlich über Zylinderteleskope und zu 5,4 % mit Zylinderteleskopen und Gussklammern verankert waren (*Wöstmann* et al. 2007). Die nach der *Kaplan-Meier*-Methode errechnete Überlebenswahrscheinlichkeit der Teilprothesen bzw. Pfeilerzähne betrug 95,1 % bzw. 95,3 % nach 5-jähriger Tragezeit, aber nur noch etwa 50 % bzw. 78 % nach 10-jähriger Tragezeit. Ingesamt benötigten 26,9 % der Teilprothesen Verblendungsreparaturen und bei 20,6 % mussten gelöste Teleskopkronen rezementiert werden. Das Risiko des Funktionsverlustes einer Teleskop-Prothese nahm mit der Anzahl der Pfeilerzähne ab.

Aus einer Reihe von Folgepublikationen über die klinische Bewährung von Konuskronen, die seit 1988 von *Heners* und *Walther* verfasst worden sind, werden im Folgenden die längerfristigen Ergebnisse mit mehr als

700 Teilprothesen, die mit Konuskronen verankert worden waren und sich zwischen 1,5 und 7,5 Jahren in situ befanden, dargestellt. Fortgeschrittene pathologische parodontologische Ausgangsbefunde der Pfeilerzähne ergaben längerfristig gegenüber Fällen ohne fortgeschrittene Befunde eine signifikant erhöhte Wahrscheinlichkeit für einen Pfeilerzahnverlust (*Walther* und *Heners* 1992). In dieser Studie wurden erhöhte Zahnlockerung (Grad 2 und höher) und fortgeschrittener röntgenologischer Knochenverlust (Knochenverlust im mittleren Wurzeldrittel und höher) als fortgeschrittene pathologische Befunde bewertet. Nach fünf Jahren Tragezeit betrug bei Teilprothesen ohne Transversalbügel die statistische Wahrscheinlichkeit, noch alle Pfeilerzähne zu besitzen, für Fälle ohne fortgeschrittene Befunde 86–90 %, aber nur 64–67 % für Fälle mit fortgeschrittenen pathologischen Initialbefunden. Pfeilerverluste aus parodontalen Gründen waren dreimal so häufig wie die nächsthäufigste Ursache, die Pfeilerzahnfraktur.

Eine gesonderte Auswertung von Pfeilerzahnfrakturen bei 209 Konuskronen-Rekonstruktionen ergab in den ersten drei Jahren nach Eingliederung der Teilprothesen eine Frakturquote von 3,5 %. Weder die Anzahl der Pfeilerzähne noch ihre Lokalisation hatten einen nachweisbaren Einfluss auf das Frakturrisiko (*Walther* 1990).

In der längsten Untersuchung derselben Arbeitsgruppe wurden bei 659 Patienten 803 Konuskronen-Rekonstruktionen mit 2.714 Pfeilern nach einer Tragedauer von bis zu 17 Jahren evaluiert (*Walther* et al. 2000). Bei physiologischer Zahnbeweglichkeit gingen innerhalb von 5 Jahren bei Rekonstruktionen mit einem Pfeilerzahn in 44 %, bei zwei Pfeilerzähnen in 12 %, bei 3 Pfeilerzähnen in 8 % und bei mehr als 3 Pfeilerzähnen noch in 3 % der Fälle alle Pfeilerzähne verloren. War die Zahnbeweglichkeit erhöht, gingen in der gleichen Zeit bei Rekonstruktionen mit einem Pfeilerzahn sogar in 53 %, bei zwei Pfeilerzähnen in 32 %, bei 3 Pfeilerzähnen in 12 % und bei mehr als 3 Pfeilerzähnen noch in 2 % der Fälle alle Pfeilerzähne verloren. Teilprothesen mit 2 Konuskronen zeigten in der Gruppe mit beweglichen Pfeilern eine signifikant höhere Verlustrate als in der Gruppe ohne Lockerung. Bei mehr als 3 Konuskronen war die Verlustrate hingegen nur in Fällen mit devitalen Pfeilerzähnen erhöht.

In einer skandinavischen Langzeitstudie an 26 Konuskronen-Teilprothesen ergaben sich innerhalb der ersten 6 bis 7,5 Jahre nach Eingliederung nur geringe Veränderungen der parodontalen Parameter an den mit Konuskronen versorgten Pfeilerzähnen (*Bergman* et al. 1996). Die Überlebensrate der Teilprothesen betrug nach dieser Zeit 78,3 %. Der Prothesenhalt war nach dieser Tragezeit in 72 % der Teilprothesen gut oder sehr gut, in 22 % nur noch schwach und in 6 % verloren gegangen.

In einer klinischen Nachuntersuchung an der Abteilung für Zahnärztliche Prothetik in Freiburg wurden 147 Patienten, denen 10 Jahre zuvor 194 Teilprothesen eingegliedert worden waren, zu einer Nachuntersuchung einbestellt (*Wagner* und *Kern* 2000). Die Teilprothesen waren über Gussklammern, Konuskronen oder eine Kombination beider Verbindungselemente verankert. Aus diesem Kollektiv konnten 74 Patienten mit 101 Prothesen nachuntersucht werden. In dem seit ihrer Eingliederung unveränderten Originalzustand lagen 42,6 % der nachuntersuchten Teilprothesen vor, 28,7 % waren durch Erweiterungen verändert und 28,7 % durch Neuanfertigungen ersetzt worden. Teilprothesen mit der Kombination von Konuskronen und Gussklammern als Verankerungselemente wiesen in dieser Studie ähnlich hohe Erfolgsquoten auf wie die Teilprothesen, die einzig über Konuskronen verankert waren. Daraus lässt sich schließen, dass Doppelkronen problemlos mit Gussklammern kombiniert werden können. Während des Beobachtungszeitraumes waren 82 von 311 Pfeilerzähnen (26,4 %) durch Extraktionen verloren gegangen, während nur 42 von 295 Nichtpfeilerzähnen (14,2 %) extrahiert worden waren. Die Patientenbeurteilung der Teilprothesen hinsichtlich Ästhetik, Halt und Funktion war trotz objektiv feststellbarer Mängel überwiegend positiv.

Eine klinische Nachuntersuchung von Doppelkronen mit zusätzlichen Retentionselementen umfasste 125 Teilprothesen mit 460 Pfeilerzähnen, die mit NEM-Doppelkronen mit Spielpassung und SiTec-Retentionselementen (vgl. Abb. 35-6) verankert waren (*Wenz* et al. 2001). Eine starre Lagerung wurde bei vier und mehr Pfeilerzähnen durchgeführt, während bei 1–3 Pfeilerzähnen die Lagerung resilient ausgeführt wurde. Die nach der *Kaplan-Meier*-Methode berechneten Überlebensraten der Pfeilerzähne betrugen bei starrer Lagerung nach 5 Jahren 97 % und nach 10 Jahren 85 %. Bei resilienter Lagerung betrugen sie nach 5 Jahren 89 % und nach 10 Jahren 76 %. Statistisch war kein Unterschied zwischen den Lagerungsarten nachweisbar.



Tabelle 35-1 fasst längerfristige Nachuntersuchungen zu unterschiedlichen Doppelkronenarten mit starrer und resilienter Abstützung zusammen. Auch wenn unterschiedliche Studien aufgrund unterschiedlicher Voraussetzungen bezüglich ihrer Ergebnisse nur eingeschränkt vergleichbar sind, kann man der Tabelle entnehmen, dass offensichtlich die Art der Abstützung keine eindeutige Auswirkung auf die Überlebensrate der Pfeilerzähne zu haben scheint.

**Tab. 35-1** Überlebensrate von Pfeilerzähnen (Doppelkronen) bei starrer und resilienter Abstützung (modifiziert nach *Hertrampf et al.* 2002). K.A.= keine Angabe.

| Autor(en) | Verbindungselemente | N | 5 Jahre überleben | 10 Jahre überleben | Lagerungsart Anzahl der Pfeiler |
|---|---|---|---|---|---|
| Heners & Walter 1990 | Konuskronen | 894 | 91 % | – | Starr > 3 Pfeiler |
| Mock et al. 2005 | Zylinderteleskope | k. A. | 95 % | 92 % | Starr > 3 Pfeiler |
| Wenz et al. 2001 | Doppelkronen mit Spielpassung | 316 | 97 % | 85 % | Starr > 3 Pfeiler |
| Heners & Walter 1990 | Konuskronen | 545 | 78 % | – | Starr 1–3 Pfeiler |
| Kern & Wagner 2001 | Konuskronen und Gussklammern | 593 | k. A. | 74 % | Starr 1–5 Pfeiler |
| Mock et al. 2005 | Zylinderteleskope | k. A. | 82 % | 61 % | Starr 1–3 Pfeiler |
| Pöggeler 1995 | Doppelkronen mit Spielpassung | 236 | 90 % | 71 % (7 Jahre) | Resilient 1–5 Pfeiler |
| Wenz et al. 2001 | Doppelkronen mit Spielpassung | 144 | 89 % | 76 % | Resilient 1–3 Pfeiler |

Aufgrund der vorliegenden Studien ist anzunehmen, dass die Pfeilerselektion und/oder parodontale Vorbehandlung der Pfeilerzähne in Bezug auf die Überlebenswahrscheinlichkeit einen größeren Einfluss hat als die Wahl des Doppelkronen-Systems. Ein Indiz hierfür stellen die Ergebnisse einer Studie dar, in der Patienten mit bzw. ohne Kieferdefekt versorgt wurden (*Wenz* et al. 1999). Trotz prognostisch eher ungünstiger Faktoren, wie z. B. mit Obturatoren versorgte Kieferdefekte und bestrahlungsbedingter Mundtrockenheit, war die Überlebensrate der Pfeilerzähne in dieser Gruppe höher als in der „gesunden" Patientengruppe. Die Autoren führten dies darauf zurück, dass bei diesen Patienten, auch bedingt durch die meist vor der prothetischen Versorgung durchgeführte Radiatio, potentiell fragwürdige Pfeilerzähne eher extrahiert und nicht miteinbezogen wurden, als dies bei „gesunden" Patienten der Fall war.



Leider liegen in den meisten Studien keine genauen Informationen zu den Kriterien vor, die für die Auswahl der Pfeilerzähne vor Anfertigung der Teilprothese herangezogen wurden. Wurden parodontal stark vorgeschädigte Zähne als Pfeiler verwendet, hatten diese eine signifikant geringere Überlebenswahrscheinlichkeit (*Walther* und *Heners* 1992). Ein weiterer Faktor mit offensichtlich erheblichem Einfluss, der nicht oder nur ungenügend in den Studien erfasst bzw. standardisiert wird, ist die Qualität der Ausführung dieser zahntechnisch anspruchsvollen Konstruktionen.

Neben der Pfeilerzahnselektion lassen sich aus der Literatur jedoch folgende Faktoren identifizieren, die sich systemübergreifend positiv auf die Überlebenswahrscheinlichkeit der mit Doppelkronen versorgten Pfeilerzähne auswirken (*Wenz* und *Kern* 2007):

- parodontalhygienische Gestaltung des Prothesenkörpers
- Vitalität des Pfeilerzahnes
- funktionierendes Recall-System
- höhere Pfeileranzahl der Prothese
- biomechanisch günstige Verteilung der Pfeilerzähne

Insgesamt sind die Misserfolgsraten von mit Doppelkronen verankertem abnehmbaren Zahnersatz – über die angegebenen Zeiträume – vergleichbar bzw. eher geringer als die Misserfolgsraten von gussklammer- oder geschiebeverankertem Zahnersatz (*Kerschbaum* 1987; *Studer* et al. 1998; *Wenz* und *Kern* 2007). Käme allerdings eine festsitzende Versorgung – ggf. nach Pfeilerzahnvermehrung mit Implantaten – in Frage und könnte man festsitzenden Brückenersatz eingliedern, wäre mit einer deutlich besseren Prognose zu rechnen, da festsitzende Brücken nur etwa 10–15 % Funktionsverlust nach 10 Jahren aufweisen (*Kerschbaum* 2004).

# Literatur

Bergman B., Ericson Å., Molin M.: Long-term clinical results after treatment with conical crownretained dentures. Int J Prosthodont 1996;9:533-538.

Böttger H.: Das Teleskopsystem in der zahnärztlichen Prothetik. Barth Verlag, Leipzig 1961.

Böttger H.: Zur Frage der Friktion teleskopierender Anker. Zahnärztl Prax 1978;29:347-352.

Böttger H., Gründler H.: Die Praxis des Teleskopsystems. Verlag Neuer Merkur, München 1978.

Burns D.R., Ward J.E., Nance G.L.: Removable partial denture design and fabrication survey of the prosthodontic specialist. J Prosthet Dent 1989;62:303-307.

Diedrichs G., Rosenhain P.: Galvano-Außenteleskope in der direkten Technik. Quintessenz 1991;42:49-55.

Freesmeyer W.B.: Konstruktionselemente in der zahnärztlichen Prothetik. Hanser, München 1987.

Geginat K.: Untersuchungen der Abzugskräfte an teleskopierenden Ankern. Med. Diss., Düsseldorf 1978.

Gemeinsamer Bundesausschuss: Richtlinie des Gemeinsamen Bundesausschusses zur Bestimmung der Befunde und der Regelversorgungsleistungen, für die Festzuschüsse nach §§ 55, 56 SGB V zu gewähren sind (Festzuschuss-Richtlinie). Siegburg 2009. Aktuelle Version abrufbar unter http://www.kzbv.de.

Ghazal M., Yang B., Ludwig K., Kern M.: Two-body wear of resin and ceramic denture teeth in comparison to human enamel. Dent Mater 2008; 24: 502-507.

Gilde H., Lenz P., Fuchs N.: Dauerversuche an keramisch verblendeten Konuskronen. Dtsch Zahnärztl Z 1988;43:504-506.

Häupl K., Reichborn-Kjennerud J.: Moderne Kronen- und Brückenarbeiten. Meusser, Berlin 1929.

Heners M.: Zahnerhaltende Prothetik durch gewebeintegrierende Konstruktionsweise. Zahnärztl Mitt 1990;21:2340-2344.

Heners M., Walther W.: Anwendung dichotomer Befundvariablen zur Objektivierung klinischer Langzeitstudien. Dtsch Zahnärztl Z 1992;47:539-541.

Hertrampf K., Wenz H.J., Lehmann K.M.: Hat die resiliente Lagerung von doppelkronenverankerten Teilprothesen eine Indikation? Zahnärztl Welt 2002;111: 63-167.

Hofmann M., Körber E.: Die Halteelemente der abnehmbaren Brücke. Dtsch Zahnärztebl 1961;15:9-12.

Hofmann M., Ludwig P.: Die teleskopierende Totalprothese im stark reduziertem Lückengebiß. Dtsch Zahnärztl Z 1973;28:2-17.

Kassenzahnärztliche Bundesvereinigung: KZBV Jahrbuch 2004. Statistische Basisdaten zur vertragszahnärztlichen Versorgung. KZBV, Köln 2004.

Kern M.: Doppelkronensysteme. In Freesmeyer W.B. (Hrg.): Klinische Prothetik. Band 2. Herausnehmbarer Zahnersatz. Hüthig, Heidelberg 1999, S. 100-146.

Kern M., Wagner B.: Periodontal findings in patients 10 years after insertion of removable partial dentures. J Oral Rehabil 2001;28:991-997.

Kern M., Woerner W.: Versorgung des Lückengebisses mit Doppelkronen: Modifizierte vollverblendete Konuskronen. Parodontologie 1991;2:61-73.

Kern M., Schaller H.-G., Strub J.R.: Marginal fit of restorations before and after cementation in vivo. Int J Prosthodont 1993;6:585-591.

Kern M., Strub J.R., Lü X.-Y.: Wear of composite resin veneering materials in a dual-axis chewing simulator. J Oral Rehabil 1999;26:372-378.

Kerschbaum Th.: Herausnehmbarer Zahnersatz. In Voß R., Meiners H.. (Hrsg.): Fortschritte der Zahnärztlichen Prothetik und Werkstoffkunde. Hanser, München 1987, S. 147-166.

Körber K.-H.: Konuskronen – ein physikalisch definiertes Teleskopsystem. Dtsch Zahnärztl Z 1968;23:619-630.

Körber K.-H.: Konuskronen: Das rationelle Teleskopsystem. Einführung in Klinik und Technik. Hüthig, Heidelberg 1988.

Lehmann K.M.: Die Anwendung des „Resilienzteleskops" bei der parodontal-gingival getragenen Teilprothese. Zahnärztl Welt 1971;80:565-569.

Lehmann K.M., Gente M., Wenz H. J.: Konzept zur Versorgung des Lückengebisses mit „doppelkronenverankerten" Teilprothesen. Teil I und II. Zahnärztl Welt 1996;105:257-260, 325-328.

Lenz P., Gilde H., Süßmann K.: VMK-Konuskronen im Dauerverschleißversuch. Dtsch Zahnärztl Z 1978;33:453-455.

Lenz J.: Ein mathematisches Modell zur Berechnung des Haft- und Festigkeitsverhaltens von konischen Teleskopkronen. Dtsch Zahnärztl Z 1982;37:7-15.

Lenz J.: Zum Haftmechanismus von konischen Teleskopkronen. Quintessenz Zahntech 1983;9:569-583.

Ludwig K., Blum M.: Untersuchungen zur Haftkraft und Bruchfestigkeit von keramisch verblendeten Konuskronen. Quintessenz Zahntech 1992;18:789-804.

McGivney G.P., Castleberry D.J.: McCracken's Removable Partial Prosthodontics, 10. Auflage. Mosby, St. Louis 2000.



Mehl C., Scheibner S., Ludwig K., Kern M.: Wear of composite resin veneering materials and enamel in a chewing simulator. Dent Mater 2007;23:1382-1389.

Mock F.R., Stark H., Schrenker H.: Eine klinische Langzeitstudie zur Bewährung von Teleskopprothesen. Dtsch Zahnärztl Z 2005;60:148-153.

Müller H.: Kombinierte Arbeiten in NEM. Teil I. Der kombiniert festsitzend-herausnehmbare Zahnersatz. ZWR 1990;99:572-573.

Nickenig A., Kerschbaum T.: Langzeitbewährung von Teleskop-Prothesen. Dtsch Zahnärztl Z 1995;50:753-755.

Ohkawa S., Okane S., Nagasawa T., Tsuru H.: Changes in retention of various telescope crown assemblies over long-term use. J Prosthet Dent 1990;64:153-158.

Öwall B., Bieniek K.W., Spiekermann H.: Removable partial denture production in western Germany. Quintessence Int 1995;26:621-627.

Phoenix R.D., Cagna D.R., DeFreest C.F.: Stewart's Clinical Removable Partial Prosthodontics. 4 ed. Quintessence, Chicago 2008.

Rosenstiel S.F., Land M.F., Fujimoto J.: Contemporary Fixed Prosthodontics, 3.Auflage. Mosby, St. Louis 2006.

Stark H., Kern M.: Die prothetische Versorgung des alten Menschen. Quintessenz 2002; 53: 359-371.

Starr R.W.: Removable bridge-work - porcelain cap-crowns. Dent Cosmos 1886;28:17-19.

Stenzel K., Gilde H., Lenz P.: Untersuchungen der Einflußgrößen zur Haftkraft von Konuskronen. Dtsch Zahnärztl Z 1980;35:920-922.

Studer S.P., Mäder C., Stahel W., Schärer P.: A retrospective study of combined fixed-removable reconstructions with their analysis of failures. J Oral Rehabil 1998;25:513-526.

Wagner B., Kern M.: Clinical evaluation of removable partial dentures 10 years after insertion. Success rates, hygienic problems and technical failures. Clin Oral Invest 2000;4:74-80.

Walther W., Heners M.: Transversalbügelfreie Gerüstkonstruktion. Eine Langzeitstudie. Dent Labor 1989;37:169-172.

Walther W.: Kronenfrakturen bei herausnehmbarem Zahnersatz. Eine Fallkontrollstudie durch bsubsequente Dokumentation. Dtsch Zahnärztl Z 1990;45:542-544.

Walther W., Heners M.: Parodontaler Befund und Verlust von Pfeilerzähnen bei herausnehmbarem Zahnersatz. Dtsch Zahnärztl Z 1992;47:603-605.

Walther W., Heners M., Surkau P.: Initialbefund und Tragedauer der transversalbügelfreien, gewebeintegrierten Konus-Konstruktion. Eine 17-Jahres-Studie. Dtsch Zahnärztl Z 2000; 55:780-784.

Weber H., Frank G., Diehl J., Geis-Gerstorfer J.: Kombiniert festsitzend/herausnehmbarer Zahnersatz aus Nichtedelmetall. Zahnärztl Mitt 1988;78:1879-1884.

Weber H.: Neue Technologien in der zahnärztlichen Prothetik. Dtsch Zahnärztl Z 1989;44: 817-821.

Weigl P.: Primärkronen aus Keramik mit direkt aufgalvanisierten Matrizen. Ein innovatives Halteelement mit neuen Eigenschaften. In: Wirz J., Hoffmann A. (Hrsg). Quintessenz, Berlin 1999.

Weigl P., Hauptmann J., Lauer H.-C.: Vorteile und Wirkungsweise eines biokompatiblen neuen Halteelements: Vollkeramische Primärkrone, kombiniert mit metallischer Sekundärkrone. Quintessenz Zahntech 1996;22:507-525.

Wenz H.-J., Hertrampf K., Lehmann K.M.: Clinical longevity of removable partial dentures retained by telescopic crowns: Outcome of the double crown with clearance fit. Int J Prosthodont 2001;14:207-213.

Wenz H.-J., Kern M.: Langzeitbewährung von Doppelkronen. Quintessenz Zahntech 2007; 33:1432-1494.

Wirz J., Hoffmann A. (Hrsg.): Galvanoprothetik. Neue Wege zum biologischen Zahnersatz. Quintessenz, Berlin 1999.

Wöstmann B., Balkenhol M., Weber A., Ferger P., Rehmann P.: Long-term analysis of telescopic crown retained removable partial dentures: survival and need for maintenance. J Dent 2007;35:939-945.

# 36 Geschiebeprothetik: Doppelkronensysteme – Klinischer und labortechnischer Ablauf



## 36.1 Einleitung

Im Folgenden werden der Behandlungsablauf und die zahntechnische Herstellung von Zahnersatz beschrieben, der über Doppelkronen verankert ist, wobei auf wesentliche Besonderheiten bei der Verwendung von Konuskronen, zylindrischen Teleskopkronen und Doppelkronen mit zusätzlichen Retentionselementen eingegangen wird.

Früher wurde empfohlen, bei devitalen Pfeilerzähnen von Doppelkronen generell Wurzelstifte einzusetzen, weil ältere Studien (retrospektiv und nicht kontrolliert) gezeigt hatten, dass wurzelbehandelte Pfeilerzähne von abnehmbarem Zahnersatz eine bessere Prognose hatten, wenn sie mit einem metallischen Wurzelstift oder Goldkernstiftaufbau versorgt worden waren (z. B. *Sorensen* und *Martinoff* 1985). Neuere Studien zeigten aber, dass Wurzelstifte devitale Zähne nicht verstärken (*Edelhoff* et al. 2003), sondern durch die Stiftsetzung zusätzlich schwächen und dass devitale Doppelkronenpfeiler trotz (oder wegen?) der Verwendung von Wurzelstiften ein deutlich erhöhtes Verlustrisiko aufweisen als vitale Pfeilerzähne (*Walther* et al. 2000; *Wegner* et al. 2006).

Im Rahmen der präprothetischen Vorbehandlung werden daher auch devitale Pfeiler von Doppelkronen bei ausreichender Restzahnhartsubstanz nur mit einer adhäsiv verankerten Komposit-Aufbaufüllung versorgt. Wurzelkanalstifte mit Kompositaufbauten oder metallische Stiftkernaufbauten sollten nur noch dann zum Einsatz kommen, wenn die verbliebene koronale Zahnhartsubstanz des Pfeilerzahnes für die adhäsive Verankerung eines plastischern Kompositaufbaus ungenügend erscheint (siehe Kap. 9.2.6).

## 36.2 Planung

Die konstruktive Planung von Teilprothesen mit Doppelkronenverankerung ist im Vergleich zur Planung von gussklammer- oder geschiebeverankertem Teilersatz einfach: Prinzipiell ist im reduzierten Lückengebiss jeder während der Vorbehandlungsphase als erhaltungswürdig eingestufte Zahn auch zur Aufnahme einer Doppelkrone geeignet. Ist das Restgebiss noch nicht so stark reduziert, dass sämtliche verbliebenen Zähne mit Doppelkronen versehen werden müssen oder sollen, werden in aller Regel die den späteren Prothesensätteln benachbarten Zähne als Pfeiler gewählt (Abb.36-1a bis

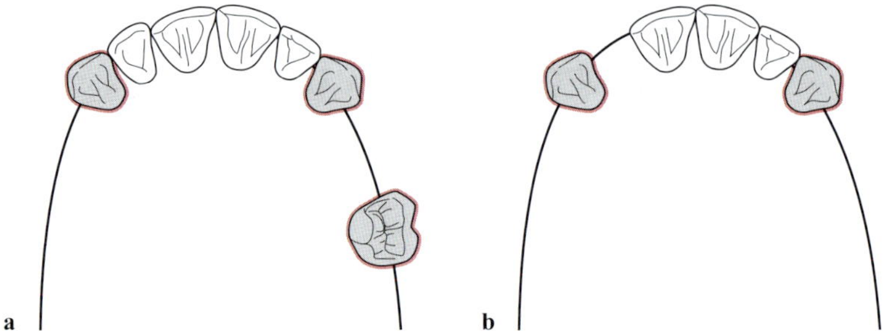


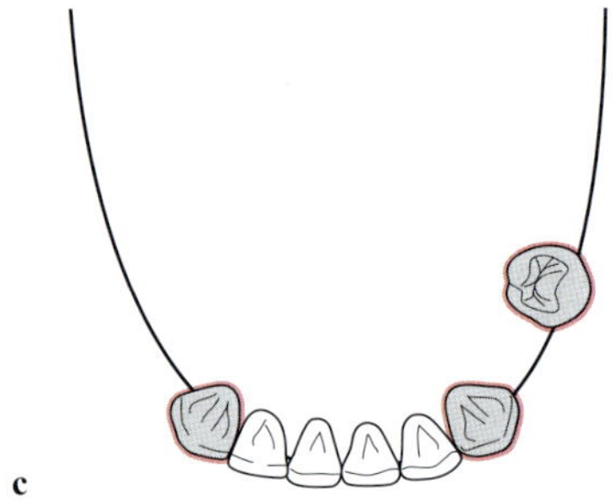


**Abb. 36-1** Planungsbeispiele Doppelkronen: Werden nicht alle Zähne in die Rekonstruktion mit einbezogen, so begrenzen die Pfeilerzähne in der Regel die Sättel. Auf einen großen Verbinder kann nicht verzichtet werden.



c). Dadurch können die Sattelretentionen direkt an die Außenkronen herangeführt werden, und auf kleine Verbinder kann verzichtet werden. Wenn zwei benachbarte Zähne mit Doppelkronen versehen werden, werden diese miteinander verbunden, ohne dass angrenzende Sattelanteile zusätzlich durch kleine Verbinder miteinander verbunden werden.

Werden alle Zähne, die die verschiedenen Sattelanteile voneinander abgrenzen, mit Doppelkronen versorgt, so sind große Verbinder im Sinne eines Transversalbandes oder Sublingualbügels in der Regel unnötig (Abb. 36-2a bis c). Wird auf ein transversales Palatinalband im Oberkiefer verzichtet, so wird der Tragekomfort für den Patienten deutlich erhöht. Sind allerdings die Tubera im Oberkiefer besonders flach ausgebildet, kann trotzdem ein Palatinalband zur transversalen Versteifung indiziert sein.

Früher wurde die Auffassung vertreten, dass eine diametrale und diagonale Verteilung der Restzähne als Kontraindikation für die starre Abstützung mittels Doppelkronen anzusehen ist (Abb. 36-3a bis c) (*Körber* 1985, 1988). Klinische Ergebnisse haben allerdings gezeigt, dass auch in Fällen mit ungünstiger Pfeilerverteilung ein über Doppelkronen (Konuskronen) verankerter Zahnersatz ohne erhöhte Misserfolgsraten eingesetzt werden kann (*Heners* 1990).

Daher ist nach Ansicht der Autoren eine diametrale oder diagonale Verteilung des Restzahnbestands heute nicht mehr als Kontraindikation für die starre Abstützung mittels Doppelkronen anzusehen. Allerdings ist in diesen Fällen mit stark reduziertem Restzahnbestand und ungünstiger Pfeileranordnung die Anwendung von Hybridprothesen als alternatives Behandlungsmittel in Erwägung zu ziehen (vgl. Kap. 37). Sind die als Pfeilerzähne in Frage kommenden Zähne noch vital und können vital erhalten werden, sind doppelkronenverankerte Teilprothesen vorzuziehen. Bei

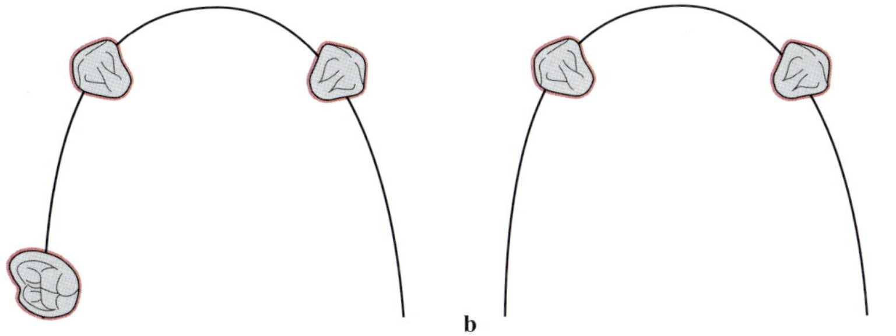

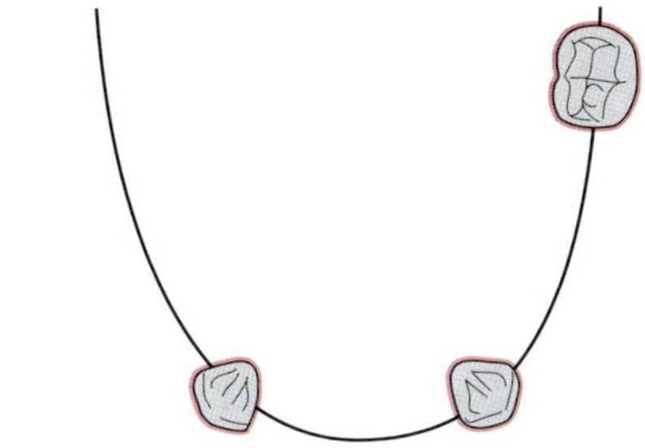

**Abb. 36-2** Planungsbeispiele Doppelkronen: Werden alle Zähne in die Rekonstruktion miteinbezogen, kann auf einen großen Verbinder verzichtet werden.



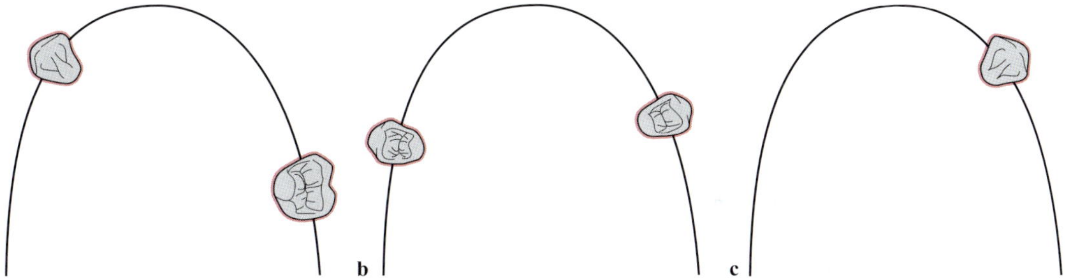

**Abb. 36-3** Beispiele für eine ungünstige Pfeilerzahnverteilung. **a** diagonal verteilte Pfeiler; **b** diametral verteilte Pfeiler; **c** unilateral vorhandener Pfeiler.

devitalen Pfeilerzähnen sowie bei stark reduziertem und ungünstig verteiltem Restzahnbestand ist eher die Indikation für Hybridprothesen gegeben.

## 36.3 Klinik: Präparation und Abformung der Pfeilerzähne

Ist die Präparation aller noch verbliebenen Zähne des Patienten geplant, so empfiehlt es sich, vor deren Präparation die natürliche Zahnfarbe zu bestimmen und in der Karteikarte festzuhalten.

Die definitive Pfeilerzahnpräparation wird für Doppelkronen mit zirkulärer Stufe oder ausgeprägter Hohlkehle ausgeführt. Sie erfolgt gemäß den in Kap. 20 und 27 (Präparationstechnik; Kronen-Brücken-Prothetik: Klinischer und labortechnischer Ablauf) dargestellten Prinzipien. In der

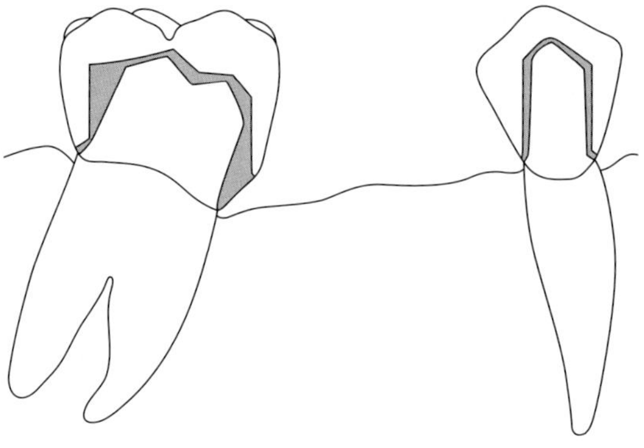

**Abb. 36-4** Der Ausgleich der Einschubrichtung bei gekippten Pfeilerzähnen mittels Innenkronen führt zu ungünstigen zervikalen Überhängen (Negativwinkel) auf der Seite der Kippung.



ästhetischen Zone wird angestrebt, durch die Pfeilerzahnpräparation labial einen Platz von ca. 1 bis 1,2 mm für die Restauration zu schaffen (*Kern* und *Woerner* 1991).

Bei zierlichen Zähnen, wie z. B. Unterkieferfrontzähnen, ist diese Präparationstiefe ohne eine Gefährdung von Pulpavitalität und mechanischer Stabilität des Zahnes nicht möglich, so dass hier in der Regel deutliche ästhetische Kompromisse eingegangen werden müssen. Bei kariesfreien unteren Frontzähnen sollte die Verwendung von Adhäsivattachments in Erwägung gezogen werden (vgl. Kap. 28.5).

Obwohl bei der Herstellung der Innenkronen Pfeilerzahndivergenzen in gewissen Grenzen ausgeglichen werden können, ist anzustreben, dass alle Pfeiler die gleiche Einschubrichtung aufweisen, da nur so die Innenkronen in minimaler Schichtstärke und ohne zervikale Überhänge gestaltet werden können. Dies darf aber nicht dadurch erreicht werden, dass die Präparation konischer als üblich gestaltet wird, da eine gute Retention der Innenkrone auf ihrem Stumpf für die Funktionsfähigkeit des Zahnersatzes Voraussetzung ist.

Um die gemeinsame Einschubrichtung von mehreren Pfeilerzähnen in verschiedenen Kieferbereichen zu überprüfen, ist es oft sinnvoll, eine Alginat-Kontrollabformung durchzuführen. Diese wird mit schnellabbindendem Abformgips ausgegossen und kann extraoral z. B. mit einem Parallelometer überprüft werden. Werden Pfeilerzahndivergenzen mit Hilfe der Innenkronen ausgeglichen, führt dies in der Regel zu einer ungünstigen Kontur der Doppelkronen mit Nachteilen vor allem für Hygiene und Ästhetik. Dabei entstehende zervikale Überhänge werden als Negativwinkel bezeichnet (Abb. 36-4).

Wenn die Präparationsgrenzen in nichtsichtbaren Bereichen supragingival angelegt werden, kann die Abformung in derselben Behandlungssitzung durchgeführt werden. In ästhetisch wichtigen Bereichen wird die Präparation knapp einen Millimeter subgingival gelegt. In diesen Fällen erfolgt die Pfeilerzahnabformung vorteilhaft erst in einer späteren Sitzung. Dies erlaubt, die Reaktion der Gingiva auf die subgingivale Präparation abzuwarten; außerdem wird die Abformung dadurch erleichtert. Die Abformung wird mit Hilfe eines auf den Situationsmodellen hergestellten individuellen Löffels und elastomerer Abformmassen im Sinne der Doppelmischtechnik durchgeführt. Der individuelle Löffel soll in seiner Ausdehnung das gesamte Prothesenlager und die Pfeilerzähne umfassen und muss im Bereich der Pfeilerzähne ausreichend ausgeblockt sein, so dass ein Durchdrücken bis auf die Zähne sicher vermieden werden kann. Ggf. ist dies durch zusätzliches Anbringen von Stopps (Kerr) in zahnlosen Bereichen sowie im Bereich des harten Gaumens (Oberkiefer) oder im Bereich der Trigona retromolaria (Unterkiefer) sicherzustellen.

## 36.4 Labor: Herstellung von Präparationsmodell (Sägemodell) und Innenkronen



Das Präparationsmodell (Arbeitsmodell 1) für die Herstellung der Innenkronen wird in üblicher Weise aus Superhartgips (Klasse IV) hergestellt (vgl. Kap. 25.2). Bei unklarer Okklusionsebene oder unterschiedlich hoch stehenden Pfeilerzähnen können eine Gesichtsbogenübertragung und eine Kieferrelationsbestimmung in zentrischer Kondylenposition zur Montage des Präparationsmodells und des Studienmodells (Gegenkiefer) vor Herstellung der Innenkronen sinnvoll sein. In diesem Fall werden erst eine Registrierschablone auf dem Präparationsmodell hergestellt und dann vom Behandler eine Kieferrelationsbestimmung und Montage von Präparationsmodell und Gegenkiefermodell durchgeführt. Für die weiteren Arbeitsschritte ist es notwendig, dass das Sägemodell abnehmbar mit einem Split-Cast-System montiert wird.

Bei regelmäßig stehenden Pfeilerzähnen und lege artis durchgeführter Präparation können die Innenkronen auf dem nichtmontierten Modell in ihrer Mindestkonstruktionsstärke hergestellt werden.

Für Konuskronen aus hochgoldhaltiger Legierung wird bei der Herstellung der Innenkronen folgendermaßen vorgegangen:

Wie in der konventionellen Kronen- und Brückentechnik werden die einzelnen Gipsstümpfe des Sägemodells mit Stumpflack (Platzhalterlack für den Zement) versehen. Die Präparationsgrenze wird mit einem feinen Rotstift eingezeichnet. Nach diesen Vorarbeiten ist das Sägemodell für das Ausrichten des Modells und die Konstruktion der Innenkronen bereit. Das Modell wird in einem individuell verstellbaren Frästisch montiert, wo die Einschubrichtung des Zahnersatzes festgelegt wird. Je nach Neigungswinkel der Zahnachse der einzelnen präparierten Zahnstümpfe entstehen an den Innenkronen kleinere oder größere Metallränder. Diese sind durch die Einschubrichtung und den gewählten Konuswinkel bedingt. Beim Standardfall wird für Innenkonusse ein Konuswinkel von 4 bis 5 Grad gewählt.

Mit einem entsprechenden Vermessungsgerät wird das Modell mit Hilfe des Parallelometers in die günstigste Stellung geneigt. Beim Ausrichten des Modells in der Horizontalebene dürfen die Innenkronen an ihren Labialflächen keinen zu dicken Metallrand aufweisen. Dies gilt insbesondere für den Frontzahnbereich. Bedingt durch spätere Ausarbeitungsvorgänge sollte der in Wachs modellierte Metallrand 0,3 bis 0,4 mm betragen. Beim Nachfräsen in Metall wird dieser dann weiter ausgedünnt. Ein weiterer wichtiger Aspekt beim Ausrichten des Sägemodells ist die Berücksichtigung der Mindestschichtstärke der Innenkronen, die in Wachs 0,4 mm nicht unterschreiten sollte.

Nach Festlegung der Einschubrichtung werden für die einzelnen Stümpfe durch Tauchen Wachskäppchen angefertigt. Wie in der konventionellen Kronen-Brückentechnik wird der Überschuss entfernt und die Ränder werden nach der Modellation individuell mit bleitotem Wachs angeschwemmt. Über die Wachskäppchen wird eine Schicht Fräswachs aufgetragen, das danach mit einer 4- bis 5-Grad-Fräse in eine gleichmäßige konische Form gebracht wird. Das Nachfräsen in Wachs erfolgt im Fräsgerät mit niedriger Drehzahl. Es ist wichtig, dass die verwendete Fräse an ihrer Spitze eine runde Form aufweist, die der entstandenen Hohlkehle des Innenkonus entspricht. Je sauberer in Wachs gearbeitet wird, desto weniger Arbeit wird in Metall nötig sein.

Die Haftflächen von Teleskopkronen werden mit einer 0-Grad-Fräse parallel in Wachs gefräst und sollten eine Höhe von 3-4 mm aufweisen. Zur Erleichterung der Eingliederung einer Teleskopkronen-Versorgung werden die Primärkronen nach dem Fräsvorgang koronal leicht angeschrägt. Um Platz für die Außenkrone und deren Verblendung zu gewinnen, können zudem Stufenfräsungen angelegt werden.

Vor dem Einbetten wird jeweils labial und oral an der gefrästen Außenfläche der Innenkrone ein Retentionskügelchen aufgewachst. Dieses wird der Innenkrone später ausreichend Halt in der Fixationsabformung geben. Die Wachsmodellationen werden, wie für einen Goldguss üblich, mit poliertem Randbereich eingebettet, in Metall gegossen und ausgebettet. Die Feinaufpassung der Metallkäppchen auf den Sägemodellstümpfen erfolgt nach gründlicher Untersuchung der Kroneninnenseite auf Gussperlen (Verwendung eines Stereomikroskops) und deren sorgfältiger Entfernung. Die gegossenen Innenkronen werden für die Anprobe im Mund nicht weiter ausgearbeitet, da eine saubere Wachsmodellation erfolgte.

Für Doppelkronen mit zusätzlichen Retentionselementen aus Nichtedelmetalllegierungen wird die Herstellung der Innenkronen folgendermaßen modifiziert:

Für das geplante Retentionselement werden approximal parallele Flächen angelegt. Diese müssen eine Mindestschichtstärke aufweisen, die eine Aufnahme des geplanten Retentionselements (z. B. Stift oder Mulde für Retentionskugel) ermöglicht. Die verbleibenden Außenflächen der Innenkrone werden der Zahnstumpfform folgend konturiert. Hierbei ist es nicht relevant, welche Gradneigung entsteht. Diese Flächen dürfen lediglich nicht untersichgehend sein.

Die technische Herstellung von Doppelkronensystemen aus einer NEM-Legierung erfolgt in den Grundarbeitsschritten wie bei Verwendung einer hochgoldhaltigen Legierung. Allerdings wird durch die verarbeitungsspezifischen Charakteristiken der NEM-Legierungen der Arbeitsaufwand erhöht und ein größerer Zeitaufwand nötig. In dieser Behandlungsphase muss ein individueller Löffel angefertigt und dieser zusammen mit den Innenkronen auf dem Modell an den Behandler zur Anprobe gegeben werden.

## 36.5 Klinik: Anprobe der Innenkronen und Fixationsabformung

Nach Abnahme der Provisorien und sorgfältiger Reinigung der Pfeilerzähne von Zementresten werden die Innenkronen auf ihre Passgenauigkeit hin überprüft. Wie in der Kronen- und Brückenprothetik wird hierzu ein Fließsilikon (Fit-Checker®; GC-Germany, D-München) verwendet, welches nach dem Anmischen dünn in die Innenkronen gestrichen wird. Die Innenkronen werden dann mit mittlerem Druck auf die Pfeilerzähne aufgesetzt und bis zum Abbinden des Silikons in Position gehalten. Durchgedrückte Stellen an den Innenflächen der Kronen werden mit einem Stift markiert und nach Entfernen des Silikonfilms mit einer kleinen Fräse vorsichtig entfernt. Dies wird so lange wiederholt, bis folgende drei Kriterien zutreffen:

- dünne und gleichmäßige Stärke des Silikonindikators
- kein mit feiner Häkchensonde tastbarer Spalt am Kronenrand
- definierter, rotationssicherer, aber nicht klemmender Sitz



Passen alle Innenkronen klinisch akzeptabel, sollte nochmals überprüft werden, ob der okklusale Freiraum über den Innenkronen für die Herstellung der Außenkronen ausreichend ist. Hierzu kann eine kleine Menge frisch angemischten Kunststoffs (z. B. Luxabite®; DMG, D-Hamburg) auf die Innenkronen aufgetragen werden. Dann lässt man den Patienten den Kiefer schließen. Nach Aushärtung des Kunststoffs kann dessen Stärke mit dem Tasterzirkel ausgemessen werden. Wird die für eine verblendete Außenkrone notwendige Stärke von 1,5 mm nicht erreicht, muss auf eine okklusale Verblendung verzichtet werden.

Erst jetzt wird die Fixationsabformung vorbereitet. Die Fixationsabformung dient dazu, den klinischen Sitz der Innenkronen auf den Pfeilerzähnen exakt auf das Konstruktionsmodell für die Sekundärkonstruktion zu übertragen. Hierdurch wird die Präzision der Gesamtkonstruktion erhöht, da auch bei gutem klinischen Sitz der Innenkronen gewisse Abweichungen zwischen Mund- und Modellsituation zu erwarten sind.

Nach Trocknung der Pfeilerzähne werden die Innenkronen mit zwei winzigen Tropfen provisorischen Zements (Stärke einer Sondenspitze!), die auf zwei einander gegenüberliegende Innenflächen aufgetragen werden, eingesetzt (Abb. 36-5). Da die Innenkronen spannungsfrei auf ihren Pfeilerzähnen sitzen sollen, ist nur durch die Verwendung von etwas provisorischem Zement zu ihrer Befestigung gewährleistet, dass sich die Innenkronen während der Fixationsabformung nicht von ihren Pfeilern lösen (Abb. 36-6a). Unbemerkt würde dies zur Herstellung eines nichtpassenden Modellgussgerüsts führen. Von der Verwendung von Fließsilikon für diesen Zweck ist abzuraten, da die elastischen Eigenschaften des Silikons ein Verrutschen der Innenkronen während der Abformung geradezu fördern.

Der im Labor hergestellte Abformlöffel wird nun am Patienten anprobiert. Die richtige Anpassung der Ränder des individuellen Löffels hat große Bedeutung für die richtige Gestaltung des Modellgussgerüsts und der Prothesenränder. Besonders hervorzuheben ist bei vorhandener anteriorer Restbezahnung der Sublingualraum im Unterkiefer: Wird hier der indivi-

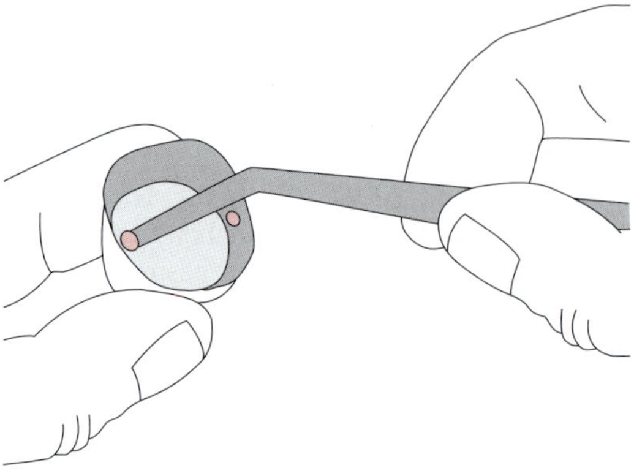

**Abb. 36-5** Auftragen von zwei kleinen Tropfen provisorischen Zements, um die Innenkronen für die Fixationsabformung sicher auf ihren Stümpfen zu befestigen.



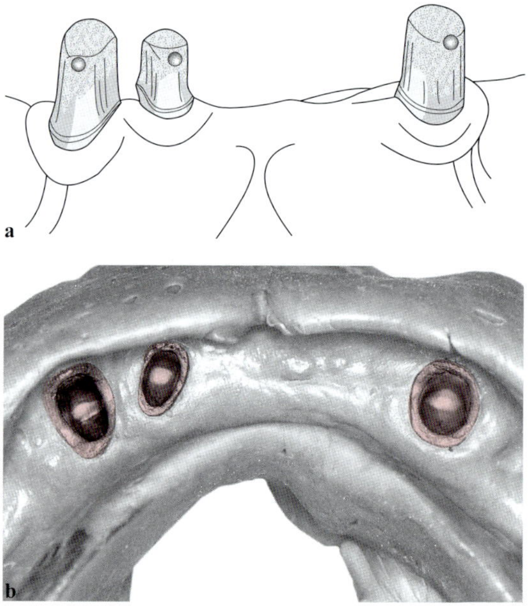

**Abb. 36-6** Fixationsabformung. **a** Innenkronen (Konusse) mit wenig provisorischem Zement im Mund eingesetzt; **b** entfernte Abformung (Aufsicht auf Abformung mit sichtbaren Rändern und Innenflächen der Innenkronen).

duelle Löffel zu weit extendiert, so wird auch die Abformung überextendiert sein. Dies hat zur Folge, dass der Sublingualbügel zu tief gelegt wird und die Zunge in ihrer Funktion behindert. Daher ist dieser Löffelbereich ähnlich wie bei der Abformung in der Totalprothetik (vgl. Kap. 40.4) auf seine richtige Länge hin zu überprüfen und mit thermoplastischer Masse (Kerr) vor der eigentlichen Fixationsabformung anzupassen. Alle übrigen Randbereiche des Abformlöffels werden gleichfalls auf ihre Länge und Passgenauigkeit hin überprüft und durch Kürzen und Adaptation mit thermoplastischer Masse angepasst. Im Bereich der Zähne müssen die Löffelwände einen Abstand von 2 bis 3 mm aufweisen, damit hier ein ausreichender Raum für das Abformmaterial vorhanden ist. Nach Adaptation des individuellen Löffels werden die Innenflächen und die Randbereiche mit dem der Abformmasse entsprechenden Adhäsiv bestrichen und die vorgeschriebene Trocknungszeit eingehalten.

Die Fixationsabformung wird vorzugsweise mit einphasiger Polyäthergummimasse (Impregum® Penta; 3M Espe) durchgeführt, obwohl auch die Verwendung von Abformgips gute Resultate liefert (*Körber* 1988). Nach relativer Trockenlegung des abzuformenden Kiefers werden zuvor offene Interdentalräume zwischen unbeschliffenen Zähnen mit Wachs oder provisorischem Kunststoff (z. B. Systemp.inlay oder Systemp.onlay; Ivoclar Vivadent, FL-Schaan) ausgeblockt. Die nach Herstellervorschrift angemischte Abformmasse wird in Abformmaterialspritze und individuellen Löffel eingefüllt. Die Innenkronen und vorhandene unbeschliffene Zähne werden zügig mit Abformmasse umspritzt, dann wird der mäßig gefüllte Löffel eingebracht.

Das Umspritzen der Innenkronen und Zähne mittels Abformmasse minimiert in wichtigen Bereichen die Gefahr von Blasenbildung. Nach dem Ende der Abbindezeit werden Lippen, Mukosa und Vestibulum mit Wasser befeuchtet und die Fixationsabformung ohne große Hebelkräfte mit kräftigem vertikalem Ruck entfernt. Waren auf den Außenflächen der Innenkronen kleine Retentionsperlen angebracht (vgl. Abb. 35-6a), befinden sich nun alle Innenkronen in der Abformung. Nach Abspülen der Abformung mit Leitungswasser zwecks Entfernung von Speichelresten wird die anschließend getrocknete Abformung genauestens inspiziert. Sie soll folgende Kriterien erfüllen (Abb. 35-6b):



- Kein Abformmaterial auf der Innenfläche der zervikalen Stufe oder Hohlkehle. Befindet sich hier Abformmaterial, so ist dieses zwischen Innenkrone und Pfeilerzahn gelaufen und deutet auf ein Ablösen der Innenkrone vom Pfeilerzahn während der Abformung oder auf eine schlechte marginale Passgenauigkeit der Innenkrone hin.
- Kein sichtbarer Spalt zwischen Innenkrone und Abformmaterial. Ist hier ein Spalt sichtbar, wurde die Innenkrone während der Entfernung der Abformung aus ihrer Position im Abformmaterial herausgezogen.
- Blasenfreie Wiedergabe von Prothesenlager und Randbereichen.

Anschließend werden die in den Innenkronen befindlichen Reste des provisorischen Zements vorsichtig entfernt (mit Reinigungslösung [z. B. Orange Solvent®; Hager & Werken, D-Duisburg] getränktes Wattepellet), die Abformung nochmals unter fließendem Wasser abgespült und mit einem geeigneten Desinfektionsmittel desinfiziert (s. Kap. 19).

## 36.6 Labor: Herstellung von Konstruktionsmodell und Registrierschablone

Im Labor wird das Konstruktionsmodell (Arbeitsmodell 2, Meistermodell, Remontagemodell) hergestellt. Da das Konstruktionsmodell zur Herstellung des Modellgussgerüsts dient, darf dieses nicht als Sägemodell angefertigt werden. Wie in der Kronen- und Brückentechnik wird ein Arbeitsmodell mit Magnet-Split-Cast hergestellt (vgl. Kap. 5.4.1). Die Arbeitsschritte umfassen das Isolieren der Innenkronen mit Vaseline, das Ausgießen der Innenkronen mit Kunststoff und das Einsetzen der Metallpins als Retentionen, das Ausgießen mit Superhartgips und das Sockeln mit einem Split-Cast-

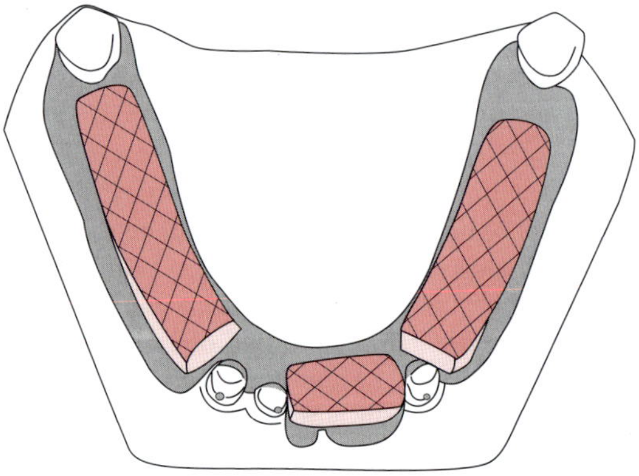

**Abb. 36-7** Registrierungsschablone, im Labor hergestellt.



System. Es ist wichtig, dass diese nicht auf den Kunststoffstümpfen rotieren oder schaukeln. Der Sitz der Metallkappen muss eindeutig sein. Die Art der Kieferrelationsbestimmung hängt stark von der Verteilung der Pfeilerzähne und der vorhandenen Gegenbezahnung ab. Da die Indikation von Doppelkronen-Teilprothesen vor allem im stärker reduzierten Lückengebiss gegeben ist, wird für die Kieferrelationsbestimmung in der Regel eine Registrierschablone mit Basisplatte und darauf befindlichem Hartwachswall hergestellt. Die Registrierschablone wird in der für Totalprothesen üblichen Weise auf dem Konstruktionsmodell hergestellt (Kap. 39.5), mit dem Unterschied, dass das Basismaterial inzisal bzw. okklusal auf den Innenkronen abgestützt ist (Abb. 36-7).

## 36.7 Klinik: Gesichtsbogenübertragung, Kieferrelationsbestimmung und Modellmontage

Nach Abnahme der Provisorien und sorgfältiger Reinigung der Pfeilerzähne von Zementresten werden die Innenkronen auf die Pfeilerzähne aufgesetzt. Weisen die Pfeilerzähne eine gemeinsame Einschubrichtung auf, ist es vorteilhaft, wenn die direkt auf den Innenkronen abgestützte Registrierschablone bereits im Labor mittels Sekundenkleber an den Innenkronen fixiert wurde. Dadurch ist ein eindeutiger Sitz der Schablone im Mund gewährleistet. Weisen einzelne Pfeilerzähne eine abweichende Einschubrichtung auf, so muss auf diese Fixierung verzichtet werden. Die Abstützung der Registrierschablone auf den Innenkronen erhöht die Genauigkeit der Kieferrelationsbestimmung gegenüber einem Vorgehen mit nicht parodontal abgestützter Schablone, ohne eine okklusale Sperrung des Bisses zu verursachen. Durch die Abstützung der Registrierschablone auf den Innenkronen wird ihre Lage eindeutig gesichert und ihr Einlagerungsverhalten entspricht dem der späteren Teilprothese (Abb. 36-8). Entsprechend dem in der Teilprothetik üblichen Vorgehen werden die

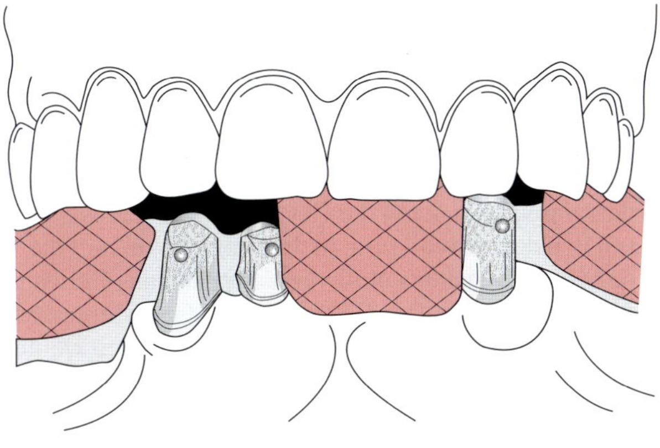

**Abb. 36-8** Auf den Innenkronen abgestützte Registrierschablone.



extraorale Gesichtsbogenübertragung des Oberkiefers und die anschließende Kieferrelationsbestimmung in zentrischer Kondylenposition vorgenommen. Das zentrische Wachsbissregistrat wird mehrmals intraoral auf seine Reproduzierbarkeit hin überprüft und dann mit einem zinkoxid-eugenolhaltigen provisorischen Zement (Temp Bond®; Kerr, D-Karlsruhe) verfeinert. Da bei jedem Wachsregistrat die Gefahr der Verziehung gegeben ist, ist es von Vorteil, wenn der Behandler die Modelle sofort selbst in den Artikulator montiert.

Die Auswahl von Zahnform und Zahnfarbe der Ersatzzähne geschieht in Anlehnung an noch vorhandene eigene Zähne oder anhand der vor der Präparation festgehaltenen ehemaligen Zahnfarbe der Pfeilerzähne unter Berücksichtigung der Situationsabformung, die die Zahnform dokumentiert. Sind hierzu keine Angaben vorhanden, weil die Zähne bereits überkront waren, gelten die in der Totalprothetik üblichen Richtlinien zur Auswahl der Frontzähne (vgl. Kap. 39.8). Bezüglich der Bestimmung bzw. Auswahl von Zahnform und Zahnfarbe wird eine direkte Beteiligung des Zahntechnikers angestrebt.

## 36.8 Labor: Zahnaufstellung in Wachs

Im zahntechnischen Labor erfolgt das Nachfräsen der vorgefertigten zirkulären Stufen an den Innenkronen. Dies kann auf dem Konstruktionsmodell oder auf einem individuell hergestellten Frässockel durchgeführt werden.

Bei Konuskronen aus hochgoldhaltiger Legierung werden die vertikalen Wände auf die gewünschte Minimalstärke von 0,3 mm gefräst und mit einem konischen Fräser nachgearbeitet. Es ist wichtig, dass die angelegte Hohlkehle der Metallkappe glatt und ohne Fräsmarken an der Oberfläche vorgefräst und dann poliert wird.

Bei Teleskopkronen werden die Retentionsflächen mit einer 0-Grad-Fräse nachgefräst. Bei NEM-Doppelkronen mit zusätzlichen Retentionselementen werden die jeweiligen Flächen ebenfalls poliert.

Es ist in der Regel sinnvoll, eine Anprobe der Zahnaufstellung in Wachs am Patienten vorzunehmen, bevor die Außenkronen und das Modellgussgerüst hergestellt werden. Vor allem beim Ersatz von Frontzähnen ist die Anprobe der Wachsaufstellung notwendig, da sich die Stellung der Ersatzzähne und die Modellation der Außenkronen gegenseitig beeinflussen. Im Bereich von Schaltlücken, und hier wiederum besonders im Frontzahnbereich, kann die Gestaltung des Gerüsts in Form einer abnehmbaren Brücke sinnvoll sein. In diesem Fall wird auf die Verwendung von rosafarbenem Basiskunststoff verzichtet und das Gerüst wie eine festsitzende Brücke verblendet. Die Gestaltung der Gerüstunterseite wird in der Regel sattelförmig unterfütterbar vorgenommen. Bei kleinen Schaltlücken mit geradem Verlauf, bei denen es durch den eingesetzten Zahnersatz zu keiner Belastung des Kieferkamms kommt, kann das Gerüst in diesem Bereich auch als Tangentialauflage (ponticförmig) gestaltet werden.

Die Zahnaufstellung der zu ersetzenden Zähne wird ganz bewusst vor der Gerüstherstellung durchgeführt, um durch eine Anprobe im Mund überprüft und ggf. korrigiert werden zu können. Durch dieses Vorgehen ist es möglich, den Modellguss (herausnehmbarer Teil) individuell den Zähnen und ihrer Stellung anzupassen. So lassen sich die mechanischen Retentionen günstig unter bzw. hinter die Prothesenzähne platzieren. Des Weiteren ist es möglich, bei geringen Platzverhältnissen (Befestigung mit rosa Sattelkunststoff nicht möglich) eine Rückenschutzplatte anzulegen. Bei Rückenschutzplatten ist der linguale bzw. palatinale Anteil der Ersatzzähne aus Metall gestaltet. Am Metall selbst befinden sich Retentionen für die Verblendung mit Kunststoff oder für einen vorgefertigten Prothesenzahn aus Kunststoff oder Keramik. Rückenschutzplatten sind häufig bei Oberkiefer-Frontzähnen mit Tiefbiss notwendig. Durch die korrekte und individuelle Anlage einer Rückenschutzplatte lassen sich die Zähne dauerhaft stabil befestigen.



Wird die Wachsaufstellung der Prothesenzähne für Situationen angefertigt, bei denen die definitive Versorgung einen großen Verbinder aufweist, kann die notwendige Stabilisierung durch eine Kunststoffbasis aus lichthärtendem Löffelmaterial erreicht werden. Bei der Basisherstellung ist darauf zu achten, dass diese zur Aufnahme der Zähne nicht zu dick gestaltet wird. Die Basis der Registrierschablone kann zu diesem Zweck modifiziert werden. Um die Platzaufteilung der Verblendung der Außenkronen im Verhältnis zu den Prothesenzähnen ästhetisch gestalten zu können, können über die Innenkronen Verblendkronen aufgewachst werden. Um der schlussendlichen Situation möglichst nahe zu kommen, wird für das Wax-up zahnfarbenes Wachs verwendet.

## 36.9 Klinik: Anprobe der Zahnaufstellung in Wachs

Nach Abnahme der Provisorien und sorgfältiger Reinigung der Pfeilerzähne von Zementresten werden die Innenkronen mitsamt dem Wax-up der Außenkronen auf die Pfeilerzähne aufgesetzt und die Zahnaufstellung wird in Wachs anprobiert. Zunächst werden die eingestellten horizontalen und vertikalen Kieferrelationen sowie die ästhetische Wirkung überprüft. Es gelten die in Kapitel 17 (Ästhetik in der Zahnmedizin) und 40 (Totalprothetik: Klinisches und labortechnisches Vorgehen) dargestellten Prinzipien.

Im Seitenzahnbereich wird die Statik der Zahnaufstellung nach folgenden Kriterien getestet: Die Seitenzähne müssen über der Mittellinie des Kieferkamms aufgestellt sein. Bei okklusaler Belastung der einzelnen Ersatzzähne darf die Basisplatte nicht von der Unterlage abkippen. Voraussetzung für diese Überprüfung ist natürlich ein passgenauer Sitz der Basisplatte. Notwendige Änderungen der Zahnaufstellung werden direkt am Patienten vorgenommen.

## 36.10 Labor: Herstellung der Außenkronen und des Modellgussgerüsts



Nachdem die Wachsaufstellung (und ggf. das Wax-up der Kronen) im Munde überprüft wurde, wird diese Situation mit Hilfe eines Vorwalls verschlüsselt und bleibt so abrufbar für weitere Arbeitsgänge. Für die Herstellung der Außenkronen und des Modellgussteils kann die Reihenfolge, ob erst die Krone und dann der Modellguss angefertigt wird oder umgekehrt, frei gewählt werden. Wichtig für die Reihenfolge ist, dass der Verbindungsbereich von Krone und Modellguss richtig geplant wird. Zum Fügen dieser Teile kann entweder eine Hartlötung oder die Klebetechnik gewählt werden. Seit einigen Jahren hat sich die Klebetechnik durchgesetzt, da dies für die Passgenauigkeit Vorteile bringt. Die mechanische Verbindung für die Klebung wird mit einer Matrize (Teil 1) und Patrize durchgeführt. Wahlweise können die Teile vor dem Verkleben auch verbolzt werden (Bredent-Dental, D-Senn).

Zur Herstellung der Außenkronen (Sekundärkronen) werden die Innenkronen sorgfältig gereinigt. Die Modellation erfolgt mit ausbrennbarem Modellierkunststoff, der der modellierten Kappe die nötige Stabilität für den Abhebevorgang gibt. Eine dünne Schicht Kunststoff wird über die Innenkrone gebracht, und der restliche Anteil der Krone wird mit Wachs ergänzt. Bei Verblendkronen wird der labiale bzw. bukkale sowie der okklusale Anteil für die Aufnahme einer Verblendung gestaltet. Bei Außenkronen ohne Verblendung erfolgt die Gestaltung der gesamten Krone als Vollgusskrone. Die approximalen Flächen der Außenkronen müssen so gestaltet werden, dass eine genügend große Kontaktfläche (Lötfläche) zwischen Krone und Modellguss entsteht. Das bedeutet, dass die Verblendungen der labialen Flächen nicht zu weit nach approximal gezogen werden dürfen. Die Lötflächen liegen approximal und werden zu ihrer Vergrößerung nach palatinal bzw. lingual an der Außenkrone erweitert. Gerade bei wenigen Pfeilerzähnen ist auf eine ausreichend stabile Lötfläche zu achten.

Wichtig hierbei ist, dass der Interdentalraum zweckmäßig offen gestaltet wird. Die Herstellung des Modellgussteils erfolgt mittels Einbettmassenmodell (siehe Kap. 33.10). An diesem Modell kann während der Modellierphase der Vorwall mit den Zähnen an das Einbettmassenmodell angelegt und dadurch eine optimale Modellgussgestaltung erzielt werden.

Je nachdem, ob die Pfeilerzahnverteilung es erlaubt, wird das Gerüst entsprechend der zahnärztlichen Planung mit oder ohne großen Verbinder gestaltet. Wird auf ein transversales Palatinalband verzichtet, erfordert dies, dass labortechnisch auf eine ausreichende Stabilität der Außenkronen und der Verbindungsstellen zum Modellguss geachtet wird.

Für die Anfertigung der Außenkronen aus einer NEM-Legierung gelten bezüglich des Ablaufs die gleichen Grundsätze. Für die zusätzlichen Retentionselemente, wie z. B. Friktionsstifte in den Außenkronen, werden nach dem Fügevorgang von Krone und Modellgussteil Rillen mittels Funkenerosion oder konventionellem Bohren in die Primär- bzw. Sekundärteile versenkt. Die Friktionslöcher befinden sich in ihrem halben Durchmesser im Sekundärteil und in der anderen Hälfte im Primärteil. Anschließend werden Stifte in der Gesamttiefe der Löcher eingelassen und diese am Sekundärteil durch Lötung befestigt. Durch Aktivieren (leichtes Biegen) der Friktionsstifte kann der Halteeffekt der Sekundärteile erhöht werden. Auch kann nach dem Fügen ein geplantes TK-Snap-System (Sitec, D-Hagen) in die Außenkrone integriert werden. Nachdem die Haftelemente fest angelegt wurden, muss die richtige Friktion eingestellt werden. Dies geschieht vorsichtig durch Reduzieren von Schleifspuren an den Innenseiten des Sekundärteils mit rotierenden Gummispitzen.



Ist der Behandler wenig erfahren, empfiehlt sich eine Anprobe der Sekundärkonstruktion zusammen mit einer Registratkontrolle über auf den Sätteln befestigte Wachswälle, bevor die Außenkronen verblendet werden und die Zahnaufstellung auf den Modellguss übertragen wird. Der erfahrenere Behandler wird diese Anprobe zusammen mit der Kontrolle von Verblendung und Zahnaufstellung in Wachs vornehmen oder gar erst nach Fertigstellung. Wurde die Fixationsabformung mit funktioneller Gestaltung der Sattelränder vorgenommen, erübrigt sich in der Regel eine Unterfütterungsabformung der Sattelbereiche (Altered-Cast-Methode; s. Kap. 33.12). Ist jedoch eine Unterfütterungsabformung der freiendenden Sattelbereiche notwendig, wird diese jetzt zusammen mit einer Gerüstanprobe durchgeführt. Vor der Verblendung der Sekundärkronen mit Verblendkomposit muss zusätzlich zu den angelegten mechanischen Retentionen ein chemisches Verbundsystem angewendet werden. Die Verblendung erfolgt durch Auftragen des Opakers und der Verblendmasse, wie in Kapitel 27 beschrieben. Für die Anprobe der gefertigten Teile mit der Kunststoffverblendung werden die Prothesenzähne mittels Vorwall auf dem Gerüst in Wachs befestigt.

## 36.11 Klinik: Anprobe des Modellgussgerüsts zusammen mit der definitiven Zahnaufstellung in Wachs

Nach Abnahme der Provisorien und sorgfältiger Reinigung der Pfeilerzähne von Zementresten werden die Innenkronen auf die Pfeilerzähne aufgesetzt. Anschließend wird die Sekundärkonstruktion, bestehend aus Modellgussgerüst mit Außenkronen und Wachsaufstellung, eingesetzt. Die Sekundärkonstruktion sollte ohne große Spannung auf den Innenkronen und ihren Pfeilerzähnen sitzen, und die Außenkronen müssen klinisch passgenau an der Hohlkehle der Innenkronen abschließen. Ein geringer zervikaler Spalt zwischen Innen- und Außenkrone, der mittels Lupenbrille oder Mikroskop sichtbar gemacht werden kann, lässt sich bei herkömmlicher Fertigungstechnik nicht vermeiden. Dieser Spalt sollte eine Breite von weniger als 50 µm aufweisen, er ist damit ohne optische Hilfsmittel kaum oder nicht sichtbar und daher auch nicht ästhetisch störend. Bei Konuskronen hat der zervikale Spalt zwischen Außenkonus und Innenkonus eine ähnliche Größe wie der okklusale Spalt und ist Voraussetzung für die Funktion der Konushaftung, da es nur zu einem Verkeilen der konischen Kronenflächen kommen kann, wenn zwischen den horizontalen Flächen von Innen- und Außenkrone ein gewisser Freiraum (Abstand) vorhanden ist (vgl. Kap. 33). Unter funktionellen Gesichtspunkten könnte man bei allen anderen Doppelkronensystemen theoretisch Außenkronen herstellen, die spaltfrei auf der Hohlkehle der Innenkrone abschließen. Praktisch-technisch gelingt dies am ehesten mit der Galvanotechnik, bei der die intermediäre Galvanokrone direkt auf die Innenkrone aufgalvanisiert wird.



Anschließend wird jede Außenkrone einzeln von okklusal mit Fingerdruck belastet. Dabei darf sich der belastete Anker nicht weiter setzen lassen; kein anderer Anker darf sich von seinem Pfeilerzahn ablösen. Erkennt man bei dieser Prüfung ein Schaukeln in der Gerüstkonstruktion, liegen entweder ein Verzug des Gerüsts (kein spannungsfreier Sitz auf dem Modell), ein größerer Abform- oder Modellfehler oder Zahnwanderungen (z. B. bei mangelhaften Provisorien) vor. Sind ein nicht spannungsfreier Sitz der Arbeit auf dem Modell oder eine schlechte Passung von Innen- und Außenkrone für das Schaukeln verantwortlich, wird die Arbeit zur Korrektur an das Labor zurückgeschickt.

Sonst werden der oder die schuldigen Anker durch das Entfernen einzelner Innenkronen ausfindig gemacht. Nach dem Ausschluss möglicher anderer Ursachen (z. B. Zementreste auf Pfeilerzähnen) kann bei Konuskronenarbeiten und Doppelkronen mit zusätzlichen Retentionselementen die betreffende Außenkrone vom Gerüst abgetrennt und mit Kaltpolymerisat (z. B. GC Pattern Resin®; GC Germany, D-München) direkt im Mund wieder am Gerüst in ihrer richtigen Lage fixiert werden. In diesem Fall ist zuvor die Wachsaufstellung vom Gerüst zu entfernen und später zusammen mit dem korrigierten Sekundärteil erneut anzuprobieren.

Bei Zylinderteleskopen oder parallel gestalteten Galvanoteleskopen ist die Trennung und Neufixierung einer oder mehrerer Außenkronen nicht indiziert, da dabei ihre Parallelität zueinander verloren ginge. Bei parallel gestalteten Doppelkronen muss daher die Fixationsabformung wiederholt werden. Die schuldige Innenkrone muss im Labor in ihrer veränderten Position nachgefräst oder aber neu angefertigt werden. Für nachgefräste Innenkronen müssen neue Außenkronen hergestellt werden.

Ist die Passung der Sekundärkonstruktion klinisch akzeptabel, werden die Außenkronen, ihre Verblendungen und die Zahnaufstellung in Wachs klinisch hinsichtlich vertikaler und horizontaler Kieferrelation, Okklusion, Statik der Aufstellung und Ästhetik überprüft (vgl. Kap. 38.7 und 40.12). Geringe Diskrepanzen zwischen der Mund- und Artikulator-Situation lassen eine erneute Kieferrelationsbestimmung und Remontage notwendig werden. Dies lässt sich relativ einfach durchführen, indem etwas erwärmtes Alu-Wachs auf Zahnaufstellung und Außenkronen aufgetragen und so ein korrigiertes Registrat mit minimaler Sperrung genommen wird. Die Korrektur auch geringster Diskrepanzen in diesem Stadium minimiert notwendige Einschleifmaßnahmen am fertigen Zahnersatz.



## 36.12 Labor: Fertigstellung der Doppelkronenkonstruktion

Zur Fertigstellung der Arbeit gehört auch das Befestigen der Prothesenzähne auf dem Modellgussteil. Dies wird mit einem rosafarbenen Kunststoff bei Sattelsituationen und mit zahnfarbenem Material bei Pontic-Situationen (mit oder ohne Rückenschutzplatte) durchgeführt. Da bereits ein Vorwall vorhanden ist, wird dieser in Verbindung mit Autopolymerisat verwendet. Grundsätzlich besteht aber auch die Möglichkeit einer Fertigstellung mit Hilfe der Küvettentechnik. Allerdings muss in diesem Fall die Verblendung der Außenkonusse nach dem Kunststoffpressen durchgeführt werden. In jedem Fall werden die Retentionen am Modellguss mit einem chemischen Verbundsystem vorbehandelt und mit rosafarbenem Opaker abgedeckt. Bei Situationen, in denen der Prothesenzahn nur als Facette vor dem Gerüst sitzt (z. B. bei einer Rückenschutzplatte) und zahnfarbener Kunststoff verwendet wird, muss hier zahnfarbener Opaker das Gerüst abdecken. Bei Verwendung der Vorwalltechnik müssen vor dem Anlaufenlassen des Kunststoffs Bereiche, an denen kein Kunststoff erwünscht ist, mit Wachs oder Vaseline ausgeblockt werden. Diese Bereiche sind:

- Kompositverblendungen, die nicht durch den Vorwall abgedeckt sind
- Ränder der Innen- und Außenkronen
- Rückenschutzplatte
- linguale und palatinale Bereiche der Krone
- Restgebiss auf dem Modell
- Retentionselemente bei NEM-Doppelkronen

Wichtig ist, dass in die Wachsmodellation der Prothese Führungsflächen für Mundhygienehilfsmittel eingearbeitet werden. Dadurch wird die Reinigung der approximalen Pfeilerzahnflächen mit eingesetzter Prothese erleichtert oder gar erst ermöglicht.

Bei ästhetischen Problemen am zervikalen Kronenrand (z. B. lange klinische Kronen nach vorangegangener Parodontalbehandlung) kann die-

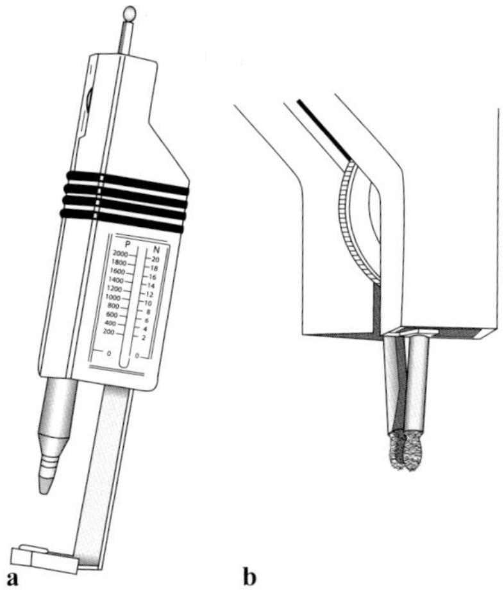


**Abb. 36-9** Koni-Meter. **a** Kunststoffstempel zum Fügen von Innen- und Außenkrone mit definierter Kraft. **b** diamantierte Spannbacken zum Herausziehen der Innenkrone.



ser ebenso wie in der Hybridprothetik mit zahnfleischfarbenem Kunststoff verblendet oder mit Basiskunststoff vollständig abgedeckt werden.

Das Gipsmodell wird gewässert und gegen Kunststoff isoliert. Es ist auf ein exaktes Anliegen des Vorwalls am Modell sowie auf die genaue Platzierung der Zähne im Vorwall zu achten. Die Verarbeitung erfolgt nach den Angaben des Herstellers.

Anschließend folgen das Ausarbeiten, die Politur und die Reinigung der Arbeit. Dabei wird darauf geachtet, dass Führungsflächen für dünne Interdentalbürstchen zwischen Außenkronen und den Prothesensätteln entstehen. Diese Führungsflächen führen das Interdentalbürstchen zervikal an den Innenkronenrand und erleichtern und verbessern so bei über Doppelkronen verankerten Teilprothesen die Reinigung der sonst schwerer zugänglichen approximalen Restaurationsränder (*Walther* 1990). Können die Interdentalräume einer Doppelkronenarbeit für Interdentalbürstchen nicht genügend weit geöffnet werden (z. B. in den engen Interdentalräumen unterer Frontzähne), kann eine Kunststoffschiene mit Führungsflächen (Putzschiene) die Reinigung erleichtern (*Kern* 2003). Vor allem (älteren) Patienten, die in ihrer Sehkraft und manuellen Geschicklichkeit eingeschränkt sind, hilft eine solche Putzschiene, die approximalen Restaurationsränder besser zu reinigen.

In Doppelkronen mit austauschbaren Retentionselementen wird nun das vorgesehene Element eingesetzt und die Kontrolle der Haftkraft vorgenommen. Bei Konuskronen, aber auch bei Doppelkronen mit zusätzlichen Retentionselementen kann die Kontrolle der Haftkraft mit einem speziellen Messinstrument (Koni-Meter; Austenal, D-Köln) vorgenommen werden (Abb. 36-9a und b). Hierzu wird die Primärkrone von innen mit den diamantierten Spannbacken des Messinstrumentes gefasst und in Achsrichtung aus der Sekundärkrone herausgezogen, wobei darauf zu achten ist, dass die Ränder der Innenkrone nicht beschädigt werden. Auf der Messskala des Koni-Meters kann die Haftkraft im Bereich von 0 bis 21 N abgelesen werden. Zu beachten ist, dass Konuskronen vor Bestimmung ihrer Haftkraft mit einer ausreichenden Kraft gefügt werden müssen, da die

Lösekraft mit der Fügekraft korreliert (vgl. Kap 35.5). Hierzu eignet sich der Kunststoffstempel des Koni-Meters, mit dem Konuskronen bei einer definierten Kraft von 40-60 N zusammengefügt werden können, wobei der Ring oder Zwischenbereich, der deckungsgleich mit der Unterkante der Messzylinderführung ist, die angewendete Fügekraft anzeigt. Die Ringe sind farbkodiert: 40N-gelber Ring, 50N-grüner Ring, 60N-roter Ring.

Für die Haftkraftbestimmung von parallelwandigen Teleskopkronen ist das Koni-Meter nicht geeignet, da hier eine Übergangspassung eingestellt wird und die Haftung klinisch durch Verformungs- und Verkantungsmechanismen mitgeprägt ist. Eine parallelwandige Innenkrone darf also nicht von selbst aus der Außenkrone herausfallen, muss sich aber mit einer Teleskopzange (z. B. Telegrip; Renfert, D-Hilzingen) leicht aus der Außenkrone herausziehen lassen.



Eine Verminderung der Haftkraft kann erreicht werden, indem Schleifspuren an den Innenflächen der Außenkrone mittels Gummispitzen vorsichtig reduziert werden. Eine zu hohe Haftkraft von Konuskronen kann ggf. auch dadurch begrenzt werden, dass nach vorheriger Konditionierung des Metalls ein kleiner Komposit-Stopp auf den Innendeckel der Außenkrone aufpolymerisiert wird (*Wolfart* und *Kern* 2000). Dieser Komposit-Stopp sollte aushärten, nachdem die Konuskrone mit Hilfe einer Federwaage mit einer Kraft von 50 N gefügt wurde. Der Vorteil dieses Verfahren liegt in seiner Reversibilität und der Möglichkeit, die Haftkraft später durch Reduzieren oder Entfernen des Komposit-Stopps wieder zu erhöhen. Sollte die Haftkraft einer Konuskrone zu gering sein (unter 5 N), kann hierfür das Aufeinandertreffen horizontaler Flächen von Innen- und Außenkrone verantwortlich sein (z. B. Zervikalrand des Außenkonus steht auf der Hohlkehle des Innenkonus auf). Nach Beseitigung derartiger Kontakte entsteht bei korrekt angelegtem Konuswinkel und guter Passgenauigkeit eine akzeptable Haftkraft zwischen Innen- und Außenkonus. Kann durch Markierung und Beseitigung vorhandener Kontakte keine ausreichende Haftkraft erreicht werden, ist die Neuanfertigung des Sekundärteils notwendig. Bei Doppelkronen mit zusätzlichen Retentionselementen kann die Haftkraft in der Regel durch Aktivieren des Elements, durch Auswahl eines schwächeren oder stärkeren Elements oder durch leichtes Beschleifen angepasst werden.

## 36.13 Klinik: Anprobe der fertigen Arbeit und Zementieren

Die Anprobe der fertig gestellten Arbeit beinhaltet im Prinzip das gleiche Vorgehen, wie es bei der Anprobe der Sekundärkonstruktion mit der Zahnaufstellung üblich ist. Eventuell notwendige Korrekturen werden durchgeführt.

Hinzu kommt eine Überprüfung des Sitzes der Prothesensättel, welche mit und ohne Innenkronen durchgeführt wird. Ohne eingesetzte Innenkronen lässt sich die primäre Passgenauigkeit aller Sattel- und Prothesenrandbereiche überprüfen, indem Fließsilikon (Fit-Checker®;

GC Germany, D-München) auf die Sattelinnenflächen aufgetragen wird. Es sollte kein Unterschied zu dem später überprüften Sitz mit eingefügten Innenkonen vorhanden sein. Ohne eingefügte Innenkronen lässt sich die primäre Statik der Zahnaufstellung sehr gut überprüfen, indem jeder einzelne Seitenzahn okklusal belastet wird, wobei die Prothesenbasis nicht von der Unterlage abkippen darf.

Bevor die Rekonstruktion zum definitiven Zementieren vorbereitet wird, empfiehlt es sich, dass der Behandler selbst die Haftkraft jeder einzelnen Doppelkrone überprüft. Für Konuskronen und Doppelkronen mit zusätzlichen Retentionselementen eignet sich das schon beschriebene Koni-Meter (Abb. 36-9a und b). Nach Zusammenfügen von Innen- und Außenkrone mit definierter Fügekraft werden diese mit Hilfe des Koni-Meters wieder voneinander getrennt und die benötigte Kraft gemessen. Die Haftkraft der einzelnen Konuskrone sollte zwischen 5 und 10 N liegen (*Körber* 1988), was wir auch als Richtwert für NEM-Doppelkronen mit zusätzlichen Retentionselementen ansehen. Weisen nicht alle Doppelkronen eine Haftkraft im geforderten Bereich auf, sollte die Arbeit zur Korrektur an das zahntechnische Labor zurückgegeben werden.



Bei Zylinderteleskopen und parallelwandigen Galvanoteleskopen darf die Innenkrone nicht von selbst aus ihrer Außenkrone herausfallen, muss sich aber mit einer Teleskopzange leicht gängig entfernen lassen. Diese nochmalige Kontrolle direkt vor dem Einsetzen verhindert, dass der Behandler einen zu stark oder nicht haltenden Zahnersatz eingliedert.

Ein provisorisches Einsetzen (Probetragen) der Restauration beinhaltet immer die Gefahr, dass sich einzelne Innenkronen von ihrem Pfeilerstumpf lösen und beschädigt oder gar verloren werden. Werden die Innenkronen jedoch „provisorisch" so gut befestigt, dass diese Gefahr gebannt ist, so ist ein beschädigungsfreies Abnehmen der Innenkronen von ihrem Pfeiler klinisch schwierig oder unmöglich. Aus diesem Grund wird in der Regel auf ein Probetragen des Zahnersatzes verzichtet. Eventuell notwendige Korrekturen am abnehmbaren Prothesenteil lassen sich auch nach Zementierung der Innenkronen relativ einfach durchführen.

Nach nochmaliger Kontrolle der Passgenauigkeit der Innenkronen auf ihren Pfeilerzähnen werden die Innenkronen mit 50 µm Aluminiumoxid bei 1,5 bis 2,0 bar an ihren Innenflächen abgestrahlt und in 96 %igem Isopropylalkohol gereinigt. Dieser Schritt ist vor der Zementierung jeder gegossenen Restauration durchzuführen, bei Doppelkronen allerdings besonders wichtig, damit die zementierte Innenkrone den bei täglichem Abnehmen auftretenden Kräften standhalten kann.

Das Zementieren entspricht dem üblichen Vorgehen in der Kronen- und Brückenprothetik (vgl. Kap. 27.12), mit folgenden Besonderheiten: Die Innenkronen werden einzeln mit kräftigem Fingerdruck in Position gebracht und mit einem Kronenandrücker unter schaukelnder Bewegung vollends gesetzt. Bei Konuskronen und Doppelkronen mit zusätzlichen Retentionselementen wird überschüssiger Zement zügig mit Watterollen und Wattepellets entfernt, dann wird die an ihren Innen- und Außenflächen mit Vaseline isolierte Sekundärkonstruktion aufgeschoben. Der Patient wird angewiesen, kräftig auf seine Backenzähne zu beißen. Anschließend wird die Okklusion mit Okklusionsfolie überprüft. Nun werden Watterollen zwischen die Seitenzahnreihen gelegt und der Patient beißt bis

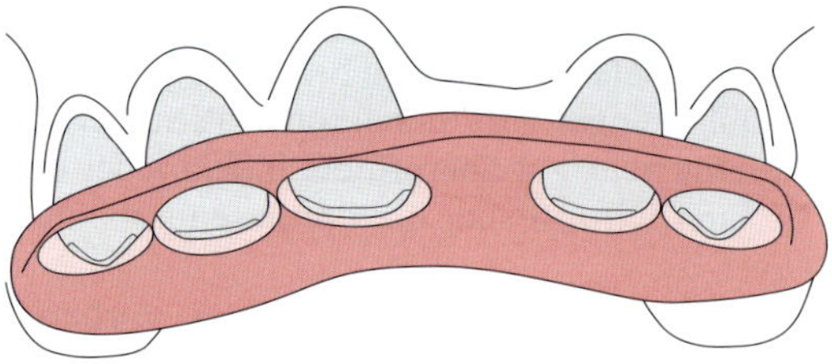

**Abb. 36-10** Positionierung der Innenkronen beim Zementieren mittels eines Zementierungsschlüssels aus Kunststoff.

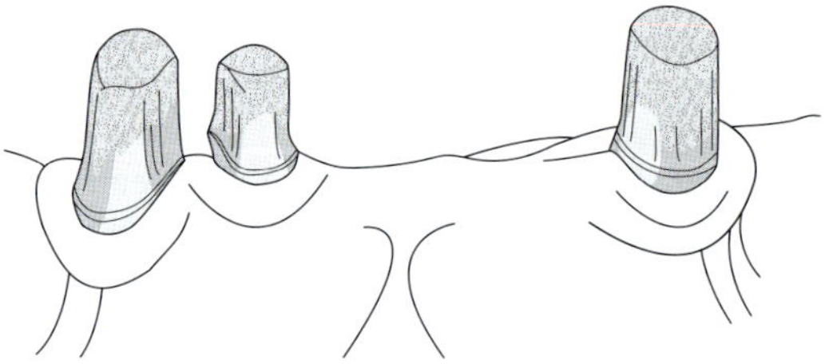

**Abb. 36-11** Innenkronen nach Entfernen der Zementreste.

**Kapitel 36**

zur Zementaushärtung zusammen. Bei Schneidezahnkonuskronen im Oberkiefer ist es aufgrund der dort in habitueller Interkuspidation auftretenden nichtaxialen Belastung der Zähne sinnvoll, wenn der Behandler die Restauration bis zur Zementaushärtung in situ hält.

Nach Aushärtung des Zementes wird die Sekundärkonstruktion mit eingesetztem Hirtenstab und leichtem Hammerschlag axial gelockert und entfernt. Anstelle des Hirtenstabs hat sich auch der Kronenabnehmer nach *Miller* (Carl Martin, D-Solingen) bewährt.

Bei parallelwandigen Doppelkronen besteht die Gefahr, dass schon geringfügige Zementreste, die zwischen Innen- und Außenteleskop gelangen können, das Abnehmen der Sekundärkonstruktion nach der Zementaushärtung sehr erschweren oder zu einer Lösung der gerade zementierten Innenkrone führen. Daher empfiehlt es sich, für das Zementieren von parallelwandigen Doppelkronen einen Zementierungsschlüssel aus Kunststoff zu verwenden, der auf dem Meistermodell hergestellt wird. Damit der Zementierungsschlüssel spannungsfrei sitzt, wird er aus lichthärtendem Löffelkunststoff hergestellt, dann aber im Bereich der Innenkronen ausgeschliffen mit Autopolymerisat (z. B. Pattern Resin) unterfüttert. So werden die Primärkronen während der Zementierung in ihrer korrekten Lage spannungsfrei fixiert, der Zementierungsschlüssel kann aber aufgrund seiner okklusal offenen Gestaltung anschließend leicht entfernt werden (Abb. 36-10). Nach Aushärtung des Zementes wird der Zementierungsschlüssel von den Innenkronen abgezogen (Innenkrone dabei durch die okklusale Öffnung sichern!). Die Zementüberschüsse können nun einfach abgesprengt werden.

Nach sorgfältiger Entfernung der Zementreste an den Innenkronenrändern (Abb. 36-11) und Säuberung des Sekundärteils wird dieses wieder eingesetzt (Abb. 36-12a und b) und es erfolgt eine abschließende Funktionskontrolle. Hieran schließt sich das Üben von Ein- und Ausgliedern der Arbeit durch den Patienten und eine kurze Mundhygieneeinweisung an.

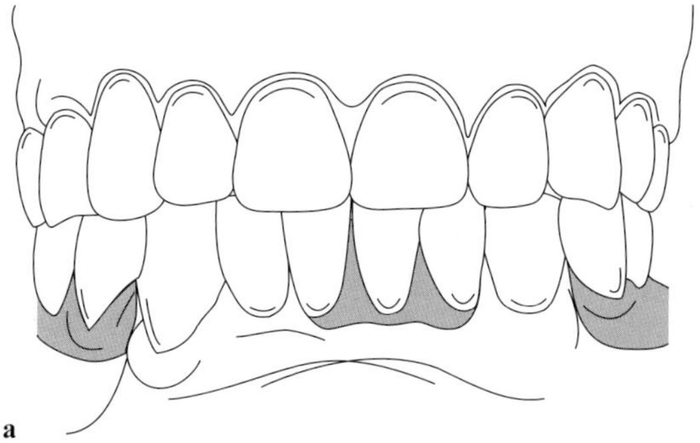

a

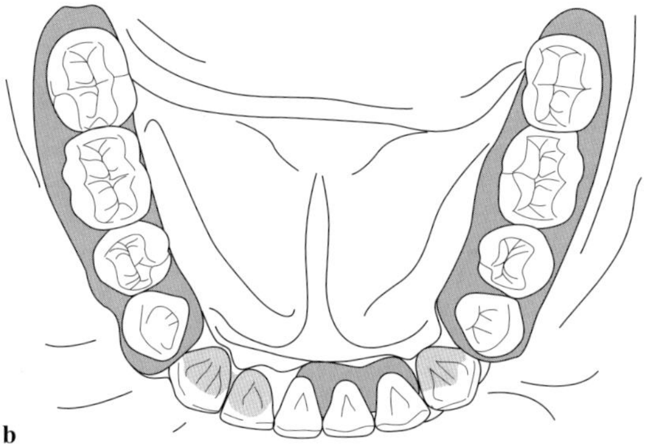

b

**Abb. 36-12** Sekundärkonstruktion in situ. **a** von frontal; **b** von okklusal: auf einen Sublingualbügel kann verzichtet werden.



# 36.14 Nachsorge

Möglichst direkt am Tag nach der Zementierung wird eine Kontrolle des Behandlungsergebnisses vorgenommen, die eine Kontrolle der Gesamtfunktion der Teilprothese beinhaltet. Zusätzlich wird nochmals kontrolliert, ob eventuell Zementreste übersehen wurden. Der Patient wird nun ausführlich in einer für ihn adäquaten Form der Mund- und Prothesenhygiene unterwiesen. Er wird instruiert, nach Abnahme der Teilprothese diese mit einer Zahn- oder Prothesenbürste unter fließendem Wasser zu reinigen und das Restgebiss in herkömmlicher Weise zu putzen (vgl. Kap. 7.3). Danach sollte er die saubere Doppelkronenarbeit wieder einsetzen und zusätzlich Interdentalbürstchen zur Reinigung der approximalen Restaurationsränder benutzen (*Walther* 1990). Daher wird jetzt überprüft, ob die Führungsflächen zwischen Außenkronen und den Prothesensätteln das Interdentalbürstchen zervikal an den Restaurationsrand führen, ohne zu klemmen. Ggf. müssen die Führungsöffnungen erweitert oder ein kleineres Bürstchen gewählt werden. Um eine optimale Reinigung zu erreichen, wird der Patient angewiesen, das Interdentalbürstchen nicht einfach gerade durch die Führungsöffnung zu schieben, sondern es alternierend von links und rechts zu bewegen. Wurde wegen zu enger Interdentalräume eine sog. Putzschiene hergestellt (vgl. Kap. 36.12), wird der Patient jetzt in analoger Weise in deren Handhabung unterwiesen (*Kern* 2003).

Eine weitere Kontrolle innerhalb der ersten zwei Wochen nach Eingliederung der Rekonstruktion ist angezeigt, um eventuell auftretende

Adaptationsprobleme frühzeitig zu erkennen. Weiterhin erlaubt eine Kontrolle nach dieser Zeit die Beurteilung, ob der Patient in der Lage ist, die instruierte Mund- und Prothesenhygiene durchzuführen. Abschließend wird mit dem Patienten ein auf ihn abgestimmtes Nachsorgeintervall vereinbart.

Tabelle 36-1 fasst den Behandlungsablauf bei der Versorgung mit Doppelkronen nochmals zusammen.



**Tab. 36-1** Behandlungsablauf bei über Doppelkronen verankerten Teilprothesen.

| Klinik | Labor |
|---|---|
| *Anamnese, Befundaufnahme,* Panoramaschichtaufnahme, Zahnfilm-Status, Situationsabformung, Gesichtsbogenübertragung, Kieferrelationsbestimmung | |
| | Herstellung von Studienmodellen, schädelbezügliche Montage der Modelle im Artikulator |
| Modellanalyse im Artikulator und im Parallelometer, *Diagnose, Planung* | |
| *Hygienephase, präprothetische Vorbehandlung, Reevaluation der Vorbehandlung* | |
| | Evtl. diagnostisches Wax-up, Set-up, Herstellung individueller Löffel |
| *Prothetische Phase:* Farbauswahl, Präparation, evtl. Abformung der Pfeilerzähne, Provisorien | |
| Abformung der Pfeilerzähne | |
| | Herstellung von Präparationsmodell (Sägemodell) und Innenkronen |
| Anprobe der Innenkronen, Fixationsabformung | |
| | Herstellung von Konstruktionsmodell und Registrierschablone |
| Gesichtsbogenübertragung, Kieferrelationsbestimmung, Modellmontage | |
| | Zahnaufstellung in Wachs, Wax-up der Außenkronen |
| Anprobe von Außenkronen-Wax-up und Zahnaufstellung in Wachs | |
| | Herstellung der Außenkronen und des Modellgussgerüsts, Verkleben oder Verlöten der Außenkronen mit dem Modellgussgerüst, Verblendung der Außenkronen, Übertragung der Wachsaufstellung auf die Gerüstkonstruktion |
| Anprobe der Sekundärteile mit Modellgussgerüst, zusammen mit der definitiven Zahnaufstellung in Wachs | |
| | Fertigstellung der Doppelkronenkonstruktion |
| Anprobe der fertigen Arbeit und Zementieren | |
| Kontrolle | |
| *Nachsorge* | |

# Literatur

Edelhoff D., Heidemann D., Kern M., Weigl P.: Aufbau endodontisch behandelter Zähne. Gemeinsame Stellungnahme der DGZMK, DGZPW und DGZ. Dtsch Zahnärztl Z 2003; 58:199-201.

Heners M.: Zahnerhaltende Prothetik durch gewebeintegrierende Konstruktionsweise. Zahnärztl Mitt 1990;21:2340-2344.

Kern M.: Doppelkronensysteme. In: Freesmeyer W. B. (Hrg.): Klinische Prothetik. Band 2. Herausnehmbarer Zahnersatz. Hüthig, Heidelberg 1999, S. 100-146.

Kern M.: Prophylaxeorientierte rekonstruktive Konzepte. In: Roulet J.-F., Zimmer S. (Hrsg). 1. Auflage. Georg Thieme Verlag, Stuttgart 2003, S. 125-138.

Kern M., Woerner W.: Versorgung des Lückengebisses mit Doppelkronen: Modifizierte vollverblendete Konuskronen. Parodont 1991;2:61-73.

Körber K.-H.: Zahnärztliche Prothetik. Georg Thieme Verlag, Stuttgart 1995.

Körber K.-H.: Konuskronen: Das rationelle Teleskopsystem. Einführung in Klinik und Technik. Hüthig, Heidelberg 1988.

Sorensen J.A., Martinoff J.T.: Endodontically treated teeth as abutments. J Prosthet Dent 1985;53:631-636.

Walther W.: Plaquereduktion bei Patienten mit herausnehmbarem Zahnersatz und Pfeilerzähnen mit stark reduziertem Parodontium. Zahnärztl Welt 1990;99:258-261.

Walther W., Heners M., Surkau P.: Initialbefund und Tragedauer der transversalbügelfreien, gewebeintegrierten Konus-Konstruktion. Eine 17-Jahres-Studie. Dtsch Zahnärztl Z 2000; 55:780-784.

Wegner P.K., Freitag S., Kern M.: Survival rate of endodontically treated teeth with posts after prosthetic restoration. J Endod 2006;32:928-931.

Wolfart S., Kern M.: Optimale Einstellung der Konushaftung durch Einbringen eines okklusalen Stopps. Ein einfaches klinisches Verfahren bei zu stark haftenden Teilprothesen. Quintessenz 2000;51:127-136.

# 37 Einführung in die Hybridprothetik

## 37.1 Einleitung

Unter dem Begriff „Hybridprothese“ oder „Deckprothese“ (engl. „Overdenture“) versteht man die Rekonstruktion von Front- und Seitenzähnen eines Lückengebisses mit Hilfe einer an verdeckten Halteelementen verankerten Totalprothese (*Brill* 1955). Diese Art der prothetischen Versorgung kann über Jahre den ästhetischen und funktionellen Anforderungen der Patienten genügen (*Brunner* und *Meyer* 1989; *Toolson* und *Smith* 1989; *Toolson* und *Taylor* 1983). Aus diesem Grunde sollte die Hybridprothese bei richtiger Indikationsstellung, sorgfältiger Therapie, optimaler Mundhygiene und regelmäßigen Nachkontrollen nicht mehr nur als Übergangslösung zur Totalprothese verstanden werden.

Die hybridprothetische Versorgung des stark reduzierten Lückengebisses zeichnet sich gegenüber einer Totalprothese durch viele biologische und funktionelle Vorteile aus. *Crum* und *Rooney* (1978) konnten zeigen, dass die Resorptionsvorgänge im Unterkiefer bei Hybridprothesenträgern um mehr als das Achtfache geringer waren als bei Totalprothesenträgern. Die Erhaltung speziell von Unterkieferfront- oder Eckzähnen ist deshalb von besonderer Bedeutung, weil die Resorption im frontalen Abschnitt des Unterkiefers viel ausgeprägter ist als im Oberkiefer. Sechs Monate nach der Extraktion beträgt sie im Unterkiefer das Zweifache, nach sieben Jahren sogar das Vierfache von der im Oberkiefer (*Tallgren* 1967). Neben der kammprophylaktischen Funktion der Hybridprothese dürfen ihre funktionellen Vorteile nicht vergessen werden: Der Erhalt von Zahnwurzeln zur Verankerung von Retentionselementen erlaubt es, den Halt des Zahnersatzes im Vergleich zu einer Totalprothese wesentlich zu steigern und dadurch den funktionellen Komfort für den Patienten zu erhöhen. Erhöhte Kaukräfte und größere Aktivität der Kaumuskulatur der Arbeitsseite (*Sposetti* et al. 1986) sowie eine verbesserte Kaueffizienz (*Kay* und *Abes* 1976) gegenüber Totalprothesenträgern wurde dem Erhalt von Parodontalrezeptoren im Desmodont der verbliebenen Zahnwurzeln zugeschrieben (*Nagasawa* et al. 1979).

Bei vollständigem Zahnverlust können Deckprothesen auch mit Implantaten verankert werden (s. Kap. 41).



## 37.2 Indikationsstellung und Voraussetzungen

Die Indikation für eine hybride Prothese ist bei Vorhandensein eines stark reduzierten Lückengebisses gegeben. Der noch vorhandene

Zahnhalteapparat der Restzähne spielt eine Schlüsselrolle bezüglich der Entscheidung, ob diese Zähne noch als Pfeilerzähne in Frage kommen. Als potentielle Pfeilerzähne kommen die Zähne mit dem besten Kronen-Wurzel-Verhältnis in Betracht (*Becker* und *Kahldahl* 1984); nach der endodontischen Behandlung und dem Kürzen des Pfeilerzahns bis ca. 1 bis 2 mm über der Gingiva sollte das Kronen-Wurzel-Verhältnis wenigstens 1:2 betragen. Falls das Kronen-Wurzel-Verhältnis 1:3 beträgt oder sogar noch besser zugunsten der Wurzel ausgeprägt ist und der Zahn vital erhalten werden kann, sollte anstelle eines Hybridelements einer Doppelkrone der Vorzug gegeben werden.

Der Nachteil der Hybridelemente liegt darin, dass der Zahn devitalisiert werden muss und dass es sich um sehr feine Retentions- oder Frikationselemente handelt, die relativ frakturanfällig sind.

Zähne mit geringerer Beweglichkeit sollten als Pfeilerzähne bevorzugt werden. Da die Sondierungstiefe um Pfeilerzähne nicht größer als 3 mm sein sollte (*Toolson* et al. 1982), ist oft vorgängig ein parodontalchirurgischer Eingriff sinnvoll, um auf diese Weise die Taschentiefe auf maximal 3 mm zu reduzieren (Taschenreduktion durch apikalen Verschiebelappen). Eine akzeptable Kooperationsfähigkeit und -bereitschaft des Patienten sollten gegeben sein, damit dem hybriden Zahnersatz eine gute Langzeitprognose gestellt werden kann.



## 37.3 Verankerungselemente

Für die Verankerung von hybridem Zahnersatz an den Pfeilerzähnen stehen eine Vielzahl von Halte- und Verbindungselementen zur Verfügung. Vorzugsweise sollte eine starre Verankerung zur Anwendung kommen, sofern durch günstige Restzahnverteilung eine flächenhafte Abstützung oder eine breite parodontale Auflageachse gesichert ist. Starre Verankerungen haben eine geringere Belastung der zahnlosen Kieferabschnitte zur Folge (*Geering* und *Kundert* 1992). Dabei sind vor allem konfektionierte Hülsen-Stift-Systeme (wie z. B. der Gerber-Retentionszylinder) (Abb. 37-1) auf Wurzelstiftkappen empfehlenswert.

Kugelkopfanker sind ebenfalls weit verbreitete hybride Elemente, die vor allem in der Implantatprothetik häufig zur Anwendung kommen (vgl. Kap. 43), die aber auch bei weniger belastbaren natürlichen Zahnwurzeln ihr Einsatzgebiet haben. Ein empfehlenswertes Element stellt der Kugelkopfanker DalboPlus® (Cendres et Métaux, CH-Biel) dar, bei dem die Haftkraft durch Ein- oder Herausdrehen des haubenförmigen Retentionseinsatzes in der Matrize gezielt eingestellt werden kann. Tritt nach längerer Tragezeit der Hybridprothese ein Verschleiß des Retentionseinsatzes mit einem Verlust der Haftkraft auf, kann der geschraubte Retentionseinsatz besonders einfach und schnell ausgetauscht werden.

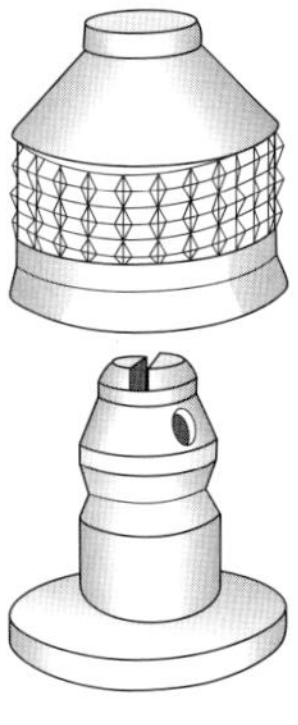

**Abb. 37-1** Gerber-Retentionszylinder.

Beide beschriebenen Halteelemente haben eine höhere Haltekraft und sind langlebiger als die frikativ-klemmenden Halteelemente (wie z. B. Conod-Anker oder Bona-Zylinderanker).

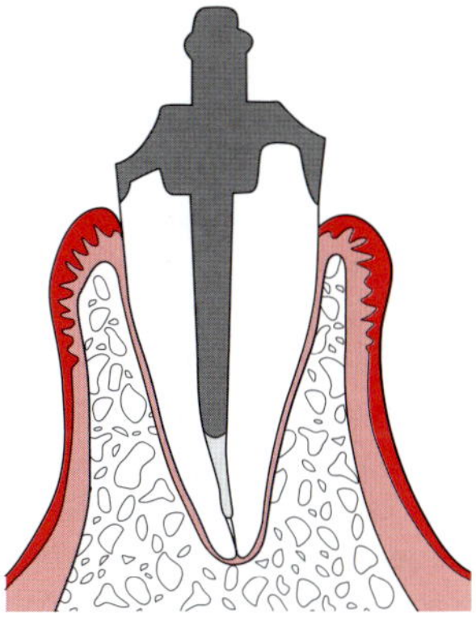

**Abb. 37-2** Durch eine leichte Hohlkehle wird eine Überkonturierung der Wurzelkappe vermieden. Darüber hinaus wird eine körperliche Fassung durch das Gerüst gewährleistet.

# 37.2 Gestaltung der Wurzelstiftkappe

Die Gestaltung der Wurzelstiftkappe ist aus parodontaler und funktioneller Sicht für den therapeutischen Langzeiterfolg von Hybridprothesen von äußerster Wichtigkeit (*Kundert* und *Geering* 1989). Die Wurzelkappe soll so konstruiert werden, dass eine optimale Hygiene der Pfeilerzähne ermöglicht, die Plaqueakkumulation nicht begünstigt, die marginale Gingiva durch die Wurzelkappe nicht mechanisch irritiert und die Ästhetik nicht beeinträchtigt wird. Gleichzeitig sollte die Kappe eine größtmögliche Retention des und körperliche Fassung durch den abnehmbaren Zahnersatz erlauben (*Kundert* und *Geering* 1989). Um diese Forderungen zu erfüllen, müssen Kappenrand, Außenflächen, Oberfläche und Innenfläche entsprechend gestaltet werden.



Der Kappenrand sollte leicht supra- der epigingival zu liegen kommen. Bei offener Gestaltung der Hybridprothese kann im sichtbaren Bereich in der Oberkieferfront ein 0,5 mm subgingival verlaufender Kronenrand toleriert werden. Eine zirkuläre seichte Hohlkehlpräparation der Wurzel ermöglicht die Gestaltung einer Kappenaußenfläche, die der ursprünglichen Wurzelkontur folgt (Abb. 37-2). Sie ist auch erforderlich, um die Wurzel stabilisierend zu umfassen. Eine Überkonturierung aus materialtechnischen Gründen sollte auf jeden Fall vermieden werden, da dies zur Förderung der Plaqueansammlung führt. Die Kappenoberfläche sollte möglichst plan gestaltet und scharfkantig gegen die Kappenaußenfläche abgesetzt sein. Zirkulär um die Wurzelkappe sollte eine leichte Hohlkehle eingearbeitet werden, damit das Gerüst der Hybridprothese die Wurzelkappe körperlich umfassen kann und dadurch an der Konstruktion angreifende horizontale Schubkräfte direkt auf die Pfeilerwurzel übertragen werden sowie ein Abbrechen der Verankerungspatrize verhindert wird. Zudem vermeidet eine Hohlkehle spitzwinklig und dünn auslaufende frakturgefährdete Facetten, da genügend Platz für das Gerüst und die Facette vorhanden ist. Aus materialtechnischen Gründen soll eine Facette auf keinen Fall überkonturiert werden, weil dies zu einer Förderung der Plaqueakkumulation führt. Die Wurzelkappeninnenfläche bestimmt die Retention der Kappe auf der Wurzel und ihre Stabilität. In der Regel ergibt sich die intraradikuläre Retention bereits durch die konisch-ovale Präparation des Wurzelkanals.

Ein weiterer Zahnhartsubstanzverlust sollte darüber hinaus vermieden werden. Ein okklusales Inlay mit nur leicht divergierenden, möglichst parallel zur Wurzelstiftachse und zu den Außenflächen der Präparation verlaufenden Wänden kann in Ausnahmefällen die Retention erhöhen. Bei der Präparation des okklusalen Kastens muss unbedingt darauf geachtet werden, dass eine Restwanddicke der Wurzel von 1 mm nicht unterschritten wird.

Eine zu dicke Gestaltung der Wurzelkappe (<1 mm) muss vermieden werden, weil dies zur Einschränkung des vertikalen Platzangebots führt und das Anlegen eines adäquaten Verankerungselementes verhindert. Die empfohlene Art der Wurzelstiftkappenform erlaubt eine kronenförmige Gestaltung und Verblendung des Gerüsts ohne parodontal ungünstige Überkonturierung. Wie bei den Hülsengeschieben ist aus parodontaler Sicht darauf zu achten, dass die Grenzlinie zwischen Primärteil und Sekundärteil supragingival zu liegen kommt (*Graber* 1992).



## 37.5 Gerüstgestaltung

Die Gestaltung einer Hybridprothese richtet sich mit Ausnahme des Pfeilerbereichs grundsätzlich nach den Prinzipien der Totalprothetik. Um eine Hybridprothese bukkal und oral der Pfeilerzähne nicht zu ausladend zu gestalten, muss die Prothesenbasis in diesem Bereich zurückgeschliffen werden, weil der Alveolarfortsatz im Bereich der Pfeilerzähne nicht resorbiert ist.

Da dadurch die Kunststoffbasis der Hybridprothese im Bereich der Pfeilerzähne geschwächt würde, was zu materialtechnischen Problemen und Brüchen der Prothese führen kann, sollte eine Hybridprothese *immer mit einem Gerüst verstärkt* werden. Das individuell herzustellende Gerüst wird aus einer edelmetallfreien (EMF) CoCr-Basislegierung gegossen.

Je nach Verteilung der Pfeilerzähne kann das Gerüst offen (Abb. 37-3) oder geschlossen (Abb. 37-4) gestaltet werden. Bei nur einem Pfeilerzahn im Unterkiefer oder nur zwei oder drei Pfeilerzähnen im Oberkiefer empfiehlt es sich, das Gerüst vollständig in die Prothese einzuarbeiten (geschlossene Gestaltung). Falls mehr Pfeilerzähne vorhanden sind, sollte versucht werden, die Hybridprothese offen zu gestalten. Auf diese Weise kann eine direkte Traumatisierung der marginalen Gingiva durch den Prothesenkörper vermieden werden. Eine Sogwirkung auf das marginale Parodont, die insbesondere bei ungenügender Mundhygiene Schleimhauthyperplasien zur Folge haben kann, wird so weitgehend ausgeschlossen. In den offenen Spülräumen wird die Speichelzirkulation begünstigt und ein gewisses Maß an Selbstreinigung gewährleistet. Dadurch ist die Plaqueretention an den Pfeilerzähnen vermindert. Da an den verbleibenden Zähnen keine wesentlichen Kammresorptionen stattfinden, muss in diesem Bereich durch die Prothesenbasis kein Gewebeverlust ausgeglichen werden. Eine normale Lippen-, Wangen- und Zungenfunktion bleibt zudem nur erhalten, wenn der Prothesenkörper den Alveolarfortsatz an den Restzähnen nicht überdeckt (*Geering* und *Kundert* 1992; *Graber* 1992; *Körber* 1978).

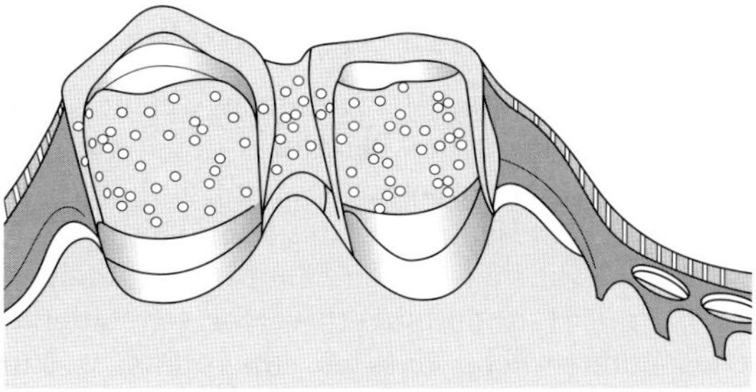

**Abb. 37-3** Offene Gerüstgestaltung.

**Abb. 37-4** Geschlossene Gerüstgestaltung.

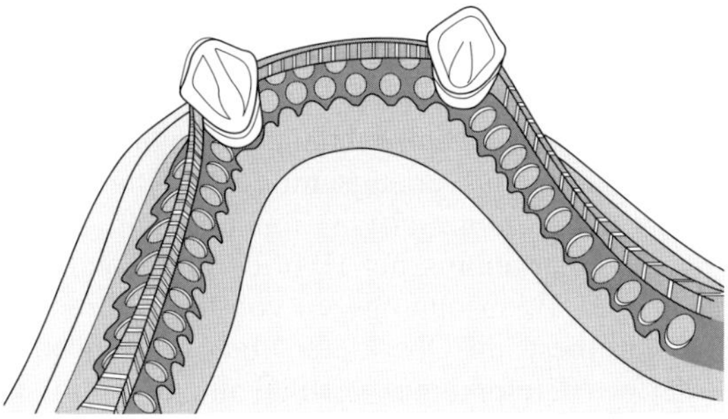



Die offene Gestaltung der Hybridprothese gewährleistet bei größtmöglicher Stabilität und Verwindungssteifheit der Prothesenbasis eine normale Weichteilfunktion. Prinzipiell erfolgt die Gerüstherstellung immer nach der definitiven Einprobe der Wachsaufstellung. Erst zu diesem Zeitpunkt kann mit Hilfe von Gips- oder Silikonschlüsseln die genaue Lage der Verankerungselemente und Ersatzzähne bzw. die definitive Ausdehnung der Prothesenbasis beurteilt und der Verlauf des Verstärkungsgerüsts ohne Veränderung der einprobierten Prothesenform geplant werden (*Geering* und *Kundert* 1992).

Die Herstellung gegossener Verstärkungsgerüste erfordert einen gewissen technischen Mehraufwand, der allerdings langfristig gesehen durch geringere Reparaturkosten wettgemacht wird.

# 37.6 Okklusionskonzept

In der Regel entspricht die hybridprothetische Okklusionsgestaltung derjenigen der Totalprothetik. Daher kommen primär eine sequentielle Gruppenführung mit Front-/Eckzahndominanz oder eine bilateral balancierte Okklusion in Frage.

## 37.7 Langzeitprognose

*Pacer* und *Bowman* (1975) zeigten, welch wichtige Bedeutung die über die Propriorczeptoren des Parodonts gelieferten sensorischen Informationen auf die Kraftentfaltung der Kaumuskulatur haben. Sie wiesen nach, dass bei Totalprothesenträgern die Fähigkeit der Unterscheidung verschieden großer, auf die künstlichen Zähne einwirkender Kräfte deutlich geringer ist als bei mit Hybridprothesen versorgten Patienten oder Normalbezahnten. Dies unterstreicht, dass es sinnvoll ist, wenn möglich zumindest die Zahnwurzeln zu erhalten, weil dadurch Parodontalrezeptoren vorhanden sind und auf diese Weise das Kraftunterscheidungsvermögen und damit die Kaueffizienz näher an die von Eigenbezahnten heranreicht, als es bei Totalprothesenträgern der Fall ist.

Zahnwurzeln besitzen daneben – vor allem im Unterkiefer – eine wichtige Funktion zur Verlangsamung des Knochenabbaus (Kammprophylaxe). *Crum* und *Rooney* (1978) untersuchten den vertikalen Knochenabbau des Alveolarkamms bei Hybrid- und Totalprothesenträgern und stellten nach einer Beobachtungszeit von fünf Jahren fest, dass – bei vorhandener Totalprothese im Oberkiefer und Hybridprothesen im Unterkiefer – der anteriore Kieferkamm vertikal um 0,6 mm, im Falle von Unterkiefer-Totalprothesen aber um 5,2 mm abgebaut wurde.

**Kapitel 37**

Regelmäßige Nachsorge und Mundhygienereinstruktionen haben auch bei hybridprothetisch versorgten Patienten eine entscheidende Bedeutung für deren parodontale Gesundheit und Langzeitprognose (*Ettinger* 1988). Bei falscher Gestaltung des Hybridprothesenkörpers können sogar bei guter Mundhygiene gingival entzündliche Reaktionen um die Pfeilerzähne auftreten (*Becker* und *Kahldahl* 1984). *Toolson* und *Smith* (1978) konnten zeigen, dass tägliche lokale Fluoridapplikation an hybridprothetischen Pfeilerzähnen deren Risiko, von Wurzelkaries befallen zu werden, erheblich vermindert. In einer anderen Untersuchung fanden *Derkson* und *MacEntee* (1984), dass die tägliche Anwendung von 0,4 %igem Zinnfluorid-Gel auch die gingivale Entzündung hemmt. Sie schlossen daraus, dass Fluorid-Gel nicht nur die Wurzelkaries hemmt, sondern auch Gingivitis um hybridprothetische Pfeiler reduzieren kann.

Aber auch bei intensiver Nachsorge kann es zur Verschlechterung des parodontalen Zustandes kommen. *Ettinger* et al. (1984) berichteten, dass von 135 Pfeilerzähnen 94 % über eine Zeitperiode von fünf Jahren eine parodontale Therapie benötigten. Nach einer zwölfjährigen Beobachtungszeit stellten sie einen Verlust von 4,2 % der hybridprothetisch versorgten Pfeilerzähne fest. *Toolson* und *Taylor* (1989) fanden nach einer zehnjährigen Beobachtungszeit von Patienten mit 77 hybridprothetischen Pfeilerzähnen, dass sieben Zähne aufgrund von Karies und vier aufgrund parodontaler Probleme extrahiert werden mussten, d. h., insgesamt wurden elf Pfeilerzähne (14 %) extrahiert. Mit diesen beiden Langzeitstudien wurden Patienten erfasst, die in ein Nachsorgeprogramm integriert waren.

Falls kein Recall angeboten wird, sieht die Langzeitprognose für hybridprothetische Pfeiler wesentlich schlechter aus. Eine Untersuchung von *Reitz* et al. (1981) zeigte, dass von 95 hybridprothetisch versorgten Pfeilerzähnen, die nicht regelmäßig nachkontrolliert wurden, schon in den ersten fünf Jahren 13 (d. h. 14 %) verloren gingen.

Zusammenfassend kann man festhalten, dass die Langzeitstudien (*Reitz* et al. 1981; *Ettinger* et al. 1984; *Toolson* und *Taylor* 1989) deutlich belegen, dass eine gute Nachsorge die Prognose von hybridprothetischen Pfeilern erheblich verbessert. Der Grund für die deutlich besseren Resultate bei regelmäßigen Nachkontrollen liegt nicht nur in der eigentlichen parodontalen Therapie (wie z. B. Scaling und Root Planing), sondern zu einem wichtigen Anteil in der wiederholenden Reinstruktion und Remotivation der Patienten.

# Literatur


Becker C.M., Kahldahl W.B.: An overdenture technique designed to protect the periodontium. Int J Periodontics Restaurative Dent 1984;4:28.41.

Brill N.: Adaptation and the hybrid-prosthesis. J Prosthet Dent 1955;5:811-824.

Brunner T., Meyer T.: Spätergebnisse mit Hybridprothesen bei Patienten mit niedrigem Einkommen. Schweiz Monatsschr Zahnmedizin 1989;99:166-173.

Crum R.J., Rooney G.E.: Alveolar bone loss in overdentures: A 5-year study. J Prosthet Dent 1978;40:610-613.

Derkson G.D., Mac Entee M.M.: Effect of 0.4% stannous fluoride gel on the gingival health of overdenture abutments. J Prosthet Dent 1982;48:23-26.

Ettinger R.L., Taylor T.D., Scandrett F.R.: Treatment needs of overdenture patients in a longitudinal study: Five-years result. J Prosthet Dent 1984;52:532-537.

Ettinger R.L.: Tooth loss in an overdenture population. J Prosthet Dent 1988; 60: 459-462.

Geering A.H., Kundert M.: Total- und Hybridprothetik. In: Rateitschak K.H. (Hrsg.): Farbatlanten der Zahnmedizin. Bd. 2. 2. Auflage, Thieme, Stuttgart 1992.

Graber G.: Partielle Prothetik. Farbatlanten der Zahnmedizin. Bd. 3. 2. Auflage, Thieme, Stuttgart 1992.

Kay W.D., Abes M.S.: Sensory perception in overdenture patients. J Prosthet Dent 1976; 35:615-619.

Körber E.: Die zahnärztlich-prothetische Versorgung des älteren Menschen. Hanser, München 1978.

Kundert M., Geeering A.: Wurzelkappen in der Hybridprothetik. Vorschläge zur Konstruktion und Gestaltung der Wurzelkappe für hybride Prothesen. Schweiz Monatsschr Zahnmedizin 1989;99:1284-1289.

Nagasawa T., Okane H., Tsuru H.: The role of periodontal ligament in overdednture treatment. J Prosthet Dent 1979;42:12-16.

Pacer F.J., Bowman D.C.: Occlusal force discrimination by denture patients. J Prosthet Dent 1975;33:602-609.

Reitz P.V., Weiner M.G., Levin B.: An overdenture survey. Second report. J Prosthet Dent 1981;43:457-462.

Sposetti V.J., Gibbs C.H., Alderson T.H., Jaggers J.H., Richmond A., Coulon M., Nickerson D.M.: Bite force and muscle activity in overdenture wearers before and after attachment placement. J Prosthet Dent 1986;55:265-273.

Tallgren A.: The effect of denture wearing on facial morphology. A 7-year longitudinal study. Acta Odont Scand 1967;25:563-592.

Toolson L.B., Smith D.E.: A 2-year longitudinal study of overdenture patients. Part I: Incidence and control of caries on overdenture abutments. J Prosthet Dent 1978;40:486-491.

Toolson L.B., Smith D.E., Phillips C.: A 2-year longitudinal study of overdenture patients. Part II: Assessement of the periodontal health of overdenture abutments. J Prosthet Dent 1982;47:4-10.

Toolson L.B., Smith D.E.: A five year longitudinal study of patients treated with overdentures. J Prosthet Dent 1983;49:749-756.

Toolson L.B., Taylor T.D.: A 10-year report of a longitudinal recall of overdenture patients. J Prosthet Dent 1989;62:179-181.

# 38 Hybridprothetik: Klinisches und labortechnisches Vorgehen

## 38.1 Klinik: Präparation der Pfeilerzähne und Abformung der Wurzelkappen

Nach der parodontalen und endodontischen Vorbehandlung und der Auswahl von Zahnfarbe und -form werden Stifte in die auf rund 4 mm über das Zahnfleischniveau gekürzten Pfeilerzähne gesetzt. Diese Stifte geben eine Orientierung für die Präparationsrichtung. Nach Entfernung der Stifte werden die Pfeilerzähne endgültig bis ungefähr 1 bis 2 mm über den Gingivalsaum gekürzt. Für das Kürzen der Pfeilerzähne eignen sich zylindrische Diamanten (z. B. Instrumenten-Nr. 2a und 2b des Präparationssatzes Prothetik). Die zwecks Parodontal- und Kariesprophylaxe supra-, maximal epigingival zu liegen kommende zirkuläre Pfeilerpräparation (leichte Hohlkehle) wird mit konischen Torpedodiamanten (Nr. 6a und b; Durchmesser an der Spitze 1,0 mm) durchgeführt.

In den meisten Fällen wird nach Entfernung der Wurzelfüllung eine ovale Kavität, die sich durch die Wurzelkanalanatomie sowie die Aufbereitung ergibt, verbleiben. Da ein weiterer Zahnhartsubstanzverlust die Wurzel schwächt und die Frakturgefahr erhöht, sollte nur in Ausnahmefällen ein Inlay, das eine Rotation der Wurzelkappe verhindert, präpariert werden. Dazu werden zylindrische Diamanten verwendet (Nr. 2a und 2b). Zu beachten ist eine Inlaytiefe von 2 mm bei einer verbleibenden minimalen Zahnwandstärke von 1 mm. Die zirkuläre Hohlkehle (und ggfs. das okklusale Inlay) sollen möglichst parallel zur Stiftachse präpariert werden. Anschließend erfolgt die Abformung der präparierten Wurzelstümpfe mit kleinen individuellen Löffeln (Abb. 38-1). Es ist unbedingt notwendig, den Wurzelkanal bakteriendicht zu verschließen. Dazu wird in das Kanallumen Calciumhydroxid eingebracht und ein okklusaler Verschluss mit Cavit® hergestellt. Die seichte zirkumferente Präparation muss mit einem Provisorium geschützt werden. Dazu wird mit Hilfe der Pinseltechnik PMMA-Kunststoff portionsweise um den Stift und auf den präparierten Stumpf aufgetragen. Nach der Aushärtung des Polymethylacrylats kann das Provisorium entfernt, fein ausgearbeitet und mit einem eugenolfreien provisorischen Zement eingesetzt werden.

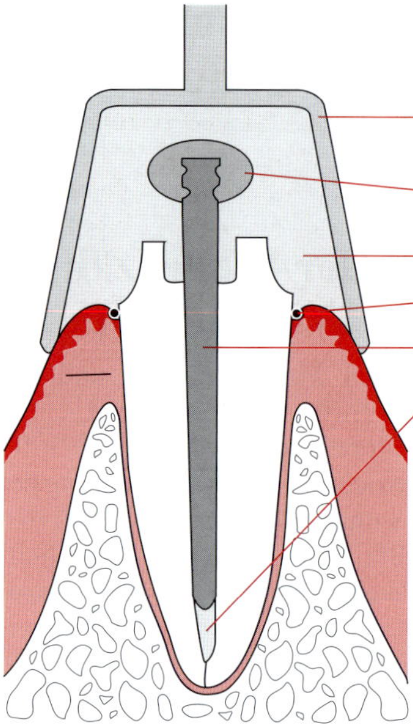


**Abb. 38-1** Abformung des präparierten Wurzelstumpfs mit kleinem individuellem Löffel.



## 38.2 Labor: Herstellung der Wurzelstiftkappen und eines individuellen Löffels

Von der erstellten Abformung wird ein Superhartgipsmodell angefertigt, auf dem die Wurzelstiftkappe modelliert werden kann. Vor der Wachsmodellation wird das Modell isoliert und der Stift wird in den Kanal gesteckt. Der Stift wird okklusal in seiner Länge nicht gekürzt, da er später bei der Übertragungsabformung als Retention für die Abformmasse dient. Bei der Modellation der Wachskappe ist unbedingt darauf zu achten, dass die Kontur der Wurzel übernommen wird. Eine Über- oder Unterkontur der Wurzelstiftkappen kann zu hyperplastischen Veränderungen der Gingiva führen.

Die aufgewachste Wurzelstiftkappe wird vorsichtig vom Modell abgezogen, eingebettet und mit einer hochgoldhaltigen Legierung gegossen. Gleichzeitig mit der/den Wurzelstiftkappe(n) wird auf dem Situationsmodell ein individueller Löffel hergestellt. Der individuelle Löffel muss im Bereich der Wurzelkappe(n) einen bzw. mehrere Abformkamine aufweisen. Die Abformkamine sollen nach mesial zeigen, weil dadurch ihr Auffüllen mit Abformmaterial erleichtert wird.

## 38.3 Klinik: Anprobe der Wurzelstiftkappen und Abformung

Nach Fertigstellung der Wurzelstiftkappe(n) werden diese mit einem Fließsilikon (z. B. Fit-Checker; GC Germany, D-München) im Mund des Patienten einprobiert. Anschließend werden die angrenzenden Weichteile wie in der Totalprothetik entweder mit Silikonmassen (Oberkiefer: Coltex fine, Unterkiefer: Coltex medium [Coltène, Altstätten, CH]) oder einer Zinkoxid-Eugenol-Paste (Oberkiefer: Kelly's Impression Paste; Unterkiefer: SSWhite Impression Paste [Ubert, D-Berlin]) mit dem individuellen Löffel abgeformt. Der Rand des individuellen Löffels muss vorgängig mit Kerr-Masse (Kerr, D-Karlsruhe) adaptiert werden (vgl. Kap. 40.4.1). Zur Übertragung der Wurzelstiftkappen wird in einem zweiten Schritt ein Polyäthergummi-Abformmaterial (z. B. Impregum®; 3M Espe) mit Hilfe einer Spritze unter Druck in die Kamine eingebracht. Diese sind vorher mit Adhäsiv bestrichen worden.

## 38.4 Labor: Herstellen der Meistermodelle und der Registrierschablonen



Anschließend werden die Meistermodelle hergestellt, auf diesen Basisplatten und Wachswälle modelliert, diese im Munde des Patienten getrimmt und zur Bestimmung der vertikalen und horizontalen Kieferrelation verwendet (vgl. Kap. 40.7 bzw. 40.8).

## 38.5 Klinik: Gesichtsbogenübertragung und intraorale Registrierung

Nach Anpassen der Wachswälle am Patienten folgt die extra- und intraorale Registrierung (vgl. Kap. 40.7 bzw. 40.8).

## 38.6 Labor: Einartikulieren der Meistermodelle und Zahnaufstellung in Wachs

Die Meistermodelle werden nach erfolgter Kieferrelationsbestimmung mit Hilfe eines Gesichtsbogens in einen Mittelwertartikulator montiert und die Zähne entsprechend den aus der Totalprothetik bekannten Prinzipien aufgestellt (vgl. Kap. 39.5 und 40.10).

## 38.7 Klinik: Anprobe(n) der Zähne in Wachs/Labor: eventuelle Korrekturen

Es erfolgen Anproben der Wachsaufstellung, bis der Patient und der Behandler mit der Funktion und Ästhetik zufrieden sind (vgl. Kap. 40.11 und 40.13).

## 38.8 Labor: Verschlüsselung der Situation, Auswahl der Verankerungselemente, Erstellung eines Einbettmassenmodells, Anfertigung der Wachsmodellation des Gerüsts



Die Zahnaufstellung in Wachs wird mit Gips oder einem Silikonmaterial verschlüsselt und entsprechend dem Platzangebot werden die Verankerungselemente ausgewählt. Das Gerüst, das zur Verstärkung der Hybridprothese dient, wird auf einem Duplikatmodell, das aus einer feuerfesten Einbettmasse hergestellt wurde, aufgewachst. Bei Platznot im Bereich der Pfeilerzähne kann das Gerüst als Rückenschutzplatte gestaltet und der vestibuläre Teil später mit Kunststoff verblendet werden. Bevor das Gerüst mit einer edelmetallfreien Legierung (EMF, Co-Cr) gegossen wird, muss die Konstruktion vom Behandler überprüft werden. Dabei sollte darauf geachtet werden, dass das Gerüst parodontalfreundlich gestaltet wurde und genügend Platz für die Aufnahme der Matrize vorhanden ist.

## 38.9 Klinik: Anprobe der Wurzelstiftkappen und des Gerüsts

Das Gerüst wird zusammen mit den Wurzelstiftkappen im Patientenmund einprobiert und auf Passgenauigkeit und einen passiven Sitz hin überprüft.

## 38.10 Labor: Zahnaufstellung in Wachs

Die Zähne werden nun mit Hilfe des Gips- oder Silikonschlüssels auf das gegossene Gerüst gewachst. Die Gingivaanteile werden ausmodelliert und die Prothesen in Wachs für eine letzte Einprobe am Patienten fertig gestellt.

## 38.11 Klinik: Wachsanprobe der Aufstellung/ Labor: Fertigstellung in Kunststoff

Nach der letzten Wachsanprobe der Aufstellung werden die Hybridprothesen fertig gestellt: Der oder die Retentionszylinder (Patrize) werden auf die Wurzelstiftkappe(n) gelötet. Die Wurzelkappe wird in Löteinbettmasse eingebettet und die Patrize wird mit einer Löthilfe in Position gebracht. Die Lötung erfolgt mit einem Goldlot nach entsprechendem Vorwärmen des Lötblocks. Auf das Metallgerüst des Modellgusses werden nun die Zähne mit Kunststoff fixiert.

## 38.12 Klinik: Anprobe der fertigen Arbeit, Einkleben der Matrizen, Eingliederung der fertigen Arbeit

Am Patienten wird/werden die Wurzelstiftkappe(n) zuerst einzeln ohne Prothese einzementiert. Nach Anprobe der gesamten Arbeit erfolgt ein Abstrahlen der Stiftanteile und der Innenseiten der Wurzelstiftkappe(n) mit Aluminiumoxid; danach ist eine weitere Kontamination mit Speichel unbedingt zu vermeiden. Der bzw. die Wurzelkanäle werden mit gereinigt: Dazu wird zuerst das provisorische Füllmaterial entfernt, der Wurzelkanal wird angeraut (diamantierter ER-Erweiter, Brasselder, D-Lemgo), mit Chlorhexidinlösung gespült und mit Papierspitzen getrocknet. Der bzw. die Pfeilerzähne werden trocken gelegt. Die Zementierung der Wurzelstiftkappen sollte mit einem selbsthärtenden Befestigungkomposit erfolgen (Panavia, Kuraray, D-Frankfurt). Dazu wird der Wurzelkanal mit dem zugehörigen ED-Primer® (Kuraray, D-Frankfurt) konditioniert. Die Oberfläche des Wurzelstiftes wird mit AlloyPrimer® (Kuraray, D-Frankfurt) bestrichen. Das Befestigungskomposit wird angemischt, auf die Stiftanteile und die Innenseiten der Wurzelstiftkappe(n) aufgebracht und die Kappen(n) werden vorsichtig eingesetzt. Der Sitz der Kappe(n) wird mit einer feinen spitzen Sonde geprüft, bevor sie der Behandler zwei Minuten fest auf den Pfeilerzahn drückt und dabei die Überschüsse entfernt. Ein Sauerstoffabschlussgel (Oxyguard®, Kuraray, D-Frankfurt) wird auf die Ränder aufgebracht. Nach einer Abbindezeit von 10 Minuten werden Zementreste entfernt.



Je ein kleines Kofferdamstück (1 x 1 cm; dünnen Kofferdam verwenden!) wird über die Patrize(n) gestülpt, und die Matrize(n) wird/werden aufgesetzt. Die Prothese wird noch einmal eingesetzt, um sicher zu sein, dass genügend Platz für das bzw. die Retentionselement(e) vorhanden ist (Abb. 38-2). In diejenigen Stellen, wo die Prothese Platz für das Retentionselement aufweist, wird wenig chemisch härtendes Kompositmaterial (auf keinen Fall ganz auffüllen!) eingebracht.

Nun wird die Prothese in situ gebracht und vom Behandler positioniert und gehalten, bis das Komposit ausgehärtet ist. Die Hybridprothese wird dann entfernt; um die Matrize(n) befindliche Unterschüsse werden mit dem Kompositkleber aufgefüllt. Es sollten nie mehr als zwei Matrizen

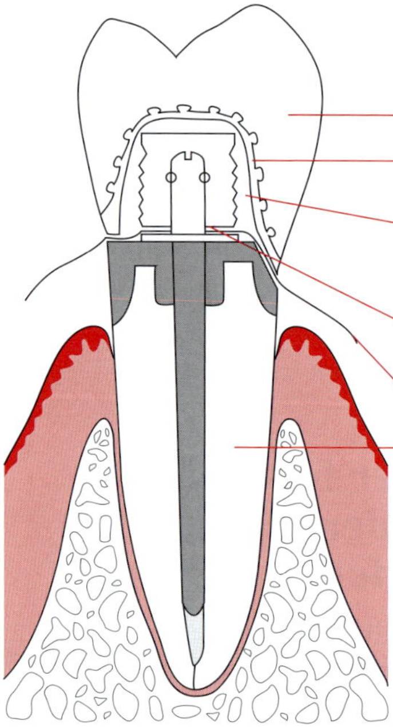


**Abb. 38-2**
Retentionselement mit aufgesetzter Prothese im Schnitt.



gleichzeitig einpolymerisiert werden. Alternativ zum Einpolymerisieren am Patienten kann/können die Matrize(n) auch bereits im Labor eingeklebt werden.

# 38.13 Klinik: Kontrolle; Nachregistrierung

An einem der folgenden Tage findet eine Kontrolle der Arbeit statt. Zwei Wochen nach Eingliedern der Prothesen wird nachregistriert, bevor der Patient in ein regelmäßiges Nachsorgeprogramm aufgenommen wird (vgl. Kap. 40.16 bis 40.18).

In Tabelle 38-1 sind die klinischen und labortechnischen Schritte nochmals zusammengefasst.

**Tab. 38-1** Klinischer und labortechnischer Behandlungsablauf bei der Anfertigung von Hybridprothesen

| Klinik | Labor |
|---|---|
| *Anamnese, Befundaufnahme,* Röntgen (Orthopantomogramm, Rinn-Status), Situationsabformung mit konfektioniertem Löffel | |
| | Herstellung von Studienmodellen |
| *Diagnose, Planung* | |
| *Hygienephase, präprothetische Vorbehandlung, Reevaluation der Vorbehandlung* (evtl. erneute Situationsabformung mit konfektioniertem oder individuellem Löffel) | |
| | Herstellung eines kleinen/kleiner individueller(n) Löffel(s) für die Wurzelkappe(n) und individueller Löffel mit Abformkaminen im Wurzelkappenbereich für die Gesamtabformung |
| *Prothetische Phase:* Auswahl von Zahnfarbe und -form, Präparation der Pfeilerzähne, Abformung der Pfeilerzähne mit kleinen individuellen Löffeln, Stiftprovisorien | |
| | Herstellung der Wurzelstiftkappe(n) |
| Anprobe der Wurzelstiftkappen, Abformung der Weichgewebe mit Fixationsabformung der Wurzelstiftkappen | |
| | Herstellen der Meistermodelle, Herstellung der Registrierschablonen |
| Gesichtsbogenübertragung, intraorale Registrierung | |
| | Schädelbezügliches Einartikulieren der Arbeitsmodelle, Aufstellen der Zähne in Wachs |
| Erste Anprobe der Zähne in Wachs | |
| | Korrekturen |
| Weitere Einproben | |
| | Verschlüsseln der Zahnaufstellung in Wachs mit Gips oder Silikon, Auswahl der Verankerungselemente, Erstellung eines Einbettmassenmodells, Anfertigung der Wachsmodellation des Gerüsts |
| | Wachsmodellation des Gerüsts zur Kontrolle |
| | Gießen des Gerüsts, Ausarbeiten und Aufpassen auf das Meistermodell |
| Gerüstanprobe mit den Wurzelstiftkappen | |
| | Zahnaufstellung in Wachs (entsprechend Schlüssel) |
| Wachsanprobe der Aufstellung | |
| | Fertigstellung in Kunststoff |
| Anprobe der fertigen Arbeit, Zementieren der Wurzelkappen, Einkleben der Matrize(n), Eingliedern der fertigen Arbeit | |
| Kontrolle nach 2 Wochen: Nachregistrierung | |
| *Nachsorge* | |

# 39 Einführung in die Totalprothetik

## 39.2 Epidemiologie

Die Indikation von Totalprothesen ist, wie man vom Namen her ableiten kann, der zahnlose Kiefer. Totale Zahnlosigkeit ist vor allem ein Problem des älteren Menschen. Nach einer Erhebung des Instituts der Deutschen Zahnärzte (*Micheelis* und *Schiffner* 2006) waren im Jahre 2005 in Deutschland rund 31,3 % der 65-Jährigen und älteren in mindestens einem Kiefer, 22,6 % in beiden Kiefern zahnlos. Karies und Parodontopathien werden als Hauptursache für den Zahnverlust angesehen. Im europäischen Vergleich weisen Schweden (20 %) und die Schweiz (rund 25 %) bessere Werte auf. In vielen Ländern, so in Großbritannien, den Niederlanden oder Kanada liegen die entsprechenden Zahlen bei den 65-Jährigen und älteren oberhalb der 50 %-Marke (Tab. 39-1). Bei den Erwachsenen (35-44 Jahre) sind aber nur 1,0 % zahnlos in beiden Kiefern.

Aufgrund von präventiven und rechtzeitig eingeleiteten zahnärztlich-therapeutischen Maßnahmen ist bereits heute das durchschnittliche Alter der Patienten, die erstmals mit einer Totalprothese versorgt werden, merkbar höher als noch vor wenigen Jahrzehnten. In der Zukunft ist aber nur mit einer langsamen Abnahme der Zahnlosigkeit in der Gesamtbevölkerung zu rechnen (*DGZPW* 2001; *Micheelis* und *Schiffner* 2006).

**Tab. 39-1** Prävalenz der Zahnlosigkeit.



| **Land** | **Altersgruppe** | **Prävalenz Zahnlosigkeit** | Quelle |
|---|---|---|---|
| D | 65-74 | 22,6 % | DMS IV 2005 |
| GB | 65-74 | 46 % | ADHS, ONS UK 1998 |
| F | 65-74 | 16,3 % | Bull. WHO 1998 |
| NL | 65-74 | 61 % | CDO NL 1998 |
| S | 65-74 | 15,7 % | Statistics Sweden 1998 |
| US | 65-70 | 26 % | *Marcus*, JDR 1996 |
| CAN | 65-74 | 58 % | *Brodeur*, JCDA 1998 |

## 39.2 Folgen des totalen Zahnverlusts

Zahnlosigkeit hat im Kieferbereich morphologische Veränderungen zur Folge; sie führt zu einer Resorption und damit zu einer Atrophie des Alveolarkammes. Der Knochenabbau ist in den ersten Monaten nach Extraktion von Zähnen besonders stark ausgeprägt, ist aber auch weiterhin progredient und kommt nie zum Stillstand (*Tallgren* 1972).

Die Richtung der resorptiven Vorgänge verlagert den Alveolarfortsatz im Oberkiefer relativ gesehen in orale, im Unterkiefer dagegen in vestibu-

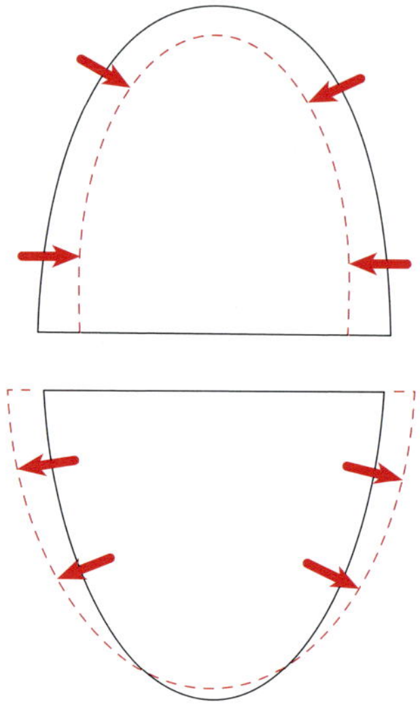

**Abb. 39-1** Knochenresorption nach totalem Zahnverlust: Der Kieferkammbogen im OK wird in transversaler Richtung schmaler, im UK nimmt er an Breite zu.

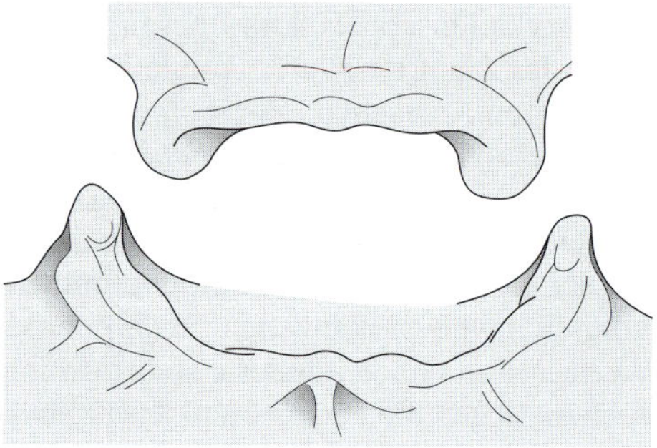

**Abb. 39-2** Beim Zahnlosen laufen die Verbindungslinien zwischen den Kieferkämmen des Ober- und Unterkiefers auf der rechten und linken Seite nach kranial konisch zu.



läre Richtung. Dies bewirkt, dass der Kieferkammbogen im Oberkiefer in transversaler Richtung schmaler wird, im Unterkiefer dagegen an Breite zunimmt (Abb. 39-1). Aufgrund dieser Umbauvorgänge beträgt bei zahnlosen Kiefern der Winkel zwischen der Okklusionsebene einerseits und der Verbindungslinie der (ehemaligen) Alveolen bzw. der Kieferkämme im Ober- und Unterkiefer andererseits weniger als 90° (Abb. 39-2). Zu diesen „physiologischerseits" ablaufenden Abbauvorgängen gesellt sich bei Totalprothesenträgern ein weiterer Knochenverlust, der durch den Druck der Prothese auf den Kamm bedingt ist. Man geht davon aus, dass diese Resorption so lange relativ gering bleibt, wie sich die Prothesenbasis auf einer möglichst großen Fläche gleichmäßig abstützen kann und die Prothese selbst auch bei unilateraler Belastung relativ lagestabil bleibt. Sind die letztgenannten Voraussetzungen hingegen nicht gegeben, so ist mit einem verstärkten „pathologisch bedingten", d. h. auf übermäßige Druckbelastung zurückzuführenden Knochenabbau zu rechnen. Studien, die diese Auffassungen untermauern, sind bislang allerdings nicht bekannt.

Zahnverlust hat auch auf die Physiognomie direkte Auswirkungen. So fallen die Wangen und Lippen ein, weil die Abstützung durch die Zähne fehlt. Zusätzlich kommt es zu einer vermehrten Faltenbildung. Der Abstand Kinn-Nase ist verkürzt, so dass das untere Gesichtsdrittel verkleinert ist. Mit den häufig bei Zahnverlust anzutreffenden psychologischen Faktoren beschäftigt sich Kapitel 46.

Die Inkorporation einer Totalprothese bewirkt neben Verbesserungen der Ästhetik und Phonetik auch eine Wiederherstellung der Mastikation. Dass die Kaueffizienz bei Totalprothesenträgern allerdings geringer ist als bei Eigenbezahnten oder mit Hybridprothesen Versorgten, wurde durch

*Rissin* et al. (1978) bewiesen. Sie zeigten, dass natürlich Bezahnte eine Kauleistung von 90 % [d. h. 90 % der zugeführten Nahrung (Möhren) ging nach 40 Kauakten durch ein Sieb einer speziellen Größe hindurch], Hybridprothesenträger von 79 % und Totalprothesenträger von 59 % aufwiesen. Zugleich war die Kauzeit bei den Vollprothesenträgern verkürzt. *Haraldson* et al. (1979) bestätigten, dass Totalprothesenträger, die sie als „orale Invaliden" bezeichneten, in ihrer Kauleistung gegenüber natürlich Bezahnten – deren maximale Kaukraft fünf- bis sechsmal höher ist – deutlich eingeschränkt sind. Trotzdem lässt sich mit einem solchen Zahnersatz aber in den meisten Fällen eine für den von Zahnlosigkeit Betroffenen zufriedenstellende Kaufunktion erreichen.

Die wichtigsten Faktoren für den Erfolg einer Totalprothese aus Patientensicht sind in Tabelle 39-2 aufgeführt [nach *Awad* und *Feine* (1998)].

**Tab. 39-2** Faktoren, die die Zufriedenheit mit totalem Zahnersatz beeinflussen (nach *Awad* und *Feine*)

| **Faktor** | **Personen** | **%** |
|---|---|---|
| (Trage-) Komfort | 36 | 30 |
| Kaufunktion | 34 | 28,3 |
| Stabilität | 30 | 25 |
| Andere | 20 | 16,7 |

# 39.3 Geschichte der Totalprothetik

Kurt W. Alt

Totale Prothesen wurden bis zur Mitte des 19. Jahrhunderts im Wesentlichen aus Flusspferd-, Walross- oder Elfenbein geschnitzt, in das teilweise menschliche Zähne oder Porzellanzähne eingesetzt wurden (Abb. 39-3). Da diese Prothesen aus organischem Material bestanden, wiesen sie keine lange Lebensdauer auf. Seltener waren die seit *Bourdet* (1757) bekannten Metallbasen aus Gold oder Platin in Gebrauch, deren Platten in einer Stanze geprägt wurden, oder die nach der Methode von *Chémant* (1804) hergestellten Porzellanbasen. Gemeinsam war diesen Zahnersatzmaterialien, dass die zu ihrer Herstellung notwendigen Grundstoffe sehr teuer waren, weshalb sich nur Wohlhabende Zahnersatz leisten konnten. Prothesenbasen aus Zinn, wie sie seit 1820 von *E. Hudson* aus Philadelphia auf den Markt gebracht wurden, konnten wegen ihres hohen Gewichts nur im Unterkiefer eingesetzt werden.

Zum Halt von Vollprothesen ohne Gaumenbedeckung wurden unterschiedliche Federkonstruktionen benutzt, da man noch keine individuelle Abformung kannte und deshalb keine saugenden Prothesen herstellen konnte. Eine entscheidende Erfindung für das Gebiet der Totalprothetik bedeutete 1851 die Einführung des vulkanisierten Kautschuks durch *C. Goodyear*. Das von *A. Delabarre* schon 1848 als Prothesenmaterial empfohlene Guttapercha konnte sich dagegen als Werkstoff nicht durchsetzen, da es aus statischen Gründen ein Metallgerüst voraussetzte. Die Anfertigung von Kautschukprothesen wurde durch die Übernahme eines Abformverfahrens begünstigt, das für die Herstellung einer leichten Metallbasis für Kautschukprothesen entwickelt worden war. Nach der Gipseinbettung eines Wachsmodells erfolgte das Vulkanisieren der Kautschukprothesen. Der neuartige Werkstoff erlaubte eine Prothesengestaltung, die den Gaumen einbezog, wobei die Bemühungen auf einen Saugeffekt der Platte am Oberkiefer zielten. Die vermehrte Herstellung von gaumengeschlossenen

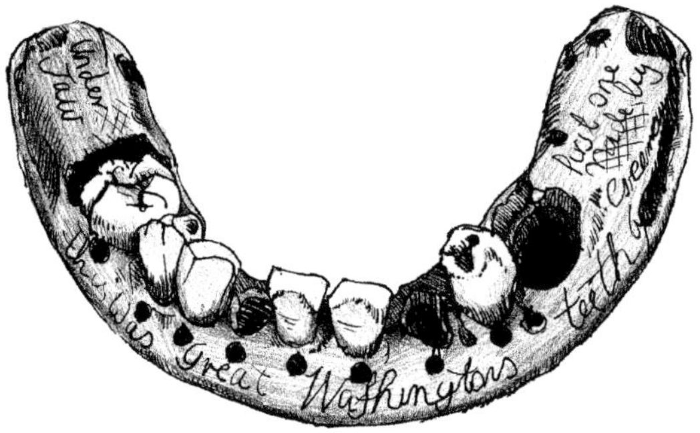


**Abb. 39-3** George Washingtons Zahnersatz, geschnitzt aus Flusspferdbein, mit menschlichen Zähnen (1789).

Prothesen ging Hand in Hand mit Verbesserungen auf dem Gebiet der Abformmethoden und der dafür verwendeten Materialien. Ein erster Schritt war die Einführung von Abformlöffeln, deren Benutzung schon *Delabarre* vorgeschlagen hatte. *C. Stent* hatte 1857 in London eine Zusammensetzung verschiedener bei Mundtemperatur erhärtender Wachse erprobt, die seither als Stentmasse auf dem Markt ist. Auch das bereits länger bekannte Guttapercha kam als Abformmaterial wieder in Mode. Die Methode, Gips als Abformmaterial zu benutzen, wurde in den vierziger Jahren des 19. Jahrhunderts in den USA entwickelt. Der nächste wichtige Schritt auf dem Weg, den Halt von Totalprothesen zu verbessern, war die Erfindung der Funktionsabformung mit individuellen Löffeln, die auf den Elsässer *J. J. Schrott* zurückgeht, der sie 1864 auf einer Tagung deutscher Zahnärzte demonstrierte. Kautschuk blieb bis zur Einführung der Kunststoffe das Mittel der Wahl für Prothesenbasen. Obwohl seit 1869 die Herstellung von Zelluloid möglich war, dessen Nutzung in der Zahntechnik aber an der mangelnden Mundbeständigkeit scheiterte, dauerten die Versuche, einen geeigneten Kunststoff zu entwickeln, bis in die dreißiger Jahre des 20. Jahrhunderts. Erst 1936 stand mit dem so genannten „Nassverfahren" unter Verwendung von Polymer (Pulver) und Monomer (Flüssigkeit) ein heißpolymerisierender Kunststoff (PMMA) zur Verfügung, der alle anderen Werkstoffe für die Prothesenherstellung verdrängte. Autopolymerisierende Kunststoffe (Kaltpolymerisate) für schnelle Reparaturen waren bald darauf im Handel.



## 39.4 Besonderheiten der zahnärztlichen Anamnese in der Totalprothetik

Der ersten Sitzung, bei der sich der zahnlose Patient zwecks einer (Neu-)Versorgung beim Zahnarzt vorstellt, kommt ein außerordentlich hoher Stellenwert zu, weil sich der Zahnarzt hier ein Bild von den medizinischen (Erkrankungen), psychologischen und psychischen (Persönlichkeitsstruktur) sowie sozialen (Umfeld) Voraussetzungen machen kann, die im Umgang mit dem Patienten während des Verlaufs der Behandlung eine Rolle spielen können. Ebenso gilt es abzuklären, inwieweit sich die Wünsche und Erwartungshaltungen des Patienten mit dem im Einzelfall Realisierbaren decken. Dabei ist zu differenzieren, ob der Patient bereits vorher eine Totalprothese trug, die nun durch eine neue Prothese ersetzt werden soll, oder ob seine letzten Zähne zur Extraktion anstehen bzw. soeben extrahiert wurden. Im erstgenannten Fall ist der Patient aus eigener Erfahrung bereits mit den Kompromissen vertraut, die man als Träger einer Totalprothese eingehen muss, im letzteren Falle nicht. Neben rein technischen Aspekten wird der Erfolg einer Totalprothese bei der Herstellung von verschiedenen weiteren Faktoren beeinflusst, wie z. B. den anatomischen Voraussetzungen, dem individuellen Adaptationsvermögen des Patienten, seinen psychologischen Voraussetzungen und nicht zuletzt von der persönlichen Motivation und Bereitschaft, den neuen Zahnersatz zu inkorporieren (vgl. Kap. 46).

Um einen Eindruck bezüglich der Einstellung des den Zahnarzt aufsuchenden Patienten zu bekommen, sollten vor Beginn der eigentlichen Anamnese und Befundaufnahme in Form eines Gesprächs Fragen zur Identifikation und psychischen Verfassung des Patienten gestellt werden:

- Warum kommen Sie zu mir?
- Welche aktuellen Probleme haben Sie (generell, und speziell mit ihren Prothesen)?
- Was ist Ihr Hauptanliegen?

Auf diese Weise lassen sich bereits sehr früh Erwartungen, Wünsche, Sorgen und Befürchtungen des Patienten im Hinblick auf die prothetische Versorgung eruieren. Ziel ist es, zwischen Behandler und Patient möglichst früh ein Vertrauensverhältnis zu schaffen und den Patienten für eine aktive und konstruktive Mitarbeit zu gewinnen. Unabhängig von der individuellen Vorgeschichte stehen für den Patienten selbst zwei Faktoren bei seiner oralen Rehabilitierung im Vordergrund, nämlich die Wiederherstellung der Kaufähigkeit und der Ästhetik (Zähne, Gesichtsbereich). Eng mit der Kaufähigkeit verbunden ist der Aspekt des Prothesenhalts, dem v. a. beim Kauen eine entscheidende Bedeutung zukommt. Während der Prothesenhalt noch einigermaßen objektiv bestimmt werden kann, ist die Beurteilung der Ästhetik stark subjektiv geprägt. Oft gehen die Meinungen von Zahnarzt und Patient hinsichtlich der Ästhetik deutlich auseinander (vgl. Kap. 17). Auch hier muss zusammen mit dem Patienten häufig ein Konsens erzielt werden. Dem Patienten sollte verständlich gemacht werden, dass für den Halt einer Totalprothese verschiedene Faktoren – nämlich anatomische, prothetische und physikalische – eine Rolle spielen und dass die Konstruktion der Prothese den Tragekomfort und sicheren Halt nur zum Teil beeinflusst.



## 39.4.1 Faktoren, die den Halt einer Totalprothese beeinflussen

### 39.4.1.1 Anatomische Faktoren

- anatomische Gestaltung des Prothesenlagers (Kieferkamm, Schleimhaut)
- Menge und Viskosität (Zähflüssigkeit) des Speichels

- Anlagerung der akzessorischen Kaumuskulatur (Wangen, Lippen, Zunge) an die (möglichst muskelgriffig gestaltete) Prothese.

#### 39.4.1.2 Prothetische Faktoren

- Ausdehnung der Prothese bzw. der Prothesenbasis
- Kongruenz zwischen Prothesenbasis und Prothesenlager („Reliefgriffigkeit“ nach *Gerber*)
- Gestaltung des Ventilrands
- Aufstellung (Okklusion) der Ersatzzähne
- Gestaltung der Prothesenaußenfläche [muskelgriffige Gestaltung (*Gerber*)]

#### 39.4.1.3 Physikalische Faktoren

- durch den (möglichst dünnen) Speichelfilm bedingte Adhäsion der Prothesenbasis am Prothesenlager
- Druckunterschied zwischen Innenventilraum unter der Prothesenbasis und Mundhöhle

Ferner kommt dem neuen Zahnersatz – neben den nicht zu unterschätzenden positiven psychologischen Aspekten, die er für den Patienten haben kann (vgl. Kap. 46) – auch für die Ermöglichung einer korrekten Aussprache (Phonetik) große Bedeutung zu.

Erst nach einem einleitenden Gespräch, das die o. g. Punkte beinhaltet, folgt die allgemeinmedizinische Anamnese (Gesundheitsfragebogen). Die auf Seite 1 des Befund- und Planungsbogens (s. Kap. 4.2) enthaltene zahnärztliche Anamnese kann im Falle der geplanten Anfertigung von Totalprothesen noch durch spezielle Fragen erweitert werden, wie:



- Welche Art von Zahnersatz trugen Sie bereits vorher?
- Wie kamen Sie damit zurecht?

Diese Fragen dienen dazu, festzustellen, ob der Patient einen eventuell früher oder derzeit noch vorhandenen herausnehmbaren Zahnersatz gut toleriert hat. Ist dies nicht der Fall, so sollte versucht werden, die Gründe dafür herauszuarbeiten. Möglicherweise spielten eine mangelhafte Prothesenkonstruktion, schlechte anatomische Gegebenheiten oder auch eine mangelnde Kooperationsbereitschaft des Patienten eine Rolle. In bestimmten Situationen (vor allem bei alten Patienten mit verringerter Adaptationsfähigkeit an neuen Zahnersatz) stellt sich die Frage, ob die (Neu-)Anfertigung einer Totalprothese überhaupt sinnvoll ist oder ob es statt dessen prognostisch günstiger erscheint, vorhandenen Zahnersatz den neuen intraoralen Verhältnissen entsprechend umzuarbeiten.

An die Anamnese schließt sich die Befundaufnahme an. Beim extraoralen Befund können auf Seite 2 des Behandlungsbogens (vgl. Kap. 4.2) unter „Sonstiges“ Auffälligkeiten wie beispielsweise ein verstärkter Muskeltonus der perioralen und bukkalen mimischenMuskulatur oder besonders auffallende Faltenbildungen im Gesicht notiert werden.

Beim intraoralen Befund kommt neben den im Befundbogen genannten Aspekten (v. a. auch Speichelmenge und -qualität) der Beschaffenheit des Prothesenlagers eine besondere Bedeutung zu, d. h. der Ausprägung und dem Verlauf der Kieferkämme (Alveolarkämme), der Beschaffenheit des harten Gaumens, dem Ausmaß der Schleimhautresilienzen (vorhandene Schlotterkämme?) sowie einstrahlenden Lippen- und Wangenbändern und der Schleimhautbeweglichkeit im Bereich des Mundvorhofs. Im Oberkiefer wird darüber hinaus insbesondere die Lage und Ausprägung der für den Halt der Totalprothese wichtigen Tubera maxillae überprüft, im Unterkiefer die Lage und Beweglichkeit des Mundbodens (schlucken lassen). Auch muss kontrolliert werden, ob intraoral prothesenbedingte Infekte (z. B. Pilzbefall) oder Irritationen (z. B. Irritationsfibrom) vorhanden sind.

Ist alter herausnehmbarer Zahnersatz vorhanden, so wird dieser auf Passgenauigkeit, Funktion und Ästhetik überprüft.

Auch eine Einschätzung der Beziehung der beiden Kieferkämme zueinander (sog. intermaxilläre Beziehung) in der Frontal- (u. U. Aufstellung im Kreuzbiss notwendig?) und Sagittalebene wird vorgenommen. Eine Aufstellung im umgekehrten Frontzahnüberbiss sollte immer vermieden werden. Bei Progenie sollte zumindest eine Kopfbisssituation in der Front erreicht werden. Die Befundaufnahme wird abgeschlossen mit der Anfertigung und Interpretation einer Panoramaschichtaufnahme (Orthopantomogramm).

Am Ende der Befunderhebung sollte der Patient über die Möglichkeiten und Grenzen aufgeklärt werden, die in seinem speziellen Fall bei Neuanfertigung einer Totalprothese bestehen. Auch zur Disposition stehende notwendige oralchirurgische Maßnahmen wie beispielsweise die Entfernung eines impaktierten Weisheitzahns oder eines noch vorhandenen Wurzelrests, die Exzision eines vorhandenen Schlotterkamms oder eines hoch ansetzenden Bändchens oder die Ausführung einer Vestibulumplastik bei kaum mehr vorhandener befestigter Gingiva müssen erörtert werden. Bei Verdacht auf einen Pilzbefall der Mundhöhle (z. B. Candida albicans) ist ein Abstrich (Microstix®; Heraeus-Kulzer, D-Hanau) und bei positivem Befund die Einleitung einer entsprechenden Therapie mit Antimykotika angezeigt. Diese können im Bereich der Mundhöhle in Form von Lösungen (zum Spülen oder Touchieren), als Gel oder als Lutschtabletten angewendet werden. Ein häufig verwendetes Antimykotikum gegen Candida albicans ist das Polyen-Makrolid Nystatin (z. B. Nystatin „Lederle"- Tropfen; Lederle, D-Wolfratshausen). Wichtig für einen Therapieerfolg ist die regelmäßige Anwendung und eine ausreichend lange Behandlungsdauer.



Generell sollte auch über die Möglichkeit der Insertion von Implantaten gesprochen werden, evtl. verbunden mit einem Knochenaufbau, was bei ausgeprägter Kieferkammresorption indiziert ist (vgl. Kap. 41). Vorteilhaft ist, wenn der Patient zu einem der darauf folgenden Behandlungstermine ältere Fotos, auf denen seine natürlichen Frontzähne und sein früheres Lachen zu erkennen sind, mitbringen kann. Solche Fotos können bei der späteren Herstellung der Totalprothese (Auswahl und Aufstellung der Frontzähne) eine Orientierungshilfe sein.

Auf jeden Fall muss der Patient mit allen vom Zahnarzt vorgeschlagenen Therapiemaßnahmen einverstanden und über das jeweils mögliche und angestrebte Behandlungsergebnis informiert sein. Erst danach erfolgt die definitive Planung.

## 39.5 Abformmethoden in der Totalprothetik

Allgemein werden die funktionellen Abformungen nach der Belastung in drucklose und Belastungsabformungen eingeteilt, wobei je nach der funktionellen Kontaktlage zwischen Prothesenrand und Weichgewebe funktionelle, extendierende und funktionell-extendierende Abformungen unterschieden werden können. Daneben wird, abhängig vom Einfluss der unbewegten oder bewegten Schleimhautbegrenzungen auf die Randgestaltung, in mukostatische und mukodynamische (oder myostatische und myodynamische) Abformmethoden unterteilt. Je nach Durchführung lassen sich zwei verschiedene Arten der Belastung des Prothesenlagers während der Abformung unterscheiden (*Utz* und *Koeck* 2005):

- Einzelabformung eines Kiefers, wobei die Belastung des Prothesenlagers während der Abformung durch den Behandler erfolgt. Die Bewegungen der angrenzenden mobilen Gewebe können aktiv und passiv durchgeführt werden (mundoffene Abformung).
- Abformung beider Kiefer gleichzeitig (mundgeschlossene Abformung). Diese kann ohne Belastung, jedoch unter Festlegung der räumlichen Beziehung zwischen Ober- und Unterkiefer während der Erstabformung, oder unter Mitbeteiligung des Patienten durchgeführt werden.

Als Abformmaterialien stehen zur Verfügung:

- Abformgips
- Kompositionsmassen
- Alginate
- Silikone
- Zinkoxid-Eugenol-Pasten
- autoplastische Akrylate mit verzögerter Polymerisation
- Wachsharze
- Guttapercha
- weichbleibende Unterfütterungsmaterialien („Tissue conditioner“)



Gebräuchliche Abformmaterialien sind heute vor allem Alginate (Erstabformung und provisorische Prothesen), sowie Silikone und Zinkoxid-Eugenol-Pasten.

Generell kann zwischen einer *anatomischen Abformung (Erstabformung, Situationsabformung)* und einer *individuellen Abformung (definitive Abformung)* unterschieden werden.

Die Erstabformung dient der Gewinnung eines Studienmodells, auf dem sich ein individueller Löffel anfertigen lässt. Für die Erstabformung stehen zur Verfügung:

- halbindividuelle Abformlöffel nach *Schreinemakers* (mundoffene Methode)
- Si-Plast-Träger nach *Hofmann* (mundoffene und mundgeschlossene Methode)
- HM-Situationsabformlöffel nach *Meist* (mundoffene Methode)
- Ivotray-Abformlöffel nach *Schwarzkopf* (mundgeschlossene Methode)

Nach der Herstellung individueller Löffel auf den Studienmodellen und deren Anpassung und Konditionierung im Mund erfolgt die definitive Abformung.

Bei der mundoffenen Belastungsabformung werden Kompositionsmassen benutzt, wobei Überschichtungsabformungen hergestellt werden und dabei die Basis belastet und die Randgestaltung nachträglich durchgeführt wird.

Bei der mundgeschlossenen Belastungsabformung werden unterschiedliche visköse Silikonmassen benutzt, um einen Rahmen für die belastungsfähigen Kieferabschnitte zu erhalten und diese durch entsprechende Korrekturen zu komplettieren.

Bei der drucklosen mukostatischen Abformung wird der individuelle Löffel mittels Kompositionsmasse (z. B. Kerr®) individualisiert und die Basis mit leichtfließenden Silikonmassen oder Zinkoxid-Eugenol-Pasten abgeformt. Notwendige Entlastungen werden am Arbeitsmodell durch Unterlegen von Zinnfolie durchgeführt. Für die drucklose mukodynamische Abformung wird der individuelle Löffel kontinuierlich mit Abformmasse bedeckt. Bei zu starkem Kontakt wird diese wieder ausgeschliffen. Auf die von uns empfohlene Methode der modifizierten mukostatischen Abformung wird in Kapitel 40.4 eingegangen.

## 39.6 Klinische Konzepte für Totalprothesen



Es existieren mehrere verschiedene klinische Konzepte für die Herstellung von Totalprothesen. Sie unterscheiden sich vor allem

- in der Technik der Abformung (siehe vorhergegangener Abschnitt)
- im dynamischen Okklusionskonzept, und hier besonders in der Organisation der Disklusion bei Funktion. Dazu zählen
  - sequentielle Führung (mit Front-/Eckzahn-Dominanz)
  - bilateral balancierte Okklusion (Aufstellung nach *Gysi, Gerber*)
  - zentrikorientierte Aufstellkonzepte
  - monoplane Okklusion (mit höckerlosen Zähnen)
- in der Berücksichtigung von Ästhetik und Phonetik bei der Zahnaufstellung

Die Totalprothetik der vergangenen Jahrzehnte war besonders geprägt von der Fokussierung auf die dynamischen Okklusionskonzepte und damit die Organisation der Disklusion im Seitenzahnbereich. Lange Zeit galten alle Formen der bilateral balancierten Okklusion als überlegen. Man schrieb Totalprothesen, die mit entsprechenden Konzepten hergestellt worden sind, eine größere Stabilität und damit ein besseres klinisches Ergebnis zu. Jedoch zeigen aktuelle wissenschaftliche Studien, dass sich der Aufwand für die okklusale Gestaltung nicht in entsprechenden klinischen Ergebnissen niederschlägt. Weder die Kaueffizienz noch die Patientenzufriedenheit sind mit Prothesen, die einer bilateral balancierten Aufstellung nach *Gysi* oder *Gerber* folgen, den Ergebnissen bei vereinfachten Aufstellungskonzepten (Front-/Eckzahnführung, sequentielle Führung) überlegen. Innerhalb der balancierten Okklusionskonzepte scheinen jedoch Prothesen, die mit einen lingualisierten Konzept (z. B. *Gerber*) hergestellt werden, bessere Ergebnisse in Bezug auf Kaufunktion und Stabilität zu erzielen (*Kimoto* et al. 2006). Prothesen, die mit Front-/Eckzahn-dominierter Aufstellung hergestellt werden, weisen aber aus Patientensicht ästhetische Vorteile auf. In Bezug auf die Kaueffizienz ist zu berücksichtigen, dass Prothesen mit Höckerzähnen (anatomische, semianatomische Zähne) gegenüber höckerlosen Zähnen klare Vorteile besitzen (*Kimoto* et al. 2006).

Im Folgenden wird auf zwei Konzepte zur Herstellung von Totalprothesen eingegangen.

## 39.6.1 Front-Eckzahn-kontrollierte Aufstellung – sequentielle Führung

(*Grunert* und *Crepaz* 2003)
Alternativ zur allgemein verbreiteten Seitenzahnaufstellung nach dem Prinzip der bilateral balancierten Okklusion entwickelte die Innsbrucker Schule um *Gausch* und *Grunert* seit Mitte der 1970er Jahre das Konzept der Front-Eckzahn-kontrollierten Zahnanordnung bei Totalprothesen (*Gausch* 1986). Im Gegensatz zur balancierten Okklusion diskludieren die Seitenzähne bei exzentrischen Unterkieferbewegungen. Als sequentielle Führung wird bezeichnet, dass es oft zu einer initialen Führung der 1. Prämolaren, der Frontzähne und der Eckzähne kommt.

Das Konzept der Front-/Eckzahn-kontrollierten Aufstellung bietet die folgenden Vorteile [nach *Grunert* und *Crepaz* (2003)]:



- bessere, natürlichere Ästhetik
- hohe Patientenzufriedenheit
- vereinfachte und schnellere Aufstellung
- leichteres Einschleifen
- Übereinstimmung von Artikulator- und Mundsituation in Bezug auf die Erreichung des dynamischen Okklusionskonzepts
- geringere Muskelaktivität

### 39.6.1.1 Frontzahnauswahl

Generell sollten die ausgewählten Zähne nicht zu hell sein, sondern dem natürlichen Vorbild altersentsprechend ausgewählt werden. Nicht zuletzt müssen sie auch zu Haut-, Haar- und Augenfarbe des Patienten passen. Für einen optimalen ästhetischen (= maximal natürlichen) Effekt ist oft eine dem Alter des Patienten gemäße Individualisierung der Fabrikzähne empfehlenswert. Dies betrifft sowohl die Form (konfektionierte Zähne haben in der Regel jugendliche Formen) als auch die Farbe bzw. Farbeffekte. So wird beispielsweise empfohlen, für weibliche Patienten im Bereich der oberen Schneidezähne die mesialen und distalen Inzisalkanten eher abzurunden und auf einen geschwungenen Schneidekantenverlauf zu achten; bei männlichen Patienten werden hingegen an den Schneidekanten häufig eckigere Kanten und relativ gerade Linien bevorzugt (*Horn* und *Stuck* 1987). Mit zunehmendem Alter wird bei natürlich Bezahnten der Unterschied im Höhenniveau zwischen den zentralen und lateralen Schneidezähnen, die sog. Interinzisal-Distanz (*Müller* und *Koeck* 2005), immer geringer. Daher kann sich das gezielte Einschleifen von Abrasionen ästhetisch günstig auswirken.

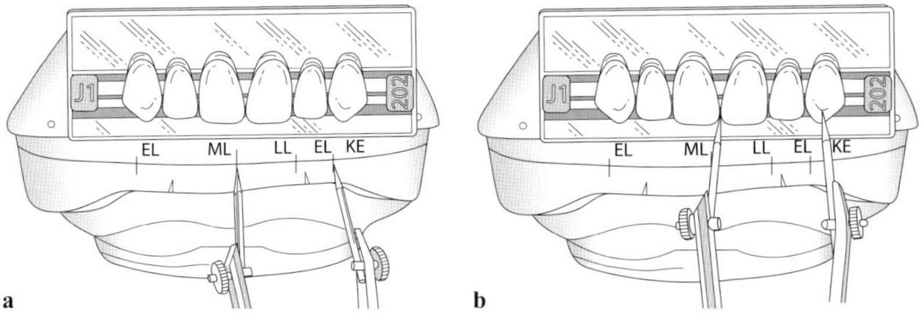


a b

**Abb. 39-4** Auswählen einer geeigneten Zahngarnitur im Frontzahnbereich. **a** Abgreifen des Abstands der vom Patienten auf das Modell übertragenen Oberkiefer-Mittellinie (ML) und der Eckzahnlinie (EL). **b** Dieser Abstand muss der Distanz zwischen Mesialfläche des mittleren Schneidezahns und Spitze des Eckzahns der Zahngarnitur entsprechen.

Neben solchen Schleifmaßnahmen können Individualisierungen auch durch selektives Einfärben sichtbarer Zahnflächen, durch Umbrennen konfektionierter Keramikzähne und eine altersentsprechende Gingivagestaltung erfolgen. So kann man beispielsweise berücksichtigen, dass im natürlichen Gebiss im Bereich der Oberkieferfront der Eckzahn der dunkelste, der seitliche Schneidezahn der hellste Zahn ist.

Da aber nicht jeder Patient Individualisierungsmaßnahmen wünscht, müssen zuvor seine Wunschvorstellungen sowie die Bereitschaft, die damit verbundenen höheren Kosten zu tragen, abgeklärt werden. Mittlerweile ist auch bei älteren Patienten in Zentraleuropa der Trend zu helleren, als jugendlicher empfundenen Zahnfarben angekommen. In allen Fällen ist es sinnvoll, den Patienten in die Entscheidungsfindung mit einzubeziehen.



Zur Bestimmung der Breite der auszuwählenden Frontzahngarnitur kann man mit einem Lineal den Abstand zwischen der Oberkiefer-Mittellinie und der Eckzahnlinie abmessen und daraufhin eine entsprechend breite Zahngarnitur auswählen (Abb. 39-4a und b).

Unabhängig vom gewählten Aufstellungskonzept kann man sich, wenn keine entsprechenden Patientenfotos vorliegen, bezüglich der Form der auszuwählenden Frontzähne an verschiedene bewährte Prinzipien halten, die alle das Ziel verfolgen, dass sich die Ersatzzähne harmonisch in das Bild einfügen: Nach *Williams* (1914) soll die Form der mittleren oberen Schneidezähne der umgekehrten Gesichtskontur (quadratisch, dreieckig oder oval) entsprechen. Eine neuere Studie an 200 Probanden mit gesunden eigenen Zähnen konnte diesen Zusammenhang zwischen Zahn- und Gesichtsform aber nicht bestätigen (*Wolfart* et al. 2004; vgl. Kap. 17.10). *Hörauf* (1958) postulierte, dass sich die Form der mittleren oberen Schneidezähne an die drei von *Kretschmer* festgelegten Konstitutionstypen anlehnt (leptosom, athletisch, pyknisch). Neuere Daten zeigen jedoch, dass diese Zuordnung nicht immer sicher ist. Sie kann aber dennoch ein Hilfsmittel sein. Weitere Informationen bekommt der Zahntechniker am besten in Form eines En-face-Fotos des Patienten aus der Zeit, als er noch natürlich bezahnt war.

### 39.6.1.2 Aufstellung der Frontzähne

Die Aufstellung der Frontzähne erfolgt nach ästhetischen, anatomischen und phonetischen Gesichtspunkten. Was die anatomischen Kriterien be-

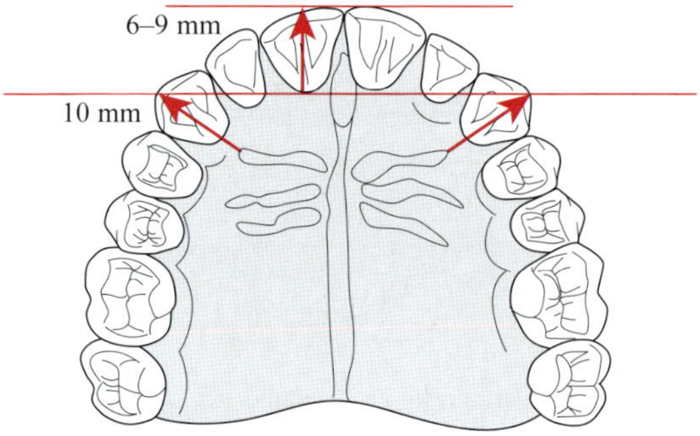


**Abb. 39-5** Anatomische Anhaltspunkte für die Aufstellung der oberen Frontzähne.

trifft, so geben die am Patienten ermittelten Referenzlinien wertvolle Hinweise:

- Die Position der mesialen Flächen der vier zentralen Inzisivi entspricht der Lage der eingezeichneten Mittellinie.
- Die Lage der oberen Eckzahnspitzen entspricht der Position der eingezeichneten Eckzahnlinie.
- Die Länge der oberen Frontzähne stimmt mit der Distanz Lachlinie-Lippenschlusslinie überein. Die Frontzähne stehen demnach in der „Amplitude“ der Oberlippe.
- In Ausnahmefällen kann dies durch anatomische Gegebenheiten, wie z. B. eine kurze Oberlippe, verhindert werden. Es muss allerdings darauf hingewiesen werden, dass nicht um jeden Preis so lange Zähne aufgestellt werden müssen, wie in kranialer Richtung die Lachlinie verläuft (*Bosshart* 1988).



Anatomisch kann im Oberkiefer die Beziehung zwischen der Verbindungslinie der Eckzahnspitzen und der Papilla incisiva als Anhaltspunkt für die sagittale und transversale Position der Aufstellung dienen: Die Verbindungslinie der Spitzen der Eckzähne verläuft durch die Mitte oder – beim alten Patienten – distal der Papilla incisiva. Eine zu dieser sog. Caninus-Papilla-Caninus-Linie (CPC) liegende, 6 bis 9 mm weiter anterior befindliche Parallele gibt die vordere Begrenzung der Labialflächen der mittleren Inzisivi an. Ferner beträgt in den meisten Fällen der Abstand zwischen der Labialfläche des Eckzahns und dem Ende des seitlichen Ausläufers des ersten Gaumenfaltenpaares rund 10 mm (Abb. 39-5).

Bei der Aufstellung ist darauf zu achten, dass beide Zahnbögen jeweils symmetrisch gestaltet werden. Der Oberkieferzahnbogen weist in seiner Gesamtheit die Form einer Ellipse, der Unterkieferbogen die Form einer Parabel auf. Bedingt durch die Richtung der normalen Knochenresorption und die verloren gegangene Lippenstütze stehen im Oberkiefer die Frontzähne in der Regel vor dem Kieferkamm. Im Unterkiefer ist häufig eine Aufstellung auf dem Kamm möglich. Darüber hinaus müssen sich die oberen Frontzähne bezüglich ihrer Position im Zahnbogen und ihrer Achsenstellung der vorhandenen Gesichtssymmetrie bzw. -asymmetrie anpassen. Auch hier eignen sich En-face-Fotos des Patienten aus der Zeit, als er noch natürlich bezahnt war.

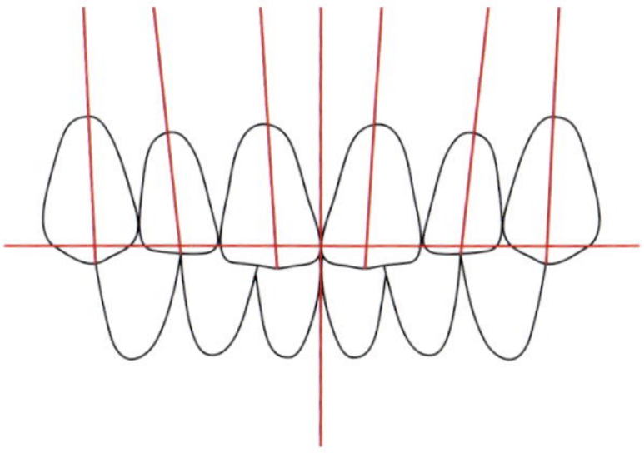

**Abb. 39-6** Achsneigungen der Oberkiefer-Frontzähne in der Labialansicht.

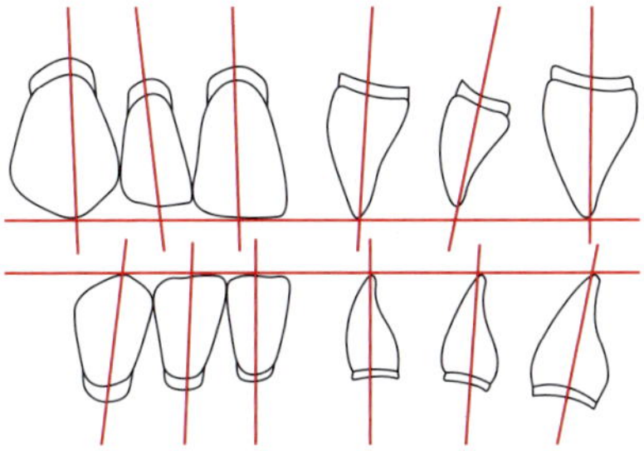

**Abb. 39-7** Achsneigungen der Oberkiefer-Frontzähne in der Sagittalansicht.

Zunächst werden die oberen, danach die unteren Frontzähne aufgestellt. Im Oberkiefer erreichen die Schneidekanten der zentralen Inzisivi die Okklusionsebene oder überragen sie um 0,5–1 mm, ebenso die Eckzahnspitzen. Die Kanten der lateralen Inzisivi stehen um ca. 0,5–1 mm tiefer als die Spitzen der zentralen Inzisivi und die Eckzähne. Die Labialachsen der oberen mittleren Inzisivi sind leicht, die der seitlichen Inzisivi deutlicher nach distal gerichtet. Die Zähne stehen etwas protrudiert, die Schneidekanten verlaufen parallel zur Okklusionsebene. Die Labialachse der Eckzähne entspricht in der direkten Ansicht der Neigung der zentralen Schneidezähne. Die Eckzähne werden entsprechend ihrer Stellung im normalen Gebiss so gedreht, dass zum einen in der Frontalansicht nur die mesiale Fläche sichtbar (distale Fläche nach innen abgedreht) und zum anderen der Zahnhals nach vestibulär geneigt (invertiert) ist (Abb. 39-6 und 39-7).



Die Labialachsen aller unteren Frontzähne sind in der direkten Ansicht ihrer Labialflächen annährend senkrecht, minimal nach distal geneigt. Die Unterkiefer-Schneidezähne werden so positioniert, dass die Zähne die Okklusionsebene um rund 1 mm überragen, so dass eine vertikale Stufe (Überbiss) von 2 mm entsteht. Sie werden wie die Frontzähne des Oberkiefers leicht nach labial geneigt (protrudiert). Die Protrusion wird so gewählt, dass eine horizontale Stufe von ebenfalls 2 mm entsteht. Die Eckzähne überragen die Okklusionsbebene zunächst leicht (ca. 1 mm), werden aber später durch Beschleifen zur Einstellung der Eckzahnführung bis auf die Höhe der Okklusionsebene gekürzt. Die Aufstellung soll bei Protrusion und Laterotrusion zu einer Berührung der Front- und Eckzähne führen (Front-/Eckzahnführung).

Durch das Beschleifen wird zusätzlich erreicht, dass die für ein Altersgebiss „zu unversehrt" gestalteten konfektionierten Zähne eine kantigere Form erhalten. Wie die oberen Eckzähne sind auch die unteren Eckzähne nach distal abgedreht; ihr Zahnhals ist nach vestibulär, die Kauspitze nach oral geneigt (invertiert). Auf diese Weise erhält man eine zusätzliche konkave Fläche für die Anlagerung des M. orbicularis oris. Eckzahnspitze und distale Kaukante sollten sich über der Kieferkammitte befinden.

Beim Aufstellen ist ferner darauf zu achten, dass der Inzisalkantenverlauf der oberen Zähne mit dem Verlauf der Nasenbasislinie harmoniert (Abb. 39-8). Dabei kann auch der männliche oder weibliche Charakter einer

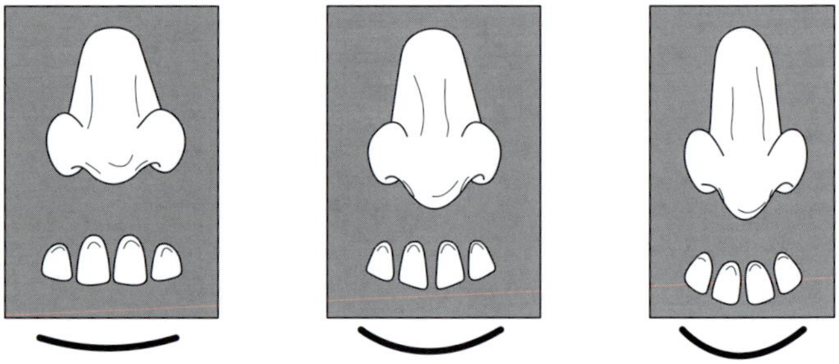

**Abb. 39-8** Korrelation zwischen Inzisalkantenverlauf und Nasenbasislinie.

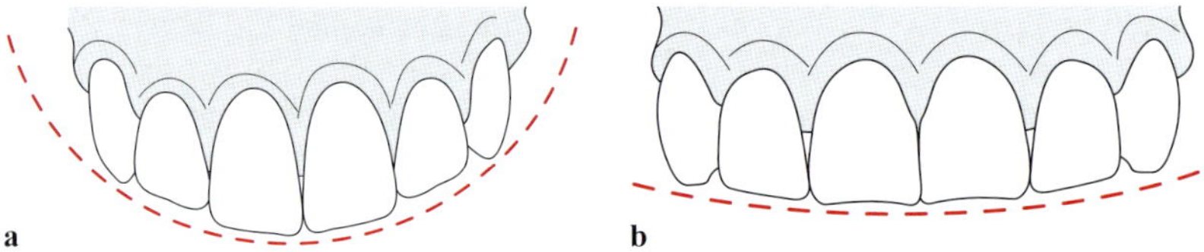

**Abb. 39-9** Inzisalkantenverlauf der oberen Frontzähne mit Einfluss auf Alter und Geschlecht. **a** jung und feminin; **b** älter und maskulin.



Prothese erfasst werden. So gilt eine mehr gerade verlaufende Inzisallinie als männlicher als eine stärker gebogene. Dies kann außerdem mit der Gestaltung der Inzisalkanten bzw. Inzisalstufen verstärkt oder abgeschwächt werden. Eine größere Inzisalstufe soll demnach zu einem mehr weiblichen Erscheinungsbild führen (*Frush* und *Fischer* 1956a) (Abb. 39-9a und b).

**Variationen der Frontzahnaufstellung.** Um eine gute ästhetische Wirkung zu erzielen, ist darauf zu achten, dass entsprechend dem natürlichen Vorbild die Schneidezähne nicht zu regelmäßig aufgestellt werden. Bewährt hat sich für die oberen mittleren Inzisivi beispielsweise eine sog. Schmetterlingsaufstellung, bei der die mittleren Inzisivi mit ihren mesialen Flächen leicht nach innen gedreht sind. Die oberen seitlichen Inzisivi können fakultativ mit ihren Mesialflächen zusätzlich nach vestibulär weisen. Individuell kann man auch Lücken oder Verschachtelungen gestalten oder Zähne nach labial oder oral versetzt aufstellen (*Frush* und *Fischer* 1956b; *Horn* und *Stuck* 1987) (Abb. 39-10).

Eine Variation bezüglich der Aufstellung der oberen Frontzähne stellt die sog. Frontzahntreppe nach *Ackermann* (1944) dar. Dabei stehen die oberen Eckzähne nicht auf Höhe der mittleren Inzisivi, sondern noch höher (also noch tiefer im Wachs) als die seitlichen Schneidezähne. Auf diese Weise kommt eine „treppenartige" Aufstellung zustande, die häufig eine ästhetisch positive Wirkung hat. Auch im unteren Frontzahnbereich wird ein natürlicher Effekt dann erreicht, wenn die Zähne nicht absolut regelmäßig aufgestellt sind.

Eine alternative Möglichkeit zur hier dargestellten Frontzahnaufstellung besteht darin, dass man mit Hilfe der anatomisch ausgeformten Wachswälle zunächst die Oberkieferfront aufstellt. Da die Länge des Oberkiefer-

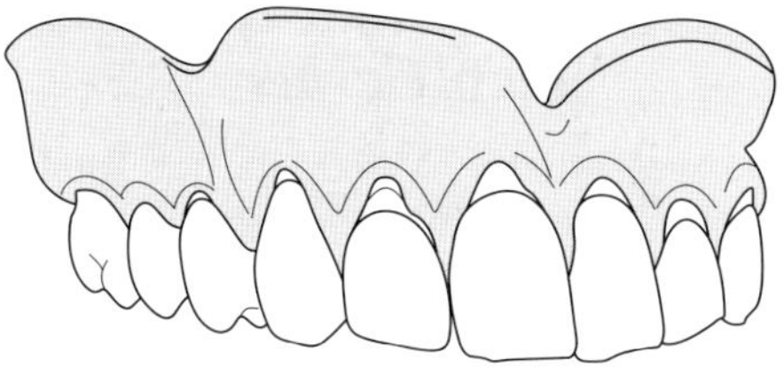

**Abb. 39-10** Individuelle Zahnaufstellung und individuell gestaltetes Zahnfleisch einer Totalprothese.

wachswalls die Länge der im Frontzahnbereich aufzustellenden Zähne wiedergibt, kann Zahn für Zahn das Wachs des Bisswalls entfernt und an dieser Stelle ein Zahn befestigt werden. Für die Ausrichtung des Zahns (Länge der Schneidekanten, Position der Zähne in labialer Dimension) geben der noch verbliebene restliche Wachswall bzw. die neu plazierten Zähne genügend Information.

#### 39.6.1.4 Seitenzahnaufstellung beim Totalprothetikkonzept mit sequentieller Führung

In dem Aufstellungskonzept werden Zähne verwendet, die in ihrer Form die natürlichen Zähne nachahmen. Die Steilheit der Höckerflächen der Ersatzzähne steht in sagittaler Richtung in Beziehung zur Gelenkbahnneigung des Kiefergelenks. In der Regel werden Zähne mit einer sagittalen Höckerneigung von 32° (und einer Neigung nach bukkal und lingual von 10–20°) verwendet.

Nach der Platzierung der Eckzähne werden die oberen Prämolaren aufgestellt. Die Seitenzähne sollten dort aufgestellt werden, wo früher die natürlichen Zähne positioniert waren. Für die Lagebestimmung sind die im Muskelgleichgewicht gestalteten Wachswälle maßgeblich. Der erste Prämolar liegt mit seinem bukkalen Höcker, der zweite Prämolar mit beiden Höckern auf Höhe der Okklusionsebene. Deren Zahnachsen sind leicht nach distal geneigt. Anschließend werden die unteren Prämolaren derart gegen ihre Antagonisten gestellt, dass ein zentrischer Vielpunktkontakt entsteht. Bei Laterotrusion kann das erste Prämolarenpaar mit dynamischen Okklusionskontakten auf den palatinalen (Oberkiefer) bzw. bukkalen Flächen (Unterkiefer) eine initiale Führung übernehmen, bevor die Eckzahnführung einsetzt. Von den oberen Molaren berührt nur der mesiopalatinale Höcker des 6ers die Okklusionsebene. Durch die Aufstellung der oberen Seitenzähne ergibt sich quasi „automatisch" eine Spee-Kurve. Die Achsen beider oberer Molaren weisen nach mesial. Die unteren Molaren werden ebenfalls mit mindestens einem zentrischen Kontakt gegen ihre Antagonisten gestellt. Auf die Aufstellung des 2. Molaren kann verzichtet werden, insbesondere dann, wenn die Kieferkammlinie nach dem Kauzentrum, in dem der erste Molar positioniert wird, wieder ansteigt. Auf statische bukkale Kontakte wird analog der Aufstellung nach *Gerber* (siehe unten) nach Möglichkeit verzichtet. Ebenso werden keine Führungskontakte bei Laterotrusion auf den bukkalen Höckeranteile bei den zweiten Prämolaren und den Molaren hergestellt.

## 39.6.2 Merkmale des Totalprothetikkonzepts nach *Gerber*

Die wesentlichen Merkmale der Totalprothetik nach dem Konzept von *Gerber* (1960, 1964, 1965) lassen sich vereinfacht wie folgt zusammenfassen:

- Registrierung der individuellen Gegebenheiten beim Patienten (Gesichtsbogenübertragung, extraorale Aufzeichnung der Kondylenbahnneigung, intraorale Stützstiftregistrierung).
- Aufbau einer sagittalen und transversalen „Kompensationskurve" durch (fabrikmäßig eingearbeitete) kalottenförmig gestaltete Kaumulden an den Unterkieferseitenzähnen und entsprechende Gestaltung der korrespondierenden Höcker der Oberkieferzähne (*Mörser-Pistill*-Prinzip).
- Erzielung einer sog. „autonomen Kaustabilität" an jedem Zahnpaar durch bewusste Platzierung der funktionellen Höcker nach lingual (dadurch Vermeidung von Kipp- und Hebelkräften auch bei Speisebolusinterponat).
- Bilateral balancierte Okklusion.
- Vermeidung eines Vorgleitens („Proglissement") der Unterkieferprothese durch gezielte Festlegung des Kauzentrums.
- Unterstützung des Prothesenhalts durch „muskelgriffige" (konkave) Gestaltung der Prothesenaußenflächen.

### 39.6.2.1 Frontzahnauswahl

Kapitel 39

Bei dem Totalprothetikkonzept nach *Gerber* kommen sog. Candulor-Zähne (Candulor, CH-Zürich) zur Anwendung. Diese werden in drei Farbgruppen angeboten. Im Frontzahnbereich gehen mit ihnen zum Teil auch Formunterschiede einher:

- J: jugendlich, mit unversehrter, transparenter Schneidekante
- M: zunehmendes Alter; mit Abnutzungserscheinungen der zentralen Schneidezähne, Schwinden der transparenten Schneidekanten und Entstehung von Schmelzrissen.
- 900er-Reihe: Sondertöne entsprechend der Hautfarben hell-mittel-dunkel
- S: Grautöne.

Zur Größenbestimmung wird mit einem speziellen Hilfsmittel, dem Alameter® (Candulor, CH-Zürich), die Breite der Nasenbasis gemessen. Da die Breite der Nasenbasis der Distanz von Eckzahnspitze zu Eckzahnspitze entspricht (*Lee* 1962), gibt diese Messung einen verlässlichen Hinweis auf den Platzbedarf. Gleichzeitig werden auf dem Alameter, getrennt nach Männern und Frauen, passende Candulor-Zahngarnituren angegeben. Die entsprechenden Werte werden für den Zahntechniker notiert. Alternativ kann mit einem Lineal die Breite der Nasenbasis gemessen und eine passende Garnitur (Abstand Eckzahnspitze zu Eckzahnspitze) ausgewählt werden.

Bezüglich der individuellen Breite der auszuwählenden Ersatzzähne ging *Gerber* (1960) in seinen Überlegungen auf Prinzipien der Embryonalentwicklung zurück. In der Embryogenese entwickeln sich aus dem Stirnhöcker Stirn, Nase und Zwischenkiefer mit Anlage der vier oberen

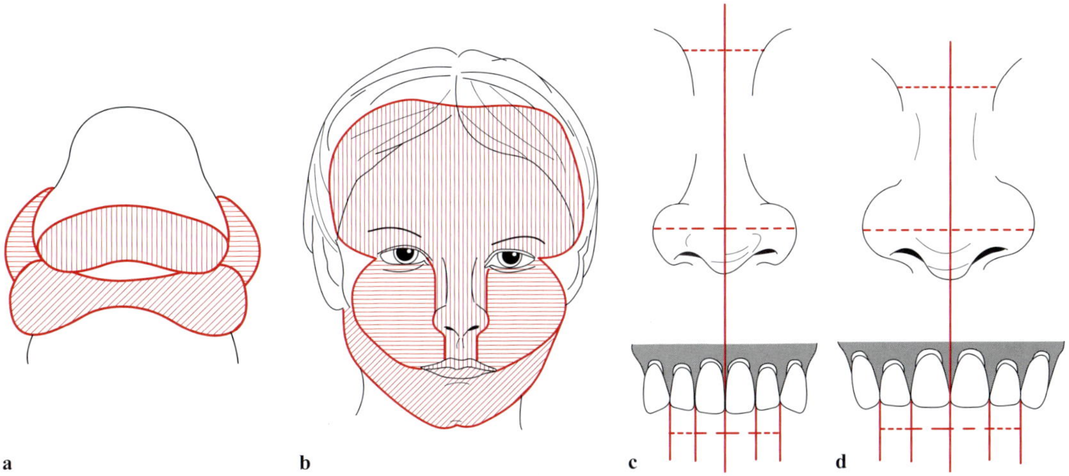


**Abb. 39-11** Embryogenetisches Prinzip nach *Gerber*: Zusammenhang zwischen Schneidezahnbreite im Oberkiefer und der Breite von Nasenbasis und Nasenwurzel. **a** und **b** Aus dem Stirnhöcker (vertikal schraffiert) entwickeln sich Stirn, Nase und Zwischenkiefer mit den Anlagen der Inzisivi (horizontal schraffiert: Oberkieferwulst, schräg schraffiert: **a** Unterkieferwulst und **b** die sich daraus entwickelnden Anteile des Gesichts. **c** Schmale Nasenbasis, schmale Nasenwurzel → schmale mittlere und schmale seitliche Inzisivi. **d** Breite Nasenbasis, breite Nasenwurzel → breite mittlere und breite seitliche Inzisivi.



Inzisivi. Daraus leitete er sein „embryogenetisches Prinzip" ab, nach welchem das Verhältnis zwischen der Breite von Nasenwurzel und Nasenbasis mit der individuellen Breite der oberen Schneidezähne korrelieren soll (breite Nasenbasis → breite mittlere Inzisivi, schmale Nasenwurzel → schmale seitliche Inzisivi) (Abb. 39-11a bis d).

Die weiter oben gegebenen Hinweise und Hilfestellungen zur Frontzahnauswahl gelten hier ebenso.

#### 39.6.2.2 Frontzahnaufstellung beim Totalprothetikkonzept nach *Gerber*

Die Regeln zur Positionierung und Aufstellung der Frontzähne des Ober- und Unterkiefers folgen im wesentlichen denen, die bereits weiter oben für Prothesen mit Front-/Eckzahnführung beschrieben worden sind. Da jedoch beim Aufstellkonzept nach Gerber Besonderheiten in Bezug auf die Gleitfreiheit in sagittaler Richtung zu beachten sind, sind hinsichtlich statischer und dynamischer Okklusion der Frontzähne folgende Regeln zu beachten:

Zunächst werden die oberen, danach die unteren Frontzähne aufgestellt. Im Oberkiefer überragen – sofern man keine Frontzahntreppe (siehe später) aufstellt – die Schneidekanten der zentralen Inzisivi die Okklusionsebene um rund 1 mm, während die Eckzahnspitzen und Kanten der lateralen Inzisivi um ca. 0,5 mm tiefer als die Okklusionsebene liegen. Die Labialachsen der oberen mittleren Inzisivi sind leicht, die der seitlichen Inzisivi deutlicher nach distal gerichtet. Die Zähne stehen etwas protrudiert, die Schneidekanten verlaufen parallel zur Okklusionsebene. Die Labialachse der Eckzähne ist in der direkten Ansicht der Labialfläche

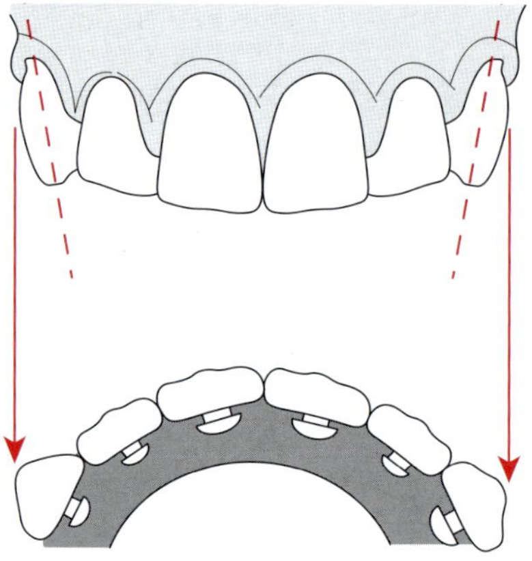

**Abb. 39-12** Der Eckzahn wird so gedreht, dass die distolabiale Fläche von frontal gesehen nicht sichtbar ist. Die labiale Achsenneigung ist zervikal leicht nach labial gekippt.

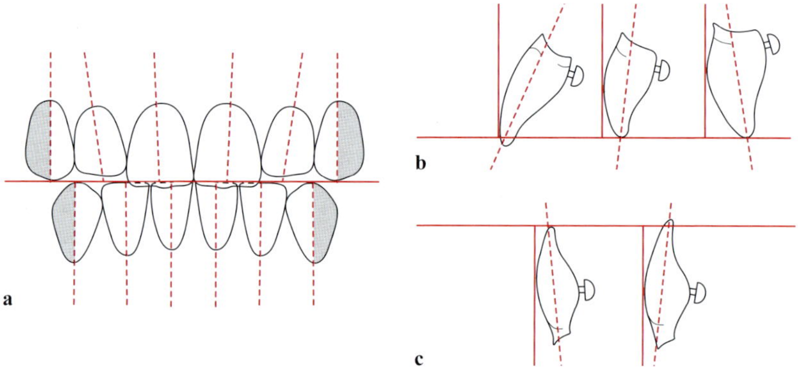




**Abb. 39-13** Regeln zur Aufstellung der Frontzähne: **a** In direkter Frontalansicht der Labialflächen sind die Labialachsen der oberen Eckzähne und der unteren Frontzähne gerade. Die Labialachsen der oberen mittleren Schneidezähne sind leicht, die der oberen seitlichen Schneidezähne stärker nach distal geneigt. Die Schneidekanten der oberen mittleren Inzisivi überragen die Okklusionsebene, die Eckzähne schließen mit ihr ab, während die oberen seitlichen Schneidezähne sie nicht erreichen. Von den Eckzähnen ist in der Frontalansicht normalerweise nur die mesiale Fläche sichtbar. **b** In der Ansicht von approximal erkennt man, dass die oberen mittleren Schneidezähne stärker protrudiert stehen als die oberen seitlichen Inzisivi. Der Zahnhals der oberen Eckzähne steht demgegenüber invertiert. **c** Die unteren Inzisivi stehen leicht protrudiert, die unteren Eckzähne leicht invertiert. Die Inzisalkanten der unteren Schneidezähne berühren die Okklusionsebene, während die Kauspitzen der unteren Eckzähne sie zunächst überragen. Durch Beschleifen werden sie aber später auf dasselbe Niveau gekürzt wie ihre mesialen Nachbarzähne.

gerade. Die Eckzähne werden entsprechend ihrer Stellung im normalen Gebiss so gedreht, dass zum einen in der Frontalansicht nur die mesiale Fläche sichtbar (distale Fläche nach innen abgedreht) und zum anderen der Zahnhals nach vestibulär geneigt (invertiert) ist (Abb. 39-12 und 39-13a bis c).

Die Frontzähne dürfen in der habituellen Interkuspidation keinen Kontakt aufweisen. Eine freie Protrusionsbewegung von mindestens 1 mm muss gewährleistet sein (Führungsstift des Artikulators bleibt bei Seitwärtsbewegungen mit dem inzisalen Führungsteller in Kontakt), erst dann kommen die Frontzähne in Kontakt. Dabei soll eine Inzisalführung von höchstens 15° (bei Verwendung des 15°-Tellers) entstehen. Bei der Laterotrusion entsteht eine leichte Führung über die Eckzähne, wobei die mesio-inzisale Facette des oberen Eckzahns mit der disto-inzisalen Facette des unteren Eckzahns Kontakt hat.

Der Freiraum zwischen den Labialflächen der unteren Schneidezähne und den Palatinalflächen der oberen Schneidezähne sollte etwa gleich groß sein wie der vertikale Überbiss (ca. 1 bis 2 mm). Bei Protrusionsbewegung im Artikulator sollten nach ca. 2 bis 3 mm die oberen mittleren Inzisivi mit den unteren Schneidezähnen Kante-Kante-Kontakt aufweisen. (Zur Überprüfung dieser Bewegungen sind die Schrauben, die zum Feststellen der Artikulatorgelenke dienen, zu lösen.)

#### 39.6.2.3 Seitenzahnaufstellung beim Totalprothetikkonzept nach *Gerber*

Steht bei der Frontzahnaufstellung die Ästhetik im Mittelpunkt, so ist es im Fall der Seitenzähne (auch „Diatorics“ genannt) die Statik. Generell müssen die Seitenzähne so aufgestellt sein, dass die Stabilität der Prothesen auch bei einseitigen Belastungen, z. B. während des Kauens, gewährleistet bleibt. Für die Seitenzahnaufstellung wird eine bilateral balancierte Okklusion angestrebt. Darunter versteht man, dass bei jeder exzentrischen zahngeführten Unterkieferposition zwischen allen Oberkiefer- und Unterkieferzähnen gleichzeitige und gleich starke Kontakte vorhanden sind (*Horn* und *Stuck* 1987). Diese Okklusionsform erlaubt, dass die Prothesen auch bei Seitwärtsbewegungen am Ort bleiben, weil sie dabei eine beidseitige Abstützung erfahren. Eine bilateral balancierte Okklusion ist nur über eine individuelle Zahnaufstellung zu erreichen, die die anatomischen und funktionellen Gegebenheiten des Patienten berücksichtigt. Es ist darauf zu achten, dass Okklusionskontakte auf oder lingualwärts der Kieferkammmitte bzw. der Kammverbindungslinie zu liegen kommen. Zudem sollten die Kauflächen schmaler sein als der Kieferkamm. Daher wird sehr oft anstelle eines 6ers ein 7er aufgestellt, weil dieser eine schmalere Kaufläche aufweist. Beim Totalprothesenträger führen stärkere Bewegungen der Prothesen auf dem Prothesenlager (d. h. der Schleimhaut und dem darunter liegenden Knochen) zu einer verstärkten Atrophie der Kieferkämme. Die bilateral balancierte Okklusion gibt eine günstige Voraussetzung zur Erzielung von Kaustabilität und einer gleichmäßigen Belastung des Prothesenlagers (*Müller* und *Koeck* 2005). Druckbelastungen werden auf das gesamte Lager verteilt, sagittale und transversale Schübe werden minimiert. Da durch die bilateral balancierte Okklusion abhebelnde Kräfte und Kippmomente weitgehend ausgeschaltet sind, wird durch sie auch der Tragekomfort erhöht.



*Merkmale der Condyloform-Seitenzähne*

Für die Seitenzahnaufstellung werden sog. Condyloformzähne verwendet. Jede einzelne Kaufläche der Condyloform-Zähne (Candulor CT Condyloform) ist *kalottenförmig* nach dem *Mörser-Pistill*-Prinzip gestaltet: Die pistillförmig gestalteten palatinalen Höcker der Molaren und zweiten Prämolaren des Oberkiefers okkludieren in den mörserähnlichen, in Form von Minikalotten gestalteten zentralen Gruben der entsprechen-

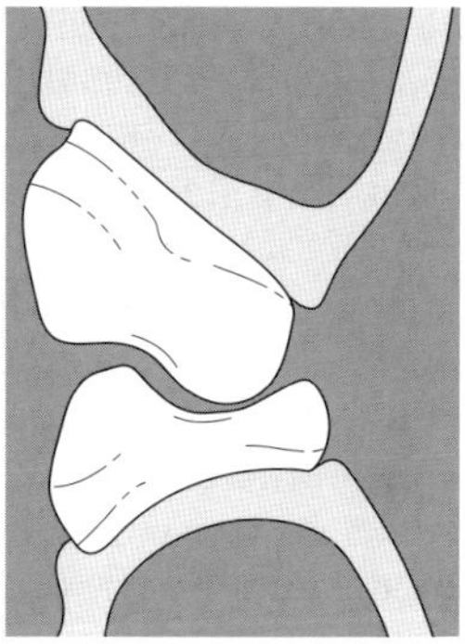

**Abb. 39-14** Das *Mörser-Pistill*-Prinzip der Condyloformzähne in der Seitenansicht.

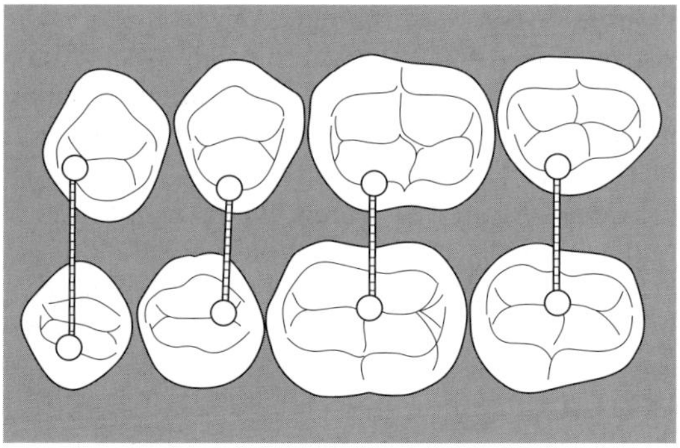

**Abb. 39-15** Das *Mörser-Pistill*-Prinzip der Condyloformzähne in der Okklusalansicht.

den Unterkieferzähne (Abb. 39-14). Einzig für die ersten Prämolaren ist dieses Prinzip umgekehrt gestaltet: Hier ist das Pistill (Stampfer, Höcker) im Unterkiefer und der Mörser (Grube) im Oberkiefer (Abb. 39-15). Diese Scherstellung soll ein Abbeißen der Nahrung im Bereich der ersten Prämolaren ermöglichen, da ein Prothesenträger aus Stabilitätsgründen nicht mit den Frontzähnen abbeißen sollte, die in der Regel vor dem Kieferkamm stehen. Dadurch, dass die oberen palatinalen Höcker und die unteren Kaumulden, also die funktionellen Anteile der Zähne, nach lingual verlagert sind (sog. *lingualisierte Okklusion*), wird eine statische Aufstellung begünstigt. Eine Aufstellung kann dann als statisch bezeichnet werden, wenn die Zähne über der Kieferkammitte stehen; bisweilen befinden sie sich sogar leicht lingualwärts von der Kieferkammitte („überstatische" Aufstellung).



Zusätzlich zum Mörser-Pistill-Prinzip wird die Statik dadurch verbessert, dass man auf bukkale Kontakte – die vestibulär der Kammmitte zu liegen kämen – bewusst verzichtet. Dies wird bereits fabrikmäßig durch die flache Gestaltung der vestibulären Höcker begünstigt. Durch diese sog. *bukkale Entlastung* („bukkale Abrasion") wird vermieden, dass bei Belastung des Zahnersatzes durch Seitschubbewegungen schiefe Ebenen auftreten, die die Prothese destabilisieren. (Eine Ausnahme bezüglich der Anordnung des Mörser-Pistill-Prinzips bilden, wie oben bereits angedeutet, die ersten Prämolaren. Hier trifft der bukkale Höckerabhang des unteren Prämolaren in die mesiale Kaugrube des Antagonisten.) Mit Anordnung der Aufstellung der Condyloformzähne wird im Bereich der Kauflächen eine so genannte Polyvalenz angestrebt, d. h., bei allen zahngeführten Bewegungen des Unterkiefers sollen die Höcker störungsfrei in den Kaumulden der Antagonisten gleiten können. Dadurch trägt die Okklusion direkt zu einer stabilen Prothesenlage bei.

Die Condyloform-Seitenzähne sind nicht nur in vestibulo-oraler, sondern auch in mesiodistaler Richtung *kleiner als natürliche Zähne*. Ein weiteres Charakteristikum dieser Ersatzzähne besteht in ihrer relativ ausgeprägten bukkalen Wölbung im unteren Zahndrittel, was einen Kontakt mit der Wange erleichtern und damit zur Stabilisierung der Prothese beitragen soll. Aufgrund dieser verschiedenen Modifikationen unterscheiden sich die Condyloform-Zähne morphologisch deutlich von natürlichen Zähnen, weshalb sie auch als *„semi-anatomisch"* bezeichnet werden. Zur leichteren Unterscheidung von Zähnen der rechten und linken Seite sind an den Unterseiten der Candulor-Seitenzähne mesial eine (erste Prämolaren bzw. Molaren) bzw. zwei kleine Erhebungen angebracht (zweite Prämolaren bzw. Molaren).

Die Zähne sind im unteren Bereich hohlgelegt, so dass in diesen Raum Kunststoff eingepresst werden kann. Dies ist notwendig, damit eine mechanische Verankerung zwischen Porzellanzähnen und Prothesenkunststoff erfolgen kann. Durch zwei kleine seitliche Löcher öffnet sich dieser Hohlraum nach außen. Auf diese Weise ist ein Entweichen der beim Stopfen des Kunststoffs eingepressten Luft gewährleistet.

*Aufstellung der Unterkiefer-Seitenzähne*

Auch für die Aufstellung der Seitenzähne muss sich der Artikulator in Nullstellung befinden. Generell muss man sich bei der Seitenzahnaufstellung nach den vorliegenden Kieferverhältnissen richten. Im Folgenden wird das Vorgehen bei durchschnittlichen Verhältnissen beschrieben.

Die Aufstellung wird mit einem provisorischen Positionieren des oberen ersten Prämolaren begonnen, der mit senkrechter Längsachse in das Wachs platziert wird. Hiernach werden alle unteren Seitenzähne aufgestellt.

Der untere erste Prämolar wird derart senkrecht gegen den oberen ersten Prämolaren gesetzt, dass die Spitze seiner Kauleiste in die Richtung der mesialen Kaumulde des ersten oberen Prämolaren zeigt (*Horn* und *Stuck* 1987). Nicht selten muss man den ersten Unterkiefer-Prämolaren dabei so aufstellen, dass sich zum unteren Eckzahn hin eine kleine Lücke („Primatenlücke") von rund 1 bis 2 mm Breite ergibt. Die Kauleiste (Kaukante) des unteren ersten Prämolaren steht über der Kiefermitte oder leicht lingual, was durch die deutliche Lingualverlagerung dieses Zahns erleichtert wird. Die Kauspitze befindet sich leicht über der Okklusionsebene.



Im Anschluss daran erfolgt zunächst eine Aufstellung der restlichen unteren Seitenzähne. Die bukkalen und lingualen Höcker der zweiten Prämolaren und der Molaren sollen jeweils gleich hoch gestellt werden, d. h. eine transversale Kompensationskurve muss beim Aufstellen nicht durch das Ausrichten der Zähne erreicht werden, sondern sie ist bereits in der Form der Kaumulden berücksichtigt. Der zweite untere Prämolar erreicht die Okklusionsebene, seine Bukkalachse wird senkrecht ausgerichtet, und die Kaumulde befindet sich auf der Kieferkammmitte oder leicht lingual von ihr. Wenn das sagittale Platzangebot zu gering ist, muss auf die Aufstellung der zweiten Prämolaren zuweilen verzichtet werden.

Der erste untere Molar (breitester Zahn) ist an die tiefste Stelle des Kieferkamms, ins Kauzentrum, zu stellen (sog. kammadaptierte Aufstellung). Auch die Bukkalachse der ersten unteren Molaren ist senkrecht. Die Kaumulde befindet sich auf Kieferkammitte und liegt knapp unterhalb der Okklusionsebene. Häufig wird aufgrund seines geringeren mesiodistalen Durchmessers anstelle des ersten ein zweiter Molar gewählt. Im aufsteigenden Teil des dorsalen Unterkieferkamms (dorsal) dürfen sich keine Zähne befinden, weil sonst die Prothese auf einer schiefen Ebene belastet und nach vorne rutschen würde (sog. Proglissement). Daher beschränkt man sich in der Regel nur auf einen Molar pro Kieferhälfte (6er oder 7er). Eine solche sagittal reduzierte Okklusion (verkürzte Zahnreihe) reicht für funktionelle Zwecke (Kauen) aus. Sollte in speziellen Fällen, nämlich bei statisch günstigem Kammverlauf (nicht ansteigend), dennoch ein weiterer Molar (oder aufgrund des geringeren mesiodistalen Durchmessers statt dessen ein Prämolar) aufgestellt werden, so überragt dessen distaler Höcker die Okklusionsebene, und zwar umso mehr, je größer der Winkel zwischen sagittaler Gelenkbahn und Okklusionsebene ist. Auf diese Weise werden die stabilisierenden Gleit-Okklusionskontakte dieses Zahnes bei Protrusion sichergestellt (*Horn* und *Stuck* 1987).

Die Kaumulde des zweiten Molars liegt wie bei allen Unterkiefer-Seitenzähnen (mit Ausnahme des ersten Prämolaren: Kauleiste) auf der Kieferkammmitte. Nicht selten wird an die Stelle eines weiteren unteren Molaren ein unterer erster Prämolar der Gegenseite aufgestellt, wobei diesem dann die Funktion einer Protrusionsführung zukommt, da er in habitueller Interkuspidation keinen Hauptantagonisten besitzt. Der Prämolar der Gegenseite wird bevorzugt, da dann seine lange distale Höckerkante nach mesial zeigt und er somit eine Protrusionsführung besser unterstützt.

*Aufstellung der Oberkiefer-Seitenzähne*

Nach der Aufstellung der unteren Seitenzähne werden im Sinne des *Mörser-Pistill*-Prinzips die Oberkieferseitenzähne dagegengesetzt. Der bislang nur provisorisch aufgestellte erste obere Prämolar (Bukkalachse senkrecht) wird gegebenenfalls so im Wachs verschoben, dass seine mesiale Kaumulde mit der vestibulären Kauleiste des unteren ersten Prämolaren (punktförmig) Kontakt bekommt. Die Kaumulde steht über der Kieferkammmitte oder leicht palatinalwärts. Der palatinale Höcker sollte nach distal abgedreht werden, so dass der Zunge mehr Platz gewährt wird.



Der zweite obere Prämolar (Bukkalachse senkrecht) hat mit seinem palatinalen Höcker (über oder leicht palatinal der Kieferkammmitte) einen Kontakt in der distalen Kaumulde des unteren Zahnes. Der erste obere Molar (Bukkalachse senkrecht) trifft mit seinem mesiopalatinalen Höcker (tragender Höcker) in die zentral gelegene Kaumulde des unteren ersten Molaren. Zusätzlich hat der distopalatinale Höcker des oberen ersten Molaren Einpunktkontakt mit der distalen Randleiste des Antagonisten. Beide palatinalen Höcker befinden sich über der Kieferkammmitte. Der zweite obere Molar, der, abhängig von der Situation im Unterkiefer, häufig auch anstelle des ersten Molaren aufgestellt wird, okkludiert mit seinem palatinalen Höcker (auf Kieferkammmitte) in der Kaumulde des zweiten unteren Molaren. Die Bukkalachse ist senkrecht, wenn der zweite Molar anstelle eines ersten Molaren aufgestellt wurde. Ansonsten ist die Achse abhängig vom Ausmaß der Anhebung des distalen Höckers des zweiten unteren Molaren geneigt. Die hier skizzierte Aufstellung hat zur Folge, dass die zweiten Prämolaren und Molaren bukkal keine Kontakte aufweisen (bukkale Entlastung).

### 39.6.2.4 Aufstellungs-Varianten

Neben diesem Aufstellungsmodus gibt es alternativ eine zweite Methode, bei der die Reihenfolge wie folgt aussieht: OK 4er, UK 4er, UK 5er, OK 5er, UK 6 er oder 7er, OK 6er oder 7er. Da Zahl, Anordnung und Auswahl

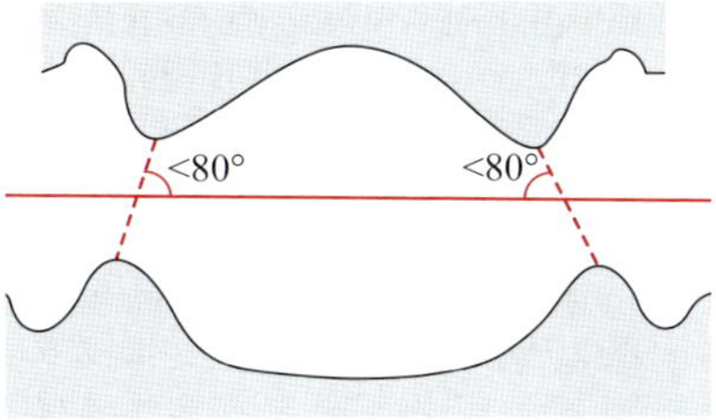


**Abb. 39-16** Ein Interalveolarwinkel <80° ist Indikation für eine Kreuzbissaufstellung.

der Prämolaren und Molaren vom sagittalen Platzangebot und von der Kieferkammbreite abhängig sind, kann es individuell bisweilen auch Kombinationen der aufgestellten Zähne geben, wie sie im natürlichen Gebiss selten oder nie vorkommen (z. B. OK 3-4-5-7, UK 3-4-7-5; OK 3-4-6-7, UK 3-4-6-5; OK 3-4-6, UK 3-4-5-4; OK 3-4-6, UK 4-7-7; OK 4-5-7, UK 4-7-4); bei wenig Platz in sagittaler Richtung kann im Oberkiefer anstelle des Eckzahns ein umgeschliffener Prämolar verwendet werden (OK 4-7-5, UK 3-7-5). Die häufig aufgestellte Forderung nach mindestens drei Kaueinheiten pro Kieferseite lässt sich nicht immer realisieren.

### 39.6.2.5 Kreuzbissaufstellung

In bestimmten Fällen kommt man nicht umhin, die Molaren im Kreuzbiss aufzustellen. Dies ist der Fall, wenn der Oberkiefer so schmal und der Unterkiefer so breit ist, dass der Winkel zwischen der Verbindungslinie der Mitten ihrer Alveolarkämme einerseits (Interalveolarlinie) und der Okklusionsebene andererseits 80° oder weniger beträgt (Abb. 39-16). In Übergangsfällen ist jedoch auch eine normale Aufstellung möglich, sofern die Zähne entsprechend beschliffen werden (lingualisierte Okklusion). Bei einer lingualisierten Okklusion werden die Kaugruben der Unterkiefer-Seitenzähne durch Beschleifen in linguale Richtung erweitert; dadurch können diese Zähne weiter nach bukkal gestellt werden. Die oberen Antagonisten werden mit ihren Achsen gering nach palatinal gekippt und ihre bukkalen Höcker leicht beschliffen.



Der Kreuzbiss ist dadurch gekennzeichnet, dass nicht die mesiopalatinalen (erster Molar) bzw. palatinalen Höcker, sondern die bukkalen Höcker der oberen Molaren in die Kaumulden der unteren Molaren beißen. Bei der Aufstellung weisen die ersten Prämolaren im allgemeinen noch einen normalen Überbiss auf, die zweiten Prämolaren stehen aber bereits im Kopfbiss, d. h. bukkale und palatinale Höcker okkludieren miteinander. Zusätzlich werden die oberen Molaren mit dem Zahnhals nach bukkal gestellt, damit bei Unterkieferbewegungen auf der Balanceseite kein Gleithindernis durch einen tief stehenden palatinalen Höcker entsteht. Darüber hinaus sind die zweiten Prämolaren und ersten Molaren derart umzuschleifen, dass im Oberkiefer die bukkalen Höcker eine ähnliche runde Form erhalten wie die palatinalen und im Unterkiefer Mulden für die Aufnahme der umgeschliffenen bukkalen Höcker der Oberkieferzähne entstehen (*Horn* und *Stuck* 1987). Zu diesem Zweck wird zuvor der Stützstift des Condylators um zwei Umdrehungen aufgedreht.

- Am oberen zweiten Prämolaren werden die mesialen und distalen Abhänge der bukkalen Höcker beschliffen, während am Antagonisten

der distale Abhang des bukkalen Höckers und die distolinguale Höckerleiste einschließlich ihres Übergangs in die distale Randleiste mit einer leichten Mulde versehen werden.
- Beim oberen ersten Molaren wird der mesiobukkale Höcker zurückgeschliffen (mesiale und distale Abhänge einschließlich des Übergangs in die mesiale Randleiste) sowie der distobukkale Höcker relativ stark gekürzt (Abhänge).

Beim unteren Molaren wird die vorhandene Kaumulde (Fossa) mit einem Kugeldiamanten nach mesiobukkal vergrößert; ebenso erhält die distale Randleiste eine leichte Mulde.

Beim Kreuzbiss ist im Oberkiefer, im Gegensatz zum Unterkiefer, nur selten eine statische Aufstellung möglich. In Funktion (Kauen) kann es dennoch zu einer ausreichenden Statik kommen, weil nach palatinal gerichtete schiefe Ebenen auftreten, die die Prothese in ihrer Lage stabilisieren. Da eine Kreuzbissaufstellung immer auch eine Einengung des Zungenraumes mit sich führt, sollte im Einzelfall geprüft werden, ob diese nicht zugunsten einer lingualisierten Okklusion vermieden werden kann.

## 39.6.3 Weitere Aufstellungskonzepte

### 39.6.3.1 Aufstellung nach *Gysi*



In dem Aufstellungskonzept nach *Gysi* (1958) werden Zähne verwendet, die in ihrer Form die natürlichen Zähne nachahmen. Die Steilheit der Höckerflächen der Ersatzzähne steht in sagittaler Richtung in Beziehung zur Gelenkbahnneigung des Kiefergelenks. So gibt es „anatomische", hochhöckerige Zähne mit einer sagittalen Höckerneigung von 32° (und einer Neigung nach bukkal und lingual von 10 bis 20°) und flachere „Mühlsteinzähne" mit einer sagittalenNeigung von 20° (und einer seitlichen Neigung von nur 3°). Bei der Aufstellung nach *Gysi* ist folgendes zu beachten (Abb. 39-17a bis i):

Der vertikale Überbiss sollte nicht zu tief sein, weil ansonsten der Prothesenhalt durch auftreten der Kipp- und Schubkräfte gefährdet wird. Die oberen 1er und oberen 3er berühren daher die Okklusionsebene. Von frontal betrachtet sind sie mit ihrer Achse leicht nach distal geneigt. Der obere 2er berührt die Okklusionsebene nicht; er weist eine deutlichere Distalneigung auf als seine beiden Nachbarzähne.

Von approximal betrachtet steht von allen oberen Frontzähnen der obere 2er mit seinem Zahnhals am weitesten lingual, während sich der Zahnhals des 3ers am meisten vestibulär befindet. Die Inzisalkanten der unteren Schneidezähne liegen mit den Kaukanten der unteren 3er in einer Linie. In der Ansicht von frontal sind die Zahnachsen der unteren 1er und 2er gerade, während die 3er leicht nach distal gekippt sind. Von approximal betrachtet ist der Inzisalbereich der unteren 1er von allen unteren Frontzähnen am weitesten nach labial bzw. ihr Zahnhals am stärksten nach lingual gekippt. Der untere 2er steht gerade, während der untere 3er umgekehrt wie der untere 1er steht: Sein Zahnhals steht mehr labial, seine Kaukante mehr lingual. Zwischen oberen und unteren Frontzähnen liegen in der maximalen Interkuspidation Kontakte vor.

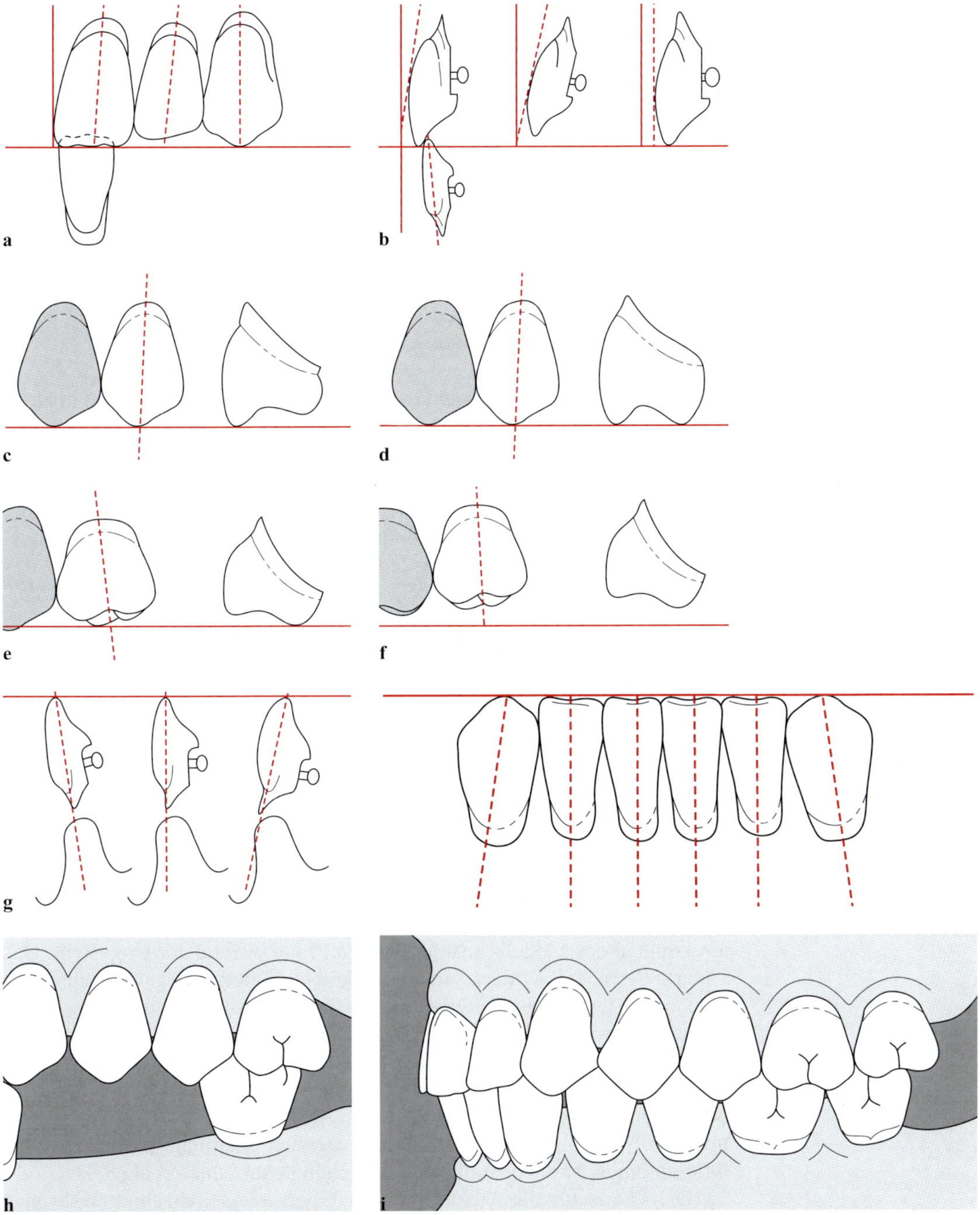

**Abb. 39-17** Aufstellungskonzept nach Gysi. **a** Oberkieferfrontzähne werden auf Okklusionsebene gestellt. Der untere Frontzahn hat Kontakt mit seinem Antagonisten. **b** Neigung der Oberkiefer-Frontzähne in vestibulo-oraler Richtung. **c** Erster Prämolar des Oberkiefers berührt die Okklusionsebene. **d** Zweiter Prämolar des Oberkiefers hat mit beiden Höckern mit der Okklusionsebene Kontakt. **e** Erster oberer Molar berührt mit mesio-palatinalem Höcker die Okklusionsebene. **f** Zweiter oberer Molar wird entsprechend der sagittalen Kompensationskurve platziert (kein Kontakt mit Okklusionsebene). **g** Untere Frontzähne stehen auf der Kieferkammmitte mit der Schneidekante in gerader Linie. Die labiale Achsenneigung zeigt eine Mesialtendenz. **h** Unterer erster Molar in korrekter Position. **i** Fertige Zahnaufstellung.

Nach Platzierung der Eckzähne werden die oberen Prämolaren aufgestellt. Der obere 4er liegt mit seinem bukkalen Höcker, der obere 5er mit beiden Höckern auf Höhe der Okklusionsebene. Beide Zahnachsen sind leicht nach distal geneigt.

Anschließend werden die unteren Prämolaren derart gegen ihre Antagonisten gestellt, dass ein maximaler Vielpunktkontakt entsteht. Von den oberen Molaren berührt nur der mesiopalatinale Höcker des 6ers die Okklusionsebene. Durch die Aufstellung der oberen Seitenzähne ergibt sich quasi „automatisch" eine Spee-Kurve. Die Achsen beider oberer Molaren weisen nach mesial. Die unteren Molaren werden im maximalen Vielpunktkontakt gegen ihre Antagonisten gestellt.

#### 39.6.3.2 Zentrikorientierte Aufstellungskonzepte

*APF NT*

Die Bezeichnung APF NT steht für Aesthetik, Phonetik, Funktion und Neue Technologie. Die ursprügliche APF-Aufstelltechnik ist eine etablierte und verbreitete Möglichkeit, Totalprothesenzähne aufzustellen. Die ergänzte Technik NT erweiterte im Jahr 2000 dieses Vorgehen wesentlich um den Aspekt einer besseren Bestimmung der Okklusionsebene – nicht mehr über den beweglichen Unterkiefer, sondern über definierte Punkte am Schädel bzw. am Oberkiefermodell.

Das Aufstellkonzept APF-NT wurde ausführlich von Zahntechnikermeister *Jürg Stuck* beschrieben (2000) und umfasst diverse Hilfsmittel wie den Artikulator Protar (Kavo, D-Leutkirch), eine Aufstellhilfe und darauf abgestimmte Prothesenzähne (Genios, Degudent, D-Hanau) für den Front und Seitenzahnbereich aus Kunststoff. Die einzelnen Komponenten sind aufeinander abgestimmt, so dass eine patientenspezifische Totalprothese nach Mittelwerten erstellt wird. Als besonderes Merkmal sind die entlasteten bukkalen Höcker (lingualisierte Okklusion) unter Verwendung von anatomischen Zähnen zu nennen.



Eine zentrale Rolle spielt der Okklusionseben-Neigungsanzeiger (Aufstellhilfe), der die Aufstellung der Oberkieferzähne in ihrer Kauebene positioniert. Hierzu werden als Grundlage die Oberkiefermodelle mittelwertig mittels eines Modellpositionierers (Schlüssel), der sich an definierten Punkten des Modells anstützt, in den Protar-Artikulator eingestellt. Das Unterkiefermodell wird mit Hilfe einer konventionellen Registrierschablone am Oberkiefer fixiert. Die Orientierung für die Zahnaufstellung beginnt mit den oberen mittleren Schneidezähnen. Diese werden anhand der im Munde ausgeformten Wachswälle in ihrer Position bestimmt und in Wachs ausgerichtet. Die Schneidekanten dienen als Anschlagspunkt für den Okklusionseben-Neigungsanzeiger, der so zwischen dem Artikulator im posterioren Bereich und den Schneidekanten im anerioren Bereich positioniert wird und eine Orientierungs- bzw. Aufstellebene entstehen lässt (*Klinke* et al. 2002).

Die Ebene für die Aufstellung der Oberkieferseitenzähne ergibt sich automatisch durch die Höckerkontakte der Zähne auf der Aufstellebene. Es entsteht eine Verzahnung, bei der die palatinalen Höcker der Oberkiefer-Molaren (6er) in die zentrale Fossa der Unterkiefer-Molaren (6er) in einer Zahn-zu-Zahn Beziehung greifen. Die Seitenzähne sollen in einem muskulären Gleichgewicht und auf knöcherner Basis platziert sein. Weiterhin sollen die Seitenzähne möglichst weit nach bukkal gestellt werden, um

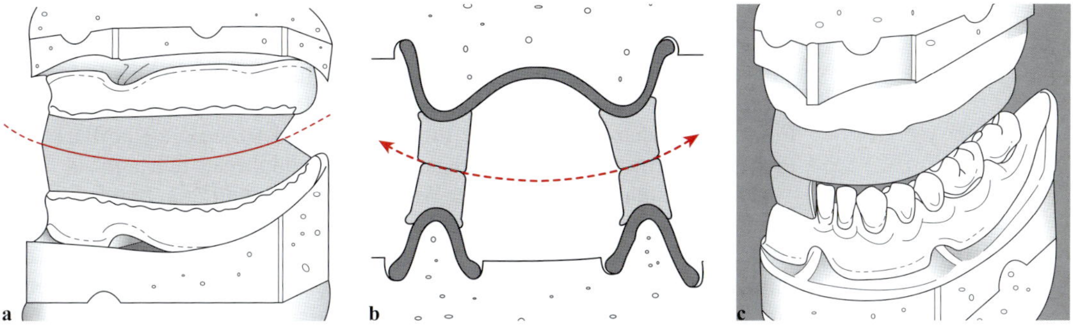


**Abb. 39-18** Zahnaufstellung nach *Fehr.* **a** und **b** Kalottenförmige Aufstellung der Bisswälle. **c** Kalottenaufstellung der Unterkieferzähne gegen den Bisswall.

einen erweiterten Zungenraum und Wangenkontakt zu erreichen. Die entlasteten bukkalen Höcker (diese haben keinen Kontakt) führen zu einer so genannten lingualisierten Okklusion, welche im Zusammenhang mit der knöchern unterstützten Zahnaufstellung die Lagestabilität verbessern soll (*Stuck* 2000).

#### 39.6.3.3 Monoplane Aufstellungskonzepte

*Aufstellung nach Fehr*

Nach *Fehr* (1953) ist es bei der Aufstellung von Zähnen für eine Totalprothese wesentlich, dass in Bezug zur Kauebene eine Neigung der Kauflächen der Seitenzähne von außen oben nach unten innen vorhanden ist (Abb. 39-18a). Auf diese Weise werden auftretende Kräfte bei Druck auf die Oberkiefer-Prothese Richtung Gaumen weitergeleitet. Die auf die untere Prothese nach außen wirkende Kraft muss durch seitlich gelegene innere Flügel abgefangen werden.



Vor Aufstellung der Zähne werden nach dem Konzept von *Fehr* die Wachsbisswälle am Patienten zunächst kalottenförmig gestaltet (Abb. 39-18a und b). Für die Aufstellung werden höckerlose (0°) Zähne verwendet. Im Artikulator werden anschließend die unteren Zähne einer Seite gegen den kurvenförmig gestalteten oberen Wachswall gestellt (Abb. 39-18c), worauf die antagonistischen Zähne dieser Seite dagegengesetzt werden. Alternativ wird eine aus Metall hergestellte Kalotte verwendet. Anschließend erfolgt das gleiche Vorgehen auf der anderen Seite (*Hohmann* und *Hielscher* 1989).

## 39.7 Ausmodellieren der Prothesenaußenflächen

Durch die Modellation der Prothesenbasis vestibulär bis zum Ventilrand (Funktionsrand), der sich im Bereich der beweglichen Schleimhaut, innerhalb des sog. Funktionsgrenzbereichs, befindet, wird ein guter Halt auf den Kieferkämmen und eine breite Kraftverteilung des Kaudrucks gewährleistet. Zusammen mit einem korrekten Aufliegen der Prothesenunterseite auf der Kieferschleimhaut sorgt der Ventilrand für eine intraorale Stabilisierung des Zahnersatzes. Zwischen Prothesenbasis und Kieferkamm befindet sich ein dünner Speichelfilm, dessen Kapillarkräfte entscheidend zum Prothesenhalt beitragen. Gerät hingegen aufgrund eines nicht exakten Funktionsrandes Luft unter die Prothesenbasis, können die Kapillarkräfte nicht mehr wirken und die Prothese löst sich von ihrer Unterlage ab.

Die Muskulatur, insbesondere Wangen-, Lippen- und Zungenmuskulatur, spielt für den Halt der Prothese ebenfalls eine wichtige Rolle. Wenn sich dank einer „muskelgriffigen" Gestaltung der Prothesenaußenfläche die mimische Muskulatur, vor allem der M. orbicularis oris und der M. buccinator, optimal an den Zahnersatz anschmiegen kann, bewirkt dies eine zusätzliche Stabilität. Für diesen Zweck werden im anterioren Bereich nach innen gewölbte (konkave) Auflageflächen für den M. orbicularis oris (sog. anteriores Lippenschild) modelliert. Zusätzlich werden mit Hilfe von rosafarbenen Wachsdrähten (Durchmesser: 3 bis 5 mm) im anteriolateralen Bereich vestibuläre, konvex gestalteten Randwülste angebracht (*Horn* und *Stuck* 1987). Wangenbandpassagen verhindern ein Abhebeln der Prothese bei funktionellen Bewegungen.

Nach dem abschließenden Glätten wird die fertig modellierte Prothese eingebettet, das Wachs ausgebrüht und der Basiskunststoff in die Küvette eingebracht. Der Kunststoff wird polymerisiert.

## 39.8 Reokkludieren



Nach Pressen des Kunststoffs und Entfernen des Kontergipses werden die Modelle samt der darauf befindlichen Prothesen zum Reokkludieren (= primäres Remontieren) in den Artikulator zurückgesetzt. Da aufgrund der Polymerisationsschrumpfung des Kunststoffs in der Regel immer eine leichte Änderung der Zahnaufstellung entsteht, müssen diese Okklusionsstörungen durch Einschleifmaßnahmen beseitigt werden. Des weiteren werden im Zuge des Reokkludierens die fabrikmäßig eingearbeiteten Standardradien sowie die von der Aufstellung abhängigen Anstellwinkel der Fossae (Höckerabhänge bei anatomischen Zähnen bzw. Minikalotten bei Condyloformzähnen) auf die individuelle (von der Gelenkführung abhängige) Situation umgeschliffen. Ist eine vorhandene Bisserhöhung hingegen das Resultat einer zu dicken Pressfahne oder eines Verpressens von Zähnen, so müssen die Zähne neu aufgestellt werden (*Horn* und *Stuck* 1987).

## 39.9 Einschleifen von Totalprothesen

Nach dem Reokkludieren wird zunächst die Zentrik eingeschliffen. Anschließend folgen das Einschleifen der Protrusion, des Seitschubs und der Retrusion.

## 39.9.1 Einschleifen der Zentrik

Häufig hat der Stützstift nach dem Reokkludieren keinen Kontakt mit dem Frontzahnführungsteller mehr. Es muss daher bei verriegelter Zentrik so lange (vorsichtig) eingeschliffen werden, bis der Kontakt wieder hergestellt ist. Ziel des Einschleifens ist es, pro Seitenzahn wenigstens einen zentrischen Kontakt zu erreichen. Nach dem Einschleifen sollten möglichst alle Kontakte, die bereits in Wachs existierten, vorhanden sein. Frühkontakte sind in der Regel im distalen Seitenzahnbereich zu suchen und mit einer kugelförmigen, fein kreuzverzahnten Fräse oder einem Präparierdiamant (Durchmesser: 2,5 bis 3,5 mm) im Bereich der Kaumulden gezielt zu entfernen. Dabei dürfen die Kauflächen durch das Einschleifen nicht eingeebnet werden. Tragende Höcker (Kauleisten) sollen nicht beschliffen, stattdessen sollen die Fossae vertieft werden. Lediglich zu hohe Randleisten werden reduziert. Ein einmal erreichter Kontaktpunkt darf im Rahmen des Einschleifens nicht wieder verloren gehen.

Am Ende der Einschleifmaßnahmen (der Stützstift hat mit dem Teller Kontakt) müssen alle Seitenzähne gleichmäßig große Kontakte aufweisen. Für die folgenden, zahngeführten Bewegungen (Protrusion, Seitschub, Retrusion) ist der am Patienten extraoral bestimmte Wert (Gerber) oder der Mittelwert (arbiträre Registrierung) der sagittalen Gelenkbahnneigung am Artikulator eingestellt. Im Zuge der entsprechenden Einschleifmaßnahmen dürfen die bereits erzielten zentrischen Kontakte nicht verloren gehen.

## 39.9.2 Einschleifen der Protrusion (z. B. mit schwarzer Okklusionsfolie)



Bei Prothesen mit Front-/Eckzahnführung soll die Protrusionsbahn der Gelenkbahnneigung entsprechen. Bei Protrusion kommt es zur Disklusion im Seitenzahnbereich.
Bei Prothesen nach dem Gerber-Konzept ist bei der Protrusion ein gleichzeitiger Kontakt im Front- und Seitenzahnbereich erwünscht (sog. äquilibrierte Protrusion = balancierte Protrusion).

Bei Protrusion kommt es im Seitenzahnbereich zu folgenden Relativbewegungen, die sich mit Hilfe von Kontaktfolie in Form von Spuren auf den Zähnen darstellen (*Horn* und *Stuck* 1987):

- Die Kauleiste des unteren ersten Prämolaren gleitet nach mesial in die Kaumulde des oberen ersten Prämolaren.
- Der palatinale Höcker des oberen ersten Prämolaren gleitet auf die mesiale Randleiste des unteren zweiten Prämolaren.
- Der palatinale Höcker des oberen zweiten Prämolaren gleitet auf die mesiale Randleiste des unteren ersten Molaren.
- Der mesiopalatinale Höcker des oberen ersten Molaren gleitet in der Kaumulde des unteren ersten Molaren nach distal.
- Der distopalatinale Höcker des oberen ersten Molaren gleitet auf die mesiale Randleiste des unteren zweiten Molaren (oder des an seiner Stelle gewählten Prämolaren). In diesem Fall gleitet der palatinale Höcker des oberen zweiten Molaren in der Kaumulde des unteren zweiten Molaren nach distal.

Bedingt durch die jeweils vorgenommene individuelle Zahnaufstellung lassen sich nicht immer alle Protrusionskontakte erreichen.

## 39.9.3 Einschleifen des Seitschubs nach rechts und links (z. B. mit grüner und blauer Okklusionsfolie)

Feststeller der Artikulatorgelenke sind gelöst und nach oben geschoben.

### 39.9.3.1 Bei Aufstellung mit Front-/Eckzahnführung oder sequentieller Führung

Ziel ist eine Front-/Eckzahnführung oder eine sequentielle Führung. Bei Front-/Eckzahnführung führen die Frontzähne und der Eckzahn bei Lateralbewegung. Bei der sequentiellen Führung führt bei der Seitwärtsbewegung inital zusätzlich der 1. obere Prämolar und anschließend der Eckzahn. Die Kontakte verlaufen vom Kaumuldenzentrum im Bereich der mesialen Randleiste und der Schrägflächen des bukkalen Höckerabhangs nach bukkal zur Höckerspitze. Die Führung des Eckzahns und der Frontzähne setzt danach fließend („sequentiell") ein. Die Molaren sollen keine Führung übernehmen. Balancekontakte auf der kontralateralen Seite sollten nicht auftreten.

### 39.9.3.2 Bei Aufstellung nach *Gerber*

Kapitel 39

Eine Front-Eckzahn-Führung ist zu vermeiden. Stattdessen müssen auf der Arbeitsseite (grüne Folie) bei Seitschubbewegungen im gesamten Seitenzahnbereich beidseits gleichmäßige Kontakte vorliegen (bilateral balancierte Okklusion = bilaterale Äquilibrierung). Die bukkalen Höcker der Molaren dürfen nicht führen; eventuell vorhandene Kontakte müssen beseitigt werden (bukkale Entlastung!). Im Unterkiefer verlaufen die Arbeitskontakte vom Kaumuldenzentrum nach lingual und die Balancekontakte vom Kaumuldenzentrum in distobukkale Richtung. Innerhalb der Grenzbewegungen soll der Oberkieferzahn jede Bewegungsrichtung vollführen können [„polyvalente (‚bewegungstolerante') Okklusion"]. Im Einzelnen kommt es zu folgenden Relativbewegungen der Höcker in den Kaumulden:

- **Erste Prämolaren:** Die Kaukante des unteren ersten Prämolaren der Arbeitsseite gleitet in der Mulde des oberen ersten Prämolaren nach bukkal (Arbeitskontakt), die Kaukante des unteren ersten Prämolaren der Balanceseite in der Mulde des oberen ersten Prämolaren nach lingual (Balancekontakt).
- **Zweite Prämolaren und Molaren:** Die palatinalen Höcker der Oberkieferzähne auf der Arbeitsseite gleiten in den Kaumulden der Unterkieferzähne nach mesiolingual. Auf der Balanceseite gleiten die palatinalen Höcker in den Kaumulden nach distobukkal.

## 39.9.4 Einschleifen der Retralbewegungen

**Bei Aufstellung nach *Gerber*.** Im Zuge von minimalen Retralbewegungen (1 mm) gleiten die palatinalen Höcker der Oberkieferzähne in den Fossae bzw. Kaumulden der Unterkieferzähne nach mesial.

# 39.10 Nachsorge

Das Ziel von Nachsorgemaßnahmen bei Totalprothesenträgern besteht darin, die Funktionstüchtigkeit des prothetischen Ersatzes und den Zustand des Prothesenlagers möglichst lange zu erhalten. Das Intervall der dafür notwendigen Kontrolltermine ist vom Ausmaß der zu erwartenden Resorption der Kieferkämme, von der Prothesenhygiene des Patienten sowie von der individuellen Problematik des jeweiligen Falls abhängig. Als Durchschnittswert kann eine halbjährliche Zeitspanne angegeben werden. In bestimmten Fällen kann der Nachsorgetermin aber auch früher notwendig sein. Fand z. B. die Anfertigung der neuen Totalprothesen kurz nach der Extraktion der letzten Zähne statt, sollte schon nach drei Monaten eine erneute Kontrolle durchgeführt werden.

Den Patienten wird empfohlen, die Totalprothese(n) mindestens zweimal täglich mit einer Bürste (spezielle Prothesenbürsten sind besser geeignet als Zahnbürsten, weil sie ein größeres Borstenfeld und längere Borsten aufweisen) und einer nicht abrasiven Reinigunspasta oder Geschirrspülmittel (gut abspülen) zu reinigen. Spezielle Prothesenreinigungsmittel (Sprudeltabletten) setzen Sauerstoff frei und sind ebenfalls sehr effektiv.

Die Anwendung von kleinen Ultraschallreinigungsgeräten (z. B. Sonorex TK 22, Fa. Bandelin, Berlin) ist besonders für manuell nicht mehr so geschickte Patienten zu empfehlen. Ultraschallreinigungsgeräte scheinen schon mit reinem Wasser den Prothesenkunststoff deutlich effizienter zu reinigen, als handelsübliche Prothesenreinigungsmittel ohne Ultraschallanwendung (*Abelson* 1981; *Raab* et al. 1991). Spezielle Ultraschallreinigungsmittel können diesen Effekt noch verstärken.



# 39.11 Klinische Studien

Aufgrund der unterschiedlichen Konzepte bei der Anfertigung von Totalprothesen (Höckerzähne, höckerlose Zähne, bilateral balancierte oder frontzahngeführte Okklusion, etc.) lassen sich die im Folgenden dargestellten Ergebnisse von Nachuntersuchungen an mit Totalprothesen versorgten Patienten nur sehr bedingt miteinander vergleichen. Langzeitstudien, die mehrere Konzepte miteinander verglichen, sind leider nicht vorhanden. Zum Teil wurden bestimmte Parameter der untersuchten Prothesen auch gar nicht beschrieben.

## 39.11.1 Knochenabbau

*Tallgren* (1972) untersuchte über einen Zeitraum von 25 Jahren radiologisch die kontinuierlich stattfindende Reduktion des Alveolarknochens bei Totalprothesenträgern. (Angaben über dieArt der verwendeten Zähne, der Aufstellung und der Okklusionsform wurden nicht gemacht.) Dabei war die vertikale Reduktion im anterioren Unterkieferbereich nach 7 Jahren trotz großer individueller Unterschiede rund viermal so groß wie im Oberkiefer.

In einem Patientenkollektiv baute sich der Unterkiefer in seinem anterioren Bereich während 13,5 Jahren durchschnittlich um 7,7 mm, der Oberkiefer um 2,2 mm ab. Zwischen dem 7. und 13,5. Jahr betrug der Knochenverlust im Unterkiefer im Durchschnitt 1,4 mm und im Oberkiefer 0,4 mm. In einer anderen Patientengruppe betrug der zwischen dem 10. und 25. Jahr festgestellte Verlust im Unterkiefer durchschnittlich 3 mm, im Oberkiefer 0,8 mm. Diese Werte zeigen, dass das Ausmaß des Knochenabbaus, das während des ersten Trage-Jahres der Vollprothese am stärksten ist, mit zunehmender Dauer der Zahnlosigkeit zwar abnimmt, aber in der Regel nicht zum Stillstand kommt.

*Nicol* et al. (1979) verfolgten über einen Zeitraum von 5 Jahren den Knochenabbau mittels Fernröntgenseitenbildern. 64 Patienten, die seit mindestens einem Jahr zahnlos waren, wurden in zwei Gruppen mit jeweils 32 Patienten unterteilt. Für die Herstellung der Prothesen wurde bei der einen Gruppe ein Gesichtsbogen verwendet, bei der anderen nicht (arbiträre Montage). Bei Gruppe 1 wurden die Zähne in bilateral balancierter Okklusion aufgestellt. Nach Fertigstellung der Prothesen erfolgte eine Remontage. Die okklusalen Korrekturen erfolgten indirekt im Artikulator. In Gruppe 2 wurden die Zähne in zentrische Okklusion gestellt; eine bilateral balancierte Okklusion wurde nicht angestrebt. Nach Fertigstellung der Prothesen erfolgten okklusale Korrekturen (zentrische Okklusion) im Artikulator und direkt im Mund. Die Auswertung des Knochenabbaus im Fernröntgenseitenbild ergab keine Unterschiede zwischen diesen beiden Patientengruppen.



### 39.11.2 Zufriedenheit und Behandlungsbedarf

Anhand einer klinischen Langzeitstudie an 32 Patienten, die 21 Jahre zuvor mit Totalprothesen versorgt worden waren, konnten *Bergman* und *Carlsson* (1985) feststellen, dass bei mehr als 70 % der Patienten die Prothesen gut adaptiert waren. Nur 6 % klagten über eine mangelhafte Prothesenfunktion. Dies stand im Gegensatz zum Ergebnis der klinischen Befunderhebung der Behandler: Demnach waren bei 20 Patienten (63 %) Neuanfertigungen oder teilweise Erneuerungen an den Prothesen angezeigt. Der Unterschied zwischen der subjektiven Patientenmeinung und der objektiven Befundung des Behandlers zeigt, dass Totalprothesenträger auf längere Sicht oftmals eine realistische Einschätzung der Passung ihrer Prothese verlieren. In dieser Studie waren nach 21 Jahren noch alle Totalprothesen (100 %) der Patienten in situ. 94 % der Patienten waren damit zufrieden. Eine solche Erfolgsquote zeigt, dass Nachkontrollen bei Totalprothesenträgern offensichtlich längst nicht so wichtig wie bei anderen Formen des Zahnersatzes sind. Andererseits wurde auch in dieser Studie die verringerte Kauleistungsfähigkeit von Totalprothesenträgern deutlich. Nahrung wie zähes Fleisch oder Kaugummi ist für eine nicht unerhebliche Anzahl von Patienten schwierig oder gar nicht zu verzehren. So gaben nur 16 % der Patienten an, ein zähes Steak leicht kauen zu können. Leichte Schwierigkeiten hatten nach eigenen Angaben 42 %, deutliche Schwierigkeiten 26 %; 16 % konnten solche Nahrung gar nicht kauen.

Eine Studie aus Deutschland zeigt demgegenüber eine deutlich geringere Überlebenszeit von definitiven Totalprothesen von 80 % nach 5 und etwa 50 % nach 8 Jahren (*Balkenhol* und *Wöstmann* 1996).

In einer randomisierten Studie bei 120 Patienten verglichen *Kawai* et al. (2005) komplex hergestellte Prothesen (Funktionsabformung, Gesichtsbogen, bilateral balancierte Okklusion) mit vereinfacht hergestellten Totalprothesen (Alginatabformung mit konfektionierten Löffeln, kein Gesichtsbogen, Zentrikaufstellung). Sie zeigen, dass eine vereinfachte Herstellung im Vergleich zur komplexen Herstellung zu keinen signifikanten Unterschieden in der Patientenzufriedenheit auf 100 mm visuellen Analogskalen führte (je 79 mm VAS, p = 0,96).

*Heydecke* et al. (2007) präsentierten ähnliche Daten zum Vergleich sequentiell geführter Totalprothesen (ohne Gesichtsbogen, zentrisches Registrat, anatomische Zähne) und *Gerber*-Konzept-Prothesen (Gesichtsbogen, Stützstiftregistrat, semianatomische Zähne) aus einer randomisierten Crossover-Studie. Es fanden sich keine Unterschiede in Bezug auf die Patientenzufriedenheit, jedoch bewerteten die Patienten die Kaufähigkeit für Karotten, Äpfel und Steak besser mit den sequentiell-anatomisch geführten Prothesen. Ähnliche Ergebnisse wurden von *Sutton* und *McCord* (2007) publiziert, die keine Unterschiede zwischen lingualisierten und anatomischen Zähnen fanden, allerdings führten höckerlose Zähne zu Problemen mit der Mastikation und zu geringerer Patientenzufriedenheit.

Die Ergebnisse der zitierten Studien werfen die Frage auf, ob sich eine aufwändige Herstellung von Totalprothesen wirklich lohnt und bessere Ergebnisse liefert. Wir haben den Ergebnissen in diesem Kapitel Rechnung getragen und beschreiben daher die Konzepte vereinfachter, sequentiell geführter Totalprothesen (zentrisches Registrat, anatomische Zähne) und aufwändig hergestellter *Gerber*-Konzept-Prothesen (Stützstiftregistrat, semianatomische Zähne) gleichberechtigt.



# Literatur

Abelson D.C.: Denture plaque and denture cleansers. J Prosthet Dent 1981;45:376-379.

Ackermann F.: Stabilisierende Prinzipien beim Aufstellen der Zähne. Schweiz Monatsschr Zahnheilk 1944;54:713-740.

Awad M.A., Feine J.S.: Measuring patient satisfaction with mandibular prostheses. Community Dent Oral Epidemiol 1998;26:400-405.

Balkenhol M., Wöstmann B.: Überlebenszeit von totalem Zahnersatz.Dtsch Zahnärztl Z 1996;51:276-278.

Bergman B., Carlsson G.E.: Clinical long-term study of complete denture wearers. J Prosthet Dent 1985;53:56-61.

Bosshart M.: Die totale Prothese aus der Sicht des Technikers. Swiss Dent 1988;9:25-38.

Clough H.E., Knodle J.M., Leeper S.H., Pudwill M.L., Taylor D.T.: A comparison of lingualized occlusion and monoplane occlusion in complete dentures. J Prosthet Dent 1983; 50:176-179.

Deutsche Gesellschaft für Zahnärztliche Prothetik und Werkstoffkunde (DGZPW): Bedarfsermittlung für prothetische Leistungen in der Zahnheilkunde bis zum Jahr 2020. DGZPW 2001.

Fehr C.U.: Kauflächengestaltung an totalen Prothesen. Dtsch Zahnärztl Z 1953;8:453-463.

Frush J.P., Fisher R.D.: How dentogenic restorations interpret the sex factor. J Prosthet Dent 1956a;6:160-172.

Frush J.P., Fisher R.D.: How dentogenicis interpret the personality factor. J Prosthet Dent 1956b;6:441-449.

Frush J.P., Fisher R.D.: The dynesthetic interpretation of the dentogenic concept. J Prosthet Dent 1958;8:558-581.

Gausch K.: Erfahrungen mit Front-Eckzahn-kontrollierten Teilprothesen. Dtsch Zahnärtl Z 1986;41:1146-1149.

Gerber A.: Dominante ästhetische und klinische Probleme des Frontzahnersatzes. Zahnärztl Rdsch 1960;69:360-364.

Gerber A.: Ästhetik, Okklusion und Artikulation der total Prothese. Z Stomatol 1964;61:46-54.

Gerber A.: Proportionen und Stellung der Frontzähne im natürlichen und künstlichen Zahnbogen. Quintessenz 1965;16:33-42.

Grunert I., Crepaz M.: Totalprothetik, ästhetisch – funktionell – individuell. Quintessenz, Berlin 2003.

Grunert I.: Eckzahngeführte Zahnaufstellung in der Totalprothetik. Einfach, reproduzierbar und in der täglichen Praxis bewährt. Quintessenz Zahntech 2008;34:966-975.

Gysi A.: Modifkation des Artikulators und der Aufstellregeln für Vollprothesen. Huber, Bern 1958.

Haraldson T., Karlsson U., Carlsson G.E.: Bite force and oral function in complete denture wearers. J Oral Rehabil 1979;6:41-48.

Heydecke G., Akkad A.S., Wolkewitz M., Vogeler M., Türp J.C., Strub J.R.: Patient ratings of chewing ability from a randomized crossover trial: lingualized vs. first premolar/canine-guided occlusion for complete dentures. Gerodontology 2007;24:77-86.

Hörauf K.: Form und Stellung der Frontzähne in ihrer Beziehung zu Körperbautypen. Hanser, München 1958.

Hohmann A., Hielscher W.: Lehrbuch der Zahntechnik. Band 2. Quintessenz, Berlin 1989.



Horn R., Stuck J.: Zahnaufstellung in der Totalprothetik. 2. Auflage. Quintessenz, Berlin 1989.

Kawai Y., Murakami H., Shariati B., Klemetti E., Blomfield J.V., Billette L. et al.: Do traditional techniques produce better conventional complete dentures than simplified techniques? J Dent 2005;33:659-668.

Kimoto S., Gunji A., Yamakawa A., Ajro H., Kanno K., Shinomiya M., Kawai Y., Kawara M., Kobayashi K.: Prospective cinical trial comparing lingualized occlusion to biateral balanced occlusion in complete dentures; a pilot study. Int J Prosthodont 2006;19:103-109.

Klinke T., Schwahn B., Schwahn C., Kordess B.: Modellmontage für die totale Prothese: APF versus APF-NT. ZWR 2002;111:27-36.

Lee J.: Dental aesthetics. Wright, Bristol 1962.

Micheelis W., Schiffner U.: Vierte Deutsche Mundgesundheitsstudie (DMS IV). Deutscher Zahnärzteverlag, Köln 2006.

Müller F.: Auswahl und Aufstellung der Frontzähne. In: Koeck B. (Hrsg.): Totalprothesen. 4. Auflage. Urban & Fischer, München 2005, S. 154-177.

Nicol B.R., Somes G.W., Ellinger Ch.W., Unger J.W., Fuhrmann J.: Patient response to variations in denture technique. Part II: Five-year cephalometric evaluation. J Prosthet Dent 1979;41:368-372.

Palla S.: Ästhetik in der Totalprothetik. Quintessenz 2000; 51: 905-919.

Peroz I., Leuenberg A., Haustein I., Lange K.P.: Comparison between balanced occlusion and canine guidance in complete denture wearers – a clinical, randomized trial. Quintessence Int 2003; 34: 607-612.

Raab F.J., Taylor C.A., Bucher J.A., Mann B.L.: Scanning electron microscopic examination of ultrasonic and effervescent methods of surface contaminant removal from complete dentures. J Prosthet Dent 1991;65:255-258.

Rissin L., House J.E., Manly R.S., Kapur K.K.: Clinical comparison of masticatory performance and electromyographic activity of patients with complete dentures, overdentures and natural teeth. J Prosthet Dent 1978; 39: 508-511.

Shetty N.: Comparative observations of the use of cusp and zero-degree posterior teeth, J Prosthet Dent 2007; 97: 292-298.

Stuck J.: Das APF NT Totalprothetik-System. Teamwork media, Fuchstal 2000.

Sutton A.F., McCord J.F.: A randomized clinical trial comparing anatomic, lingualized, and zero-degree posterior occlusa forms for complete dentures. J Prosthet Dent 2007; 97: 292-298.

Tallgren A.: The continuing reduction of the residual alveolor ridges in complete denture wearers: A mixed-longitudinal study covering 25 years. J Prostht Dent 1972; 27: 120-132.

Utz K.H., Koeck B.: Abformung zahnloser Kiefer. In: Teilprothesen. 4. Auflage. Urban und Fischer, München 2005, S. 58-83.

Williams J.L.: The temperamental selection of artificial teeth, a fallacy. Dental Digest 1914; 20: 63-71.

Wolfart S., Menzel H., Kern M.: Inability to relate tooth forms to face shape and gender. Eur J Oral Sci 2004;112:471-476.

# Weiterführende Literatur

Caesar H.H.: Die dynamischen Komponenten bei totalem Zahnersatz. Dent Labor 1991;49:1431-1452.

Caesar H.H.: Totalprothesen nach der Gerber-Systematik. Dent Labor 1992;40:2129-2141.

Geering A.H., Kundert M.: Total- und Hybridprothetik. 2. Auflage. Thieme, Stuttgart 1992.

Gerber A.: Okklusionsgestaltung in der Totalprothetik. Condylator-Service, Zürich 1972.

Hoffmann-Axthelm W.: Die Geschichte der Zahnheilkunde. 2. Auflage. Quintessenz, Berlin 1985.

Lehmann G.: Die Totale Prothese nach der Methode von Professor Dr. A. Gerber. Dent Labor 1982;30:1575-1591.

# 40 Totalprothetik: Klinischer und labortechnischer Ablauf

## 40.1 Einleitung

Die Herstellung von Totalprothesen nach dem Curriculum Prothetik kann auf zwei Wegen erfolgen:

- Sequentiell geführte Totalprothesen (zentrisches Registrat, anatomische Zähne)
- Bilateral-balancierte Gerber-Konzept-Prothesen (Stützstiftregistrat, semianatomische Zähne)

In seinen Grundzügen entspricht das Vorgehen in weiten Bereichen dem, wie es in den Darstellungen von *Horn* und *Stuck* (1987), *Geering* und *Kundert* (1992) sowie *Grunert* und *Crepaz* (2003) anschaulich beschrieben worden ist.

## 40.2 Klinik: Situationsabformung

Sofern aus der Anamnese und Befundaufnahme heraus keine spezielle Vorbehandlung indiziert ist, findet in der zweiten Sitzung im Ober- und Unterkiefer eine Situationsabformung (Erstabformung, anatomische Abformung) statt. Dazu werden speziell gestaltete Abformlöffel für den zahnlosen Kiefer verwendet (z. B. Schreinemakers-Löffel®; Ubert, D-Kassel). Die Bestimmung der Löffelgröße geschieht mit Hilfe eines zum Schreinemakers-System gehörigen Messzirkels. Dieser wird im Oberkiefer vestibulär an die breiteste Stelle der Tubera maxillae (also außen) (Abb. 40-1), im Unterkiefer lingual zwischen die Trigona retromolaria (innen) angelegt.



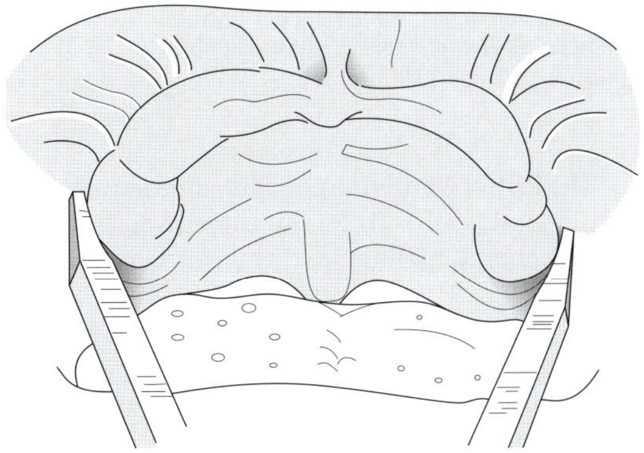

**Abb. 40-1** Bestimmung der Löffelgröße im Oberkiefer mit Hilfe eines Messzirkels (Abgreifen der breitesten Stelle der Tubera maxillae).

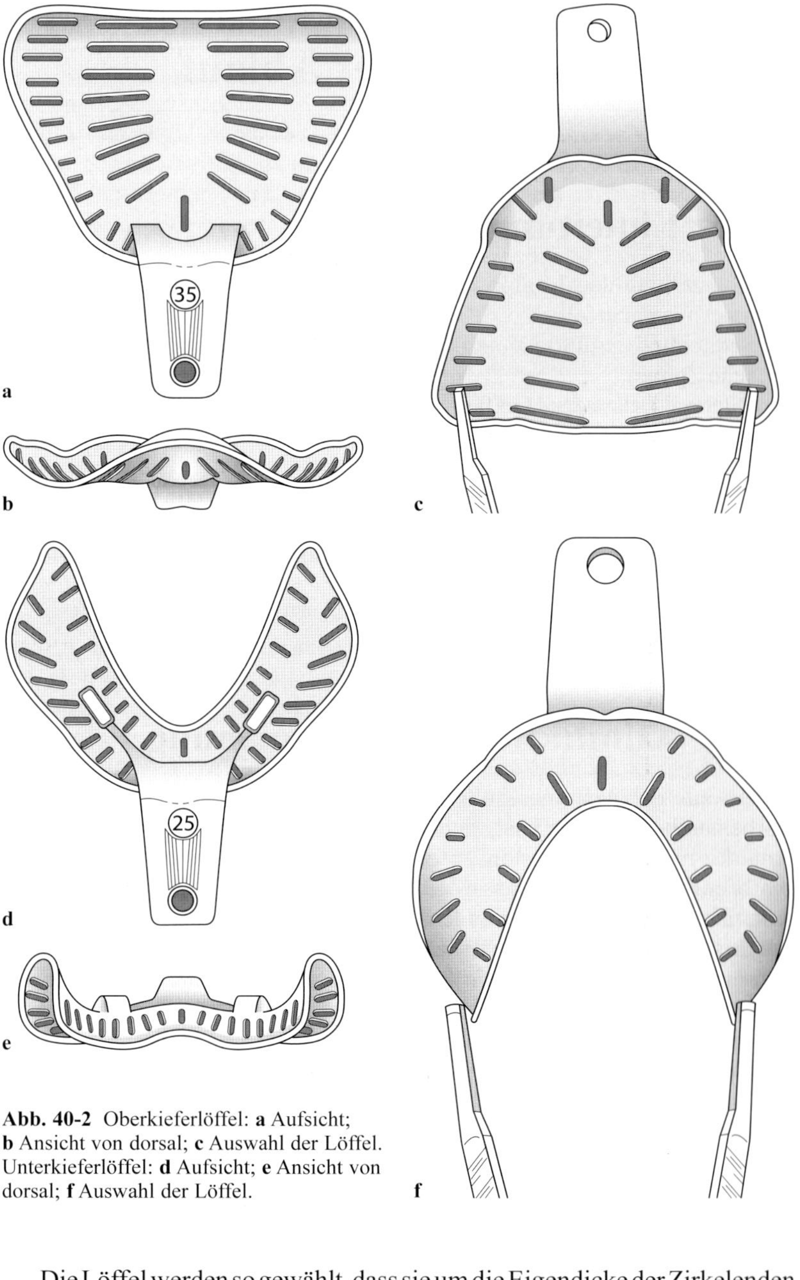


**Abb. 40-2** Oberkieferlöffel: **a** Aufsicht; **b** Ansicht von dorsal; **c** Auswahl der Löffel. Unterkieferlöffel: **d** Aufsicht; **e** Ansicht von dorsal; **f** Auswahl der Löffel.



Die Löffel werden so gewählt, dass sie um die Eigendicke der Zirkelenden breiter sind (Abb. 40-2). Auf diese Weise wird bei der Erstabformung eine gewünschte Schichtdicke des dafür verwendeten Alginats von 2 bis 3 mm erreicht.

Die Schreinemakers-Löffel werden zunächst im Mund anprobiert. Ihre Länge kann dorsal und im Randbereich gegebenenfalls mit weichem Wachs oder *Kerr*-Masse individuell angepasst werden. Gleiches gilt bei einem hohen Gaumen im Oberkiefer.

Nach Auswahl bzw. Anpassung der Löffel wird das Alginat entweder von Hand oder maschinell angemischt. Während für den Oberkiefer das von der Herstellerfirma angegebene Mischungsverhältnis gewählt wird, wird für die Unterkieferabformung der Wasseranteil etwas reduziert, damit die Konsistenz des Alginats etwas visköser wird, wodurch Schleimhautfalten besser ausgestrichen und eine dichte Anlagerung der Abformung an das Kieferrelief erreicht wird. Zur Vermeidung von Blasen sollten zunächst untersichgehende Mundhöhlenbezirke und tiefe Bereiche des Vestibulums mit Alginat ausgestrichen werden. Unmittelbar danach wird der mit Alginat beschickte Löffel in die Mundhöhle gegeben. Bändchen werden vom Behandler durch rotierende Bewegungen der Lippen und Wangen in die Abformung eingearbeitet. Bei der Unterkieferabformung kann man den Patienten bitten, die Zunge kurz anzuheben und leicht nach vorne Richtung Löffelgriff zu strecken. Bei der Abformung im Oberkiefer kann der Patient versuchen, zu schlucken oder Luft durch die vom Behandler zugehaltene Nase zu blasen. Auf diese Weise wird das funktionelle Muskelspiel in die Abformung übertragen.

Nach Abbinden des Alginats wird der Löffel aus dem Mund entfernt und auf Blasenfreiheit kontrolliert. Der Löffel bzw. seine Ränder dürfen nicht durchgedrückt sein, da durchgedrückte Stellen Prädilektionsstellen für Druckstellen sind. Lässt sich einmal in seltenen Fällen ein Durchdrücken aufgrund anatomischer Gegebenheiten nicht verhindern, so ist die entsprechende Stelle am Löffel mit einem Fettstift zu kennzeichnen. Nach dem späteren Ausgießen der Abformung mit Gips erscheint diese Markierung auf dem Situationsmodell. An dieser Stelle kann dann zusätzlich etwas Gips aufgetragen werden, um ein späteres Durchdrücken des individuellen Löffels zu verhindern.

Im Oberkiefer kann der Löffel mit der darin befindlichen Abformung noch einmal in den Mund zurückgesetzt werden, nachdem der Behandler mit einem giftfreien Fettstift intraoral den Übergang zwischen hartem (unbeweglichem) und weichem (beweglichem) Gaumen (sog. Ah-Linie) markiert hat. Nach Entfernen des Löffels erscheint diese Markierung in der Abformung, und nach dem späteren Ausgießen mit Gips auf dem Situationsmodell.



Generell müssen durch die Situationsabformung das gesamte Prothesenlager sowie die angrenzenden Bereiche erfasst sein: im Oberkiefer der Mundvorhof, die Tubera maxillae, der harte Gaumen sowie der Anfangsbereich des weichen Gaumens (ca. 5 bis 6 mm über die Ah-Linie hinaus); im Unterkiefer neben dem Mundvorhof die Trigona retromolaria und der sub- und paralinguale Raum.

## 40.3 Labor: Herstellen von Situationsmodellen und individuellen Abformlöffeln

Die Situationsabformungen werden im Labor vor dem Ausgießen mit Gips zunächst vorbehandelt, indem Gipspulver in die Abformung gestreut wird, das anschließend unter fließendem Wasser mit einem Pinsel wieder entfernt wird. Dieses Prozedere dient dazu, freie Alginsäure in der Alginatabformung zu neutralisieren; dadurch gewinnt die Gipsoberfläche an Genauigkeit. Anschließend werden die Abformungen gemäß Herstellerangaben mit Hartgips ausgegossen und gesockelt. An den erhaltenen Modellen werden untersichgehende Bereiche und die tiefsten Stellen der Umschlagfalte sowie im Oberkiefer die Ah-Linie markiert. Auf den so vorbereiteten Situationsmodellen erfolgt die Herstellung der individuellen Löffel für die sich anschließende modifizierte mukostatische Abformung.

Bezüglich der Ausdehnung des anzufertigenden individuellen Löffels sollte folgendes beachtet werden:

- Die Löffelränder sollen 1 bis 2 mm kürzer gestaltet werden als der spätere extendierte Löffelrand, der am Patienten aus *Kerr*-Masse individuell angefertigt wird.
- Der Löffel soll im Oberkiefer dorsal 1,5 bis 2 mm über die Ah-Linie hinausreichen und die Tubera maxillae überdecken. Bei nur geringer Resilienz im Bereich des Torus palatinus sollte dieser Löffelbezirk mittels einer 0,3 mm dicken Zinnfolie hohlgelegt werden, um ein Schaukeln des Löffels zu verhindern.
- Im Unterkiefer soll die Linea mylohyoidea 1mm überdeckt sein; die Trigona retromolaria müssen gefasst sein (Abb. 40-3a).
- Bänder (Zungen-, Lippen-, Wangenbändchen) sind im Löffel freizuschleifen. Häufig wird dadurch der Löffel geschwächt, weil relativ viel Kunststoffmaterial weggeschliffen werden muss. Dadurch entsteht eine Prädilektionsstelle für einen Bruch des Löffels; die betreffende Stelle ist daher mit Kunststoff zu verstärken.



Als Löffelmaterial wird ein lichthärtender Kunststoff verwendet, der in vorgeformten Schablonen für Ober- und Unterkiefer geliefert wird (z. B. Megadenta, D-Radeberg). Dieser Kunststoff besitzt den Vorteil, dass er vor Beginn der in einem Lichtgerät erfolgenden Polymerisation praktisch unbegrenzt modellierbar ist. Die markierten untersichgehenden Stellen am Situationsmodell müssen zuvor mit Wachs ausgeblockt werden, damit ein Abheben des Löffels ohne Beschädigung des Gipsmodells möglich ist. Nach Isolieren des Gipsmodells (Gips gegen Kunststoff) wird das Löffelmaterial an das Modell adaptiert und an den Rändern zurechtgeschnitten. Der individuelle Löffel soll eine Kunststoffdicke von 2 bis 3 mm nicht unterschreiten, damit er verwindungssteif bleibt. Der Löffelgriff kann mit dem entfernten Überschussmaterial modelliert werden.

Im Oberkiefer wird ein Griff oral im Bereich des Gaumens angebracht. Für den Unterkiefer werden auf der Löffelaußenseite im Molarenbereich bilateral Stopps bzw. Erhebungen angebracht. Durch dieses Vorgehen können die ansonsten in der konventionellen Löffeltechnik angebrachten

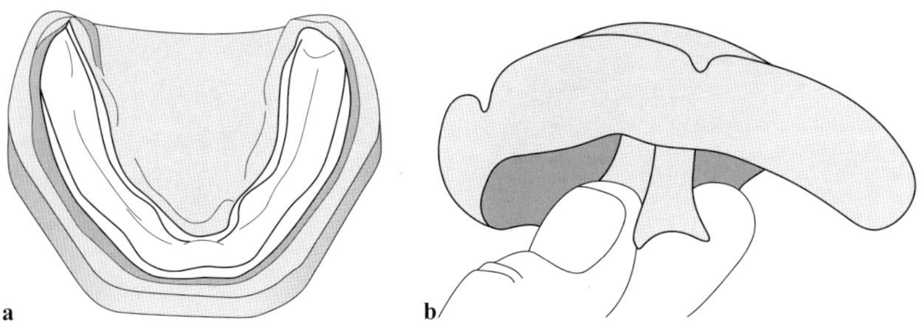

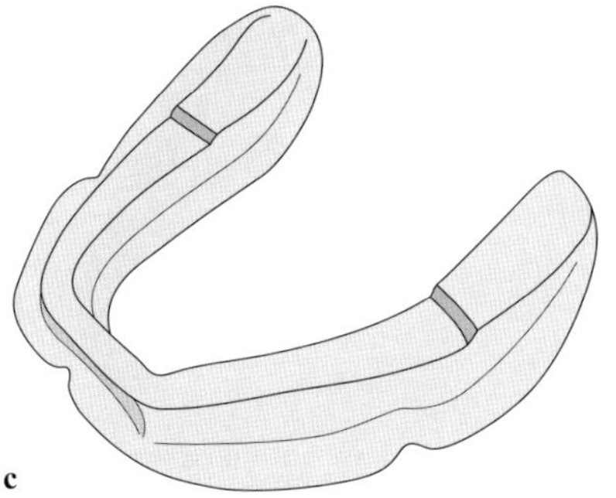

**Abb.40-3** **a** Ausdehnung des individuellen Löffels im Unterkiefer. **b** Der Griff für den Oberkieferabformlöffel befindet sich oral im Bereich des Gaumens. **c** Der Unterkieferabformlöffel wird mit kleinen Stopps im Molarenbereich ausgestattet.

Griffe die Lippen nicht irritieren (Abb. 40-3b und c). Übrig bleibender Kunststoff kann für weitere Löffel verwendet werden.

Anschließend erfolgt die Photopolymerisation im Lichtgerät, wobei die Dauer von der Leistung des Lichtgeräts abhängig ist. Die Lichthärtung sollte von beiden Seiten des individuellen Löffels her stattfinden: zuerst von außen mit dem Löffel auf dem Modell, anschließend von innen, wobei der Löffel vom Modell abgehoben und mit der Unterseite nach oben in das Gerät gelegt werden muss.



Die Ausarbeitung des Kunststoffs erfolgt mit Hilfe von Fräsen und Schleifpapier. Mit den Fingern wird geprüft, ob alle scharfen Kanten (besonders am Rand) beseitigt worden sind. Die auf dem Löffel vorhandene polymerisationsbedingte Sauerstoffinhibierungsschicht des Kunststoffes kann mit einem in Alkohol getränkten Lappen abgewischt werden.

## 40.4 Klinik: Löffelanprobe, Randgestaltung, modifizierte mukostatische Abformung

Die individuellen Löffel werden nacheinander im Mund anprobiert. Bei Mundöffnung und funktionellen Zungen-, Wangen- und Lippenbewegungen dürfen sie nicht abhebeln. Zu lange Ränder sowie durchgedrückte Stellen werden mit einer Fräse reduziert. Für einstrahlende Bänder müssen funktionsgerichtete Passagen eingeschliffen werden, welche erlauben, dass sich die Bänder an den Löffel anschmiegen können.

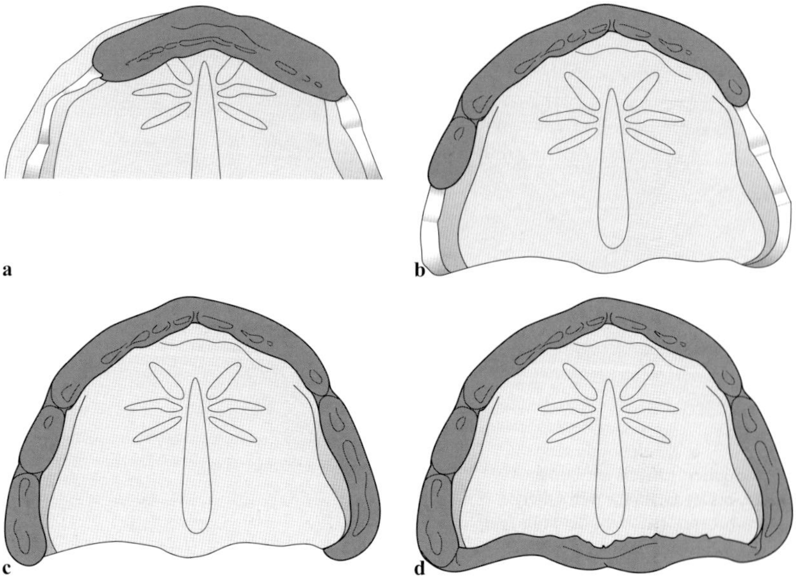


**Abb. 40-4** **a** *Kerr*-Masse am anterioren Rand des individuellen Löffels im Oberkiefer angeformt. Schrittweises Erweitern des *Kerr*-Randes: **b** linker Randbereich; **c** rechter Randbereich). **d** Fertiger *Kerr*-Rand.

Die Löffelpassung kann besonders gut mit Hilfe einer Silikon-Indikatorpaste (z. B. Fit-Checker®; GC Corporation, D-Bad Homburg, oder Xantopren, Heraeus Kulzer, D-Hanau) überprüft werden. Die Silikonschicht sollte nach dem Abbinden überall gleichmäßig dünn sein.



## 40.4.1 Randgestaltung

Als Nächstes erfolgen das Auftragen von thermoplastischer Kompositionsmasse (*Kerr*®-Masse; *Kerr*, D-Karlsruhe) und das Ausformen des Funktions-Randes, zunächst im Oberkiefer. Dabei wird schrittweise und symmetrisch von vorne nach hinten vorgegangen. Eine *Kerr*-Stange wird über der Flamme erwärmt. Die plastisch gewordene Masse wird im anterioren Bereich kieferkammwärts auf den Löffelrand aufgetragen (Abb. 43-4a). Der Löffel wird in situ gebracht, solange die *Kerr*®-Masse noch verformbar ist. Die Masse darf nicht zu heiß sein. Zum temperieren eignet sich ca. 37° C warmes Wasser, das in einer Schale bereit gehalten wird. Der Löffel mit aufgebrachter *Kerr*-Masse wird, bevor er in den Mund gebracht wird, kurz in das Bad gehalten; ggfs. Temperatur auf Handrücken testen. Die Masse hat gerade ihren Glanz verloren, wenn sie in die Mundhöhle eingebracht wird. Durch Ziehen sowie leichtes Rotieren der Lippen und Wangen entsprechend ihrer funktionellen Richtung erfolgt das Ausformen des Randes und das Einarbeiten der Bänder bei fixiertem Löffel (Abb. 40-4b und c). Als letztes wird im dorsalen Bereich *Kerr*®-Masse kieferkammwärts auf den Löffelrand aufgetragen. Bei der Abformung des dorsalen Abschlussrandes am Übergang des harten zum weichen Gaumen sollte der Patient in die

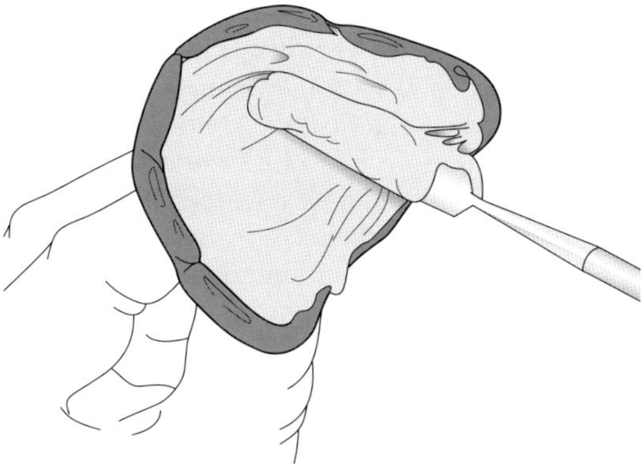

**Abb. 40-5** Auftragen von angerührter Kelly-Paste auf die Basis des individuellen Löffels.

zugehaltene Nase blasen, um zu verhindern, dass das Gaumensegel durch die *Kerr*®-Masse verdrängt wird. Ist der Rand rundherum gestaltet (Abb. 43-4d), so muss der Oberkiefer-Löffel saugen.

Im Unterkiefer erfolgt die *Kerr*-Rand-Gestaltung nur in ausgewählten Bezirken, nämlich im Sublingualbereich und im Bereich einstrahlender Bänder sowie an Stellen, an denen der Löffel von der Schleimhautunterlage absteht.

Bei der Gestaltung des Sublingualbereiches sollte der Patient funktionelle Bewegungen mit der Zunge ausführen, d. h. seine Mundwinkel und Lippen befeuchten. Zwar saugt der Löffel im Unterkiefer in der Regel nicht, aber er sollte bei Funktionsbewegungen möglichst lagestabil bleiben.

## 40.4.2 Abformung



Anschließend werden die Löffel für die eigentliche Abformung vorbereitet. Dazu werden im Bereich der Foramina palatina, der Raphe mediana sowie in Bezirken großer Gewebsresilienz mit einem Rosenbohrer (Größe 6) jeweils Perforationen im Löffel angebracht. Sie ermöglichen, dass überschüssiges Abformmaterial abfließen kann und resiliente Schleimhautbereiche nicht komprimiert werden. Vor der eigentlichen Abformung wird der Patient gebeten, nochmals auszuspülen. Die Mundschleimhaut soll nicht trockengeblasen werden.

Zur Abformung können unterschiedlich visköse Silikonmassen oder Zinkoxid-Eugenol-Pasten verwendet werden.

Für den Oberkiefer werden niedrig visköse Massen verwendet: Silikone wie Coltex® fine (Coltène, CH-Altstätten), Xantopren® VL blau (Heraeus Kulzer, D-Hanau) oder ZnOE-Kelly-Paste (Ubert, D-Berlin). Für den Unterkiefer werden höher visköse Massen verwendet [Coltex medium (Coltène), Xantopren® M oder Zinkoxid-Eugenol-Paste wie SS White (Ubert, D-Berlin)], um eine kontrollierte Schleimhautkompression zu erreichen.

Nun werden gemäß Herstellerangaben die entsprechenden Mengen Basispaste und Katalysator dosiert und anschließend mit dem Spatel gemischt. Die angemischte Masse wird mit einem Spatel auf den (für Silikone mit Adhäsiv eingestrichenen, für ZnOE-Pasten trockenen) individuellen Löffel aufgetragen (Abb. 40-5) und dann gleichmäßig verteilt. Die Paste wird bis an den *Kerr*-Rand hochgestrichen. Zu starker Überschuss ist zu vermeiden; die Schichtstärke sollte rund 1 bis 2 mm betragen. Dann wird der Löffel langsam und ohne starke Druckausübung im Mund zentriert. Während der Abbindephase werden die Bänder durch Rotieren der Lippen und Wangen eingearbeitet.

Der Patient führt im Unterkiefer lediglich funktionelle Zungenbewegungen aus (Befeuchten der Lippen) und sollte den Mund weit öffnen. Im Oberkiefer sollte der Patient bei der Abformung zudem wieder in die zugehaltene Nase blasen, um eine zu starke Verdrängung des Gaumensegels zu verhindern.

Das Vorgehen unterscheidet sich von einer reinen mukostatischen Abformung, weil der Behandler die Bewegungen der Lippen und Wangen einarbeitet und der Patient bestimmte vom Behandler nicht ausführbare Bewegungen durchführt. Daher spricht man in diesem Fall von einer modifizierten mukostatischen Abformung – im Gegensatz zur mukodynamischen Abformung, bei der der Patient alle funktionellen Bewegungen selbst ausführt. Die Aushärtung der Paste dauert rund vier Minuten.

Nach Entfernen des Löffels wird die Abformung beurteilt:

- Der Löffel sollte nicht oder nur leicht durchscheinen (er darf nicht durchgedrückt sein).
- Der *Kerr*-Rand sollte hingegen ganz oder zum überwiegenden Teil durch die Abformmasse durchscheinen, d. h., es soll sich dort nur eine minimale Schichtstärke von Silikon- oder Zinkoxid-Eugenolabformmasse befinden.
- Die Abformung sollte blasenfrei sein. Kleine Blasen können mit Disclosing Wax® (*Kerr*, D-Karlsruhe) ausgefüllt oder korrigiert werden.



Bei größeren Ungenauigkeiten ist die Abformung zu wiederholen. Dabei ist jedoch zu beachten, dass mit Zinkoxid-Eugenol-Pasten mehr als zwei Abformungen pro Kiefer nicht durchgeführt werden sollten, da diese zu Reizungen der Mundschleimhaut führen können. Daher sollte der Patient auch vor der Abformung aufgeklärt werden, dass temporär ein durch das Eugenol bedingtes Schleimhautbrennen möglich ist.

Im Oberkiefer wird wie bei der Situationsabformung intraoral mit einem giftfreien Fettstift die Ah-Linie angezeichnet und die Abformung reponiert; auf diese Weise wird die Grenze zwischen hartem und weichem Gaumen in der Abformung optisch deutlich markiert. Alternativ kann auf die Abformung mit einem thermoplastischen Wachs (Ex3N, Meist, D-Schopfloch) auf die markierte Linie ein halbrundes Profil (ca. 2-5 mm breit, 0,5 bis 1 mm dick) aufgetragen werden. Mit dem aufgetragenen Profil wird der Löffel nochmals in den Mund reponiert und ca 1 Minute dort belassen. So ist eine unmmittelbare Kontrolle der korrekten Lage der *dorsalen Abdämmung* möglich.

Zum Abschluss der Sitzung kann mit einem Papillameter® (Candulor, CH-Zürich) (Abb. 40-6) oder einem Lineal die Oberlippenlänge gemessen werden. Dazu wird das Papillameter am stehenden Patienten mit der auf der Rückseite der Messskala befindlichen Platte an die Papilla incisiva ab-

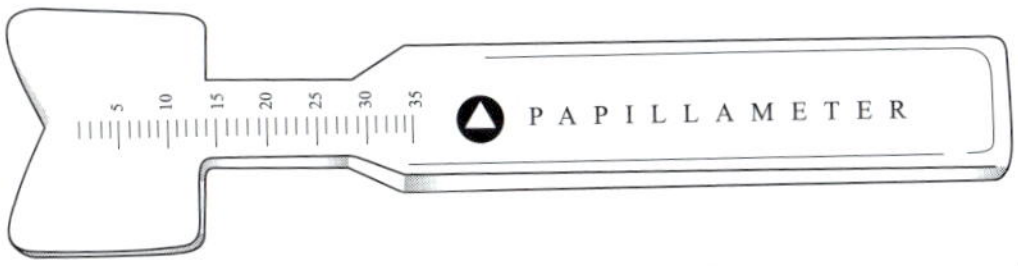


**Abb. 40-6** Papillameter®.

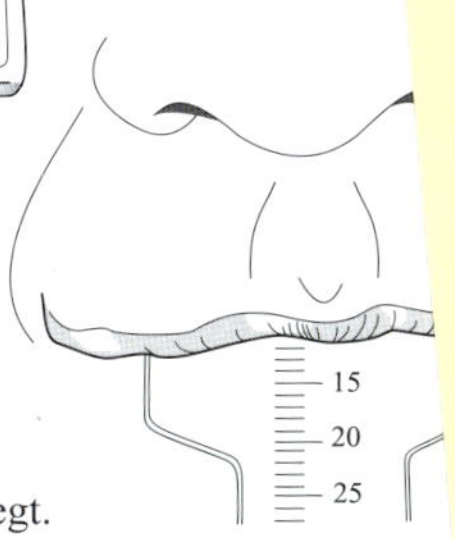


**Abb. 40-7** Papillameter® am zahnlosen Patienten angelegt.

gestützt und senkrecht Richtung Boden gehalten. Bei entspannt herabhängender Oberlippe und geschlossenem Mund wird die Länge der Oberlippe an der Skala abgelesen (= Lippenlinie) (Abb. 40-7). Der erhaltene Wert (minus 2 mm aufgrund der Resilienz der Papilla incisiva und der auftretenden reflektorischen Spannung der Oberlippe) dient der Festlegung der Oberkiefer-Wachswallhöhe. Alternativ kann ein Lineal zur Messung der Lippenlänge verwendet werden. Die Wachswälle müssen anschließend im Labor angefertigt werden, damit in der nächsten Sitzung die vertikale Kieferrelationsbestimmung erfolgen kann.

## 40.5. Labor: Herstellung der Meistermodelle und Registrierschablonen



### 40.5.1 Modellherstellung

Die Abformung wird im Labor in einem Arbeitsgang inklusive Sockel mit Hartgips ausgegossen. Zu Beginn wird der Abformlöffel seitlich rundherum mit einer schmalen Wachsstange (Boxing Wax Sticks; *Kerr*, D-Karlsruhe) umgeben, deren Abstand zum Rand der Abformung wenigstens 5 mm betragen und die ca. 5 mm breit sein sollte (Abb. 40-8).

Um die Arbeitsmodelle für Arbeitsschritte wie z. B. Ausmodellieren oder Einküvettieren aus dem Artikulator nehmen zu können, ist es empfehlenswert, in den Modellsockel einen Split-Cast zu integrieren. Wird dieser mit einem Magnetsystem ausgestattet, lässt sich die Handhabung der Modelle wesentlich vereinfachen. Das Einarbeiten eines solchen Split-Cast-Systems geschieht mit Hilfe eines speziell dafür vorgesehenen Sockelformers (SAM Sockelplatten, SAM, D-München) (Beschreibung des Vorgehens s. Kap. 25.2 Sägemodellherstellung).

Nun wird Hartgips, der maschinell unter Vakuum angerührt wird, in die vorbereitete Abformung („Box“) eingefüllt. Nach Aushärten des Gipses wird die Wachsmanschette entfernt und die Modelle werden am Trimmer beschliffen. Dabei ist darauf zu achten, dass der Funktionsrand vollständig erhalten bleibt. Die Modelle sollten mit ihrer gedachten Okklusionsebene parallel zur Tischebene sein.

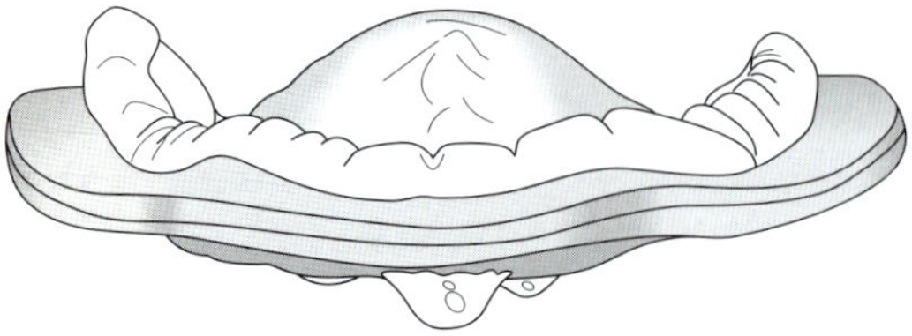

**Abb. 40-8** Anbringen einer Wachsstange um den Abformlöffel.

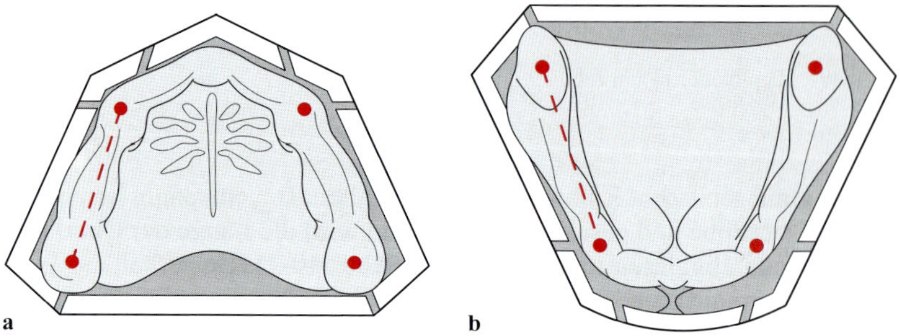

a b

**Abb. 40-9** Bestimmen und Einzeichnen der Kieferkammmitten in Ober- und Unterkiefer auf dem Modellsockel. **a** Oberkiefermitte: Verbindungslinie Eckzahn-Mitte Tuber maxillae; **b** Unterkiefermitte: Verbindungslinie Eckzahn-Mitte Trigonum retromolare.

Auf den Modellen werden die Kieferkamm-Mitten eingezeichnet (Oberkiefer: Eckzahn-Mitte des Tuber maxillae rechts und links; Unterkiefer: Eckzahn-Mitte des Trigonum retromolare rechts und links), nach anterior und posterior verlängert und am Sockel mit einem Stift oder durch eine mit einer Trennscheibe angebrachte Rille markiert. Die frontale Kieferkamm-Mitte wird jeweils nach lateral verlängert (Abb.40-9a und b).



## 40.5.2 Herstellung der Registrierschablonen

Auf den Meistermodellen werden nach Ausblocken untersichgehender Stellen und Isolation des Gipsmodells gegen Kunststoff Basisplatten aus lichthärtendem Löffel-Kunststoff hergestellt, die im Oberkiefer an der Ah-Linie enden sollen. Lippen- und Wangenbänder werden im Randbereich ausgespart. Eventuelle scharfe Kanten sind zu eliminieren. Insbesondere im Kieferkamm- und vorderen Gaumenbereich dürfen die Platten nicht zu dick gestaltet sein, um das spätere Aufstellen der Ersatzzähne nicht unnötig zu behindern und eine normale Lage der Zunge zu ermöglichen. Die schaukelfrei den Modellen aufliegenden Basisplatten werden zu Registrierschablonen komplettiert, indem Wachswälle angefertigt werden, die parallel zur gedachten Okklusionsebene verlaufen müssen. Dafür kann man vorgefertigte Wälle benutzen (Bissnahmewachs in Stangen; Gebdi, D-Bad König), oder diese auch individuell herstellen. Bei letztgenanntem Vorgehen wird eine Wachsplatte durch Wärme plastisch gemacht und aufgerollt. Wird die Wachsrolle anschließend durch Druck auf eine Tischplatte mittels eines steifen Lineals verformt, so können zwei plane Flächen geschaffen werden. Der Wall wird anschließend entsprechend dem Zahnbogenverlauf U-förmig gestaltet.

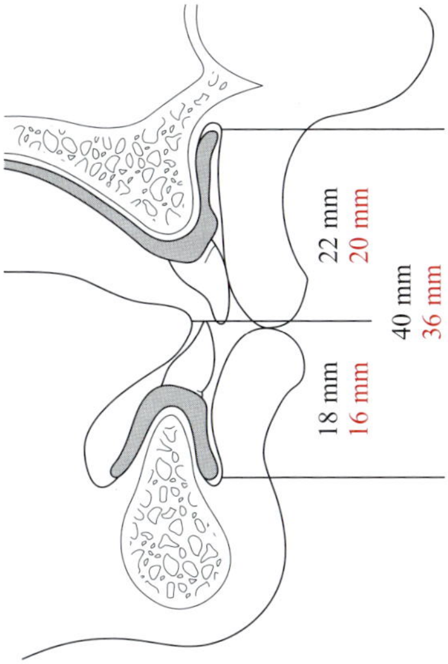


**Abb. 40-10** Richtwerte für die durchschnittliche Höhe der Wachswälle in Ober- und Unterkiefer nach *McGrane* und für mitteleuropäische Verhältnisse (rot).

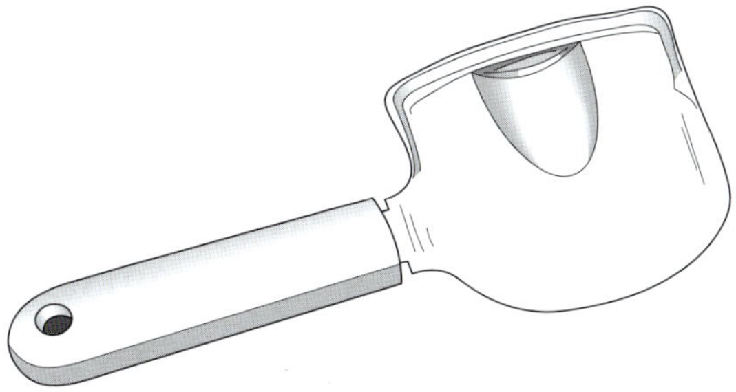

**Abb. 40-11** Candulor Rim Former.

Die Wachswälle werden mit einer Klebewachsschicht auf der Basisplatte festgewachst. Bezüglich ihrer Breite sollten sie derjenigen der zu ersetzenden bzw. aufzustellenden Zähne entsprechen. Für die Gestaltung des Wachswalls in horizontaler Dimension gelten folgende Richtwerte: Im Frontzahnbereich werden 3 bis 5 mm, im Seitenzahnbereich 6 bis 8 mm Breite gefordert. In der Seitenzahnregion verläuft die Mitte des Wachswalls über der Kieferkammmitte. Im Oberkiefer-Frontzahnbereich soll der Abstand von der Mitte der Papilla incisiva bis zur Labialfläche des Wachswalls 6 bis 9 mm betragen (bei Frauen in der Regel mehr in Richtung des oberen, bei Männern mehr in Richtung des unteren Werts). Die durchschnittlichen Richtwerte für die vertikale Höhe der Wälle (Okklusionsebenenniveau) betragen, wenn man anterior von der tiefsten Stelle der Umschlagfalte neben dem Lippenbändchen ausmisst, nach *McGrane* (1946) im Oberkiefer 22 mm und im Unterkiefer 18 mm; die Gesamthöhe misst also 40 mm. Für mitteleuropäische Verhältnisse genügt es in der Regel, für den oberen Wall 20 mm und für den unteren 16 mm zu veranschlagen; dadurch kommt man auf eine Gesamthöhe von 36 mm (Abb. 40-10).



Hat man hingegen individuell mit einem Papillameter® (Candulor, CH-Zürich) die Oberlippenlänge gemessen, so werden, wie bereits beschrieben, von diesem Wert 2 mm abgezogen; auf diese Weise erhält man die benötigte Höhe des Oberkiefer-Wachswalls. In diesem Fall wird der Unterkiefer-Wachswall in der Höhe derart angepasst, dass eine Gesamthöhe von 36 mm erreicht wird. Distal des Bereichs des später aufzustellenden ersten Oberkiefermolaren wird der Wall in einem Winkel von 45° nach distal hin abgeschrägt. Okklusal müssen die Wachswälle horizontalglatt gestaltet sein. Für diesen Zweck hat sich ein spezieller Wachswallformer aus Leichtmetall (Candulor Rim Former; Candulor, CH-Zürich) (Abb. 40-11) bewährt, der über der Flamme erwärmt wird. Entsprechend der festgelegten Okklusionsebene können auf ihm von distal beginnend die Wälle bis zur gewünschten Höhe auf einer Ebene abgeschmolzen werden. Die abgewinkelte Kante des Wachswallformers soll im Oberkiefer der Tuberregion aufliegen und kann dadurch als Abstützung fungieren; im Unterkiefer läuft der Wachswall in Höhe der Trigona retromolaria aus. Im Oberkiefer wird für die spätere vertikale Kieferrelationsbestimmung zusätzlich eine zweite Basisplatte (ohne Wachswälle) hergestellt.

## 40.6 Klinik: Vertikale Kieferrelationsbestimmung und zentrisches Wachsregistrat

Am Patienten erfolgen zunächst das Ausrichten der Wachswälle und, in einem zweiten Schritt, eine Kieferrelationsbestimmung in Form eines zentrischen Wachsregistrats. Letztere dient dem provisorischen Einartikulieren der Meistermodelle und dem Herstellen von Registrierbehelfen zur extra- und intraoralen Registrierung nach dem Gerber-Konzept.

Der Patient sitzt aufrecht und möglichst entspannt im Behandlungsstuhl. Als erstes wird die obere Registrierschablone eingesetzt. Man muss darauf achten, dass einstrahlende Bändchen ihren Sitz nicht stören. Um einen stabilen Halt der Schablone zu gewährleisten, kann diese mit einem Fließsilikon (z. B. Fit-Checker® oder Xantopren® VL, Heraeus Kulzer, D-Hanau) unterfüttert werden. Auch eine Fixierung mit Haftpulver ist möglich, jedoch muss dieses nach erfolgter Kieferrelationsbestimmung unter fließendem Wasser abgespült werden.



Die Länge des oberen Wachswalls wird kontrolliert. In Ruhelage soll er bei entspannter Lippenhaltung und nur wenig geöffnetem Mund im Durchschnitt 1 bis 2 mm sichtbar sein. Dieser Wert, der der Länge der späteren Oberkiefer-Schneidezähne entspricht, kann bei jüngeren Patienten bis 3 mm, und bei alten Patienten 0 bis 1 mm betragen. Bei Vorliegen einer hohen Lachlinie kann der Wall u. U. auch etwas kürzer gestaltet werden. Mit diesem Arbeitsschritt geht die sagittale Ausrichtung des Oberkiefer-Wachswalls einher. Für diesen Zweck hat sich eine hirschgeweihähnliche Bissgabel (Okklusionom; Candulor, CH-Zürich) bewährt, die intraoral am Oberkiefer-Wachswall angelegt wird (Abb. 40-12). Wenn ihre extraoral befindlichen Seitenarme parallel zur Camper-Ebene (Seitenansicht) (Abb. 40-13a) und zur Bipupillarlinie (frontale Ansicht) (Abb. 40-13b) verlaufen, ist der Wachswall okklusionsebenenparallel ausgerichtet.

Als Nächstes wird die Relation des Walls zu Lippen und Wangen bzw. Zunge überprüft. Die Oberlippe muss in der Frontal- und Seitenansicht eine gute Abstützung aufweisen (sog. Lippenfülle), d. h. sie darf, bedingt durch fehlende bzw. zu starke Auspolsterung durch den Wachswall, weder eingefallen noch zu stark nach außen gewölbt sein. Neben der Lippenstütze ist im seitlichen Bereich auf einen leichten Wangenkontakt zu achten. Der Wall wird gegebenenfalls so korrigiert, dass er sich im Bereich des muskulären Gleichgewichts zwischen Lippen bzw. Wangen einerseits

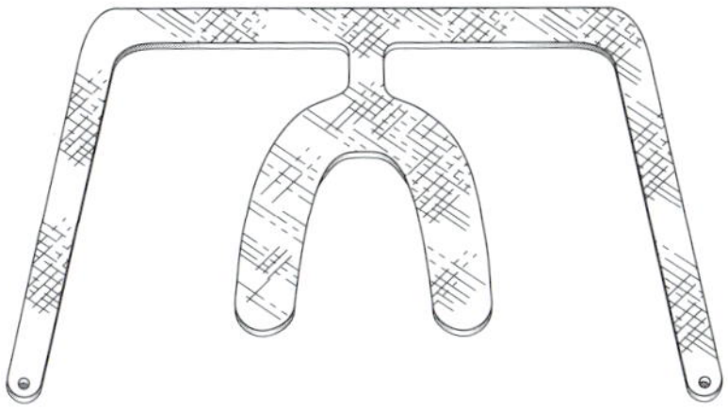

**Abb. 40-12** Bissgabel als Hilfe zur Ausrichtung des OK-Wachswalls parallel zur Camper-Ebene und Bipupillarlinie.

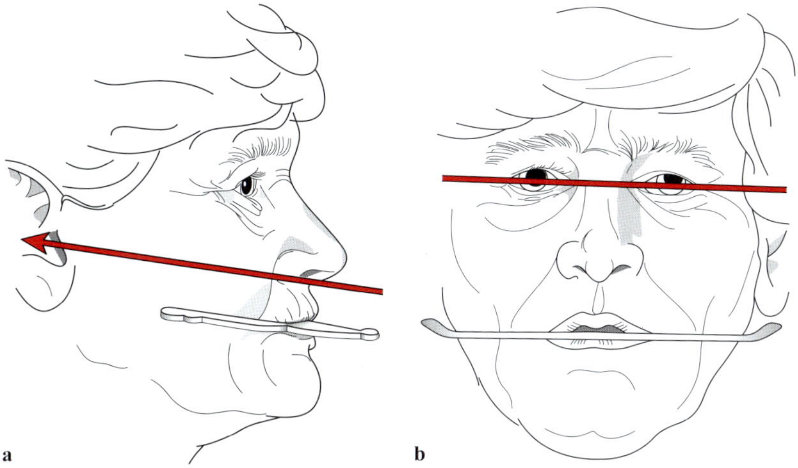

a b

**Abb. 40-13** OK-Wachswall (und damit Bissgabel) **a** parallel zur Camper-Ebene, **b** parallel zur Bipupillarlinie eingestellt.

und Zunge andererseits bzw. innerhalb des zwischen ihnen befindlichen muskelfreien Raumes (im „Kauschlauch“) befindet. Beim Lachen muss wie im natürlichen Gebiss intraoral der sog. Bukkalkorridor vorhanden sein, d. h. ein dunkler Bereich zwischen Mundwinkel, seitlicher Ober- und Unterlippenregion und seitlichem Rand des Wachswalls.



Anschließend wird die Unterkiefer-Registrierschablone eingesetzt. Auch sie muss eine reproduzierbare Passung aufweisen. Der Unterkiefer-Wachswall wird zum Oberkieferwall (und damit zur Camper-Ebene) parallelisiert. Meist klaffen die Wälle zunächst ventral. Es muss dann so lange entweder vorne Wachs aufgetragen oder posterior Wachs entfernt werden, bis sich beim Kieferschluss beide Wälle gleichmäßig berühren. Zur Sicherung der Stabilität der späteren Unterkieferprothese sollte der Zungenäquator auf Höhe oder leicht oberhalb der Oberkante des Unterkieferwalls, der die Höhe der späteren unteren Prothesenzähne bzw. der Okklusionsebene angibt, liegen. Wie der Wachswall im Oberkiefer, so muss sich auch der untere Wachswall innerhalb des muskulären Gleichgewichts befinden.

Als Nächstes folgt die Bestimmung der vertikalen Relation beider Kiefer. Zur Festlegung der Kieferrelation in habitueller Interkuspidation wird zunächst die Ruhelage (auch als posturale Unterkieferposition bezeichnet) ermittelt. Sie stellt den Abstand der Kiefer dar, bei dem sich der Unterkiefer ohne Berührung der Zahnreihen in einer entspannten Lage befindet. Die Mundschließer (Adduktoren, Elevatoren) zeigen dabei eine nur

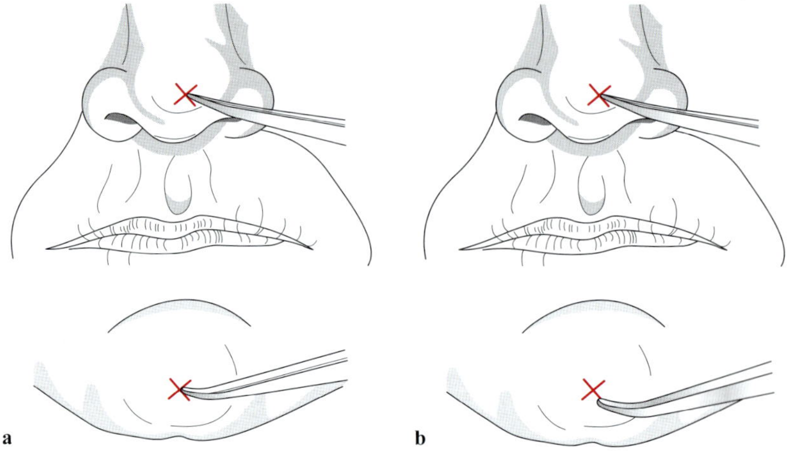
a b

**Abb. 40-14 a** Messung der Ruhelage mit Hilfe eines Zirkels. **b** Messung des Schlussbisses: Bei Berührung der Wachswälle ist der Abstand zwischen den beiden extraoral markierten Messpunkten um 2–4 mm geringer als in Ruhelage.

geringe Aktivität (sog. Haltungstonus, zur Kompensation der Wirkung der Schwerkraft). Die Ruhelage kann nur dann ideal bestimmt werden, wenn der Patient nicht verspannt ist.

Zur Festlegung der Ruhelage soll der Patient, ohne den Hinterkopf anzulehnen, aufrecht sitzen oder, noch besser, stehen und geradeaus in die Ferne blicken. Kurz nachdem er geschluckt hat, ist die Muskulatur maximal entspannt und die Ruhelage lässt sich dann relativ gut beurteilen („Schluckmethode"). Bei einer zweiten Methode wird der Patient gebeten, den Konsonanten „M" zu summen („phonetische Methode"). Auch hierbei wird kurz darauf die posturale Unterkieferposition bestimmt. Ein weiteres Verfahren („Entspannungsmethode") besteht darin, den Patienten mit der Zunge die Lippen befeuchten und anschließend entspannen zu lassen. In der Regel ist es vorteilhaft, diese Methoden kombiniert anzuwenden, da dies das Ergebnis sicherer macht als die alleinige Anwendung einer Methode.



Im Zustand der Ruhelage wird der Abstand zweier Weichteilpunkte, die man mit einem Filz- oder Fettstift auf Nase und Kinnspitze gezeichnet hat, gemessen (Abb. 40-14a). Der erhaltene Wert der Ruhelage wird notiert. Als Faustregel kann gelten, dass die durchschnittliche vertikale Kieferrelation in habitueller Interkuspidation der der Ruhelage abzüglich 2 bis 4 mm entspricht. In manchen Fällen kann die Differenz zwischen interokklusalem Abstand und habitueller Interkuspidation jedoch auch bis zu 5 mm betragen. Der Unterkieferwall wird um den entsprechenden Betrag gekürzt oder aufgebaut, so dass bei habitueller Interkuspidation die gewünschte Höhe erreicht wird. Die vertikale Höhe wird danach extraoral an den Messpunkten mit Hilfe des Zirkels kontrolliert und sollte im Normalfall 2 bis 4 mm geringer sein als der in Ruhelage gemessene Wert (Abb. 40-14b).

Danach wird in Frontal- und Seitenansicht (Profil) die faziale Harmonie beurteilt, d. h. es wird beurteilt, ob sich das mit dem festgelegten Vertikalabstand in der Höhe eingestellte untere Gesichtsdrittel in die faziale Gesamtkomposition einfügt (vgl. Kap. 17.4). Eine Sprechprobe

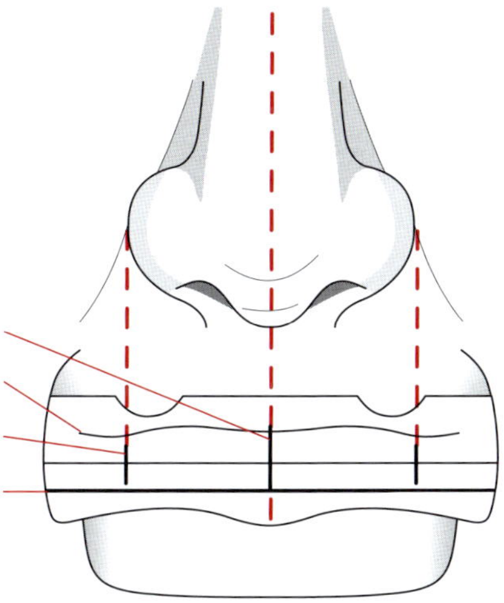


**Abb. 40-15** Anbringen von Hilfslinien in den Wachswällen.

schließt sich an. Der Patient wird gebeten, z. B. von 50 bis 60 zu zählen, weil dabei S- und Z-Laute vorkommen. Dabei beobachtet man den minimalen Sprechabstand, der in der Front rund 1 bis 2 mm betragen sollte; die Wachswälle dürfen sich beim Sprechen also nicht berühren.

Wenn alte Prothesen vorhanden sind, sollten diese eingesetzt und die neu ermittelte vertikale Kieferrelation mit der früheren Höhe verglichen werden. In der Regel ist die Vertikaldistanz bei inkorporierten alten Prothesen etwas geringer.

Zuletzt werden folgende Hilfslinien in den Wachswällen markiert (Abb. 40-15):

- Lippenschlusslinie
- Lachlinie [unterer Rand der Oberlippe beim Lachen(kein zu extremes Lachen!)]
- Mittellinie (Gesichtsmittellinie wird auf den Oberkieferwachswall verlängert)
- Eckzahnlinie (senkrechte Verlängerung des Nasenflügelrandes)

Sind keine Korrekturen mehr anzufertigen, werden die Wachswälle Temp Bond® (*Kerr*, D-Karlsruhe) mit Heftklammern oder einem Registriersilikon (O-Bite, DMG, D-Hamburg) verschlüsselt und in einem Stück aus der Mundhöhle entnommen.

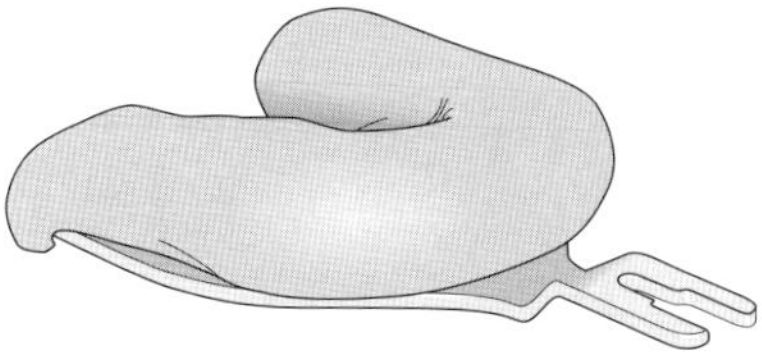

**Abb. 40-16** Vorbereitung der Bissgabel mit einem Strang Knetsilikon für die Gesichtsbogenregistrierung.

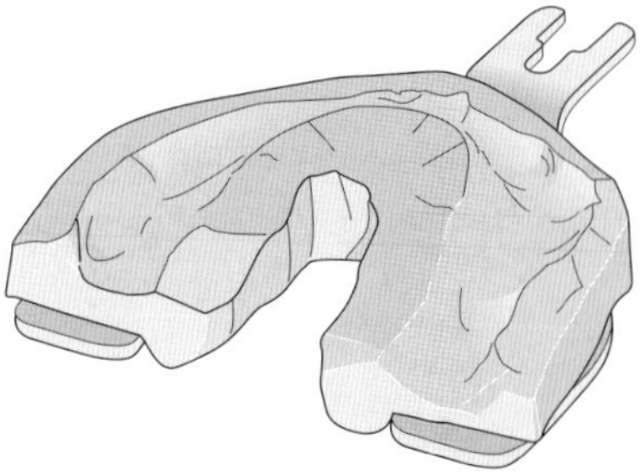

**Abb. 40-17** Bissgabel mit Impression des Oberkiefers in der abgebundenen Silikonmasse. Das Silikon wurde mit einem Skalpell waagerecht abgeschnitten.

# 40.7 Klinik/Labor – Sequentiell geführte Prothesen: Extraorale Registrierung, definitives Einartikulieren der Meistermodelle

Es folgt die extraorale Registrierung mit dem Gesichtsbogensystem der Wahl (z. B. SAM2, D-München; Artex, Amann-Girrbach, D-Pforzheim). In diesem Schritt wird eine arbiträre, schädelbezügliche Gesichtsbogenregistrierung durchgeführt. Die Beziehung zwischen Porus acusticus externus und dem Scharnierachsenpunkt ist vom Gesichtsbogen-/Artikulatorsystem bereits vorgegeben (arbiträr). Mit dieser Form des Gesichtsbogens wird zudem die Position des Oberkiefers im Gesichtsschädel registriert. Ziel ist es, das Oberkiefer-Modell zuerst im Artikulator zu montieren.



Zum Anlegen des Gesichtsbogens muss die entsprechende Bissgabel zur Aufnahme des Oberkiefer-Modells vorbereitet werden. Zur Anpassung der Bissgabel eignen sich Knetsilikone (z. B. Honigum Putty fast, DMG, D-Hamburg; Optosil, Heraeus Kulzer, D-Hanau) oder auch Bissregistratsilikone in Kartuschenform (O-Bite, DMG, D-Hamburg). Um eine sichere Verbindung zwischen der Bissgabel und dem Silikonmaterial zu gewährleisten, wird die Bissgabel mit einem entsprechenden Silikonadhäsiv dünn eingestrichen.

Danach wird das Silikon nach Herstellerangaben von Hand (Basis und Katalysator) bzw. mit dem Kartuschendispenser gemischt und in einem ca. 1 cm starken Strang U-förmig auf die Bissgabel aufgebracht (Abb. 40-16). Danach wird die Bissgabel in den Mund eingebracht und auf den Kieferkamm des Oberkiefers positioniert. Dort wird sie bis zum Abbinden des Silikons möglichst drucklos gehalten. Alternativ kann die Bissgabel auch auf dem Modell des Oberkiefers bereits im Labor vorbereitet werden.

Nach Entnehmen aus dem Mund wird das Silikon, das in Richtung Gaumen und Umschlagfalte geflossen ist, mit einem Skalpell waagerecht abgeschnitten, so dass nur eine ca. 0,5 cm tiefe Impression des Kieferkamms zurückbleibt. Mit dem Modell kann überprüft werden, ob sich dieses spaltfrei auf die vorbereitete Bissgabel aufsetzen lässt (Abb. 40-17).

Mit dem Gesichtsbogen erfolgt nun die eigentliche schädelbezügliche Registrierung. Diese wird ähnlich wie in Kapitel 5.3.2 beschrieben durchgeführt:

- Fixieren des Gesichtsbogens mit Hilfe der Ohrpassstücke
- Verbinden der Bissgabel mit dem Gesichtsbogen, endgültige Positionierung der Bissgabel auf dem Oberkiefer des Patienten, Arretieren der Bissgabelklemme
- Kontrolle: Beim Loslassen der Bissgabel darf der Gesichtsbogen nicht abkippen.

## 40.7.1 Montage des Oberkiefermodells

Mit Hilfe des so erstellten arbiträren Gesichtsbogenregistrats und des zentrischen Wachsregistrates (s. Abschnitt 40.6) können die Modelle nun im Artikulator befestigt werden. Dazu wird der Gesichtsbogen in die Einartikulierhilfe eingespannt und mittels der Ohrstöpsel mit dem Artikulatoroberteil verbunden. [Einstellungen am SAM2-Artikulator: Gelenkbahn 30° (konstruktionsbedingt)]. Das Oberkiefer-Modell wird in die Silikon-Impressionen auf der Bissgabel gesetzt. Es muss einen festen Sitz aufweisen und darf nicht schaukeln. Einartikuliergips wird auf die nasse Oberfläche des Modells gegeben und das Artikulatoroberteil zugeklappt. Das Zuklappen muss drucklos erfolgen.

## 40.7.2 Montage des Unterkiefermodells

Für die Montage des Unterkiefermodells ist die Gelenkbahnneigung unwichtig. Sie ist nur für die anschließende Benutzung bedeutungsvoll.

Der Stützstift wird in die Nullstellung gebracht. Das Artikulatoroberteil wird nun auf den Kopf gestellt oder umgekehrt in die Montagehilfe eingespannt. Der Unterkiefer wird mit Hilfe des Zentrikwachsregistrats (s. Abschnitt 40.6) auf den Oberkiefer gesetzt; er darf nicht schaukeln. Schnellabbindender Einartikuliergips wird auf das feuchte Unterkiefer-Modell gegeben und der Artikulator geschlossen. Der Gips muss mindestens 20 Minuten aushärten, da die Gipsexpansion erst nach dieser Zeit abgeschlossen ist. Nach Abbinden des Gipses wird das zentrische Wachsregistrat entfernt. Zum Schluss folgt die Modellpflege (Glätten der Modellsockel).

Gelenkbahn und Bennett-Winkel können nach Mittelwerten eingestellt werden (*Grunert* 2008).

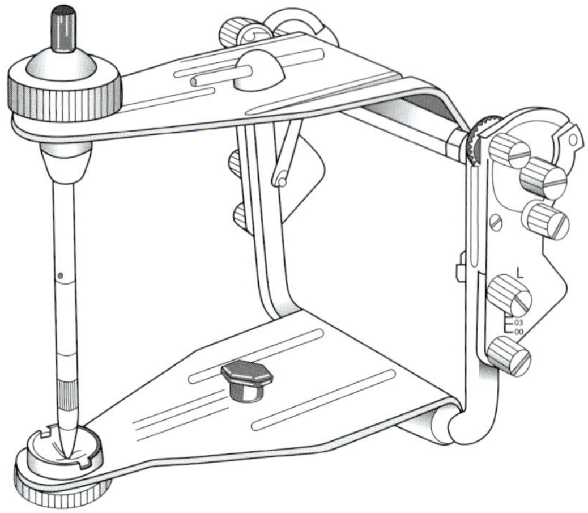

**Abb. 40-18** Condylator, Gesamtdarstellung.

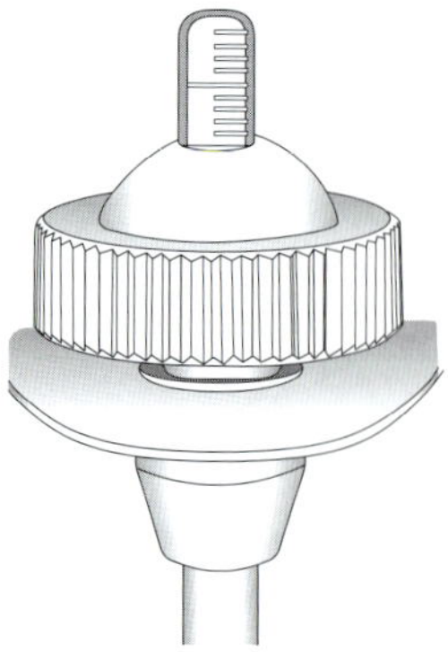

**Abb. 40-19** Nullstellung des Condylators.

# 40.8 Klinik/Labor – *Gerber*-System: Extraorale Registrierung, definitives Einartikulieren der Meistermodelle, horizontale Kieferrelationsbestimmung

## 40.8.1 Vorbereitung des Artikulators

**Kapitel 40**

Der Mittelwertartikulator für das Gerber-System (*Lehmann* 1982), der Condylator (Abb. 40-18), befindet sich in Nullstellung:

- Der vertikale Stützstift des Artikulators ist auf den Nullwert eingestellt. Dazu muss sich der Oberrand der oberen Stellmutter auf einer Höhe mit der durchgezogenen Rille des Inzisalstifts befinden (Abb. 40-19).
- Die Spitze des vertikalen Stützstifts ist hineingeschraubt.
- Die Spitze des vertikalen Stützstifts trifft in das Zentrum des Auflagetellers. (Der Auflageteller lässt sich mit Hilfe der unteren Stellmutter in sagittaler Richtung verschieben.)
- Die Feststeller der Artikulatorgelenke sind auf der rechten und linken Seite mit Hilfe der vorn oben am Artikulatorseitenteil befindlichen Schrauben in der untersten Position fixiert (d. h. der Riegel wird geschlossen), so dass der Kondylarkörper in der Kondylarblende fixiert ist. Dies hat zur Folge, dass nur Öffnungs- und Schließbewegungen um die Interkondylarachse des Condylators möglich sind. Darüber hinaus sind die am Condylator-Unter- und -Oberteil befindlichen Knebelschrauben in den Modellankern festgeschraubt.

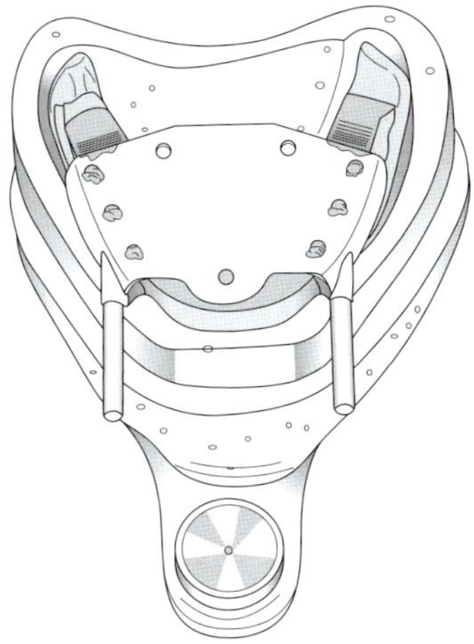

**Abb. 40-20** In den unteren Wachswall eingelassene Registrierplatte.

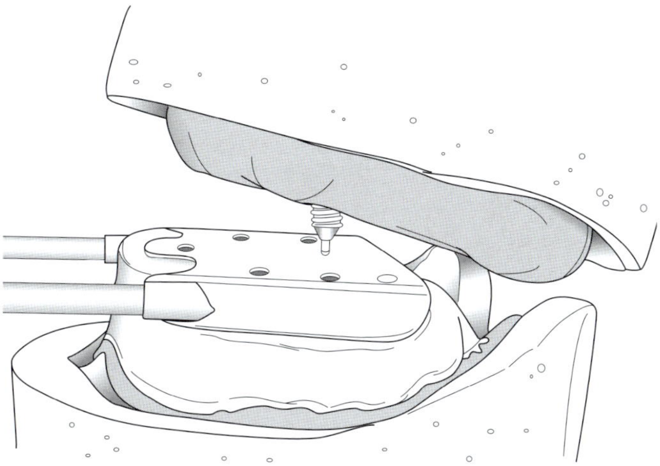

**Abb. 40-21** Stützstifthülse in zweiter Oberkiefer-Basisplatte.

## 40.8.2 Provisorisches Einartikulieren

Mit Hilfe der verschlüsselten Registrierschablonen werden die Meistermodelle mittelwertig und provisorisch einartikuliert. Die Modelle bzw. die Split-Cast-Platten sollen für das definitive Einartikulieren wieder leicht vom Gips zu trennen sein. Dies wird durch ein nicht vollständiges Zugipsen der Retentionen erreicht. Durch den (festgedrehten) vertikalen Stützstift des Artikulators wird sichergestellt, dass die ermittelte vertikale Distanz auch später im Artikulator erhalten bleibt. Anschließend wird die Verschlüsselung der Wachswälle gelöst.



## 40.8.3 Herstellung der Registrierbehelfe

Auf den Unterkiefer-Wachswall wird nun eine vorgefertigte Übertragungsplatte (Registrierplatte aus Metall) angebracht: Der Wall wird oberflächlich mit der Flamme erwärmt und die Übertragungsplatte wird entsprechend ihrer Dicke gleichmäßig in das Wachs eingesenkt, so dass auch sie, wie zuvor der Wachswall, im Mund parallel zur Camper-Ebene und zur Bipupillarlinie zu liegen kommt. Anschließend wird die Platte mit Klebewachs fixiert (Abb. 40-20). Seitlich außen sollten in die Wachswälle mit einem Wachsmesser 2 bis 3 mm tiefe, konisch verlaufende Retentionskerben angebracht werden. Diese dienen als Hilfe für die spätere intraorale Verschlüsselung mit Gips.

In die zweite hergestellte Oberkiefer-Basisplatte wird in Höhe des Kauzentrums, d. h. in der Mitte der Verbindungslinie der tiefsten Stellen des sagittalen Kieferkammverlaufs rechts und links (im Schwerpunkt der Registrierschablone), mit *Kerr* eine Stützstifthülse befestigt (Abb. 40-21). Der Stützstift muss zentral angeordnet sein, d. h. er muss exakt auf der Mittellinie in einem Winkel von 90° auf die Unterkieferplatte treffen, damit diese eine gleichmäßige Belastung erfährt. Der Stützstift wird so viel

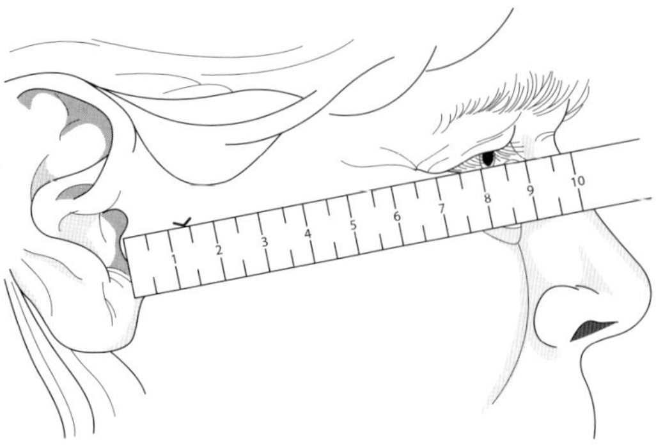


**Abb. 40-22** Markierung des Tragusmittelpunktes.

hinein- oder herausgedreht, bis der vertikale Stützstift des Artikulators (Inzisalstift) gerade noch den Auflageteller (Stützstiftführungsteller) berührt.

Wahlweise kann der Schreibstift mit *Kerr*-Masse auf der alten Registrierschablone befestigt werden. Der Oberkiefer-Wachswall wird dann um 2 mm gekürzt, damit die Registrierung ohne Kontakt der Wachswälle stattfindet. Es sollten nun im Artikulator Protrusions- und Laterotrusionsbewegungen ausgeführt werden, um zu überprüfen, ob eine Behinderung durch die Registrierplatten bei diesen Bewegungen erfolgt. Falls dies der Fall ist, müssen die Platten entsprechend beschliffen werden.

## 40.8.4 Extraorale Registrierung



Durch diese Maßnahme wird zum einen die sagittale Neigung der Kondylenbahn (Protrusion) registriert, zum anderen kann das Unterkiefermodell gelenkbezüglich in den Condylator montiert werden. Am Patienten wird rechts und links der arbiträre Scharnierachsenpunkt des Kondylus eingezeichnet, der rund 13 mm vom Tragusmittelpunkt entfernt auf der Linie Tragusmitte-äußerer Augenwinkel (Achs-Orbital-Ebene) liegt (Abb. 40-22).

Falls die Oberkieferschablone nicht gut hält, kann sie mit einer Silikonpaste (z. B. Fit-Checker®) unterfüttert werden. Wichtig ist eine stabile Lage der Registrierschablonen. Nun wird kontrolliert, ob die Gabeln (Haltestifte) der mit der Unterkiefer-Registrierschablone verbundenen Übertragungsplatte symmetrisch aus dem Mund heraustreten (mittig und parallel zur Bipupillarlinie und zur Camper-Ebene) und ob Protrusions-, Retrusions- und Seitschubbewegungen der Unterkieferschablone interferenzfrei mit der Oberkiefer-Registrierschablone möglich sind. Ist dies der Fall, so kann die extraorale Registrierung beginnen.

Zunächst wird die Kondylenbahn graphisch aufgezeichnet. Der Gerber-Gesichtsbogen wird vorsichtig auf die aus der Mundhöhle herausragenden Gabeln der Schreibplatte geschoben (dabei nicht die Unterlippe einklemmen!) und die roten Indikatorspitzen werden auf den arbiträren Scharnierachsenpunkt des Kondylus eingestellt. Bei leichter Mundöffnung (reine Rotationsbewegung der Kondylen) müssen die die Hautoberfläche

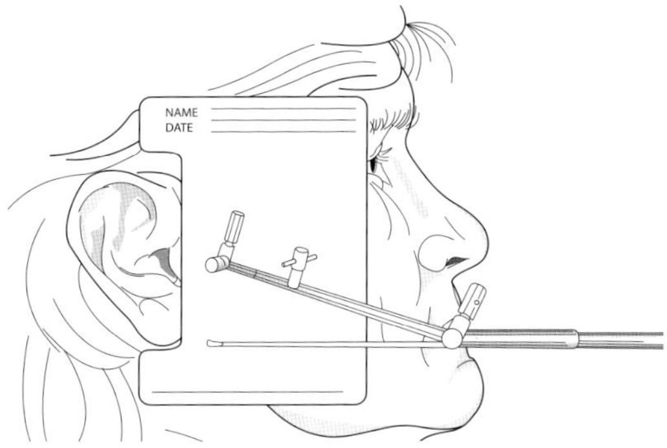


**Abb. 40-23** Registrierkarte parallel zum seitlichen Orientierungsstab des Gesichtsbogens.

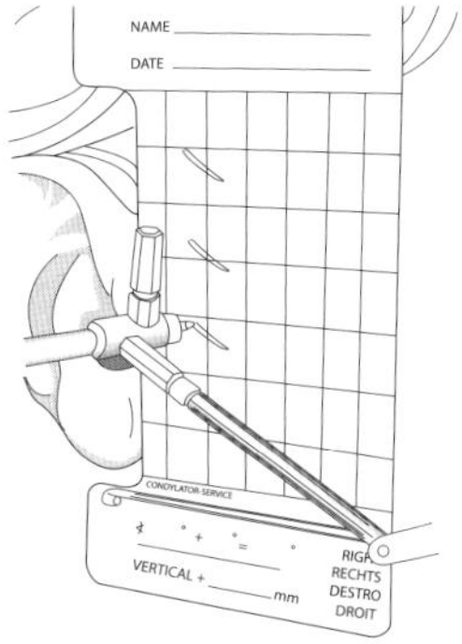


**Abb. 40-24** Aufzeichnung der sagittalen Kondylenbahnneigung bei Protrusionsbewegungen. Für jede Aufzeichnung wird die Registrierkarte etwas in vertikaler Richtung verschoben.

berührenden Spitzen am Ort bleiben (sie führen eine reine Rotation aus, d. h. sie befinden sich im Rotationszentrum des Kondylus) und dürfen keine Bahn beschreiben. Ist letzteres der Fall, muss die betreffende Indikatorspitze entsprechend in Richtung des Zentrums der gedachten Kreisbahn positioniert werden, bis nur noch eine reine Rotation stattfindet.

Nun werden die Indikatorspitzen durch Schreibspitzen ersetzt. Jede Seite wird einzeln für sich extraoral aufgezeichnet. Die Registrierkarte wird mit ihren horizontalen Linien parallel zum seitlichen Orientierungsstab des Gesichtsbogens, der parallel zur Camper-Ebene bzw. zur Okklusionsebene liegt, ausgerichtet (Abb. 40-23) und von kranial mit zwei Fingern am Schädel fixiert. Die Schreibspitze wird bis zum Kontakt mit der Karte ausgefahren, und der Patient wird gebeten, den Unterkiefer nach vorne und zurück zu schieben. Dabei soll der intraorale Stützstift dauernd mit der Registrierplatte in Kontakt bleiben. Durch die Protrusionsbewegung wird mit Hilfe der in der Schreibspitze des Gesichtbogens befindlichen Graphitmine eine Bahn auf der Registrierkarte aufgezeichnet. Dieser Vorgang wird noch einige Male (pro Seite mindestens drei Aufzeichnungen) wiederholt, wobei die Karte für jede neue Aufzeichnung etwas nach oben verschoben wird (Abb. 40-24).

Der Winkel, der von der Tangente zwischen Anfangs- und Endpunkt der jeweiligen Protrusionsbahn (entspricht der Vorgleitbahn der Kondylen) und einer parallel zur Kau- bzw. Camper-Ebene liegenden Horizontalen auf der Messkarte gebildet wird, beschreibt das Ausmaß der sagittalen Kondylenbahnneigung. Die Winkel werden mit Hilfe eines Winkelmessers ermittelt. Werden auf einer Seite verschiedene Werte gemessen, so wird der Mittelwert aus allen Messungen gebildet. Der ermittelte Wert wird notiert. Er wird seitlich am Condylator eingestellt und mit Hilfe der unterhalb der Kondylarkörperschraube befindlichen Feststellschraube fixiert. (Fand die Registrierung unter erhöhter Vertikaldistanz statt [z. B. bei einer Nachregistrierung], so werden pro Millimeter Sperrung im inzisalen Bereich 0,5° zum errechneten Kondylenbahnneigungswinkel addiert.) Die Kondylenbahnneigung ist wichtig, um für jeden Einzelfall die Steilheit der Höcker festlegen zu können, damit bei Seitschubbewegungen Balance-Kontakte erzielt werden.

## 40.8.5 Einartikulieren des Unterkiefermodells

Im Anschluss daran kann das Unterkiefer-Meistermodell gelenkbezüglich einartikuliert werden. Zunächst wird das Unterkiefer-Meistermodell an die Unterkiefer-Registrierschablone festgewachst und über die Gabeln der Übertragungsplatte mit dem Gesichtsbogen verbunden. Zur Positionierung in den Condylator wird der Gesichtsbogen auf das zugehörige Montagestativ geschoben. Da die Orientierungsstäbe des Gesichtsbogens (Parallelen zur Okklusionsebene) parallel zur Tischebene liegen, befindet sich auch der Unterkiefer-Wachswall parallel zur Okklusionsebene. Die auf dem Wachswall eingezeichnete Mittellinie muss sich genau in der Artikulatormitte, der Stützstift im Zentrum des Auflagetellers (Stützstiftführungsteller) befinden. Durch die gelenkbezügliche Montage wird sichergestellt, dass eine geringe Änderung der vertikalen Dimension nicht zu klinisch relevanten Fehlern in der Okklusion führt. Wenn die Schreibspitzen des Gesichtbogens rechts und links nicht genau auf die Scharnierachse des Artikulators zeigen, wird eine gedachte Artikulatorachse ausgemittelt; das bedeutet, dass sie um denselben Betrag, wie die Schreibspitze auf der einen Artikulator-Seite höher liegt, auf der anderen Seite tiefer sein muss. Gleiches gilt für die sagittale Richtung (hinten-vorn). Der Gesichtsbogen wird also letzlich so positioniert, dass nicht die Anzeigenspitzen verändert werden, sondern der gesamte Gesichtsbogen zum Condylator gemittelt wird. Der vordere Artikulatorbügel sowie die seitlichen Orientierungsstäbe bzw. die Registrierplatten verlaufen dabei immer parallel zur Tischebene.

## 40.8.6 Horizontale Kieferrelationsbestimmung



Ziel der horizontalen Kieferrelationsbestimmung ist nach *Gerber* (1964) eine gelenkbezüglich zentrierte Lage des Unterkiefers. Dabei sollen in habitueller Interkuspidation (bei maximalem Zahnkontakt) und bei aufrechter Kopfhaltung die Scheitelpunkte beider Kondylen im Zenit der Gelenkgruben, d. h. an deren höchsten Stellen, im Zentrum, stehen (sog. zentrale Relation), wobei im Gelenk weder eine Kompression (Stauchung) noch eine Distraktion (Dehnung) vorliegen darf.

Die Registrierung erfolgt beim Vorgehen nach *Gerber*, wie erstmals von *McGrane* 1946 angegeben, mit Hilfe der intraoralen Stützstiftmethode, bei der durch den Oberkiefer-Stützstift auf der im Unterkiefer befindlichen Registrierplatte eine intraorale Pfeilwinkelregistrierung ausgeführt wird. Der Unterkiefer erfährt dabei eine Dreipunktabstützung: Zwei Abstützungspunkte befinden sich im Kiefergelenk (Kondylen) und einer (Stützstift) auf der Registrierplatte.

Die Registrierplatte wird mit einem Wachsmal- oder Fettstift flächig eingefärbt. Damit sind die Voraussetzungen erfüllt, dass eine Registrierung der Bahnen aufgezeichnet wird, die der Unterkiefer unter Kontakt der Oberkiefer-Schreibspitze mit der Unterkiefer-Registrierplatte in horizontaler Richtung ausführen soll. Die vom Patienten ausgeführten Bewegungen sind: Protrusion, Retrusion, Seitschub nach links, Retrusion, Seitschub nach rechts und Retrusion. Die entsprechenden Befehle an den Patienten lauten:

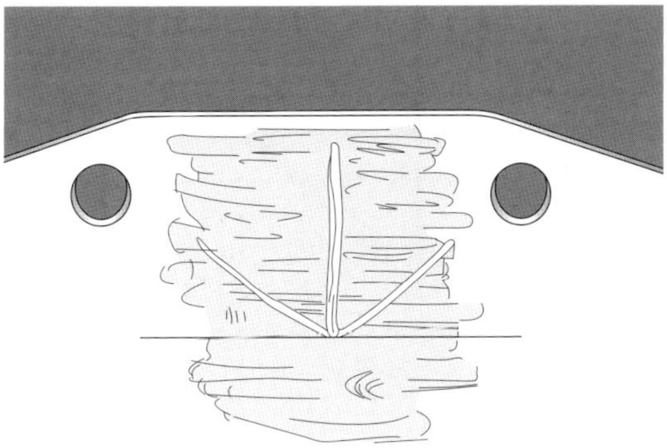

**Abb. 40-25** Aufzeichnung des gotischen Bogens.

„vor“, „ganz zurück“, „links“, „ganz zurück“, „rechts“, „ganz zurück“. Durch die erhaltene Bewegungsbahn bekommt man einen Eindruck von den Grenzbewegungen des Unterkiefers bzw. man erkennt Limitationen der Kondylenbeweglichkeit. Bei größeren Einschränkungen der Unterkieferbeweglichkeit sollten die zugrunde liegenden Faktoren eruiert und vor Anfertigung der Totalprothesen eine funktionelle Vorbehandlung eingeleitet werden (vgl. Kap. 10 bis 12).

Es empfiehlt sich, die Bewegungen, die der Patient aufrecht sitzend oder stehend (Kopf nicht angelehnt) ausführt, zunächst „trocken“ zu üben und erst dann die Registrierschablonen einzugliedern. Anschließend erfolgen die Unterkieferbewegungen unter Kontakt des Stützstifts mit der Schreibplatte. Eine manuelle Führung durch den Behandler findet nicht statt. Wichtig ist, dass sich die Basisplatten während der Aufzeichnung nicht bewegen. Sofern keine deutlichen Bewegungseinschränkungen vorliegen, entsteht aufgrund der Bewegungsbahnen ein Pfeil (sog. „gotischer Bogen“), dessen Spitze durch Verlängerung der Pfeilschenkel nach lateral an den Seiten der Registrierplatte markiert wird. Da sich der Stützstift im Oberkiefer befindet, liegt die Pfeilspitze, die der vom Patienten selbst ausführbaren am weitesten retral und kranial befindlichen Unterkieferposition (RKP) entspricht, auf der Unterkieferschreibplatte am meisten anterior (sog. „central bearing point“ CBP) (Abb. 40-25). Wären der Stift im Unterkiefer und die Platte im Oberkiefer, so läge die Pfeilspitze am weitesten posterior.

Es werden mehrere Aufzeichnungen gemacht und kontrolliert, ob sie mit den zuvor erhaltenen und markierten Pfeilspitzen jeweils übereinstimmen. Die Stellung des Unterkiefers zum Oberkiefer im „central bearing point“ wird intraoral mit Hilfe eines vorgefertigten Lochplättchens aus Plastik fixiert, das an der Unterkiefer-Platte je nach Plättchentyp mit Klebewachs oder einer Schraube befestigt wird. Das Loch liegt genau über der Pfeilwinkelspitze. Die Spitze des intraoralen Stützstifts muss bei Schließbewegungen hindernisfrei exakt in das Loch des Verschlüsselungsplättchens treffen und diese Position halten können. Ist die Gelenkbahnneigung kleiner als 40°, so wird die Öffnung des Plättchens nicht über der Pfeilspitze, sondern 0,2 mm weiter posterior der Pfeilspitze, also in minimal protrusiver Richtung, fixiert.

Bei der Verschlüsselung sollte auch der muskelgeführte Kieferschluss Berücksichtigung finden. Zu diesem Zweck wird der Patient nach

Kapitel 40

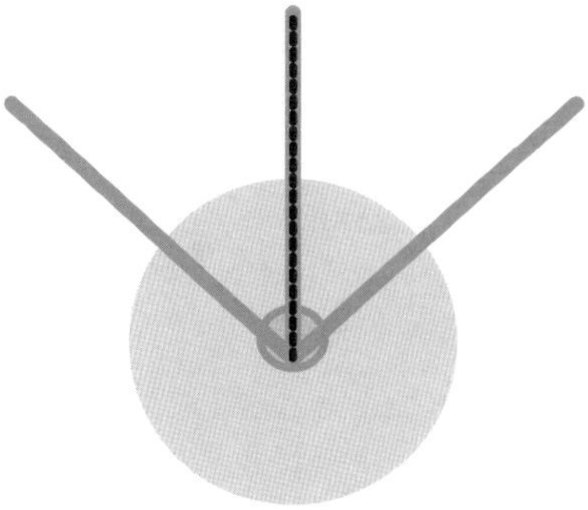

**Abb. 40-26** Befestigung des Lochplättchens mit seinem distalen Lochrand auf der Pfeilspitze.

Bestimmung des intraoralen Pfeilwinkels gebeten, mehrmals in rascher Folge den Mund leicht zu öffnen und zu schließen, also reine Adduktionsbewegungen (Schließbewegungen) auszuführen. Die sich auf der Schreibplatte ergebenden Markierungen sind Ausdruck dieses muskelgeführten Kieferschlusses und geben zum einen einen Hinweis darauf, ob die Adduktionsbewegungen symmetrisch (treffen sich immer an ein und demselben Punkt) oder asymmetrisch erfolgen (beschreiben ein Trefferfeld); zum anderen deuten sie an, ob und wie weit CBP (Pfeilspitze) und Adduktionspunkt bzw. -fläche auseinander liegen. Das Plättchen wird immer in leicht protrusiver Position befestigt (d. h. der distale Lochrand des Plättchens liegt auf der Pfeilspitze; Abb. 40-26), damit der Patient nicht retral „gefangen ist". Die störungsfreie Retrusionsbewegung wird später ohnehin noch eingeschliffen (*Palla* und *Koeck* 2005).

In unsicheren Fällen besteht auch die Möglichkeit, röntgenologisch mit Hilfe von Kiefergelenk-Tomogrammen zu kontrollieren, ob sich die Kondylen in der gewünschten Position, d. h. im Zentrum der Fossa mandibulae, befinden.



Die Verschlüsselung der Registrierung erfolgt auf der rechten und linken Seite der Registrierschablonen mit Kühn-Abformgips. Dieser Gips hat den Vorteil, dass sich im Falle eines Bruchs scharfe Kanten ergeben und er daher in den im Unterkiefer-Wachswall angebrachten Orientierungskerben nach Abbinden exakt zu reponieren ist. Das Vestibulum sollte frei von Gips bleiben.

Nach Abbinden des Gipses werden die Registrierplatten möglichst im Block aus dem Mund genommen. Die Gipsschlüssel werden nur dann von der Registrierschablone entfernt, wenn die Entnahme aus dem Mund im Block nicht möglich ist. Es wird visuell überprüft, ob sich die Stützstiftspitze im Loch des Plättchens befindet bzw. ob sich das Plättchen auf der Registrierplatte eventuell verschoben hat.

## 40.8.7 Einartikulieren des Oberkiefermeistermodells

Mit Hilfe des Registrats und der Gipsschlüssel erfolgt nun das endgültige Einartikulieren des Oberkiefer-Meistermodells mit Abformgips.

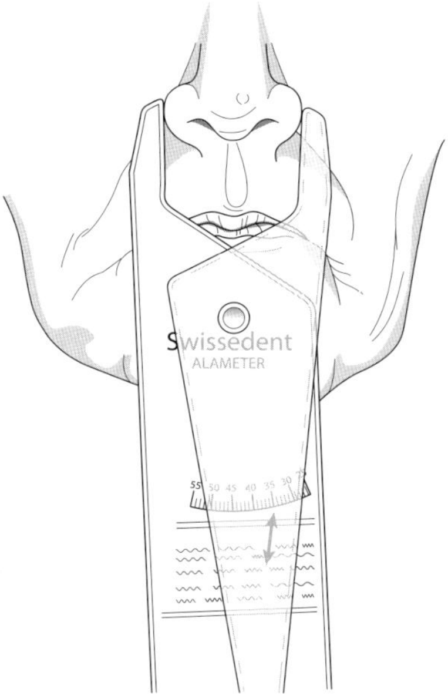


**Abb. 40-27** Anlegen des Alameters®.

# 40.9 Klinik: Frontzahnauswahl

In derselben Sitzung erfolgt die Auswahl der Frontzähne hinsichtlich Form (Länge, Breite) und Farbe (vgl. Kap. 16). Für die Ober- und Unterkieferfront werden Kunststoffzähne (Candulor CT Acryl-Frontzähne) verwendet. Dadurch, dass sich die Kunststoff-Frontzähne bei Veränderungen der okklusalen Belastungsverhältnisse stärker abradieren, werden sonst mögliche Überlastungen des Kieferkamms vermieden. Die Goldknöpfe (Crampons) an den Keramikzähnen sind wichtig, weil sich der Prothesenkunststoff ohne Verbundsystem nicht mit der Keramik der Zähne verbindet. Durch die Crampons kommt es daher zu einer mechanischen Retention der Zähne im Kunststoff. Werden die Keramikzähne hingegen geätzt und silanisiert, kann auch hierbei ein chemischer Verbund erzielt werden. Zur Bestimmung der auszuwählenden Gesamtbreite im Oberkiefer-Frontzahnbereich kann man auch das Alameter® (Candulor, CH-Zürich) zu Hilfe nehmen, mit dem man die breiteste Stelle der Nasenflügel (Nasenbasisbreite) misst (Abb. 40-27).



Beim Aussuchen der Zahnform und -farbe muss der Patient unbedingt miteinbezogen werden. Trifft man eine diesbezügliche Entscheidung über seinen Kopf hinweg oder gar gegen seinen Willen, so ist die Gefahr groß, dass er später den fertigen Zahnersatz nicht akzeptiert. Um einen Eindruck der Form der früheren, eigenen Frontzähne zu bekommen, ist es günstig, wenn alte Patientenfotos zur Verfügung stehen, auf denen die eigenen Zähne gut zu sehen sind, oder wenn alte Prothesen mit einer ansprechenden Frontzahnstellung vorhanden sind.

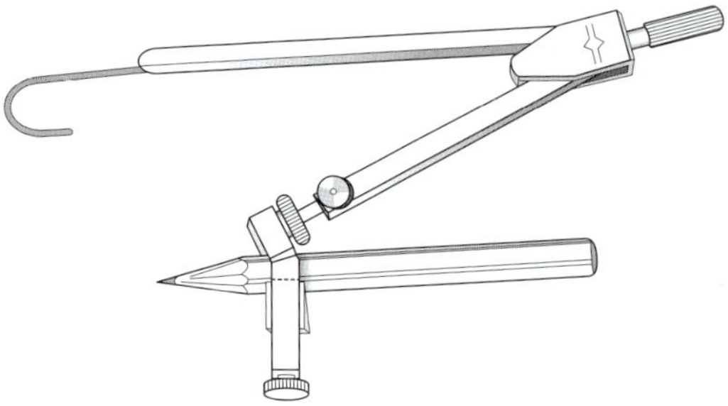

**Abb. 40-28** Profilzirkel.

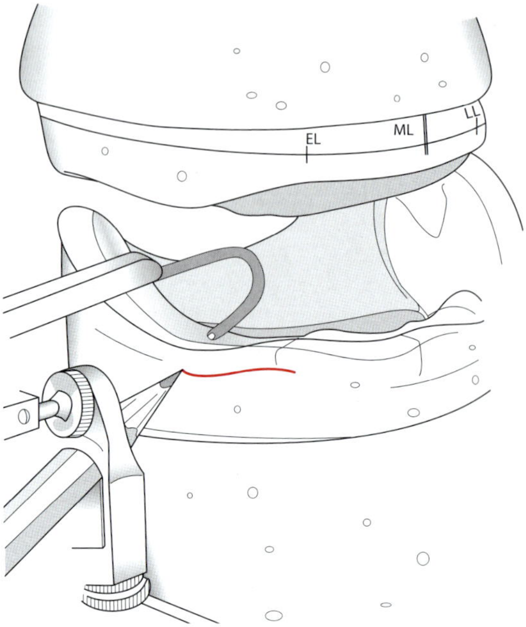


**Abb. 40-29** Mit dem Profilzirkel wird der Kammverlauf auf den Modellsockel übertragen.

# 40.10 Modellanalyse, Frontzahnaufstellung in Wachs

**Kapitel 40**

Die auf dem Wachswall eingezeichneten Mittel- und Eckzahnlinien werden auf das Oberkiefermodell übertragen. Es folgt eine Analyse der intra- und interalveolären Verhältnisse. Der horizontale Kieferkammverlauf (Kieferkammprofil) wird seitlich auf den Sockel übertragen. Für diesen Zweck hat sich ein sog. Profilzirkel bewährt, dessen einer Schenkel mit einem umgebogenen Metallstab und der andere mit einer Bleistiftspitze endet (Abb. 40-28). Der Zirkel fährt den Kieferkamm entlang, wobei gleichzeitig der Metallstab dem Kamm aufliegt (Abb. 40-29).

Auf diese Weise wird der Kammverlauf seitlich am Sockel aufgezeichnet. Mit einem wasserfesten Filzstift wird die Bleistiftmarkierung anschließend nachgezogen. Zusätzlich werden die tiefste Stelle des Alveolarkamms (entspricht dem Kauzentrum; sog. kaustabile Zone) sowie der distal davon liegende Beginn des Aufstiegs des Prothesenlagers (sog. Stopplinie, hinter welcher aus statischen Gründen kein Zahn, der einen Antagonisten aufweist, platziert werden sollte) durch einen senkrechten Strich innerhalb der Profilverlaufslinie kenntlich gemacht. Unter prothetischen Gesichtspunkten ist ein Kieferkammverlauf ideal, bei dem die Kämme in posteriorer Richtung leicht nach kaudal abfallen. Dies ist aber nur bei wenigen Patienten der Fall. Des Weiteren werden die Lage der Papilla incisiva und das Ende des zweiten Gaumenfaltenpaars durch Verlängern ihrer Lage auf den seitlichen Sockelrand markiert.

Die Aufstellung der Frontzähne in Wachs erfolgt nach den in Kapitel 39 beschriebenen Grundsätzen.

## 40.11 Klinik: Registratkontrolle, Anprobe der Frontzahnaufstellung

Am Patienten wird das Registrat überprüft, indem kontrolliert wird, ob im Seitenzahnbereich auf den Wachswällen angebrachte Markierungen auch in der Patientenzentrik zur Deckung kommen.

Die Frontzahnaufstellung wird bezüglich ihrer ästhetischen Wirkung und im Hinblick auf phonetische Gesichtspunkte beurteilt. Zahnform, -breite und -farbe, Zahnstellung, die Lage der Mittellinie, die Sichtbarkeit der Zähne in Ruhelage sowie der Verlauf der Schneidekanten beim Sprechen und Lachen werden kontrolliert. Bei locker geöffnetem Mund sollten die oberen mittleren Schneidezähne im Durchschnitt 1–2 mm sichtbar sein, bei alten Patienten eher etwas weniger. Wie viel vom Zahn beim Lachen zu sehen ist, ist bei jedem Menschen unterschiedlich (vgl. Kap. 17.6). Auf jeden Fall sollte darauf geachtet werden, dass die Verbindungslinie der Spitzen bzw. Kanten der Frontzähne parallel zum Oberrand der Unterlippe verläuft (positive Lachkurve). Schließlich wird noch überprüft, ob eine ausreichende Lippenstütze (Lippenfülle) vorhanden ist. Bei der anschließenden Sprechprobe, bei der der Patient gebeten wird, von 50 bis 60 zu zählen, wird die vertikale Kieferrelation kontrolliert. Dies kann auch durch Summen des Lautes „M“ geschehen. Bei Aussprache der „Z“-Laute ist auf eine lispelfreie Artikulation zu achten. Dies kann zusätzlich durch Worte, die viele „Z“- oder „S“-Laute enthalten, wie z. B. „Mississippi“, verifiziert werden.

*Ästhetische Aspekte der Prothesenzähne*

Der Ästhetik von Totalprothesen wird oft zu wenig Beachtung geschenkt. Dies gilt sowohl im Hinblick auf die Zahnaufstellung als auch auf die Prothesenbasisgestaltung und deren Einfärbung. Ein ästhetisch ansprechendes individuelles Erscheinungsbild von Totalprothesen lässt sich nur durch zahntechnischen Mehraufwand erreichen. Einer der zentralen Faktoren ist dabei die Individualisierung von fabrikmäßig hergestellten Garniturzähnen. Fabrikzähne müssen eigentlich als Rohlinge betrachtet werden; zur Erzielung eines optimalen ästhetischen Ergebnisses sind sie daher entsprechend dem Alter des Patienten umzuarbeiten (Abb. 40-30a bis c). Dies kann bereits durch kleinere Schleifkorrekturen an der Schneidekante bzw. Eckzahnspitze zur Darstellung von Abrasionen bzw. Attritionen erfolgen (Abb. 40-31). In nicht wenigen Fällen bringt jedoch erst das Umbrennen der Keramik eine für den Patienten positive Veränderung der Zähne.



Das schrittweise Umarbeiten von keramischen Prothesenzähnen kann wie folgt durchgeführt werden:

- Rekonturierung mit Diamanten
- Gestaltung der Oberflächentextur
- Vorpolitur mit dem Silikonpolierer
- Oberflächenbemalung und Brand
- Schaffung des Oberflächenglanzes mit einem Filzkegel und Diamantpaste bzw. Bimsmehl

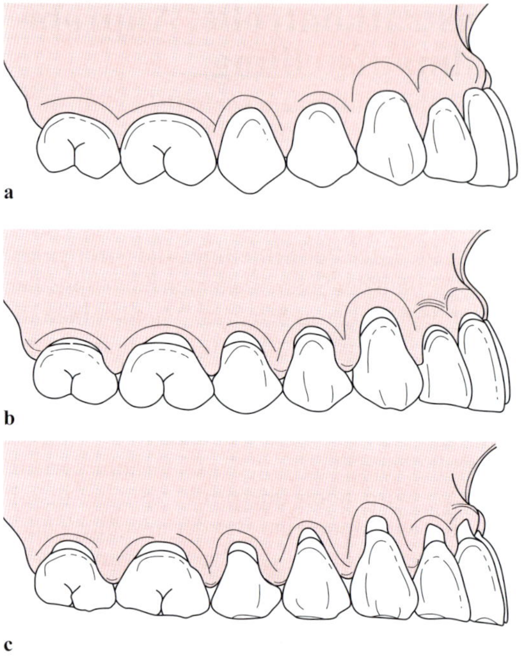


**Abb. 40-30** Individualisierte Prothesenzähne und Zahnfleischanteil für den **a** jungen, **b** mittelalten und **c** alten Menschen.

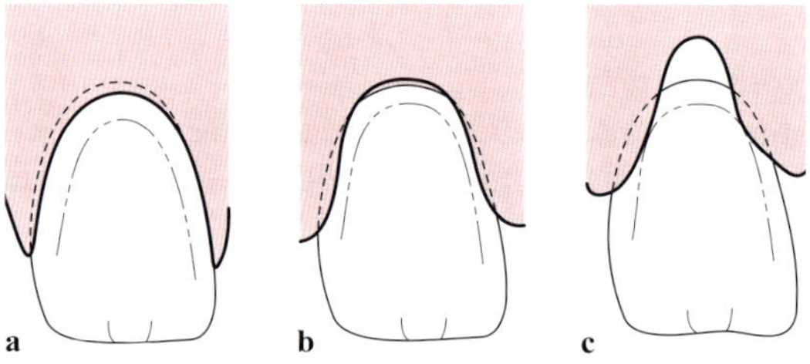


**Abb. 40-31** Altersbedingte Abrasionen des Eckzahns: **a** jung; **b** mittleres Alter; **c** fortgeschrittenes Alter. Der Verlauf der Gingiva passt sich ebenfalls dem Alter an.



# 40.12 Labor: Seitenzahnaufstellung in Wachs, Ausmodellieren der Wachsaufstellung

Das Aufstellen der Seitenzähne erfolgt nach den in Kapitel 39 angegebenen Prinzipien. Anschließend erfolgt nochmals eine Kontrolle, ob alle Zähne ausreichende Okklusionskontakte aufweisen und richtig positioniert sind. Danach werden Protrusion und Laterotrusion überprüft.

Beim Ausmodellieren der Totalprothese wird wie folgt vorgegangen:

- Ausschwemmen der Interdentalpapillen mit Wachs
- Gestaltung konvex verlaufender Interdentalpapillen (s. auch Kap. 40.12.1)
- Eine individuelle, dem Alter des Patienten entsprechende Gingivamodellation ist wünschenswert. So sollten bei älteren Patienten, gemäß dem natürlichen Vorbild, die Zahnhälse mehr sichtbar sein, als dies in jugendlichen Jahren der Fall ist, wobei lokal auch Effekte wie

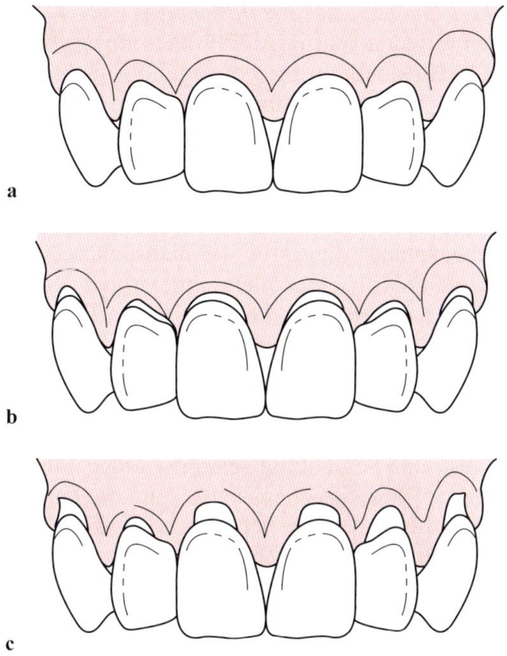


**Abb. 40-32** Dem Alter entsprechende Gestaltung der Gingiva und der Interdentalpapillen: **a** jung, **b** mittleres Alter, **c** fortgeschrittenes Alter.

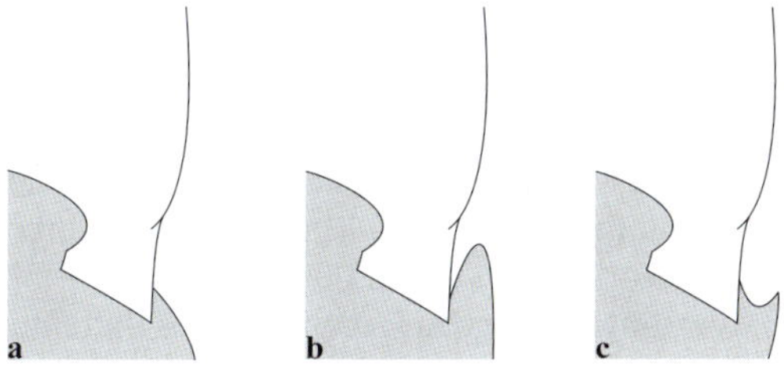


**Abb. 40-33** Sulkusbereich bei Totalprothesen: **a** korrekte Gestaltung; **b** und **c** falsche Gestaltung.



Rezessionen eingearbeitet werden können (vgl. auch Kap. 40.12.1) (Abb. 40-32a bis c). Auf eine korrekte Gestaltung des Sulkusbereichs ist zu achten (Abb. 40-33a bis c).

- Anpassen der Wachsmodellation bis an die Ah-Linie
- Einarbeiten von Juga alveolaria
- Einarbeiten anteriorer Lippenschilder mit betont konkaven Auflageflächen für den M. orbicularis oris. Das Lippenschild im Oberkiefer endet nach okklusal verlaufend zwischen den beiden Prämolaren, das Lippenschild im Unterkiefer endet, ebenfalls nach okklusal verlaufend, beim ersten Prämolaren.
- Gestalten von vestibulären Randwülsten für den M. buccinator
- Einarbeiten tiefer funktionsgerichteter Passagen für die Wangenbändchen
- Ausarbeiten und Glätten der Wachsoberfläche mit einem Le Cron-Instrument. Entfernen sämtlicher Wachsüberschüsse am Funktionsrand und den Zahnhälsen. Nachfahren des Sulcus gingivalis mit Le Cron-Instrument.

*Ästhetische Aspekte: Prothesenbasis*
Eine Individualisierung der Prothesenbasis bezieht sich auf ihre Form und Farbe. Hinsichtlich der Form gelingt es häufig, durch die Nachahmung von z. B. Rezessionen im Marginalbereich und die Gestaltung eines neuen Gingivaprofils die Mundverhältnisse eines natürlich Bezahnten zu simulieren. So wird bei zunehmendem Alter die Interdentalpapille kürzer und später zusätzlich breiter (s. Abb. 40-32a bis c). Der Einsatz von Intensivfarben für die farbliche Charakterisierung des Prothesenbasiskunststoffs erlaubt darüber hinaus, die Farbe der natürlichen Gingiva besser nachzuempfinden, als dies in einer nichteingefärbten „Standardversion" der Fall ist. Die Intensivfarben als Polymerisat (z. B. Aesthetic Color Set, Candulor. D-Rielasingen) werden mit Hilfe der Streutechnik in die Küvette eingebracht. Dafür ist es wichtig, dass die Küvette geöffnet und das Basismaterial über die gestreuten Intensivmaterialien gestopft werden kann. Diese Technik kann nicht beim Injektionsverfahren angewendet werden, da sonst die gestreute Schichtung zerstört werden würde.

Als zweite Vorgehensweise kann die komplett fertiggestellte Prothese nachträglich mit einem lichthärtenden Komposit (Ceramare, Gum color full set, Shofu, D-Ratingen) beschichtet bzw. ergänzt werden. Dieses Vorgehen macht besonders bei Implantatarbeiten Sinn, da hierbei oft nicht in einer Küvette gearbeitet werden kann.

Durch auf diese Weise individuell gestaltete Zähne und Gingivaanteile fällt es dem Betrachter schwer, den Unterschied zwischen einer natürlichen Bezahnung und Prothesenzähnen zu bemerken. Dadurch kann oftmals das Selbstbewusstsein des Patienten erhöht werden.

Ein erfolgreiches Konzept für die individuelle Gestaltung von Totalprothesen stammt von *Frush* und *Fisher* (1958)und wird in der heutigen Zeit mit modernen Materialien in ihrer natürlich erscheinenden Wirkung vollendet (*Palla* 2000).



Allerdings sollte das Geschlecht des Patienten nicht mehr als Kriterium bei der Auswahl bzw. Individualisierung der Zahnformen im Sinne von „maskulin" bzw. „feminin" verwendet werden, da dies wissenschaftlich nicht haltbar ist (*Wolfart* et al. 2004). Natürliche Zahnformen von Männern und Frauen unterscheiden sich nämlich nicht!

## 40.13 Klinik: Gesamtanprobe in Wachs

Am Patienten erfolgt anschließend die Wachsanprobe der Prothesen. Zunächst wird im Oberkiefer überprüft, ob der Ventilrand und die dorsale Ausdehnung bis zur Ah-Linie (Nasenblasversuch: Wenn der Patient versucht, Luft durch die zugehaltene Nase zu blasen, darf sich die Oberkieferprothese nicht lösen) so gestaltet ist, dass ein Saugeffekt zustande kommt. Lippen- und Wangenstütze sollen vorhanden, Lippen- und Wangenbändchen korrekt eingearbeitet sein. Auch die Seitenzähne müssen Wangenkontakt aufweisen. Es wird ferner beurteilt, ob sich die Prothese in ihrem Gesamtbild in die jeweiligen patientenspezifischen Gegebenheiten einfügt. Die Sichtbarkeit der Zähne beim Lächeln wird ebenso überprüft wie das Vorhandensein eines Bukkalkorridors. Schließlich wird die Okklusion (nur statische Okklusion, da Zähne noch im Wachs stehen) kontrolliert. Der Unterkiefer des Patienten muss beim Mundschluss direkt, d. h. ohne Vorkontakte und Abgleitbewegungen, in die zentrische Position gelangen können.

Die Okklusionskontakte müssen gleichmäßig sein. In einen Halter eingespannte Okklusionsfolie muss in habitueller Interkuspidation im Seitenzahnbereich von den jeweiligen Antagonistenpaaren gehalten werden. Die Stabilität wird getestet, indem die Prothesen im Seitenzahnbereich mit einem Kugelstopfer punktuell axial belastet werden. Dabei darf die Prothese nicht kippen. Eine Sprechprobe beschließt die Wachsanprobe. Der Patient wird gebeten, z. B. von 50 bis 60 zu zählen. Dabei dürfen weder die Zähne in Kontakt miteinander kommen noch darf der Patient das Gefühl haben, Zungen- oder Wangenraum seien eingeengt. Nochmals wird die Gesamtästhetik beurteilt, wobei der Patient mit dem erreichten Resultat einverstanden sein muss. Am Ende der Sitzung wird intraoral im Bereich des distalen Abschlusses der Prothese die Schleimhaut hinsichtlich ihrer Geweberesilienz überprüft, um das Ausmaß der abschließenden Radierung zu bestimmen und auf das Modell übertragen zu können (entfällt, wenn bereits mit der Abformung eine dorsale Abdämmung hergestellt wurde).

Ferner wird mit einem großen Kugelstopfer die Ausdehnung und Resilienz von Torus palatinus und Papilla incisiva individuell ertastet und am Oberkiefer-Meistermodell angezeichnet. Bei nur geringer Resilienz wird später auf dem Modell eine ca. 0,3 mm dicke Zinnfolie zur Entlastung dieses Bezirks eingelegt, um ein Schaukeln der fertigen Prothese über diesen Bereich zu verhindern.

## 40.14 Labor: Einbetten, Pressen des Kunststoffs, Polymerisieren, Reokkludieren, Ausarbeiten



Vor dem Einbetten erfolgt nochmals eine Kontrolle der Wachsmodellation. Je glatter das Wachs gestaltet ist, desto weniger Zeit muss später für das Ausarbeiten in Kunststoff aufgewendet werden. Vor allem ist auf eine Ventilrandgestaltung mit Aussparungen für Zungen- und Wangenbänder, einen sauber modellierten Zahnhalsbereich, Lippenschilder sowie ein Enden der Wachsmodellation an der Ah-Linie zu achten. Anschließend werden die Prothesenränder an das Gipsmodell angewachst.

### 40.14.1 Einbetten der Wachsaufstellung

Für das Einbetten werden die Modelle mit der Wachsaufstellung aus dem Artikulator entnommen. Die Modelloberfläche, die später mit Gips in Kontakt kommt, wird mit einem Isoliermittel (Gips gegen Gips) isoliert. Dies ist notwendig, um die Modelle nach dem Kunststoff-Pressvorgang unbeschädigt ausbetten und dadurch eindeutig in den Artikulator zurücksetzen zu können.

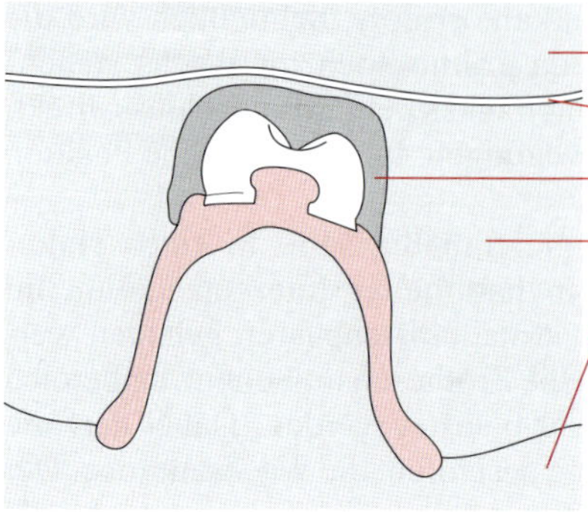


**Abb. 40-34** In der Küvette eingebettete Totalprothese (Querschnitt).

Für Ober- und Unterkiefer wird jeweils eine Küvette bereitgestellt. Sämtliche Küvetteninnenteile werden mit Vaseline oder Silikonspray dünn gegen den Einbettgips isoliert. Die untere Küvettenhälfte wird mit sahnig angerührtem Hartgips gefüllt. Das Modell mit den aufgestellten Zähnen wird so in den Gips eingedrückt, dass die Front- und Seitenzähne überall gleich hoch sind (parallel zur Küvettenbasis). Gipsüberschüsse (vor allem an den Rändern der Küvette) werden entfernt, die Oberfläche wird glattgestrichen. Der Gips soll nur bis zum Funktionsrand der Prothese reichen. Das Oberteil der Küvette wird zwecks Höhenkontrolle aufgesetzt, um sicherzustellen, dass ein Schließen der Küvette möglich ist. Nach Abbinden des Gipses wird seine Oberfläche isoliert (Gips gegen Gips). Das Küvettenoberteil wird ohne Deckel aufgesetzt und blasenfrei mit Hartgips gefüllt (Konter). Nun wird der Deckel aufgesetzt und festgedrückt; Überschüsse werden entfernt. Ein Gipsrest wird zurückbehalten; er gibt an, wann der Gips des Konters abgebunden hat.



Um das spätere Ausbetten der Modelle und der Kunststoffprothesen zu erleichtern und Frakturen im Kunststoff zu vermeiden, ist es sinnvoll, den Konter nicht in einem Stück herzustellen, sondern in drei leicht voneinander zu trennenden Teilen. Die erste Gipsschicht wird aus Superhartgips angefertigt, der maschinell mit Vakuum angemischt wird. Diese Schicht deckt lediglich die Zähne und die Wachsmodellation bis einige Millimeter apikal des Zervikalrandes ab. Sie wird nach dem Aushärten gegen die zweite Gipsschicht isoliert. Der zweite Gipsteil des Konters soll die Superhartgipsschicht leicht (ca. 2 mm) abdecken. Dadurch lässt sich der orale (linguale oder palatinale) Gipsanteil beim Ausbetten leichter vom Kunststoff respektive vom Superhartgips entfernen. Diese zweite Schicht kann mit einer dünnen Plastikfolie abgedeckt werden und der Rest der Küvette (dritter Teil des Konters) mit der gleichen Mischung Gips, wie sie für die zweite Schicht verwendet wurde, aufgefüllt werden (Abb. 40-34).

## 40.14.2 Ausbrühen und Vorbereiten der Küvette zum Kunststoffpressen

Nach dem Abbinden wird die Küvette für 4 bis 5 Minuten bei 90° C in ein Ausbrühgerät gestellt. Beide Küvettenteile werden nun getrennt und das er-

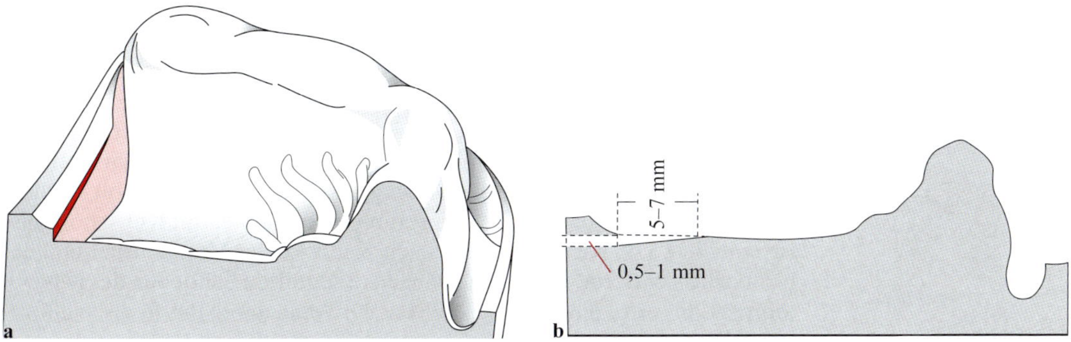


**Abb. 40-35** Radieren der Ah-Linie: **a** Aufsicht; **b** Querschnitt.

weichte, flüssige Wachs entfernt. Nach Ausbrühen beider Teile (Modell und Konter mit Zähnen) wird die von allen Wachsresten befreite Gipsoberfläche auf scharfe Kanten und Überschüsse überprüft und, wenn vorhanden, werden diese mit einem Gipsmesser entfernt. Die Metallränder der Küvette werden von Gips gesäubert. In Kunststoffzähne (Unterkieferfront) müssen zusätzlich konische Retentionen eingeschliffen werden. Sollten sich Zähne dabei lösen, werden diese mit einem Tropfen Sekundenkleber in ihrer Negativform im Gips befestigt. Im Oberkiefer werden Papilla incisiva und Torus palatinus mit einer Zinnfolie (Durchmesser: 0,3 mm) überdeckt. Die Breite der abgedeckten Fläche entspricht den in der Klinik markierten Umrissen auf dem Modell. Ist kein Torus palatinus vorhanden, erübrigt sich eine Zinnfolie.

Schließlich wird mit einem Le-Cron-Instrument die Ah-Linie in anteroposteriorer Richtung auf einer Breite von 5 bis 7 mm und eine Tiefe von ca. 0,5 bis 1mm radiert (Abb. 40-35). Die Radierung nimmt in ihrer Tiefe nach anterior hin ab. Die Form und Ausdehnung richtet sich nach den anatomischen Gegebenheiten des Gaumens. Wurde bereits auf der Abformung eine dorsale Abdämmung hergestellt, müssen jetzt nur noch kleine Ungenauigkeiten, Falten und Rauhigkeiten geglättet werden. Dabei ist darauf zu achten, dass die Radierung nicht weiter vertieft wird, da es sonst später zu Druckstellen kommen kann.



Nun erfolgt das Isolieren der Modelle und der Konterteile. Solange der Gips noch warm ist, kann ein besserer Verbund von der Alginat-Isolierung (Gips gegen Kunststoff) zum Gips erfolgen.

## 40.14.3 Kunststoffpressen

Das konventionelle Basismaterial für Prothesen ist heißpolymerisierender PMMA-Kunststoff. In letzter Zeit kommen auch Kaltpolymerisate zum Einsatz. Bei der Verarbeitung von Monomeren ist wichtig zu wissen, dass es sich hier um einen Gefahrenstoff handelt und Hautkontakt und Einatmen aus gesundheitsschädigenden Gründen vermieden werden sollten. Die Angaben des Datensicherheitsblatts der jeweils verwendeten Produkte sollten daher unbedingt beachtet werden.

Die Dosierung von Monomer und Polymer erfolgt nach Angaben des Herstellers. Dafür stehen spezielle Dosierbecher zur Verfügung. Nachdem der Kunststoff angezogen ist (er zieht keine Fäden mehr), wird der Teig im Überschuss in die offene Küvette eingelegt. Durch Zwischenlegen einer Polyäthylenfolie erfolgt zunächst ein Vorpressen (Probepressen) des Kunststoffs. Die Folie erlaubt, dass die beiden Küvettenteile wieder voneinander getrennt werden können. Die Küvette wird nach dem Probepressen geöffnet, und die Kunststoffüberschüsse (Pressfahne) werden entfernt. Nach Nachlegen von Material sollte das Probepressen wiederholt werden, um durch mangelndes Verdichten bedingte Porositäten im Kunststoff auszuschließen. Die Küvette wird danach zum zweiten Mal geöffnet und der Überschuss entfernt. Erst dann sollte das endgültige Schließen der Küvette (ohne Folie) erfolgen. Auf diese Weise wird eine durch das Pressen auftretende Bisserhöhung minimiert.

Danach wird die Küvette in einen Klemmbügel eingeschraubt und zur Polymerisation ins Wasserbad eingelegt (Herstellerangaben beachten!). Nach der Polymerisation und – bei Heißpolymerisation – dem Erkalten der Küvette auf Körpertemperatur können die Prothesen ausgebettet werden. Zunächst wird der Bügel entfernt und die Deckel der Küvetten werden abgenommen. Mit dem Gipsmesser wird die Küvette vorsichtig geöffnet. Durch vorsichtiges Klopfen mit dem Gummihammer werden die seitlichen Metallteile der Küvette vom Gips getrennt. Der um die Prothesen befindliche Gips lässt sich mit Hammer, Gipszange oder, nach dem Sägen von Sollbruchstellen, mit einem Gipsmesser entfernen. Die Prothese sollte hierbei noch auf dem Modell in Position bleiben, um ein Reokkludieren von Prothese und Modell zu erlauben. Eine einmal entfernte Prothese würde aufgrund der im Kunststoff vorhandenen Spannungen nie wieder exakt auf das Ausgangsmodell passen. Daher würde ein Entfernen vom Modell zu Ungenauigkeiten bei der Reokkludierung führen.



## 40.14.4 Reokkludieren

Nach Entfernung des Kontergipses werden die Modelle mit den darauf befindlichen Prothesen zum Reokkludieren in den Artikulator zurückgesetzt. Im Einzelnen wird wie folgt vorgegangen:

- Einschleifen der Zentrik (z. B. mit roter Okklusionsfolie) (Artikulator/Condylator in Nullstellung = zentrisch verriegelt)
- Einschleifen der Protrusion (z. B. mit schwarzer Okklusionsfolie) (Feststeller der Artikulationsgelenke beidseits gelöst und nach oben geschoben)
- Einschleifen des Seitschubs nach rechts und links (z. B. mit grüner und blauer Okklusionsfolie)
- Einschleifen der Retralbewegungen (entfällt für sequentiell geführte Prothesen) (Feststeller der Artikulatorgelenke beidseits gelöst, halb nach oben geschoben und nach vorne gekippt)

## 40.14.5 Ausarbeiten der eingeschliffenen Prothesen

Dem Einschleifen der gewählten dynamischen Okklusionsform (sequentielle Führung oder vollbalancierte, „polyvalente“ Okklusion) folgt das

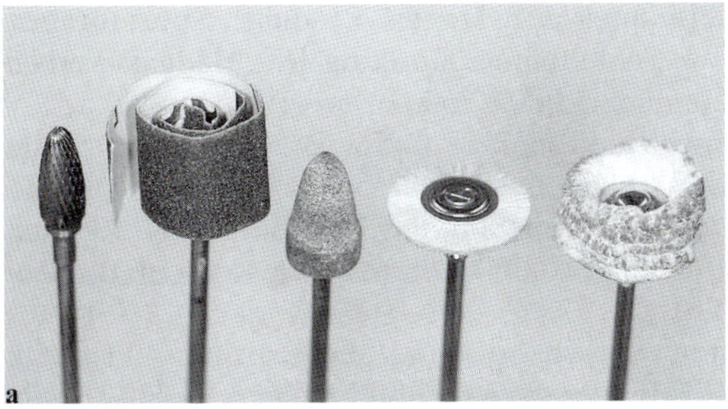
a

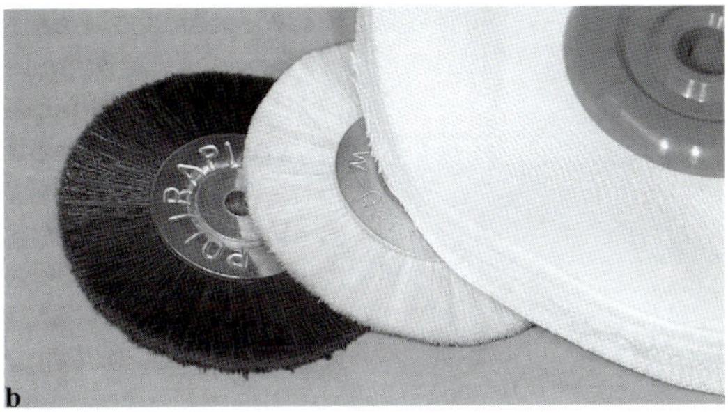
b

**Abb. 40-36** Instrumente für die Bearbeitung und Politur von Polymerisaten **a** im Handstück: v. l. Hartmetallfräse, Schleifpapier, Silikonpolierer, Ziegenhaarbürste, Hochglanzschwabbel; **b** am Poliermotor für große Kunststoffanteile: v. l. Chungkingbürste, Ziegenhaarbürste, Hochglanzschwabbel.

Ausarbeiten des Kunststoffs. Hierzu werden Unter- und Oberkieferprothese (erstmals) vom Meistermodell entfernt und nicht wieder zurückgesetzt. Die Entfernung der Prothese ist einfach, wenn ihr Rand vorsichtig mit einem zwischen Kunststoff und Meistermodell eingeführten Gipsmesser allseitig vom Modell abgehebelt wird. Wurde die Wachsmodellation sauber und mit der richtigen Kontur und Ausdehnung durchgeführt, müssen nur noch Glättungsmaßnahmen ausgeführt werden. Wichtig ist, dass der Sulkusbereich des Kunststoffs nicht durch den Einsatz von Bohrern und Fräsen aufgeraut und dadurch zu einer Plaqueretentionsrille wird. Pressfahnen werden entfernt und die Außenflächen und Ränder auf Hochglanz poliert. Die Protheseninnenflächen bleiben in der Regel unberührt. Lediglich scharfe Kanten und Kunststoffperlen werden entfernt; so werden beispielsweise die nach Entfernen der einpolymerisierten Zinnfolie fühlbaren (sichtbaren) Kanten gebrochen. Das Ausarbeiten der Bändchenpassagen erfolgt unter Berücksichtigung der funktionellen Beweglichkeit der Bändchen.



Schließlich wird der Kunststoff mit feinem Sandpapier geglättet und mit Bimssteinmehl und Schwabbel nass vorpoliert. Die Hochglanzpolitur erfolgt mit einem trockenem Schwabbel und Poliermittel. Kleine Bereiche und feine Strukturen wie Interdentalpapille, Sulkus und eingeschliffene Flächen an den Zähnen sollten in jedem Fall mit kleinen Werkzeugen im Handstück poliert werden. Die großen gleichmäßigen Bereiche der Prothesenbasis oder Teile an einer Schiene werden mit größeren Werkzeugen am Poliermotor bearbeitet. Diese Instrumente sind in der Lage, ganze Bereiche flächig einzuebnen. Feine Strukturen der Oberfläche können abpoliert werden. Besonders der Gebrauch von Bimspulver ist sehr abrasiv im Vergleich zum Einsatz von Werkzeugen mit Paste.

Folgende Instrumente werden für das Beschleifen und Polieren der fertig polymerisierten Prothesen für ein rationelles Vorgehen empfohlen (Abb. 40-36).

*Ausarbeiten und Polieren von kleinen Anteilen, wie Interdentalbereiche, mit kleinen Werkzeugen (Handstück)*

- Reduzieren mit Hartmetallfräsern. Produkt: Fräse, Brasseler (D-Lemgo) # H251FEQ 104060, max. 50.000 U/min

- Vorpolieren mit Schleifpapier auf Träger. Produkt: Spezialträger, Brasseler # 318, 318 104; Schleifpapier Körnung 180, Hager&Werken (D-Duisburg) # 605 020; max. 2.000 U/min
- Vorpolieren mit Silikonwalze. Produkt: Polierer, Brasseler # 9641; 104 100, max. 10.000 U/min
- Vorpolieren mit Ziegenhaarbürste und Paste. Produkt: Ø 19 mm, Brasseler # 9638, 900 190, max. 10.000 U/min; Paste: Acrypol, Bredent (D-Senden) # 520 00170
- Hochglanzpolieren mit Schwabbel und Glanzmilch. Produkt: Mikrofaser-Schwabbel, Brasseler # 9448, 900 220, max. 5.000 U/min; Glanzmilch: Büdopolit, Büdo-Werk Dr. J. Fuchs (D-Remshalden)

*Polieren von großen Teilen, wie Prothesenbasis und Schienen, am Poliermotor mit nassem Bimspulver*

- Vorpolieren mit harter Bürste. Produkt: schwarze Chungking Bürste Ø 48mm, Hatho (D-Eschbach) # 121 48, max. 2.800 U/min mit nassem Bims; Bimssteinpulver fein, Ernst Hinrichs (D-Goslar)
- Fein Vorpolieren mit Ziegenhaarbürste. Produkt: weiße Bürste Ø 48mm, Hatho # 100 48, max. 2.800 U/min mit nassem Bimsmehl
- Hochglanz mit Flanell-Schwabbel und Glanzmilch. Produkt: Flanell Ø 100mm, Hatho # 161 100, max. 1.400 U/min; Glanzmilch: Büdopolit

Die fertiggestellte Prothese wird vor dem Eingliedern gereinigt und in 70 %igem Alkohol desinfiziert. Wurde die Polymerisation des Prothesenkunststoffs im Wasserbad durchgeführt, muss die extraorale Lagerung der Prothesen in Wasser erfolgen, um ein Austrocknen und damit einen Verzug des Kunststoffs zu vermeiden.



## 40.15 Klinik: Anprobe der fertigen Prothesen, Patienteninstruktion

Bei der Anprobe werden Prothesendimensionierung, Passgenauigkeit bzw. Halt, Funktion und Ästhetik kontrolliert. Zuvor wird die Prothese im und außerhalb des Artikulators hinsichtlich Form, Aussehen, Zahnaufstellung, Okklusionskontakten sowie eventuell vorhandener Rauigkeiten überprüft.

Die angefeuchteten Prothesen werden in den Patientenmund eingesetzt. Bezüglich ihrer Dimensionierung wird zunächst die Randlänge überprüft. Im Oberkiefer sollen die Tubera maxillae gefasst sein. Wenn Lippen und Zunge bewegt werden, dürfen sich die Prothesen nicht abheben. Sofern es bei Protrusionsbewegungen nicht zu Vorkontakten kommt, sind auch die Trigona retromolaria gefasst. Die Linea mylohyoidea wird demgegenüber nur im Falle einer erfolgten relativen Kieferkammerhöhung (Mundbodensenkung) leicht bedeckt (bis zu 2 mm). Lippen- und Wangenstütze sowie Zungen- und Wangenbandeinlagerungen werden überprüft. Die Bändchen müssen sich an die Prothese anschmiegen. In puncto Passgenauigkeit stehen der Prothesenhalt und die damit untrennbar verbundene Ausgestaltung des Ventilrands im Vordergrund.

Die Prothese muss im Oberkiefer saugen. Mit einer Silikonpaste (z. B. Fit- Checker®) kann die Genauigkeit ihres Sitzes bzw. der Grad der Kongruenz zwischen Prothesenbasis und -lager („Reliefgriffigkeit") ermittelt werden. Hierbei werden die Prothesen eingesetzt und vom Behandler zentral angedrückt. Der Patient darf dabei nicht zubeißen, da sonst eventuell noch vorhandene okklusale Interferenzen eine Passungenauigkeit der Prothesen vortäuschen. Durchgedrückte Stellen werden mit Filzstift markiert und vorsichtig ausgeschliffen. In Funktion (Kaubewegungen, Sprechen, Bestreichen der Lippen mit der Zunge) darf sich die untere Prothese nicht von ihrem Lager abheben.

Anschließend wird die Statik (autonome Kaustabilität) getestet. Dieser Test erfolgt mit einem Kugelstopfer, mit dessen Hilfe man jeden Seiten- und Eckzahn axial belastet und mit der anderen Hand die Lippe auf der Gegenseite umspannt (Öffnen des Ventils). Dabei muss die Prothese lagestabil bleiben.

Die Überprüfung von Zentrik, Protrusion und Laterotrusion folgen als Nächstes. Dies kann mit Hilfe von grünem Okklu-Wachs, farbiger Okklusionsfolie und/oder Shimstock-Folie geschehen. Ein Feineinschleifen findet erst im Zuge der späteren Nachregistrierung statt. Bei der sich daran anschließenden Sprechprobe wird überprüft, ob die Zunge genügend Raum hat und die S-Laute zischfrei artikuliert werden können. Der minimale Sprechabstand wird kontrolliert. Beim Sprechen dürfen sich die Zähne nicht berühren (kein Prothesenklappern!). Den Kauakt schließlich kann man den Patienten mit einer Watterolle simulieren lassen. Auch dabei darf die Prothese nicht abhebeln.

Die Ästhetik bei Lippenschluss, in Ruhelage und beim Lächeln wird zusammen mit dem Patienten geprüft. Im Bereich der Frontzahnaufstellung wird nochmals speziell auf den Verlauf von Lachlinie, Eckzahnlinie und Inzisalkanten sowie das Vorhandensein eines Bukkalkorridors geachtet. Die dentale Komposition muss sich letztlich harmonisch in das Gesamtbild einfügen. Am wichtigsten ist natürlich, dass der Patient mit seiner neuen Prothese zufrieden ist.



Vor Entlassung des Patienten erfolgt seine Unterweisung in Handhabung und Pflege der Prothesen. Eine Eingewöhnungsphase, während der Veränderungen vor allem beim Sprechen und Kauen auftreten können, ist wie bei jeder herausnehmbaren Prothese notwendig. Nahrung soll der Patient möglichst nur im Bereich der ersten Prämolaren abbeißen. Zum Reinigen der Totalprothese soll der Patient eine Prothesenbürste und eine nicht abrasive Zahnpasta oder gewöhnliches Spülmittel verwenden und damit wenn möglich nach jeder Mahlzeit, zumindest aber jeden Abend, die Prothese reinigen. Trägt er den Zahnersatz einmal nicht, so sollte dieser in einem Becher mit Wasser gelagert werden. Darüber hinaus sollte der Patient auch die Kieferkämme, den Gaumen und die Zunge einmal täglich mit einer weichen Bürste reinigen. Noch einigermaßen funktionstüchtige alte Prothesen können als Ersatzprothesen vom Patienten aufbewahrt werden. Er soll diese in einem Behälter lagern, in den er Wasser und etwas Essigessenz gefüllt hat.

Der Patient soll nach zwei Tagen wieder zur Kontrolle erscheinen. Wichtig ist es hierbei, Druckstellen, die durch Passungenauigkeiten der Prothesenbasis bedingt sind (Perlen, durchgedrückte Abformung), von okklusionsbedingten Druckstellen zu unterscheiden. Eine Probe mit einem Fließsilikon ohne Zubeißenlassen dient dabei dem Erkennen von Passungenauigkeiten, eine anschließende Probe mit Zubeißenlassen dem Aufspüren von okklusionsbedingten Druckstellen. Nur Druckstellen, die auf Passungenauigkeiten beruhen, sollten durch Beschleifen der Prothesenbasis beseitigt werden. Okklusionsbedingte Druckstellen müssen demgegenüber durch Einschleifen bzw. Nachregistrierung und Einschleifen beseitigt werden.

Eine andere Möglichkeit zur Beseitigung von Druckstellen besteht darin, dass die Druckstelle z. B. mit Hilfe einer Zinkoxid-Eugenol-Basispaste (also nicht mit Katalysatorpaste angerührt) (z. B. Temp-Bond®) intraoral markiert wird. Die trockene Prothese wird nochmals eingesetzt und anschließend wieder entfernt. Die an der Protheseninnenfläche haftende Paste gibt präzise die drückende Stelle an, die nun mit einer Fräse gezielt entfernt werden kann. Es hat sich bewährt, auf die Bereiche der Druckstellen bzw. auf die analoge Stelle in der Prothese eine heilungsfördernde und gegebenenfalls anästhesierende Salbe zu geben (z. B. Dynexan®; Kreussler, D-Wiesbaden). Im Falle von Druckstellen sollte zwei Tage später eine erneute Kontrolle erfolgen.

Nach 14 Tagen, wenn sich die Prothesen optimal in das Prothesenlager eingelagert haben, findet eine intra- und extraorale Nachregistrierung statt.

## 40.16 Klinik: Nachregistrierung intra- und extraoral



Das Nachregistrieren dient der Optimierung der okklusalen Verhältnisse. Es wird im Prinzip so wie eine normale Registrierung durchgeführt, also mit Hilfe einer intraoralen Stützstiftregistrierung. Dazu werden der auf einer speziellen Platte befestigte Stützstift (Oberkiefer) und die Übertragungs- bzw. die Registrierplatte (Unterkiefer) mit *Kerr*-Masse an den Prothesen fixiert. Im Unterschied zur während der Anfertigung der Totalprothesen stattfindenden intraoralen Registrierung wird beim Nachregistrieren der Pfeilwinkel mit einer leichten Bisssperrung ermittelt.

Für die zunächst erfolgende extraorale Registrierung (Aufzeichnung der sagittalen Gelenkbahnneigung) kommt im Unterkiefer die bereits bekannte Übertragungsplatte zur Anwendung. Pro Millimeter Sperrung im inzisalen Bereich muss die Gelenkbahnneigung am Artikulator/Condylator um 0,5° steiler gestellt werden. Für die intraorale (horizontale) Nachregistrierung wird hingegen auf eine Registrierplatte zurückgegriffen, die am lingualen Kunststoff der Unterkieferprothese mit *Kerr*-Masse oder Klebewachs befestigt wird. Sie erlaubt, die Bisssperrung geringer zu halten als bei Verwendung einer Übertragungsplatte, die ja auf den Kauflächen befestigt wird (Abb. 40-37). Der Pfeilwinkel wird wie bekannt aufgezeichnet, und der Oberkieferstützstift wird mit Hilfe des Plastikplättchens im Bereich der Pfeilspitze fixiert. Das Verschlüsseln erfolgt seitlich mit Kühn-Abformgips. Ober- und Unterkieferprothese werden dann möglichst im Block aus dem Mund genommen. Beim Öffnen des Mundes löst sich die untere Prothese

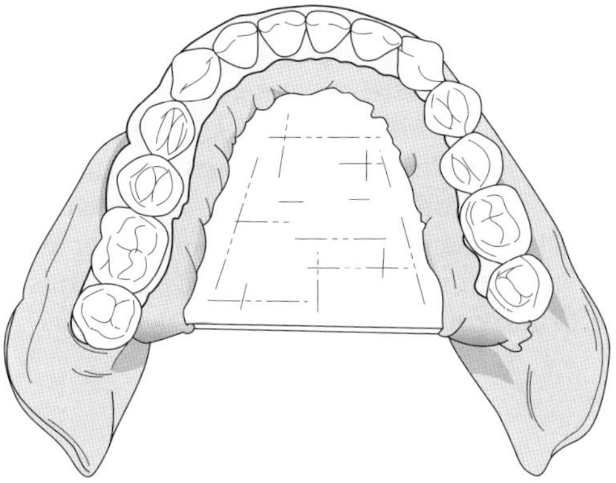

**Abb. 40-37** Nachregistrierung: Fixieren der Registrierplatte im Unterkiefer.

vom Unterkiefer, anschließend lässt sich der Block vom Oberkiefer lösen und durch Rotieren aus dem Mund entnehmen.

# 40.17 Labor: Remontage, Einschleifen

Die im Anschluss an die Nachregistrierung erfolgende Montage der Prothese in den Artikulator wird als Remontage (= sekundäres Remontieren) bezeichnet.

Nach dem Ausblocken von untersichgehenden Stellen der Prothesenbasis mit Wachs oder Knetsilikon und Isolation der Protheseninnenseiten mit Vaselineöl gegen den Gips werden die Prothesen zunächst mit Hartgips gesockelt. Wenn möglich, sollte das Sockeln schon vor der Nachregistrierung der Prothesen durchgeführt werden. Dies hat den Vorteil, dass nach der Nachregistrierung die Prothesen sofort im Block montiert werden können, ohne dass Ungenauigkeiten auftreten, die durch das Entfernen und erneute Zusammensetzen der Gipsschlüssel entstehen können. Das Remontagemodell muss nicht aus dem Artikulator entfernbar sein (kein Split-Cast).



Die Reihenfolge des Vorgehens ist: Sockeln der Modelle, extraorale Nachregistrierung, Montage des Modells mit Gesichtsbogen, intraorale Nachregistrierung, Montage des Gegenkiefers.

Vor dem Abbinden des Gipses müssen die Prothesenränder vollständig von Gips befreit werden. Nach dem Aushärten des Gipses werden die Prothesen vom Modell genommen und von Gipsresten gereinigt. Auf dem Modell müssen sie einen sicheren Sitz aufweisen. Zum Einartikulieren sollen die Spitzen des in das Montagestativ eingespannten Gerber-Gesichtbogens auf die Scharnierachse des Artikulators zeigen. Es findet also eine achsengerechte Übertragung der Patientensituation in den Artikulator statt – im Gegensatz zum Vorgehen bei der Herstellung einer Totalprothese, bei der eine Einmittung der Gesichtsbogenspitzen erfolgt, weil hierbei die Übertragung der Schädelebenen im Vordergrund steht (*Geering* und *Kundert* 1992).

Nach dem Eingipsen der unteren Prothese wird der Gesichtsbogen entfernt. Mit Hilfe der intraoral angefertigten Gipsschlüssel wird die obere Totalprothese zur unteren in Beziehung gesetzt und ebenfalls einartikuliert. Nach Abbinden des Gipses werden die Gipsschlüssel entfernt und das Oberkieferteil bis zum ersten Kontakt (Frühkontakt) mit der Unterkieferprothese abgesenkt. Vorliegende Diskrepanzen im okklusalen Bereich können je nach Ausmaß entweder durch Einschleifmaßen beseitigt oder müssen durch Heraustrennen, Neuaufstellen und Anpolymerisation der Zähne korrigiert werden.

## 40.18 Nachsorge, Unterfütterung

Das Nachsorgeintervall wird im Regelfall auf sechs Monate festgelegt. Folgendes Vorgehen wird empfohlen:

- Aktuelle Anamnese
- Befund
  - Extra- und intraorale Befundaufnahme
  - Inspektion der Prothese außerhalb des Mundes
    - Hygienezustand
    - Prothesenbasis: Risse, Frakturen
    - Abrasionszustand (evtl. durch Pflege mit zu aggressiven Mitteln bedingt)
    - Verfärbungen (wurden Keramikzähne nicht silanisiert, so sind Verfärbungen am Gingivalsaum aufgrund des nicht zu vermeidenden Spalts mit Sicherheit vorhanden)
    - Zahnreihen: Frakturen, Schlifffflächen
  - Überprüfung der Prothesen im Mund
    - Passgenauigkeit (mit Kugelstopfer; Silikonpaste)
    - Okklusion
    - Bisshöhe



Auf Prothesen vorhandener Zahnstein lässt sich gut mittels Kalkentferner auf Wasserstoffbasis entfernen. Bei ungenügender Prothesenhygiene muss der Patient nochmals über die Wichtigkeit der Reinigung aufgeklärt und reinstruiert werden.

Falls aufgrund einer stärkeren Kammresorption eine Unterfütterung notwendig wird, geschieht diese im Prinzip wie die mit einem individuellen Löffel ausgeführte definitive Abformung.

Allerdings gibt es einige Besonderheiten zu beachten: Unterschnitte in der Prothese – die hier im Sinne eines individuellen Löffels fungieren – werden vor der Abformung eliminiert. Im Oberkiefer wird die dorsale Radierung weggeschliffen und der dorsale Rand um ca. 5 mm mit *Kerr*-Masse verlängert. Im Unterkiefer wird der Rand im gesamten Sublingualbereich bis hin zur Linea mylohyoidea verlängert.

Es besteht die Möglichkeit, die Unterfütterung mit oder ohne Okklusion der Zahnreihen durchzuführen. Die Entscheidung darüber hängt davon ab, ob aufgrund starker Abrasionen der Zähne oder allgemein wegen deutlichem Verlust an vertikaler Höhe eine Korrektur der Okklusion erforderlich ist oder nicht. Muss die Okklusion deutlich korrigiert werden, so erfolgt die Unterfütterungsabformung ohne Okklusion der Zahnreihen. Ist die Okklusion insgesamt akzeptabel, erfolgt die Unterfütterungsabformung, während der Patient die Okklusionsstellung einnimmt.

Nach erfolgter Abformung mit Zinkoxid-Eugenol-Paste wird die Ah-Linie intraoral markiert und die Oberkiefer-Prothese kurz reponiert, damit sich die Begrenzung des harten Gaumens in der Abformung und im Gipsmodell wiederfindet. Die Prothese wird mit Hartgips ausgegossen und gesockelt. Die Unterfütterung selbst erfolgt mit Kaltpolymerisat, das in der Küvette gepresst wird.

In Tabelle 40-1 und 40-2 sind die klinischen und labortechnischen Schritte nochmals zusammengefasst.

**Tab. 40-1** Klinischer und labortechnischer Behandlungsablauf bei der Anfertigung von Totalprothesen mit sequentieller Führung

| Klinik | Labor |
|---|---|
| *Anamnese, Befund,* Diagnose, Aufklärung, Planung, Implantate? Vestibulumplastik? Schlotterkammexzision? Sind Fotos aus der frühen Erwachsenenzeit (natürliche Bezahnung) vorhanden? Instruktion: Mund- und Prothesenhygiene, Konditionierung des Prothesenlagers (Unterfütterung?) | |
| *Prothetische Phase:* Situationsabformung OK/UK (Schreinemakers-Löffel, Alginat); im OK intraoral Ah-Linie markieren und OK-Abformung reponieren | Herstellen von Situationsmodellen (Hartgips) und individuellen Löffeln aus lichthärtendem Kunststoff |
| Passung der individuellen Löffel überprüfen (Fit-Checker), *Kerr*-Rand-Gestaltung, modifizierte mukostatische Abformung mit ZnO-Eugenol-Paste; im OK intraoral Ah-Linie mit Fettstift markieren, Ah-Linie mit Ex3N abformen | |
| | Herstellung der OK-/UK-Meistermodelle (Hartgips), Registrierschablonen aus Kunststoff mit Wachswällen |
| Vertikale Kieferrelationsbestimmung:<br>a) Ausrichten der Wachswälle: OK: parallel zur Camper-Ebene und Bipupillarlinie, Hilfslinien [Lippenschluss-, Lach-, Eckzahn- (Alameter), Mittellinie], Wangenkontakt, Lippenstütze, Länge OK-Wall = Länge OK-Schneidezähne; UK: entsprechend ausrichten, Sprechprobe<br>b) Kieferrelationsbestimmung: Ruhelage – 2 mm = habituelle Interkuspidation, verschlüsseln mit provisorischem Zement und Heftklammern; extraorale Registrierung: Anzeichnen des arbiträren Scharnierachsenpunktes am Patienten (13 mm vor Tragus-Augenwinkel-Ebene); Anlegen und Ausrichten des Gesichtsbogens | |
| | Einartikulieren der OK- und UK-Meistermodelle |
| Frontzahn-Auswahl und Zahnfarbbestimmung | |
| | Frontzahnaufstellung in Wachs |
| Kontrolle des Registrats, Anprobe der Frontzahnaufstellung, Kontrolle der vertikalen Relation, Sprechprobe | |
| | Seitenzahnaufstellung in Wachs mit sequentieller Führung bei dynamischen Okklusionsbewegungen Ausmodellation der Wachsaufstellung |
| Gesamtanprobe in Wachs: Form, vertikale Dimension, Bandpassagen, Lippenstütze, Wangenkontakt, Okklusion, Markieren von Ah-Linie und Torus palatinus | |
| | Dorsale Abdämmung: (Nach-)Radieren der Ah-Linie, Entlastung von Papilla incisiva und Torus palatinus und Einbetten; bei Kunststoffzähnen: Retentionen. Kunststoff pressen, Reokkludieren, Ausarbeiten |
| Anprobe der fertigen Prothesen, Patienten-Instruktion über Handhabung und Reinigung; Kontrolle: nach zwei Tagen, evtl. Druckstellenentfernung | |
| *Nachsorge* | |
| Kontrolle der Prothesenpassung (evtl. Unterfütterung), Kontrolle der Mund- und Prothesenhygiene (evtl. Reinstruktion), Unterfütterungen | |

**Tab. 40-2** Klinischer und labortechnischer Behandlungsablauf bei der Anfertigung von Totalprothesen nach dem *Gerber*-Konzept

| Klinik | Labor |
|---|---|
| *Anamnese, Befund,* Diagnose, Aufklärung, Planung, Implantate? Vestibulumplastik? Schlotterkammexzision? Sind Fotos aus der frühen Erwachsenenzeit (natürliche Bezahnung) vorhanden? Instruktion: Mund- und Prothesenhygiene, Konditionierung des Prothesenlagers (Unterfütterung?) | |
| *Prothetische Phase:* Situationsabformung, OK/UK (Schreinemakers-Löffel, Alginat); im OK intraoral Ah-Linie markieren und OK-Abformung reponieren | |
| | Herstellen von Situationsmodellen (Hartgips) und individuellen Löffeln aus lichthärtendem Kunststoff |
| Passung der individuellen Löffel überprüfen (Fit-Checker), *Kerr*-Rand-Gestaltung, modifizierte mukostatische Abformung mit ZnO-Eugenol-Paste, im OK intraoral Ah-Linie mit Fettstift markieren, Ah-Linie mit Ex3N abformen | |
| | Herstellung der OK-/UK-Meistermodelle (Hartgips), Registrierschablonen aus Kunststoff mit Wachswällen |
| Vertikale Kieferrelationsbestimmung:<br>a) Ausrichten der Wachswälle: OK: parallel zur Camper-Ebene und Bipupillarlinie, Hilfslinien [Lippenschluss-, Lach-, Eckzahn- (Alameter), Mittellinie], Wangenkontakt, Lippenstütze, Länge OK-Wall = Länge OK-Schneidezähne; UK: entsprechend ausrichten, Sprechprobe<br>b) Kieferrelationsbestimmung: Ruhelage – 2 mm = habituelle Interkuspidation, verschlüsseln mit provisorischem Zement und Heftklammern | |
| | Provisorisches Einartikulieren von Ober- und Unterkiefermodellen, Einbau der Registrierbehelfe im Artikulator (Condylator): Schreibplatte auf UK-Wachswall, 2. Registrierschablone im OK mit Stützstift |
| Extraorale Registrierung: Anzeichnen des arbiträren Scharnierachsenpunktes am Patienten (13 mm vor Tragus-Augenwinkel-Ebene); Anlegen und Ausrichten des Gesichtsbogens; Aufzeichnen der sagittalen Kondylenbahnneigung bei Protrusion | |
| | Einartikulieren des UK-Meistermodells |
| Horizontale Kieferrelationsbestimmung: intraorale Pfeilwinkelregistrierung mit Stützstift, Fixierung der UK-Position zum OK mit Plättchen und Klebewachs, Verschlüsselung mit Abformgips | |
| Frontzahn-Auswahl und Zahnfarbbestimmung (Candulor Acryl Frontzähne) | |
| | Einartikulieren des OK-Meistermodells Frontzahnaufstellung in Wachs |
| Kontrolle des Registrats, Anprobe der Frontzahnaufstellung, Kontrolle der vertikalen Relation, Sprechprobe | |
| | Seitenzahnaufstellung in Wachs (OK- und UK-Seitenzähne, Candulor CT Condyloform), Ausmodellation der Wachsaufstellung |
| Gesamtanprobe in Wachs: Form, vertikale Dimension, Bandpassagen, Lippenstütze, Wangenkontakt, Okklusion, Markieren von Ah-Linie und Torus palatinus | |

Fortsetzung nächste Seite

| Klinik | Labor |
| --- | --- |
| | Dorsale Abdämmung: Radieren der Ah- Linie, Entlastung von Papilla incisiva und Torus palatinus und Einbetten; bei Kunststoffzähnen: Retentionen. Kunststoff pressen, Reokkludieren, Ausarbeiten |
| Anprobe der fertigen Prothesen; Trimmen der Ränder; Patienten-Instruktion über Handhabung und Reinigung; Kontrolle: Nach zwei Tagen, evtl. Druckstellenentfernung; nach 14 Tagen: Nachregistrierung intra- und extraoral | |
| | Remontage im Artikulator, Einschleifen |
| Anprobe der Prothesen | |
| *Nachsorge* | |
| Kontrolle der Prothesenpassung (evtl. Unterfütterung); Kontrolle der Mund- und Prothesenhygiene (evtl. Reinstruktion); Unterfütterungen | |

# Literatur




Frush J.P., Fisher R.D.: The dynastetic interpretation of the dentogenic concept. J Prosthet Dent 1958;8:558-581.

Geering A.H., Kundert M.: Total- und Hyvridprothetik. 2. Auflage. Thieme, Stuttgart 1992.

Gerber A.: Ästhetik, Okklusion und Artikulation der totalen Prothese. Z Stomatol 1964; 61:46-54.

Grunert I.: Eckzahngeführte Zahnaufstellung in der Totalprothetik. Einfach, reproduzierbar und in der täglichen Praxis bewährt. Quintessenz Zahntech 2008;34:966-975.

Grunert I., Crepaz M.: Totalprothetik, ästhetisch – funktionell – individuell. Quintessenz, Berlin 2003.

Horn R., Stuck J.: Zahnaufstellung in der Totalprothetik. 2. Auflage. Quintessenz, Berlin 1987.

Lehmann G.: Die totale Prothese nach der Methode von Professor Dr. A. Gerber. Dent Labor 1982;30:1575-1591.

McGrane H.F.: Basic principles of the McGrane full denture procedure for office phase. Selbstverlag, 1946.

Palla S.: Ästhetik in der Totalprothetik. Quintessenz 1995;51:905-919.

Palla S.: Bestimmuing der Kieferrelation. In: Koeck B. (Hrsg.): Totalprothesen. 4. Auflage. Urban & Fischer, München 2005, S. 96-148.

Wolfart S., Menzel H., Kern M.: Inability to relate tooth forms to face shape and gender. Eur J Oral Sci 2004;112:471-476.

# 41 Einführung in die dentale Implantologie

## 41.1 Einleitung

### 41.1.1 Was ist ein Implantat?

Unter dentalen Implantaten versteht man in der Zahnmedizin alloplastische Materialien, die im Bereich des Kieferknochens eingebracht werden, um mit ihrer Hilfe Zahnersatz zu befestigen.

Im Gegensatz zu den in der allgemeinen Chirurgie verwendeten Implantaten, wie z. B. Herzklappen oder Hüftgelenkprothesen, die nach ihrer Einheilung allseitig von lebendem Gewebe umgeben werden, perforieren orale Implantate bzw. die auf ihnen befestigten Implantatpfeiler (Abutments) die Schleimhaut. In der Zahnmedizin haben wir es demnach mit sog. offenen Implantaten zu tun, die permanent mit der keimbesiedelten Mundhöhle in Verbindung stehen.

Bei den sogenannten enossalen Implantaten ist das Implantat direkt im Knochen verankert. Enossale Implantate gelten heute als Implantate der Wahl. Sie können als Sofortimplantate, verzögerte Implantate (4 bis 6 Wochen nach Zahnverlust) oder Spätimplantate (Insertion erst nach Verknöcherung der Alveolen) gesetzt werden und als Halteelemente für abnehmbaren Zahnersatz oder als Pfeiler für festsitzende Kronen und Brücken dienen. Mit enossalen Implantaten lässt sich – unter bestimmten Voraussetzungen – eine sog. Osseointegration des Implantates erreichen. Unter diesem Begriff versteht man einen im lichtmikroskopischen Bereich sichtbaren direkten funktionellen und strukturellen Verbund zwischen dem organisierten, lebenden Knochengewebe und der Oberfläche eines belasteten Implantates (*Brånemark* et al. 1985).



Dentale Implantate bestehen heutzutage entweder aus Titan oder Zirkonoxidkeramik und weisen unterschiedliche Oberflächenstrukturen auf (s. Kap. 42). In der Regel sind die Implantate *zweiteilig* und bestehen aus einem Implantatkörper und einem Aufbau (Abutment). Diese werden in der Regel über eine Schraubenverbindung mit dem Implantat verbunden (Abb. 41-1). Über das eingeschraubte Abutment kann festsitzender Zahnersatz durch Verschraubung bzw. Zementierung verankert werden. Abnehmbarer Zahnersatz wird in der Regel über spezielle Retentionselemente im Implantat verankert. Vor allem im Bereich der Zirkonoxidkeramikimplantate gibt es auch *einteilige* Implantate, bei denen der in die Mundhöhle ragende Anteil des Implantates individuell durch den Zahnarzt beschliffen und darauf anschließend festsitzender Zahnersatz verankert wird.

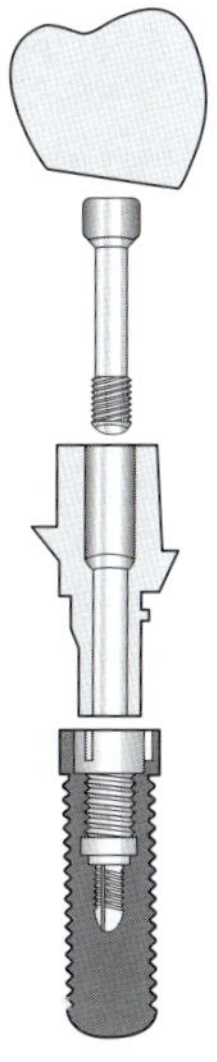

**Abb. 41-1** Beispielhafter Aufbau eines Implantates, bestehend aus Implantat, Implantatpfosten (Abutment) und Halteschraube.

Sonderformen sind provisorische Implantate, die nur zur temporären Verankerung von provisorischem Zahnersatz verwendet werden, und kieferorthopädische Implantate, die zur Verankerung kieferorthopädischer Apparaturen verwendet werden.

## 41.1.2 Warum wünschen Patienten Implantate?

Bei Nichtanlagen oder nach Zahnverlust wünschen Patienten in aller Regel gut aussehenden und festen (nicht unbedingt festsitzenden) Zahnersatz, der aber als solcher möglichst nicht zu erkennen sein sollte. Eigentlich nie wünschen Patienten enossale Implantate um der Implantate willen, sondern weil sie sich dadurch eine bessere Verankerung von Zahnersatz erhoffen als mit konventionellen prothetischen Methoden. Wunsch des Patienten ist also eigentlich der bessere Zahnersatz. Das Implantat ist damit nur ein – allerdings häufig sehr zweckmäßiges – Mittel, um dieses Ziel zu erreichen, nicht aber das Ziel selbst. Die drei Hauptgründe, warum Patienten dentale Implantate wünschen, sind folgende:

- **Vermeidung von herausnehmbarem Zahnersatz/Ermöglichung einer festsitzenden Versorgung.** Patienten, die keine oder nur sehr wenige Zähne in einem oder beiden Kiefern haben bzw. bei denen eine Freiendsituation vorliegt, wünschen eine festsitzende Versorgung, damit ihnen herausnehmbare Prothesen erspart bleiben. Diese Patienten, die abnehmbare Prothesen häufig kategorisch (Prothesenintoleranz) ablehnen, sind in der Regel hoch motiviert, auch umfangreichere Behandlungen, z. B. mit größeren augmentativen Maßnahmen, durchführen zu lassen.
- **Vermeidung des Beschleifens natürlicher Zähne und/oder der Erneuerung suffizienter Kronen und Brücken.** Bei gesunden Restzähnen bzw. Zähnen, die mit suffizienten Restaurationen versorgt sind, wünschen Patienten die festsitzende Versorgung ihrer Zahnlücken unter Erhalt ihrer gesunden Zähne bzw. der Restaurationen. Sie können damit die typischen Risiken von Zahnpräparationen wie Zahnschmerzen, Vitalitätsverlust der Pulpa und parodontale Probleme mit subgingivalen Restaurationsrändern umgehen. Die Kosten und Langzeitbewährung sind häufig vergleichbar mit konventionellen festsitzenden Lösungen. Gerade bei dieser Patientengruppe kommt der Implantattherapie eine besonders wichtige Rolle im Sinne „präventiver Therapiemaßnahmen" zu (Tertiärprophylaxe).
- **Zur Verbesserung des Haltes und/oder Verkleinerung einer abnehmbaren Prothese.** Bei schlechtem Sitz und/oder Halt von Deck- oder Totalprothesen wünschen Patienten, dass Sitz oder Halt der Prothesen durch die Implantate verbessert werden. Patienten, die mit der Ausdehnung ihrer Prothese (z. B. Gaumenbedeckung) unzufrieden sind, erhoffen sich durch die Implantatverankerung nicht selten zudem eine Verkleinerung ihre Prothese. Bei diesen Patienten erscheint der Gewinn an Lebensqualität, der durch die Implantatverankerung erzielt werden kann, am ausgeprägtesten zu sein.



Bezüglich der geäußerten Patientenwünsche sollte schon primär beachtet werden, dass für Patienten ein „fest sitzender Zahnersatz", also ein sicher verankerter Zahnersatz, nicht unbedingt gleichzusetzen ist mit dem Begriff des „festsitzenden Zahnersatzes", als einer verschraubten oder zementierten Restauration. Vor allem Patienten, die über Jahrzehnte hinweg bereits herausnehmbaren Zahnersatz getragen haben, wünschen häufig nur eine festere Verankerung des abnehmbaren Zahnersatzes und nicht unbedingt festsitzenden (und von ihnen selbst nicht entfernbaren) Zahnersatz. Ob nun festsitzender oder „nur" fest sitzender herausnehmbarer Zahnersatz auf Implantaten verankert wird, fast immer können durch Implantate Funktion und Tragekomfort von Zahnersatz optimiert werden. Damit leisten Implantate heute einen entscheidenden Beitrag zur Verbesserung der mundgesundheitsbezogenen Lebensqualität der Patienten.

Übertriebene Medienberichte über die Möglichkeiten implantologischer Versorgungen führen aber leider nicht selten dazu, dass Patienten unrealistische Erwartungshaltungen bezüglich der erzielbaren Ergebnisse und/oder bezüglich des zeitlichen Behandlungsablaufes haben, z. B. wenn sie eine vollständige definitive Komplettversorgung innerhalb eines oder weniger Tage erwarten. Es ist daher ein sehr wichtiger Bestandteil der Patientenaufklärung, die eventuelle Diskrepanz zwischen Erwartungen und tatsächlichen Möglichkeiten der implantologischen Therapie frühzeitig aufzuzeigen, um Missverständnisse, Enttäuschungen und unbefriedigende Behandlungsverläufe im Vorfeld zu vermeiden. Auch wenn verfahrenstechnisch heute sehr viel möglich ist, heißt es nicht, dass es auch immer medizinisch und finanziell sinnvoll ist.

## 41.1.3 Implantate aus zahnärztlicher Sicht

Die Entwicklungen der letzten Jahrzehnte haben auf dem Gebiet der zahnärztlichen Implantologie zu einer grundlegenden Neubeurteilung geführt. Nachdem die zahnärztliche Implantologie in Deutschland bis in die siebziger Jahre vor allem in der Praxis niedergelassener Kollegen angewendet wurde und wissenschaftlich umstritten war, gelang ihr 1982 die wissenschaftliche Anerkennung durch die DGZMK. Zu dieser Zeit wurde die Indikation für die Eingliederung einer implantatgetragenen Restauration hauptsächlich in den Fällen gestellt, in denen mit konventionellen prothetischen Mitteln keine befriedigende oder überhaupt keine prothetische Versorgung durchzuführen war. Über viele Jahre war der Einsatz enossaler Implantate vor allem auf die Verankerung von Prothesen im stark atrophierten Kiefer und auf Einzelzahnersatz im Frontzahnbereich beschränkt.



Inzwischen nimmt der implantatgetragene Zahnersatz einen Stellenwert ein, der die konventionellen Zahnersatzformen mehr und mehr verdrängt, so dass implantatgetragener Zahnersatz heute mittlerweile ein nahezu uneingeschränktes Indikationsspektrum besitzt, das vom Einzelzahnersatz bis zur Rekonstruktion ganzer Zahnbögen reicht. Die inzwischen verfügbaren Langzeitstudien über implantatgetragenen Zahnersatz belegen vielfach, dass es sich bei der zahnärztlichen Implantologie um eine bewährte und wissenschaftlich abgesicherte Behandlungsmethode handelt.

Die aktuelle gemeinsame Stellungnahme der DGZMK und DGI vom Juli 2005 beschreibt daher die Indikation für Implantate auch sehr umfassend. Hiernach besteht bei ausreichend vorhandenem oder aufgebautem ortsständigen Hart- und Weichgewebeangebot eine Indikation für enossale Implantate bei Patienten:

- die ohne Implantate funktionell nicht befriedigend versorgt werden können (z. B. extreme Kieferatrophie; angeborene, unfallbedingte und/oder nach Tumorresektion entstandene Defekte)

- bei denen die Implantatversorgung gegenüber der konventionellen Versorgung funktionelle und/oder strukturelle (Erhalt von Zahnsubstanz) Vorteile bietet (z. B. zahnloser Kiefer, Freiendsituation, Schaltlücke, kieferorthopädische Behandlungsmittel)
- bei denen auch durch alternative Behandlungsmaßnahmen vergleichbare funktionelle Ergebnisse nicht zu erzielen sind. Besondere lokale Befunde und auch subjektive Gründe können für eine Implantation sprechen.

Die implantatgetragene Restauration stellt aus medizinischer Sicht heute in einer Vielzahl von Fällen eine vorteilhafte Alternative zu konventionellem Zahnersatz dar. Häufig sind es einfach finanzielle Überlegungen, welche bei der Differentialindikation für oder gegen implantatgetragenen Zahnersatz die Entscheidung des Patienten zugunsten des konventionellen Zahnersatzes ausfallen lassen.

Implantattherapie ist häufig aber deutlich komplexer als die Therapie mit konventionellem Zahnersatz. An erster Stelle steht hier die adäquate prothetische Planung, denn wie zuvor ausgeführt, steht für den Patienten der Wunsch nach besserem Zahnersatz im Vordergrund und die Implantat-Planung muss sich diesem Ziel unterordnen:

Waren Zahnärzte früher stolz, wenn eine Metallschraube im Kiefer hielt und daran irgendein – wenn auch häufig kompromissbehafteter – Zahnersatz befestigt werden konnte, so ist man heute stolz, wenn weder Implantat noch Zahnersatz zu erkennen sind.

Gerade die Planung umfangreicherer implantat-prothetischer Versorgungen stellt häufig deutlich höhere fachliche aber auch organisatorische Ansprüche an den oder die Behandler als bei konventionellem Zahnersatz. Bei konventionellem Zahnersatz richtet sich die Therapie vor allem nach den vorhandenen Gegebenheiten (Pfeilerzahl, Pfeilerlokalisation, Prothesenlager, etc.), für die der Behandler keine Verantwortung trägt. Bei implantatgetragenen Restaurationen muss der prothetische Behandler die spätere prothetische Restauration und die dreidimensionale Lage der Implantate im Vorfeld präzise planen. Bei Hart- und/oder Weichgewebsdefiziten müssen chirurgische Augmentationen eingeplant werden, damit die gewünschte ästhetisch und funktionell optimale Form des Zahnersatzes möglich wird. Durch diese Komplexität erhöht sich die Verantwortung des bzw. der Behandler(s) verglichen mit der bei konventionellen prothetischen Versorgungen erheblich. Bei entsprechender Berücksichtigung aller Teilaspekte ist jedoch ein gutes Langzeitergebnis einer Implantatversorgung heute weitgehend vorhersagbar.



Der komplexe zeitliche Ablauf einer implantatprothetischen Versorgung erfordert eine standardisierte Koordination des Behandlungsablaufs zwischen allen Beteiligten, um den Patienten eine optimale Versorgung bieten zu können. Die früheren festen zeitlichen Behandlungsschemata mit einer längeren Einheilphase der Implantate verändern sich in jüngerer Zeit deutlich, so dass heute bei zahlreichen Indikationsstellungen Sofortversorgungen erwogen werden können, die die provisorische Versorgung erleichtern und den Patienten in den frühzeitigen Genuss der implantatprothetischen

Versorgung kommen lassen. Gleichzeitig kann das Provisorium schon der Austestung der definitiven Therapieform dienen. Die Verkürzung der Gesamtbehandlungszeit hat jedoch nicht die Komplexität der Behandlung verringert.

Trotz aller Fortschritte im Bereich der Implantologie ist die implantatprothetische Versorgung nicht in jedem Fall und in jeder Form das Therapiemittel der ersten Wahl. Für den Erfolg einer implantatprothetischen Behandlung ist daher die umfassende Beratung und Aufklärung des Patienten eine Grundvoraussetzung. Diese Beratung kann jedoch erst erfolgen, nachdem eine umfassende Befunderhebung des stomatognathen Systems, die Diagnosestellung und eine synoptische Behandlungsplanung erfolgt sind, die funktionelle, ästhetische und biomechanische Kriterien berücksichtigen (s. Kap. 5). Da in fast allen Gebisssituationen verschiedene differentialtherapeutische prothetische Lösungswege zur Verfügung stehen, wird nach adäquater Aufklärung letztlich der Patient selbst entscheiden müssen, ob bzw. wie er implantatprothetisch versorgt werden kann.

Zahnärztliche Prothetik funktioniert millionenfach auch ohne Implantate, Implantate in der Regel aber nicht ohne adäquate Prothetik!

# 41.2 Indikationsstellung

## 41.2.1 Differentialindikation zwischen konventionellem und implantatgetragenem Zahnersatz

Nach einer adäquaten Befunderhebung des stomatognathen Systems und Diagnosestellung muss der Patient immer auch über die diffentialtherapeutischen Möglichkeiten (alternative Therapieformen) in seinem individuellen Fall aufgeklärt werden. Die zu dokumentierende Aufklärung erfolgt entsprechend Kapitel 5.6.



Die Differentialindikation zwischen konventionellem und implantatgetragenem Zahnersatz erfordert das Abwägen der Vor- und Nachteile der Therapiemittel im individuellen Patientenfall. In der Regel weisen implantatprothetische Rekonstruktionen Vorteile hinsichtlich funktioneller und präventiver Gesichtspunkte auf. Wenn statt einer abnehmbaren Lösung durch die Implantate eine festsitzende Versorgung möglich wird, kommen auch noch Vorteile bezüglich einer verbesserten klinischen Langzeitbewährung hinzu. Nachteile sind in der Regel der höhere Behandlungs-, Zeit- und Kostenaufwand, sowie die mit dem implantatchirurgischen Eingriff verbundenen operativen Risiken. Nach adäquater Aufklärung über die mit einer Implantation verbundenen Risiken verzichtet in der Regel ein Teil der Patienten, die zuvor Implantate wünschten, auf Implantate, selbst wenn keine eigenen finanziellen Mittel aufgebracht werden müssen (*Walton* et al. 2005).

Im Folgenden sollen die klinischen Ergebnisse mit konventionellen, adhäsivprothetischen und implantatprothetischen Versorgungen einander gegenüber gestellt werden, um Vorteile, aber auch mögliche Nachteile implantatgetragener Restaurationen gegeneinander herauszuarbeiten.

## 41.2.2 Festsitzender konventioneller und implantatgetragener Zahnersatz

Konventionelle festsitzende, über Kronen verankerte Brückenversorgungen aus Metallkeramik sind bisher der Goldstandard in der Versorgung mit konventionellem Zahnersatz. Bei adäquater Gestaltung erfüllen sie höchste funktionelle und ästhetische Ansprüche. Ihre wissenschaftlich dokumentierte Langzeitbewährung wird bisher von keiner anderen Versorgungsform übertroffen. Die 10-Jahres-Überlebensraten betragen etwa 85–90 %, die 15-Jahres-Überlebensraten liegen bei 75 % und die durchschnittliche Nutzungszeit (Halbwertszeit) wird mit etwa 20 Jahren erreicht. In den ersten 10 Jahren ist mit einer Verlustrate von ca. 1 % pro Jahr zu rechnen. Für vollkeramische Brückenversorgungen liegen noch keine publizierten Daten zur Langzeitbewährung vor; in kurz- bis mittelfristigen Untersuchungen sind häufig deutlich höhere Verlustraten als 1 % pro Jahr dokumentiert.

Zu den Problemen des konventionellen festsitzenden Zahnersatzes gehört generell die Gefahr der irreversiblen Schädigung der Pulpa durch die Zahnpräparation. So ist 10 Jahre nach Überkronung bei etwa 3–5 % der Zähne mit apikalen Aufhellungen bzw. bei 10–15 % mit einem Sensibilitätsverlust zu rechnen (*Kerschbaum* und *Voß* 1979). Konventioneller Brückenersatz ist also auf Grund des Beschleifens der Pfeilerzähne mit einem vergleichsweise großen Risiko einer Schädigung oraler Strukturen verbunden. Ein weiteres Problem konventioneller Brückenversorgungen besteht in der häufigen Verletzung des Nachbarzahnes, die in einer Nachuntersuchung in 70–80 % der Fälle nachzuweisen war, also eher die Regel, als die Ausnahme darstellte (*Moopner* und *Faulkner* 1991).



Verglichen mit konventionell zementierten Brücken sind die Überlebensraten von Adhäsivbrücken in vielen Studien deutlich ungünstiger. Inklusive wiederbefestigter Brücken lag sie z. B. in einer aktuellen Studie nach 10 Jahren bei etwa 70 % (*Kohlmeyer* et al. 2004). In einigen wenigen Studien lagen die Überlebensraten aber auch deutlich höher und erreichten in Abhängigkeit von adäquater Präparation und Indikationsstellung 92 bzw. 96 % nach 7 bis 8 Jahren Beobachtungszeit. Die Bewährung von Adhäsivbrücken schwankt in den verschiedenen Studien sehr deutlich, so dass das Verfahren erheblich technik-sensitiver zu sein scheint als die konventionelle Brückenprothetik.

Implantatgetragener Zahnersatz ermöglicht die festsitzende Versorgung des Lückengebisses ohne die zuvor beschrieben Risiken einer Zahnpräparation. Die Langzeitbewährung implantatgetragener Kronen und Brücken entspricht über 10 Jahre etwa der der konventionellen festsitzenden Brücken (Goldstandard) (*Ferrigno* et al. 2002). So konnte schon 1998 in einer Metaanalyse (*Lindh* et al.) gezeigt werden, dass sich nach einem Beobachtungszeitraum von 6–7 Jahren im Lückengebiss bei einer Anzahl von 2.686 berücksichtigten Implantaten noch 93,6 % der mehrgliedrigen Brücken und 97,5 % der Einzelimplantate erfolgreich in situ befanden. In einer aktuelleren Metaanalyse (*Haas* et al. 2002) über implantatgetragene Brücken über bis zu 10 Jahre Tragezeit ergab sich eine Erfolgsrate von 86,7% für die Brücken und 92,8 % für die Implantate. Den längsten Beobachtungszeitraum bezüglich zahnloser Patienten, die mit festsitzenden Restaurationen versorgt wurden, weist die Studie einer kanadischen Arbeitsgruppe auf (*Attard* und *Zarb* 2004). Sie zeigt nach einem mittleren Beobachtungszeitraum von 20 Jahren eine Implantatüberlebensrate von 87 %, allerdings eine durchschnittliche Überlebensrate der darauf verankerten festsitzenden Brücken von nur 7±4 Jahren.

Tabelle 41-1 fasst den aktuellen Wissenstand über die Langzeitbewährung von festsitzendem zahn- und implantatgetragenem Zahnersatz zusammen.

Festsitzender Zahnersatz ist doch sehr häufig bei jungen und mittelalten Patienten indiziert und sollte daher möglichst lange in Funktion bleiben. Gerade bei der Entscheidung zwischen unterschiedlich zeit- und kostenaufwändigen Versorgungen werden sich die Patienten nach entsprechender Aufklärung vor allem auch von dem Gesichtspunkt der Langzeitprognose leiten lassen. Schließlich sollen ja nicht nur der Zahnersatz, sondern auch die ihn tragenden Pfeiler möglichst lange, d.h. über Jahrzehnte, wenn sogar nicht lebenslang, ihre Funktion erfüllen.

Wie Tabelle 41-1 zeigt, weist inzwischen bei festsitzendem implantatgetragenen Zahnersatz in der Regel nicht mehr das osseointegrierte Implantat, sondern die Restauration die höheren Komplikations- und höheren Verlustraten auf, so dass heute in der Regel nicht mehr das Implantat, sondern die prothetische Rekonstruktion die Lebensdauer des Zahnersatzes limitiert.

In einer Metaanalyse wurde die Langzeitbewährung von über Kronen verankertem Zahnersatz auf Zähnen und Implantaten noch weiter differenziert (*Pjetturson* et al. 2007). Tabelle 41-2 fasst diese Daten über einen 5- bzw. 10-jährigen Beobachtungszeitraum zusammen und kann gut zur detaillierten Patientenaufklärung verwendet werden (Prozentzahlen gerundet). Man erkennt, dass sich nach 5 Jahren noch keine Unterschiede ergeben, während nach 10 Jahren zahn-implantatgetragene Brücken und zahngetragene Freiendbrücken bis zu 10 % mehr Misserfolge aufweisen.



## 41.2.3 Herausnehmbarer konventioneller und implantatgetragener Zahnersatz

Konventioneller herausnehmbarer Zahnersatz weist eine deutlich schlechtere Langzeitbewährung als festsitzender Zahnersatz auf – unanhängig

**Tab. 41-1** Langzeitbewährung festsitzenden Zahnersatzes und seiner Pfeiler

| | **10-Jahres-Überlebensraten** | | **Halbwertszeit der Restauration** |
|---|---|---|---|
| | **Pfeilerzahn/ Implantat** | **Restauration** | |
| Konventioneller Brückenersatz | 95 % | 85–90 % | 20 Jahre |
| Adhäsivbrücken | ? | 75–90 % | 17 Jahre |
| Implantatgetragene Kronen/ Brücken (Lückengebiss) | 85-95% | 80–90% | ? |

**Tab. 41-2** Überlebensraten festsitzender Restaurationen (*Pjetturson* et al. 2007)

| | **Überlebensraten der Restaurationen** | |
|---|---|---|
| | **5 Jahre** | **10 Jahre** |
| Konventioneller Brückenersatz (Schaltlücke) | 94 % | 89 % |
| Konventionelle Freiendbrücken | 90 % | 80 % |
| Zahn-Implantatgetragene Brücken | 96 % | 78 % |
| Rein Implantatgetragene Brücken | 95 % | 87 % |
| Einzelzahn-Implantate | 96 % | 90 % |

von der Art der verwendeten Verankerungselemente (*Studer* et al. 1998). Die durchschnittliche Nutzungszeit (Halbwertszeit) herausnehmbarer Teilprothesen liegt bei nur 8–10 Jahren, bestenfalls 12 Jahren, wobei die primäre störungsfreie Funktionsperiode (ohne Unterfütterungen und Reparaturen) sich in der Regel auf die ersten 2–3 Jahre beschränkt. Selbst bei hochwertigen, über Präzisionsgeschiebe verankerten Teilprothesen, die an der Züricher Zahnklinik angefertigt wurden (*Studer* et al. 1998), waren nach 6-jähriger Tragezeit nur knapp ein Drittel aller Restaurationen ohne Mängel, knapp 40 % wurden schon nach dieser Zeit als richtiger Misserfolg gewertet.

Ein weiteres Problem ist das bei konventionellen Teilprothesen deutlich erhöhte Risiko für Pfeilerzahnverluste, da nach 10-jähriger Funktionszeit etwa 20–30 % der Pfeilerzähne verloren gehen (*Kerschbaum* 2004), wobei die Fraktur von Pfeilerzähnen eine Hauptursache ist. Weitere häufige Komplikationen sind Retentionsverluste von Wurzelstiften und Pfeilerkronen, Sekundärkaries bei Gussklammern und Resorptionen des zahnlosen Kieferkamms in Freiendsituationen mit notwendigen Unterfütterungen.



Neben der reduzierten Langlebigkeit weist herausnehmbarer Zahnersatz in der Regel eine eingeschränkte Ästhetik auf, die bei Klammern im sichtbaren Frontzahnbereich besonders ausgeprägt ist. Aber auch die Ästhetik von über Doppelkronen verankerten Teilprothesen ist aufgrund kaum vermeidbarer Überkonturierung und nach einiger Zeit häufig sichtbaren Kronenrändern mit Einbußen behaftet. Über Attachments verankerter Zahnersatz liefert im Hinblick auf die Ästhetik etwas günstigere Ergebnisse, weist dafür aber Nachteile im Bereich der Erweiterbarkeit auf, die bei Doppelkronen wiederum am besten ist.

Etwas günstiger scheinen Teilprothesen abzuschneiden, die über Adhäsivattchments verankert sind, da hier die Pfeilerzähne ähnlich wie bei Adhäsivbrücken nicht durch eine invasive Präparation geschwächt werden. So wiesen in einer multizentrischen Beobachtungsstudie Adhäsivattachments nach 7,5 Jahren Beobachtungszeit eine primäre Erfolgsrate (keine Loslösung eines Attachments) über 78 % auf, die unter Berücksichtigung von wiederbefestigten Attachments nach dieser Zeit auf über 90 % anstieg. Pfeilerzahnfrakturen traten bei diesen Versorgungen gar nicht auf (*Kern* und *Simons* 1999).

Implantatgetragene abnehmbare Prothesen (in der Regel sog. Deck- oder Hybridprothesen) sind eine häufige Behandlungsoption für Patienten mit nur noch wenig belastbarem reduzierten Restzahnbestand oder für zahnlose Patienten, wenn die Anzahl der möglichen Implantate auf zwei bis vier limitiert ist. Über diese Versorgungsform gibt es viele mittelfristige Untersuchungen bis zu fünf Jahren Tragezeit, aber relativ wenig Daten zur Bewährung über 10 und mehr Jahre. Daher sind die Zahlen zur Langzeitbewährung implantatgetragener Deckprothesen nicht so gut dokumentiert wie für zahnverankerte Teil- oder Deckprothesen. Dabei weisen implantatgetragene Deckprothesen nach fünf Jahren etwa doppelt so viele Implantatverluste auf wie festsitzende implantatgetragene Kronen und Brücken (*Berglundh* et al. 2002), und im Oberkiefer scheinen Implantatverluste unter Deckprothesen mit 19 % mehr als viermal so häufig vorzukommen wie im Unterkiefer (*Goodacre* et al. 2003). Dem gegenüber steht die hierzu bisher einzige Langzeitstudie (*Attard* und *Zarb* 2004). Sie zeigt bei einem mittleren Beobachtungszeitraum von 16 Jahren eine Implantatüberlebensrate von ca. 90 % und eine durchschnittliche mittlere Lebenserwartung der darauf verankerten Deckprothesen von ca. 12 Jahren.

Tabelle 41-3 fasst die Langzeitbewährung von abnehmbaren zahn- und implantatgetragenen Teilprothesen zusammen.

Ist es möglich, eine für eine festsitzende Versorgung ausreichende Anzahl von Implantaten zu setzen, d. h. im zahnlosen Unterkiefer in der Regel mindestens fünf und im zahnlosen Oberkiefer mindestens sechs, so gelten die zuvor unter festsitzender Versorgung angegebenen Erfolgsraten, die in der Regel deutlich besser sind. Zudem ist der prothetische Nachsorgebedarf des festsitzenden Zahnersatzes in der Regel deutlich geringer als bei abnehmbarem Zahnersatz.

Bei Freiendsituationen stehen als Alternative zur abnehmbaren Teilprothese entweder der festsitzende Ersatz der Molaren mit Implantaten oder das Versorgungskonzept der verkürzten Zahnreihe zur Verfügung, welches sich bei Erhalt aller Prämolaren klinisch vielfach gut bewährt hat (*Witter* et al. 1999). Trotzdem ist aber der Molarenersatz aus individuellen Patientengründen häufig wünschenswert (Ästhetik, Abstützung von Antagonisten, Kaukomfort, Psyche etc.). In einer vergleichenden Studie



**Tab. 41-3** Langzeitbewährung herausnehmbaren Zahnersatzes und seiner Pfeiler

| | **10-Jahres-Überlebensraten** | | **Halbwertszeit der Restauration** |
|---|---|---|---|
| | **Pfeilerzahn/ Implantat** | **Restauration** | |
| Gussklammern verankerte Teilprothesen | 70–80 % | 40–60 % | 10 Jahre |
| Geschiebe- /Doppelkronen verankerte Teilprothesen | 70–80 % | 40–60 % | 10 Jahre |
| Adhäsivattachment verankerte Teilprothesen | ? | 70–80 %* | ? |
| Implantat-verankerte Deckprothesen im Oberkiefer | 80–90 % | 60–80 % | 12 Jahre |
| Implantat-verankerte Deckprothesen im Unterkiefer | 90–95 % | 60–80 % | 12 Jahre |

*Schätzwerte (unsichere Datenlage), bei Adhäsivattachments auf primäre Loslösung bezogen

zwischen auf Konuskronen verankerten Teilprothesen und implantatgetragenen festsitzenden Restaurationen zeigte sich, dass die initial höheren Therapiekosten der implantatgetragenen Versorgungen durch den geringeren Nachsorgeaufwand deutlich relativiert wurden (*Heymann* et al. 2000)

## 41.2.4 Tertiärprophylaxe – Erhalt oraler Strukturen

Rekonstruktive zahnärztliche Behandlungsmaßnahmen sollten immer auch unter prophylaktischen Gesichtspunkten geplant und durchgeführt werden. In Anlehnung an die Prophylaxe-Definition der WHO bedeutet Prophylaxe in der Prothetik Tertiärprophylaxe, d. h. es sollen fehlende Zähne ersetzt werden, wobei dafür Sorge zu tragen ist, dass mit den Behandlungsmitteln eine Erhaltung der oralen Strukturen und keine oder nur möglichst geringe zusätzliche iatrogene Schädigung erfolgt. Der zu erwartende „Gesundheitsgewinn" sollte deutlich höher sein als der durch die zahnärztlichen Maßnahmen zugefügte iatrogene Schaden.

Implantatgetragene Rekonstruktionen, die eine maximale Schonung vorhandener Zahnhartsubstanzen ermöglichen und damit Folgeschäden an den Zähnen genauso vermeiden wie ein Voranschreiten von Alveolarkammresorptionen, bedeuten einen großen Fortschritt in der Entwicklung prophylaxeorientierter prothetischer Konzepte. Nicht zuletzt haben viele Studien gezeigt, dass gerade implantatgetragene Restaurationen die Lebensqualität des Patienten dauerhaft sichern oder verbessern können.

In den zahnlosen Abschnitten kommt es längerfristig unter gingival abgestützten Prothesensätteln in der Regel zu einer Atrophie mit vertikalem und horizontalem Knochenabbau, der individuell unterschiedlich ausgeprägt ist. Besonders stark ausgeprägt ist dieser Abbau unter präprothetisch-chirurgischen Kammaufbauten, wie sie früher zur Verbesserung des Prothesenhaltes am zahnlosen Kiefer durchgeführt wurden (*Harle* 1989). Wurde der chirurgisch aufgebaute Kieferkamm wieder mit einer Prothese belastet, kam es innerhalb kurzer Zeit zum Abbau der aufgebauten Knochensubstanz. Erst durch das Einbringen enossaler Implantate konnte die Krafteinleitung in den Knochen einen funktionellen Umbau anregen und eine erneute Atrophie vermieden werden. Auch im ortständigen Knochen führt die funktionelle Beanspruchung des Alveolarfortsatzes durch Implantate zu einem Erhalt der Hart- und Weichgewebe.

Unter Abwägung der Vor- und Nachteile der verschiedenen Zahnersatzformen stellen die implantatprothetischen Versorgungen – neben adhäsivprothetischen Versorgungsformen – heute die Versorgungsformen dar, die die Aspekte eines prophylaxeorientierten Rehabilitationskonzeptes am besten erfüllen.

### 41.2.5 Nachteile von implantatgetragenem Zahnersatz

Die Nachteile implantologischer Versorgungsformen bestehen vor allem in den Risiken des chirurgischen Eingriffs, dem vergleichsweise hohen Zeit- und Kostenaufwand, der Komplexität der Behandlungsplanung, dem Behandlungsablauf und dem damit verbundenen Risiko, dass Fehler unterlaufen, die das prothetische Endergebnis negativ beeinflussen.

Bei der differentialtherapeutischen Abwägung zwischen konventionellem und implantatgetragenem Zahnersatz weist heute implantatgetragener, festsitzender Zahnersatz eine Langzeitbewährung auf, die der von festsitzenden zahngetragenen Brücken als Goldstandard des Zahnersatzes entspricht, ohne aber dessen Nachteile, wie Schädigung der Zähne durch eine Zahnpräparation, zu beinhalten. Unter dem Gesichtspunkt der Tertiärprophylaxe ist der implantatgetragene Zahnersatz dem konventionellen festsitzenden Zahnersatz sogar überlegen.

Verglichen mit zahngetragenen herausnehmbaren Teilprothesen führt die implantatprothetische Versorgung in der Regel zu einer Verbesserung der Funktion und Langzeitbewährung, so dass der implantatgetragene Zahnersatz zu bevorzugen ist, falls keine spezifischen Kontraindikationen bestehen.

Beim zahnlosen Patienten stellt heute implantatverankerter Zahnersatz die Methode der ersten Wahl dar, so dass konventionelle Totalprothesen nicht mehr als medizinische Standardversorgung angesehen werden sollten.

## 41.3 Implantatsysteme

Nach einer Übersicht aus dem Jahre 2003 gab es damals schon etwa 220 Implantat-Produktlinien von 80 Implantatherstellern, die sich unter anderem in Form, Implantat-Abutment-Verbindungsdesign und Oberflächenstruktur bzw. -beschichtung unterschieden (*Jokstad* et al. 2003). Die Zahl der Implantatsysteme hat inzwischen noch deutlich zugenommen. Die Längen von dentalen Implantaten liegen zwischen 5 und 19 mm und die Durchmesser der für definitiven Zahnersatz verwendeten Implantate zwischen 3,3 und 6,5 mm.



Kleinere Implantatdurchmesser ($\leq$ 3,3 mm) werden bei zweiteiligen Implantatsystemen mit Indikationseinschränkungen (Oberkiefer seitlicher Schneidezahn oder Unterkiefer Schneidezähne) angeboten. Einteilige Implantatsysteme werden hauptsächlich zur Verankerung von Deckprothesen angeboten. Eine Sonderform bilden die provisorischen Implantate, da hierbei keine Osseointegration angestrebt wird. Sie dienen zur Stabilisierung von festsitzenden Provisorien bis zur definitiven implantatprothetischen Versorgung.

Leider bietet die wissenschaftliche Literatur bisher keine klare Evidenz, dass bestimmte morphologische Charakteristika klare Vorteile bezüglich klinischer Bewährung bieten. Trotzdem sollten bei der Auswahl eines geeigneten Implantatsystems die folgenden Kriterien erfüllt werden:

- Es liegen klinische Langzeitstudien mit einer größeren Anzahl von Patienten für das betreffende Indikationsspektrum vor.

- Es existiert eine valide wissenschaftliche Dokumentation zu den angepriesenen Eigenschaften.
- Das System beinhaltet ein breites Indikationsspektrum.
- Es sind mit den vorhandenen Komponenten gute ästhetische und funktionelle Ergebnisse erzielbar.

Werden diese Kriterien bei der Auswahl eines Implantatsystems berücksichtigt, reduziert sich die Anzahl der empfehlenswerten Implantatsysteme bereits erheblich. Unseriöse Anbieter von Implantatsystemen, die als einzige Dokumentation Fallberichte und die Prospekte der eigenen Werbeabteilung vorweisen können, sollten schon aus ethischen Gründen nicht berücksichtigt werden. Allerdings ergab auch eine Befragung renommierter Implantathersteller wie Astra Tech, Centerpulse, Dentsply/Friadent, Implant Innovations, Nobel Biocare und Straumann (*Eckert* et al. 2005), dass für viele Fragestellungen und Indikationen auch bei etablierten Systemen noch valide wissenschaftliche Langzeitdaten fehlen, was die Entscheidung nicht gerade erleichtert. Allein aus forensischen Gründen sollte also zumindest die gute mittelfristige klinische Bewährung eines Implantat-Systems nachgewiesen sein, bevor man sich für dieses entscheidet.

Die Auswahl eines geeigneten Implantatsystems wird maßgeblich dadurch mitbestimmt, welche Komplexität die eigene prothetisch-implantologische Behandlung beinhaltet. Wenn in der eigenen Praxis eher einfachere Versorgungen wie z. B. zahnlose Kiefer mit Deckprothesen durchgeführt werden, reicht ein übersichtliches Implantatsystem mit wenigen Normteilen, welches bei seltenem Gebrauch auch weniger Probleme bereitet. Werden in der eigenen Praxis auch komplexe und sehr anspruchvolle Implantatversorgungen durchgeführt, ist ein vielfältigeres Implantatsystem mit einer großen Auswahl an prothetischen Aufbauteilen von Vorteil. Auf jeden Fall sollte eine ausreichende Anzahl individualisierbar Aufbauteile vorhanden sein, damit auch schwierige klinische Situationen gut gelöst werden können.



Unter prothetischen Gesichtspunkten sind das Design und die Qualität der Implantat-Abutment-Verbindung von besonderer Bedeutung. Es lassen sich drei Hauptmerkmale aufführen: die externe/interne Verbindung, der Rotationsschutz und die parallele/konische Verbindung.

## 41.3.1 Merkmale der Implantat-Abutment-Verbindung

### 41.3.1.1 Externe oder interne Verbindung

Die Art der Implantat-Abutment-Verbindung ist insofern von Bedeutung, da gezeigt werden konnte, dass bei den verschiedenen Implantatsystemen Undichtigkeiten durch Mikrobewegungen einerseits und Schraubenlockerungen und/oder Schraubenfrakturen andererseits unterschiedlich schnell bzw. häufig auftreten (*Steinebrunner* et al. 2005). In einer aktuellen Studie traten unter Kausimulation Schraubenlockerungen und -frakturen bei den älteren externen Verbindungen signifikant häufiger auf als bei neueren Implantatsystemen mit stabileren Innenverbindungen. Die gleichzeitig

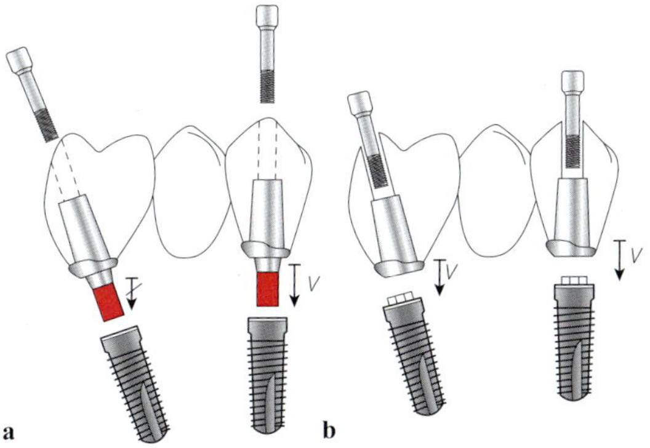


**Abb. 41-2** Einschubverhalten von verblockten Brücken mit okklusaler Verschraubung auf Implantaten; **a** interne (als verblockte Brücke ohne zusätzliche Abutments nicht eingliederbar); **b** externe Verbindung (auch verblockt eingliederbar).

durchgeführten Untersuchungen zur quasi-statischen Bruchbelastbarkeit der Systeme ergaben, dass einige ältere Systeme nur relativ knapp die Anforderungen bezüglich klinischer Maximalbelastbarkeit erfüllten. Neuere Systeme mit internen Verbindungsdesigns zeigten dabei deutlich höhere Widerstandskräfte und Kraftreserven gegenüber klinisch relevanten Maximalkaukräften als die älteren Systeme (*Steinebrunner* et al. 2008). Auf der anderen Seite wird durch eine lange Innenverbindung das Implantat in sich geschwächt und eine Implantatfraktur ist bei diesen Systemen wahrscheinlicher als bei Systemen mit externer Verbindung.

Ein weiterer Vorteil der externen Verbindung liegt darin, dass eine über mehrere Implantate primär verblockte Brücke in der Regel direkt auf den Implantaten verschraubt werden kann. Dies ist heutzutage vor allem bei weitspannigen provisorischen Restaurationen indiziert. Solche provisorischen Versorgungen lassen sich bei nicht parallel gesetzten Implantaten bei internen Verbindungen häufig nicht mehr eingliedern. Daher benötigen Implantatsysteme mit einer internen Verankerung in diesen Fällen immer ein Abutment, um Divergenzen mehrerer Implantate auszugleichen und um eine gemeinsame Einschubrichtung für die Brücken herzustellen (Abb. 41-2).



### 41.3.1.2 Rotationsschutz

Eine weitere Differenzierung kann hinsichtlich des prothetisch wichtigen Aspekts des Rotationsschutzes (Verkantung des Abutments im Implantatkörper) getroffen werden. Man unterscheidet Implantat-Abutment-Verbindungen mit und ohne Rotationsschutz. Ist ein Rotationsschutz vorhanden, so kann dieser innerhalb oder außerhalb des Implantatkopfes liegen. Die Frage eines Rotationsschutzes ist besonders bei Einzelzahnkronen bzw. Doppelkronen von Bedeutung. Hierbei muss das Abutment in jedem Fall rotationsstabil auf dem Implantat befestigt sein, um Drehungen der Restauration in der Rotationsachse zu vermeiden.

### 41.3.1.3 Konische bzw. parallele Verbindungen

Betrachtet man die unter 43.1.1.1 dargestellten Gruppen (externe/interne Verbindungen) hinsichtlich der Kontaktfläche zwischen Abutment und Implantat, so unterscheidet man zwischen flächigen geraden Kontaktflächen (90° zur Verschraubung) und schrägen Kontaktflächen (1,5° bis 11°).

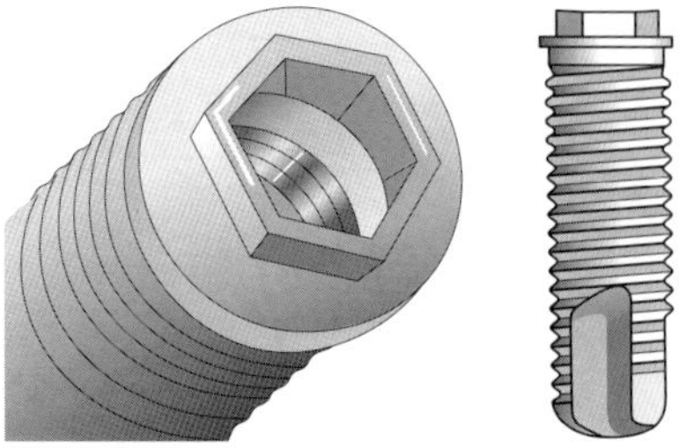

**Abb. 41-3** Implantatsystem mit externer Verbindung und Außensechskant.

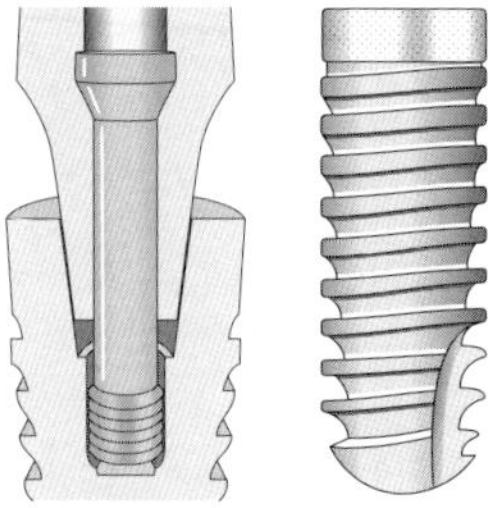

**Abb. 41-4** Implantatsystem mit interner konischer Verbindung.

Systeme wie Astra®, Ankylos® und Bicon® sind klassische Vertreter dieser Gruppe.

Aufgrund der dargestellten Konstruktionsmerkmale wird empfohlen, bei der Auswahl eines geeigneten Implantatsystems dem Design der Implantat-Abutment-Verbindung besondere Aufmerksamkeit zu widmen. Für einen besseren Überblick sind im Folgenden beispielhaft unterschiedliche Implantate aufgeführt. Es sei darauf hingewiesen, dass viele Implantat-Hersteller heutzutage über ein breites Spektrum unterschiedlicher Implantatsysteme verfügen und es sich bei der hier dargestellten Auswahl nur um eine didaktisch bedingte Auswahl handelt:

## 41.3.2 Beispielhafte Darstellung unterschiedlicher Implantatsysteme

### 41.3.2.1 Externe Verbindung

*Außensechskant: Brånemark®-Implantat*

Beim Brånemark-Implantat (Nobel Biocare, D-Köln) (Abb. 41-3) handelt es sich um eine Vollschraube aus Titan, die einen Außensechskant aufweist und mit einer anodisch oxidierten Oberfläche (Ti Unite®) erhältlich ist. Aufgrund der niedrigen Bauhöhe (0,9 mm) des Außensechskants, werden nichtaxiale Kräfte, die auf die Suprakonstruktion wirken, zum überwiegenden Anteil auf die Halteschraube übertragen. Dies kann sich vor allem im Bereich der Einzelzahnrestaurationen negativ auf die Stabilität der Verbindung auswirken (Schraubenlockerungen, Schraubenbrüche).



### 41.3.2.2 Interne Verbindung

*Konische Verbindung: Ankylos®-Implantat*

Beim Ankylos®C/X-Implantat (Dentsply Friadent, D-Mannheim) (Abb. 41-4) handelt es sich um ein zahnwurzelförmiges Titanimplantat mit gestrahlter und hochtemperaturgeätzter Oberfläche (Friadent Plus®). Über eine interne Konusverbindung erfolgt die rotationsgesicherte Verankerung des unterkonturierten Abutments, welches für alle Implantatdurchmesser identisch ist, eine zusätzliche Rotationssicherung fehlt.

*Tube-in-Tube-Verbindung: Camlog®-Implantat*

Das Camlog®-Implantat (Camlog Group, CH-Basel) (Abb. 41-5) gibt es mit schraubenförmigem, zylindrischem und zahnwurzelförmigem Design.

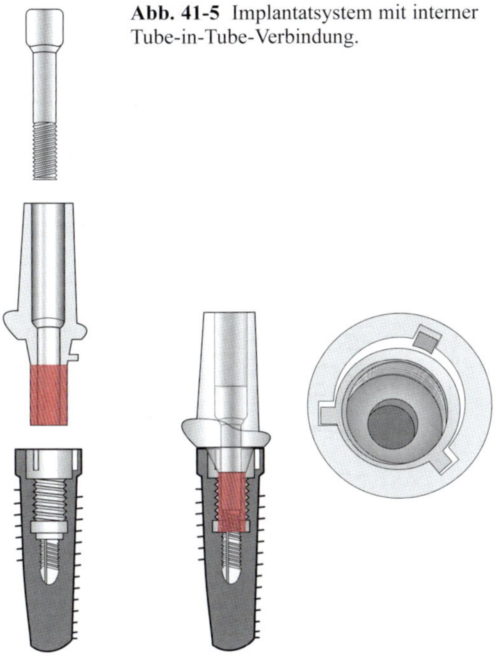

**Abb. 41-5** Implantatsystem mit interner Tube-in-Tube-Verbindung.

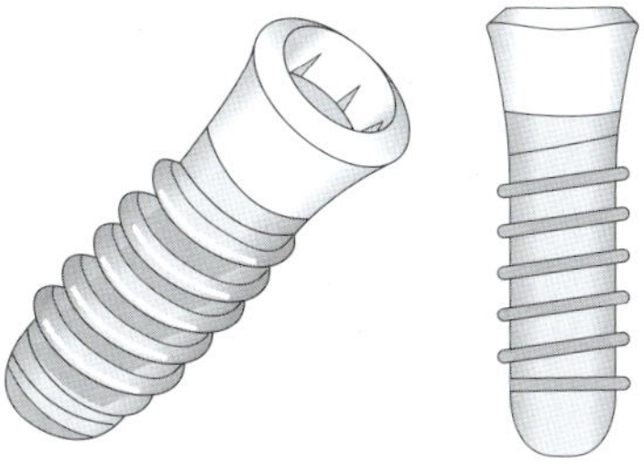

**Abb. 41-6** Implantatsystem mit interner konischer Verbindung und innen gelegenem Achtkant.

Das Implantat besteht aus Titan, es ist entweder gestrahlt und geätzt (Promote®) oder titanplasmabeschichtet (TPS®). Die Implantate werden mit den Abutments (Titanlegierung) über eine Innenverankerung (Tube in Tube) verbunden und weisen einen Rotationsschutz über drei Nuten (Cams) auf.

*Konus mit Achtkant: Straumann Standard-Implantat*

Die klassische Implantatlinie der Firma Straumann (CH-Basel) (Abb. 41-6) ist als zylindrische Vollschraube mit einem tulpenförmigen Halsbereich erhältlich. Es ist mit Ausnahme des glattpolierten Halsteils (2,8 mm) gestrahlt und geätzt (SLA®-Oberfläche). Bei den Standard-Implantaten erfolgt die Einheilphase transgingival. Die Implantat-Abutment-Verbindung („Morse-Taper-Verbindung") ist durch einen Achtkant im Konusbereich ergänzt und damit rotationsgesichert.



*Konus mit Sechskant: Astra Tech®-Implantat*

Beim Astra Tech®-Implantat (Astra Tech, S-Mölndal) (Abb. 41-7) handelt es sich um eine zylindrische Vollschraube, die in einen konischen Halsbereich übergeht. Dieser ist mit einem Mikrogewinde (MikroThread™) versehen. Die gesamte Oberfläche wird gestrahlt und geätzt (OsseoSpeed™). Die Abutmentverbindung besteht aus einem konischen Anteil und wird durch einen Sechskant zur Rotationssicherung ergänzt (Conical Seal Design™).

*Konus ohne Rotationsschutz: Bicon®-Implantat*

Das Bicon®-Implantat (Bicon Dental Implants, USA-Boston) (Abb. 41-8) besitzt einen konischen, schraubenförmigen Implantatkörper. Die Oberfläche

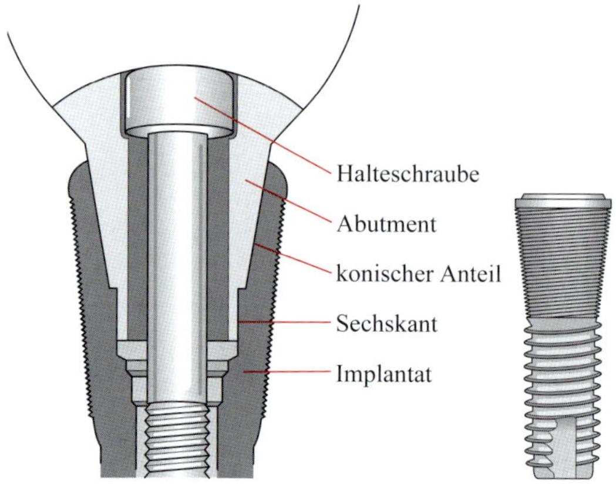


**Abb. 41-7** Implantatsystem mit interner konischer Verbindung und innen gelegenem Doppelsechskant.

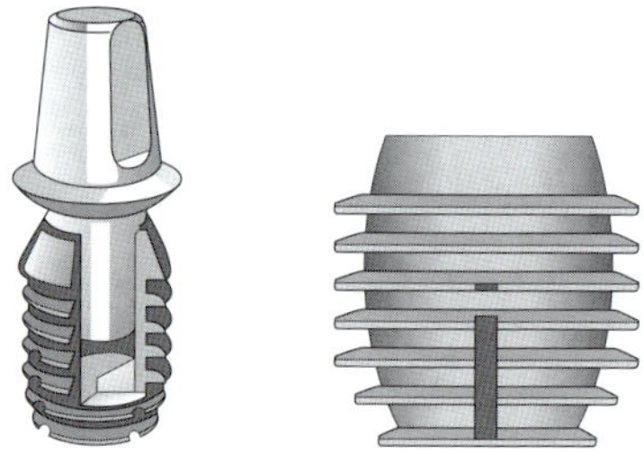

**Abb. 41-8** Implantatsystem mit interner konischer Verbindung ohne Rotationsschutz.

wird entweder gestrahlt und geätzt (Integra TI™) oder mit Hydroxylapatit beschichtet. Die Abutmentverbindung weist keine Rotationssicherung auf. Sie basiert auf einer reinen Konusverbindung (1,5°-Locking-Taper-Verbindung) und ermöglicht dadurch eine 360°-Universalpositionierung der Abutments. Aufgrund dieser Besonderheit werden die Abutments in das Implantat eingeklopft und halten im Bereich der konischen Verbindung durch Kaltverschweißung. Diese einfache Art der Verbindung ermöglicht die Konstruktion von sehr kurzen Implantaten (ab 5 mm Länge).



### 41.3.2.3 Einteilige Implantate

Vor allem Zirkonoxidkeramikimplantate und Minimaldurchmesserimplantate bzw. provisorische Titanimplantate werden heute einteilig gefertigt. Da suprakrestaler Implantataufbau und enossaler Anteil eine Einheit sind, müssen diese offen einheilen.

*Zirkonoxidkeramik-Implantate*

Als Beispiel seien die einteiligen Implantate der Firma Z-Look3 (Z-System GmbH, CH-Oensingen) (Abb. 41-9) genannt. Es gibt unterschiedliche Geometrien, die zum Teil durch intraorales Präparieren individualisiert werden können. Die Abformung erfolgt auf konventionelle Weise entsprechend eines Zahnstumpfes.

Da noch keine Daten aus längerfristigen kontrollierten klinischen Studien vorliegen, müssen Zirkonoxidkeramikimplantate noch als experimentell angesehen werden (*Wenz* et al. 2008).

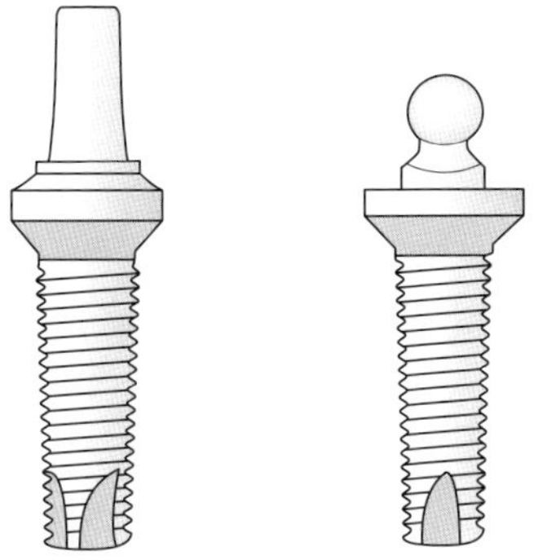

**Abb. 41-9** Einteiliges vollkeramisches Zirkonoxidkeramik-Implantat in zwei Varianten.

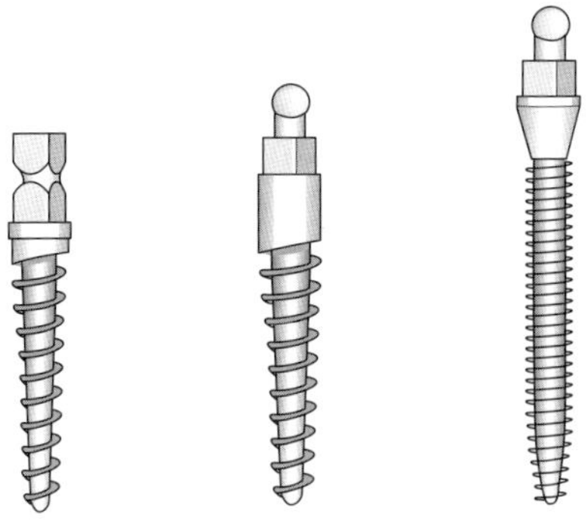

**Abb. 41-10** Einteiliges Titan-Mini-Implantatsystem.

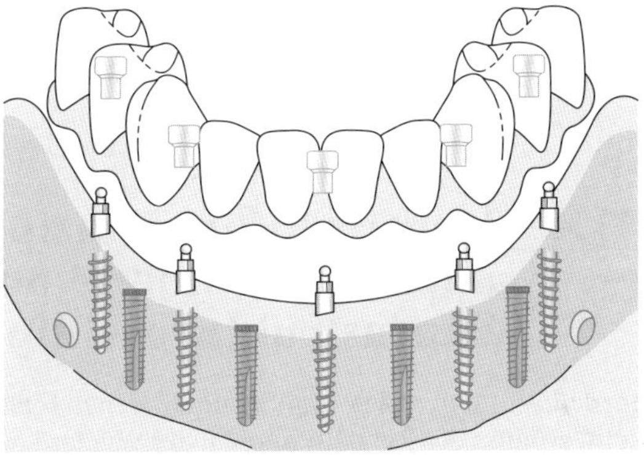

**Abb. 41-11** Einteiliges provisorisches Implantatsystem. Die provisorischen Implantate stützen die provisorische Versorgung, während die definitiven Implantate unbelastet einheilen können.

*Mini-Implantatsysteme: MDI®-Implantat*

Das MDI®-Implantat (IMTEC, D-Oberursel) (Abb. 41-10) wird als Mini-Implantat in Bezug auf seinen Durchmesser (1,8 mm) bezeichnet. Die einteiligen Implantate sind mit einer Kugelpatrize zur Verankerung von Deckprothesen versehen. Minimalinvasive Operationstechnik und eine Sorfortbelastung werden angestrebt.



*Provisorische Implantate*

Hier handelt es sich um einteilige Implantate mit einem Durchmesser von ca. 2 mm. Beispielhaft dafür ist das provisorische Implantat IPI (Nobelbiocare, D-Köln) (Abb.41-11).

Provisorische Implantate dienen während der Ausheilung der Alveolen nach Zahnextraktion bzw. nach dem Setzen der definitiven Implantate der Fixierung und Abstützung des Provisoriums. Ihr geringer Durchmesser erlaubt eine Implantation zwischen den definitiven Implantaten. Durch Biegen mit einem speziellen Schlüssel erfolgt die prothetische Ausrichtung der Implantatköpfe.

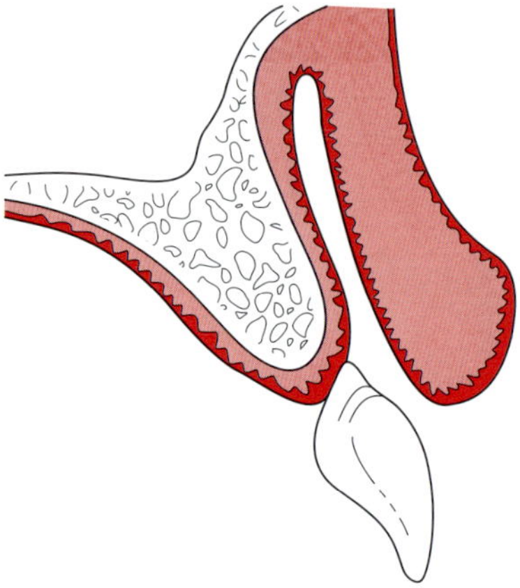

**Abb. 41-12** Die richtige Position der Ersatzzähne erfolgt unabhängig von einem eventuell geplanten oder bereits vorhandenen Implantat.

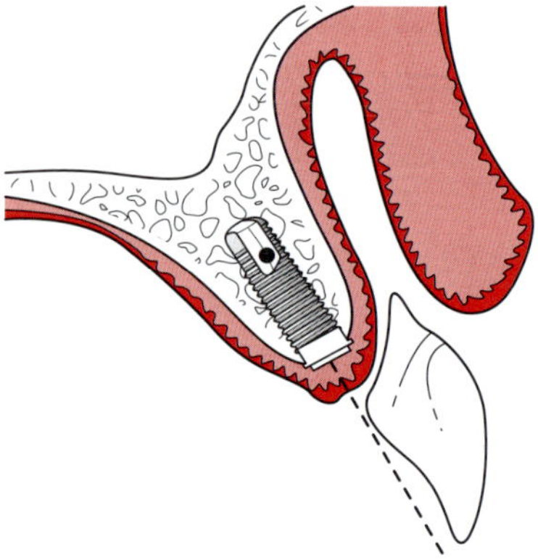

**Abb. 41-13** Die Ersatzzähne dürfen sich nicht nach den Implantaten richten. Die Position der Zähne wird durch Ästhetik, Funktion und Phonetik vorgegeben.

## 41.4 Konstruktionsprinzipien für implantatretinierte und -getragene Suprastrukturen-Implantatsysteme

In den Anfängen des implantatgetragenen Zahnersatzes lag der Hauptschwerpunkt der Rehabilitation in der Wiederherstellung der Funktion, also der Verbesserung des Kaukomforts. Anfang der 1990er Jahre traten darüber hinaus ästhetische Gesichtspunkte immer mehr in den Vordergrund.

Sowohl für bewährte als auch für neuere Suprastrukturkonzepte ist eine Vielzahl von Faktoren zu beachten. Dazu zählen die Passgenauigkeit des Gerüsts auf den Implantatpfosten (spannungsfreier Sitz), das Verbundsystem zwischen Verblendmaterial und Gerüst, die Reinigbarkeit des Zahnersatzes, die okklusale Abrasionsbeständigkeit und die Stabilität unter Dauerbelastung.



Die Anfertigung von implantatgetragenen Brücken entspricht einer Kombination aus festsitzendem und herausnehmbarem Zahnersatz. Die Lage und Stellung der zu ersetzenden Zähne soll der der natürlichen Zähne entsprechen. Die Prothesenzähne sollen nach den für den Patienten individuellen Gesichtspunkten der Ästhetik, Funktion und Phonetik aufgestellt werden (Abb. 41-12). Die Insertion von Implantaten sollte sich an diesen Gesichtspunkten orientieren. Die Aufstellung der Prothesenzähne sollte sich aber nicht nach einer nicht adäquaten Implantatposition richten müssen (Abb. 41-13), da Ästhetik und Funktion der Gesamtrestauration von der Implantatposition und dem Durchmesser der Implantate entscheidend beeinflusst werden.

Eine sorgfältige Implantationsplanung (diagnostisches Wax-up und Set-up, Röntgendiagnostik) ist für die richtige Implantatposition und deren erfolgreiche prothetische Versorgung unerlässlich. Je nach Lage und

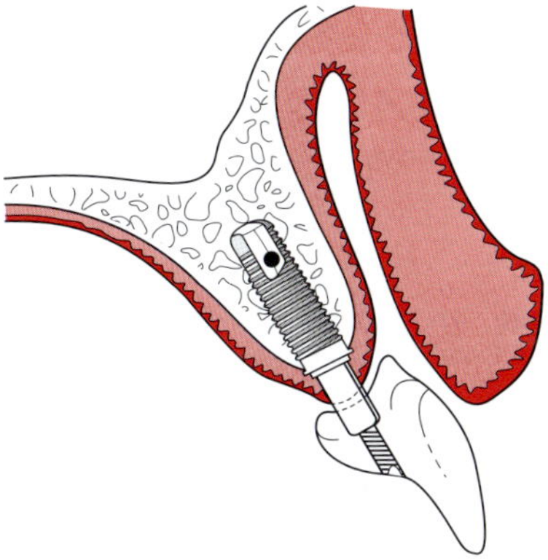

**Abb. 41-14** Die Relation Implantat-Zahn lässt die Anlage einer okklusalen Verschraubung zu. Eine bedingt abnehmbare Brücke kann direkt auf den Implantaten bzw. Implantatpfosten befestigt werden.

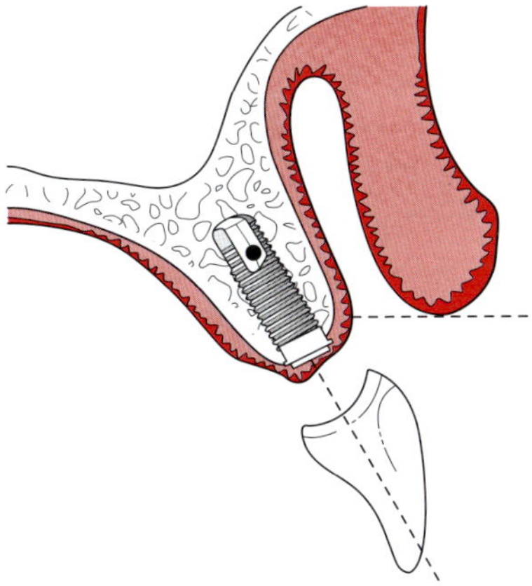

**Abb. 41-15** Die Relation Implantat-Zahn lässt eine bedingt abnehmbare Brücke mit Okklusalverschraubung nicht zu.

Neigungswinkel des Implantates im Verhältnis zum Restaurationszahn kann eine Suprastruktur direkt auf dem Implantat bzw. auf den Implantatpfosten befestigt werden. Dies kann mittels okklusaler Verschraubung oder durch konventionelle Zementierung auf einen Pfosten erfolgen (Abb. 41-14). Bei einer ungünstigen Situation liegt die Öffnung der Okklusalschrauben in den Inzisalkanten der Frontzähne oder in den Bukkalflächen des Seitenzahnbereichs, was eine Befestigung mit Hilfe dieser Schrauben ausschließt (Abb. 41-15). In diesen Fällen muss eine Primärstruktur (Mesiostruktur), z. B. in Form eines parallel gefrästen Steges, die Aufnahme der Suprastruktur ermöglichen. Diese ist dann durch individuell angelegte Schrauben durch den Zahnarzt oder, bei Verwendung eines Halteelements (z. B. Riegel), durch den Patienten zu entfernen.

Eine große räumliche Diskrepanz zwischen Implantatposition und Restaurationszahn stellt eine Indikation für eine Deckprothese dar. Diese bietet die Möglichkeit, mit Hilfe des Kunststoffschilds der Prothesenbasis die Implantate zu verdecken und die Lippen zu stützen. Diese Variante muss für den Patienten immer abnehmbar gestaltet sein (*Witkowski* 1998) (Abb. 41-16). Unter Verwendung abgewinkelter Implantatpfosten können ungünstige Richtungen der Implantate kompensiert werden (*Watson* et al. 1991). Abgewinkelte Pfosten können allerdings falsche Implantatpositionen nicht korrigieren.

Abgewinkelte Pfosten sind aber in der Lage,

- eine ungünstige Richtung der Implantatachse zu kompensieren und auf diese Weise ein besseres Platzangebot für die Verblendung zu erreichen
- disparallele Implantate zu parallelisieren
- eine gemeinsame Einschubrichtung von disparallelen Implantaten und Pfeilerzähnen zu schaffen
- die Position der Okklusalschraube bei einem ungünstigen Verlauf der Implantatachse (bei bedingt abnehmbarem Zahnersatz) zu verlegen

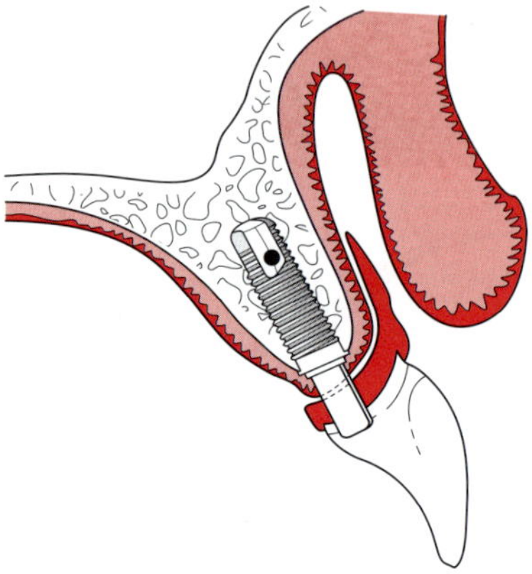

**Abb. 41-16** Bei einer hoch angelegten Lachlinie können die Öffnungen, die für die Hygienefähigkeit um die Implantate erforderlich sind, durch einen Zahnfleischschild aus Kunststoff abgedeckt werden; dann ist dieser immer abnehmbar für den Patienten.

Im Zuge einer geplanten Implantation gilt es, fünf Faktoren, die in der prothetischen Phase nur schwer zu beeinflussen sind, zu beachten:
1. Implantatposition
2. Implantatdurchmesser
3. Neigungswinkel der Implantatachse
4. Kontur des periimplantären Weichgewebes
5. Taschentiefe respektive Lage der Implantatschulter

Um für die prothetische Versorgung eine möglichst günstige Ausgangssituation der Implantate zu schaffen, muss rechtzeitig in der prothetischen und chirurgischen Planungsphase das räumliche Verhältnis zwischen Knochenangebot für eine Implantation und der späteren Restaurationsposition analysiert werden. Mit Hilfe einer prothetisch orientierten Röntgendiagnostik unter Hinzuziehung einer Röntgenschablone und Bild gebenden Verfahren (*Strub* et al. 1996, *Witkowski* und *Weng* 1996, *Witkowski* 1998, *Marquardt* et al. 2007) lässt sich dies leicht feststellen und für das chirurgische Vorgehen, z. B. mittels Bohrschablonen als Hilfestellung geben. Nur so kann sichergestellt werden, dass ein Implantat in einer prothetisch sinnvollen Position inseriert werden kann (vgl. 43.1.5).



Die Gerüstgestaltung der Suprastruktur muss unter Berücksichtigung der legierungsspezifischen physikalischen Eigenschaften eine Dimensionierung aufweisen, die unter Dauerbelastung eine ausreichende Stabilität garantiert. Ferner muss sie eine ästhetische Verblendung bzw. Zahnbefestigung ermöglichen, so dass die Realisierung einer stabilen Gerüstkonstruktion ohne spätere Überkonturierung der Verblendung zu erreichen ist. Im Bereich der Gerüstherstellung haben sich Techniken wie das Verkleben eines Gerüstzylinders mit einem individuell gegossenen Gerüst in der Zahntechnik bewährt (*Aparicio* 1994). Dennoch stellt der Einstückguss die Standardtechnik für die Herstellung von Gerüsten dar (*Witkowski* 1993). Neuere Verfahren wie das Fräsen von Teilen aus Materialblöcken bieten gerade bezüglich der Passgenauigkeit Vorteile gegenüber der Gusstechnik (vgl. 24.2.4). Neben dem Ersatz der zu restaurierenden Zähne stellt sich die Frage, ob und in welchem Umfang die durch den Zahnverlust bedingten Kieferkammresorptionen, die einen

Ersatz von Knochen und Gingiva verlangen, durch eine Hybridprothese oder durch eine festsitzende Brücke wieder ersetzt werden können. Je nach topographischem Verlauf des Weichgewebes, der Kieferrelation und der Implantatposition muss das Design der Brücke individuell der klinischen Situation angepasst werden.

Eine Besonderheit stellt die Oberkiefersituation mit hoch liegender Lachlinie dar. Soll ein solcher Fall festsitzend mit Hilfe einer implantatgetragenen Brücke versorgt werden, muss die Implantatposition innerhalb der Restaurationskontur liegen und der Weichgewebeverlauf ein optimales Umfeld für die klinische Zahnkrone bieten. Ist dies nicht der Fall, wird an den Brückenrestaurationen zusätzlich mit rosafarbigen keramischen Massen gearbeitet. In Ausnahmefällen ist der Einsatz einer flexiblen Zahnfleischepithese indiziert (*Witkowski* 1991), sofern der Einsatz einer Deckprothese keine idealere Alternative darstellt. Nachteilig beim Einsatz einer flexiblen Zahnfleischepithese ist die eingeschränkte Lebensdauer von etwa einem Jahr.

## 41.4.1 Konstruktion von implantatgetragenem und retiniertem Zahnersatz (schrittweises Vorgehen)

Das schrittweise und systematische Vorgehen bei der Planung von implantatgetragenem oder retiniertem Zahnersatz ist in der Übersicht 41-1 dargestellt. Unabhängig von dem jeweils verwendeten Implantatsystem sollte die prothetische Lösung systematisch geplant werden. Die Aspekte hierfür sind:

- **Aspekt I: Ohne oder mit Pfosten.** Zu Beginn der Planung muss entschieden werden, ob die spätere Konstruktion direkt auf den Implantaten befestigt wird oder ob zwischen Implantat und Rekonstruktion ein Pfosten (Aufbau) geschaltet werden soll. Bei Implantatsystemen, die mit einer internen Verankerung (z. B. Frialit 2®, Friadent, D-Mannheim; Camlog®, Camlog, D-Wirnsheim; Replace Select®, Nobel Biocare, D-Köln) und einer daraus resultierenden Einschubrichtung konstruiert sind, müssen bei mehreren Implantaten Divergenzen der Einschubrichtung mit einem Pfosten ausgeglichen werden. Bei diesen Implantattypen sind verblockte Konstruktionen auf dem Implantat ohne Pfosten nur mit speziellen Zylindern ohne Einschib möglich. Die Hauptindikation für einen Pfosten besteht bei einer tiefen Tasche (> 3 mm) des periimplantären Weichgewebes, um den Kronenrand nicht tief subgingival platzieren zu müssen.
- **Aspekt II: Abnehmbar oder festsitzend für den Patienten.** In dieser Phase muss eine Entscheidung getroffen werden, ob die spätere Rekonstruktion für den Patienten abnehmbar oder festsitzend gestaltet sein soll. Bedingt abnehmbare Rekonstruktionen (nur durch den Zahnarzt entfernbar) gelten für den Patienten als festsitzende Konstruktion.
- **Aspekt II A: Primär- oder sekundäre Verblockung bei einer abnehmbaren Versorgung.** Die Abstützung einer abnehmbaren Rekonstruktion auf den Implantaten kann auf einer Primärverblockung

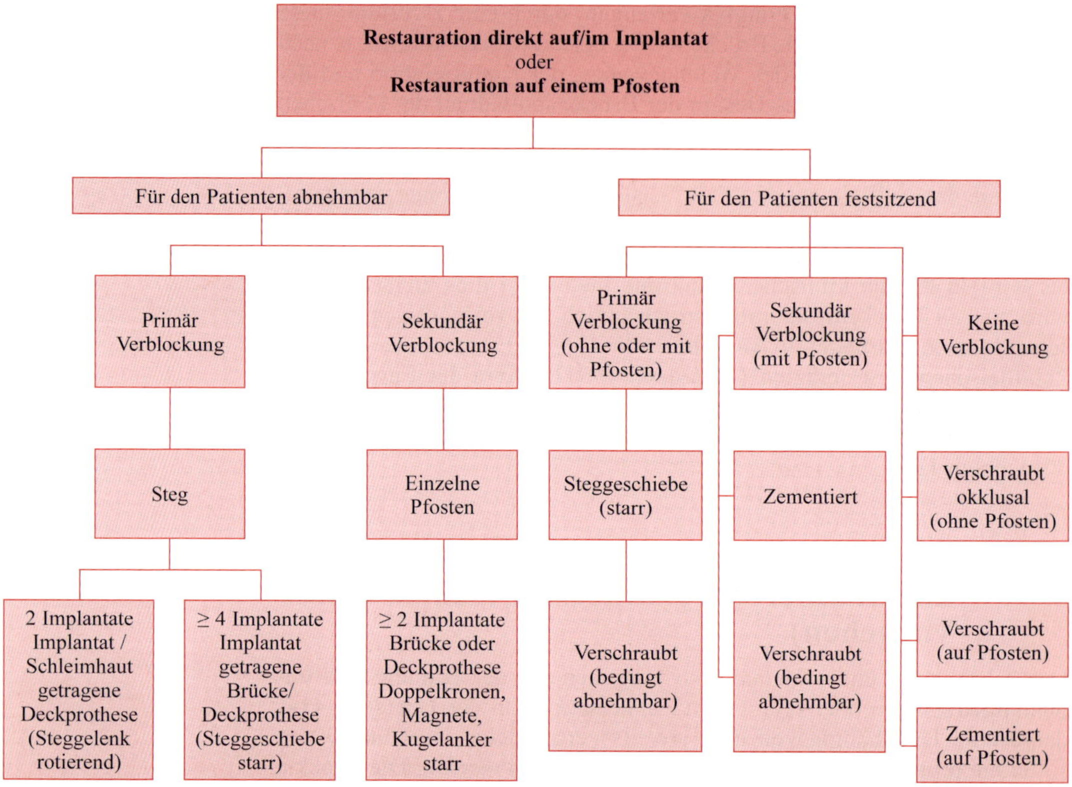


**Übersicht 41-1** Das schrittweise Vorgehen bei der Planung von implantatgetragenem und retiniertem Zahnersatz. Das Schema gibt einen Überblick über die prothetischen Möglichkeiten.



(Steg) abgestützt sein. Bei nichtverblockten Implantaten wird durch die Prothese eine Sekundärverblockung erzielt. Eine Primärverblockung findet bei Stegkonstruktionen statt, eine Sekundärverblockung bei Deckprothesen mit Doppelkronen, Druckknopf oder magnetretinierter Verankerung.

- **Aspekt II B: Starr oder rotierend.** Ist für den Patienten eine abnehmbare Rekonstruktion geplant, kann diese in zwei Gruppen unterteilt werden:
  1. Eine starre Konstruktion (Deckprothese), die rein auf den Implantaten abgestützt ist. Diese ist bei vier und mehr Implantaten je Kiefer möglich.
  2. Eine Konstruktion (Deckprothese), die über eine Rotationsachse (Steggelenk, Druckknöpfe, Magnete) verfügt und sowohl implantatgetragen als auch schleimhautgetragen ist. Dies ist der Fall bei zwei Implantaten.
- **Aspekt II C: Primäre oder sekundäre Verblockung bei einer festsitzenden Versorgung.** Wird für den Patienten eine festsitzende Rekonstruktion auf den Implantaten angestrebt, kann diese primär oder sekundär verblockt gestaltet werden. Eine Primärverblockung wird

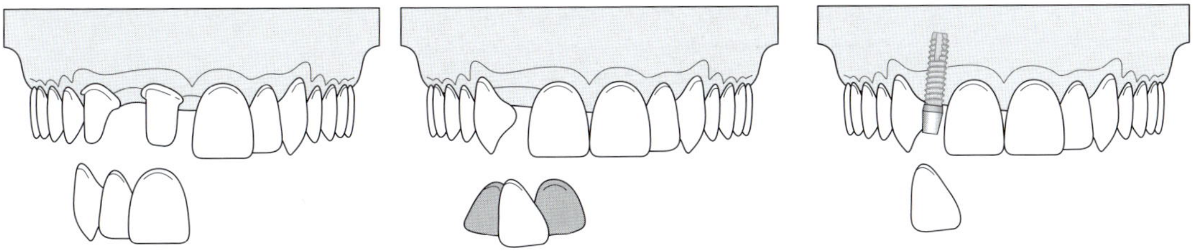

**Abb. 41-17** Prothetische Möglichkeiten zur festsitzenden Versorgung der Einzelzahnlücke.

über ein Steggeschiebe erzielt. Bei einer Sekundärverblockung handelt es sich in der Regel um einzelne Pfosten auf den Implantaten, die dann über eine Brückenkonstruktion verbunden sind. Wird in diesen Fällen keine Verblockung angestrebt, so handelt es sich um Einzelkronen auf Implantaten. Hierbei ist für jeden zu ersetzenden Restaurationszahn ein Implantat erforderlich.

- **Aspekt III: Befestigung einer für den Patienten festsitzenden Versorgung.** Eine für den Patienten festsitzende Rekonstruktion kann sowohl zementiert als auch bedingt abnehmbar verschraubt gestaltet werden. Eine zementierte Konstruktion sitzt im Regelfall über einzelnen Zementierungspfosten auf den jeweiligen Implantaten. Bei einer bedingt abnehmbaren Konstruktion, die mittels Okklusal- oder Horizontalschrauben befestigt wird, können die Schrauben sowohl bei einer Verwendung von einzelnen Pfosten oder auf einem Steg Retention finden.

# 41.5 Versorgungskonzepte



## 41.5.1 Einzelzahnersatz

Schaltlücken mit 1–2 fehlenden Zähnen und kariesfreien oder nur geringfügig restaurierten Nachbarzähnen stellen nach abgeschlossenem Kieferwachstum heute eine häufige Indikation für implantatgetragene Kronen dar.

### 41.5.1.1 Differentialtherapie

Differentialtherapeutisch kommen zur Versorgung von Schaltlücken vor allem konventionelle Brücken und Adhäsivbrücken in Frage (Abb. 41-17). Da Einzelzahnersatz auf enossalen Implantaten eine gleich gute Bewährung wie konventionelle Brücken aufweist, ist er diesen in der Regel medizinisch vorzuziehen, wenn keine Überkronung der Nachbarzähne erforderlich ist. Die Vermeidung einer zu erwartenden Atrophie des Alveolarfortsatzes bietet vor allem im Front- und anterioren Seitenzahnbereich funktionelle und ästhetische Vorteile. Ästhetisch unübertroffen ist implantatgetragener Einzelzahnersatz bei einer lückigen Frontzahnreihe, wo die Lückenbreite

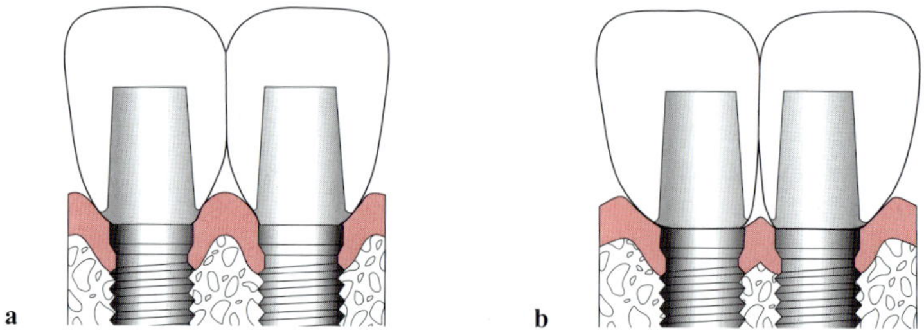


**Abb. 41-18** Um einen Verlust an Knochen zwischen Implantaten zu vermeiden und damit die Interdentalpapille zwischen zwei Implantaten zu erhalten, sollte der Abstand zwischen den Implantaten mindestens 3 mm betragen (**a**). Wenn dieser Abstand unterschritten wird, kann es in diesem Bereich zu einem Knocheneinbruch mit gleichzeitigem Verlust der Interdentalpapille kommen (**b**).

keine ästhetische Gestaltung der Kronen und Brückenzwischenglieder erlaubt.

Die Langzeitbewährung von Einzelzahnersatz auf enossalen Implantaten ist der von Adhäsivbrücken überlegen, so dass Adhäsivbrücken vor allem dann indiziert sind, wenn Implantate aufgrund des Alters oder aus anatomischen Gründen nicht in Frage kommen, z.B. bei sehr engen Zahnlücken im unteren Frontzahnreich oder bei stark angulierten Wurzeln der Nachbarzähne. Eine zu frühe Implantation bei nicht abgeschlossenem Wachstum führt später zu ästhetischen und funktionellen Misserfolgen, da das osseointegrierte Implantat nicht an der transversalen und vertikalen Entwicklung des Alveolarfortsatz teilnimmt und sich daher das Implantat später beim Erwachsenen nicht an korrekter Position befindet.

#### 41.5.1.2 Anzahl der Implantate

Beim Einzelzahnersatz wird für jeden fehlenden Zahn innerhalb der ansonsten geschlossenen Zahnreihe ein einzelnes Implantat gesetzt. Der Durchmesser des Implantates richtet sich einerseits nach dem vorhandenen Knochenangebot und andererseits der Lückengröße bzw. der Größe des zu ersetzenden Zahnes.



#### 41.5.1.3 Implantatabstände

Zum Erhalt des approximalen Knochens und der Papille sollte der minimale Abstand des Implantates zu den benachbarten Zähnen 1,5 mm und der minimale Abstand zwischen zwei Implantaten 3 mm betragen (*Tarnow* et al. 2000) (Abb. 41-18).

Hieraus ergibt sich als Grundregel für die Einzelzahnlücke: Bei mehreren benachbarten fehlenden Zähnen ergibt sich der maximal sinnvolle Implantatdurchmesser aus der Lückengröße abzüglich des Produkts aus Anzahl der fehlenden Zähne und 3 mm, wobei diese Differenz noch durch die Anzahl der fehlenden Zähne dividiert wird.

Aus diesen Zahlen resultiert, dass für alle fehlenden Zähne mit einer mesio-distalen Breite von 7 mm und mehr mindestens Standardimplantatdurchmesser von etwa 4 mm verwendet werden können. Zum Ersatz von Unterkieferschneidezähnen (mesio-distale Breite ca. 5–5,5 mm) und zum Teil auch von seitlichen Oberkieferschneidezähnen (mesio-distale Breite

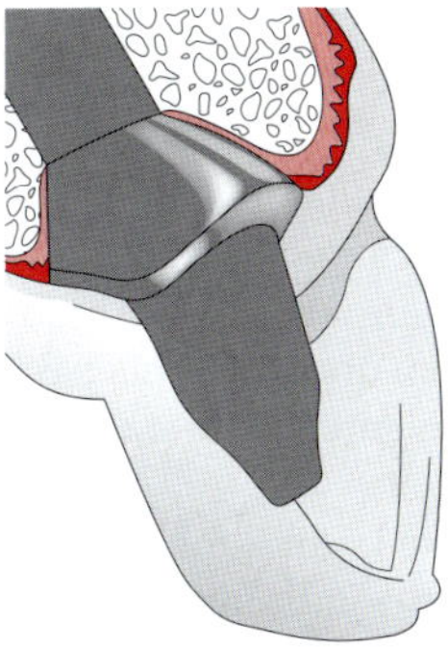

**Abb. 41-19** Individualisiertes Abutment.

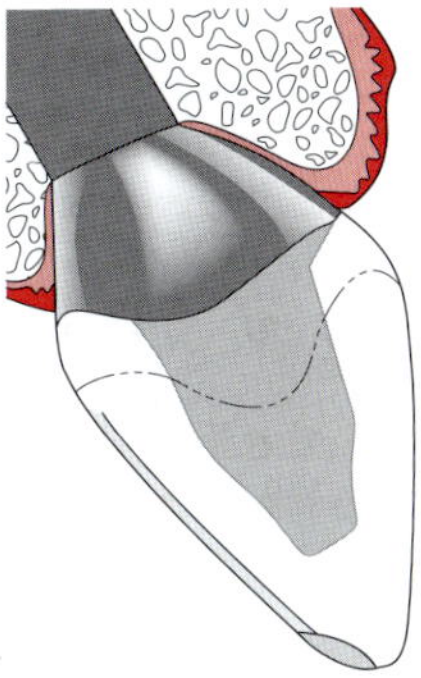

**Abb. 41-20** Subgingivaler Übergang zwischen Implantat und Krone.

ca. 6,5 mm) sollten reduzierte Implantatdurchmesser eingesetzt werden. Da die mechanische Belastbarkeit von Implantaten mit reduziertem Implantatdurchmesser deutlich vermindert ist, sollte ihr Einsatz auf die genannten Gebiete mit limitiertem Platzangebot beschränkt bleiben, in denen glücklicherweise auch mit einer relativ geringen Kaubelastung zu rechnen ist.

### 41.5.1.4 Lage der Implantatschulter

Die Lage der Implantatschulter sollte mindestens 2, besser 3 mm apikal des tiefsten Punktes des prospektiven Margo gingivae und leicht oralwärts liegen, um ausreichend Distanz für das Abutment zu schaffen, damit dieses zusammen mit den subgingival gelegenen Kronenanteilen die Formveränderung vom kreisrunden Durchmesser des Abutments zum individuellen Querschnitt der Krone im Bereich der Schmelz-Zement-Grenze vollziehen kann, um eine ideale physiologische Form im Bereich der Durchtrittsstelle am Margo gingivae („Emergence Profile") zu ermöglichen (Abb. 41-19 und 41-20).



### 41.5.1.5 Art und Form des Abutments

Eine ästhetische Einzelzahnrekonstruktion auf Implantaten sollte eine optimale Anpassung der zumeist vollkeramischen Kronen („weiße Ästhetik") sowie einen natürlichen Verlauf der Weichgewebe („rote Ästhetik") aufweisen, der dem der natürlichen Nachbarzähne entspricht.

Für die Einzelzahnimplantate werden unterschiedliche Aufbauteile von konfektionierten bis zu individualisierbaren Abutments angeboten.

Die für Einzelzahnrestaurationen verwendeten Aufbauten müssen einen Rotationsschutz zum Implantat aufweisen. Bei den individualisierbaren Komponenten stehen wiederum metallische oder auch zirkonoxidkeramische Materialien zur Verfügung, die individuell durch Beschleifen geformt werden können. Im Frontzahnbereich lassen sich mit keramischen Abutments und vollkeramischen Kronen überzeugende ästhetische Ergebnisse erzielen.

Leider weisen vollkeramische Abutments reduzierte Bruchfestigkeiten auf. Für die meisten Komponenten liegen keine Studien zu ihrer längerfristigen klinischen Bewährung vor. Dies bestätigt auch eine Übersichtsarbeit

(*Sailer* et al. 2009), in der zwar vielversprechende Ergebnisse über bis zu 5 Jahre aufgezeigt werden, die allerdings auf einer limitierten Anzahl von Fällen und Publikationen beruhen.

Im Seitenzahnbereich sollte aus Stabilitätsgründen eine metallische Unterkonstruktion mit einer keramischen Verblendung verwendet werden. Erste Studien zeigen allerdings auch im Bereich der oberen Prämolaren positive Langzeitergebnisse mit Erfolgsraten von über 90 % nach 3 Jahren, so dass offensichtlich in diesem ästhetisch relevanten Gebiet auch vollkeramische Abutments angewendet werden können.

In ästhetisch sichtbaren Bereichen sollten die konfektionierten oder individualisierbaren Abutments so ausgewählt bzw. individualisiert werden, dass der Kronenrand in den subgingivalen Bereich verlegt wird, da der Übergang zwischen Krone und Abutment in der Regel erkennbar ist. Werden individualisierbare vollkeramische Abutments verwendet, ist die Lage des Kronenrandes etwas weniger entscheidend, da aufgrund des zahnfarbenen Abutments auch bei isogingivaler Kronenrandlage ein Durchscheinen durch die Gingiva keine ästhetische Beeinträchtigung mit sich bringt. Werden metallische Abutments verwendet, sollten die Kronenränder mindestens 1–2 mm unterhalb des Gingivalsaums verlegt werden.

#### 41.5.1.6 Zementierung versus Verschrauben

Einzelzahnrestaurationen werden heute in der Regel zementiert, selten noch transversal oder sogar okklusal verschraubt, da sich die zementierte Krone auf Implantaten kaum von natürlichen Zähnen hinsichtlich Empfinden, Pflege und Nachsorgeaufwand unterscheidet. In kompromissbehafteten Fällen mit nicht idealer Implantatachse oder mit zu geringem vertikalen Platzangebot kann die Verschraubung aber immer noch indiziert sein.



## 41.5.2 Multipler Zahnersatz im Lückengebiss

#### 41.5.2.1 Differentialtherapie

Die implantatprothetische Versorgung von Gebisssituationen mit multiplen fehlenden Zähnen bzw. von Freiendsituationen stellt einen weiteren Indikationsschwerpunkt für Implantate dar. Beim kariesfreien Restgebiss kann durch Implantate das Beschleifen der Zähne für festsitzenden Zahnersatz bzw. die Eingliederung herausnehmbarer Teilprothesen vermieden werden. Bei fehlenden Molaren sollte im Rahmen der differentialtherapeutischen Aufklärung des Patienten das Belassen der verkürzten Zahnreihe mit Prämolarenokklusion, die Eingliederung einer Extensionsbrücke, der teilprothetische Ersatz und die festsitzende implantatprothetische Versorgung der verkürzten Zahnreihe mit zwei oder drei Implantaten gegeneinander abgewogen werden. In jedem Fall reduziert der Einsatz von Implantaten die Notwendigkeit, natürliche Zähne zu beschleifen, und ermöglicht gleichzeitig festsitzenden Zahnersatz (Abb. 41-21).

Da festsitzender Zahnersatz – unabhängig davon, ob er auf natürlichen Zähnen und/oder Implantaten verankert ist – eine deutlich bessere Langzeitbewährung als herausnehmbarer Zahnersatz aufweist (vgl. Tab.41-1 bis 41-3), bietet die auf Implantaten verankerte festsitzende

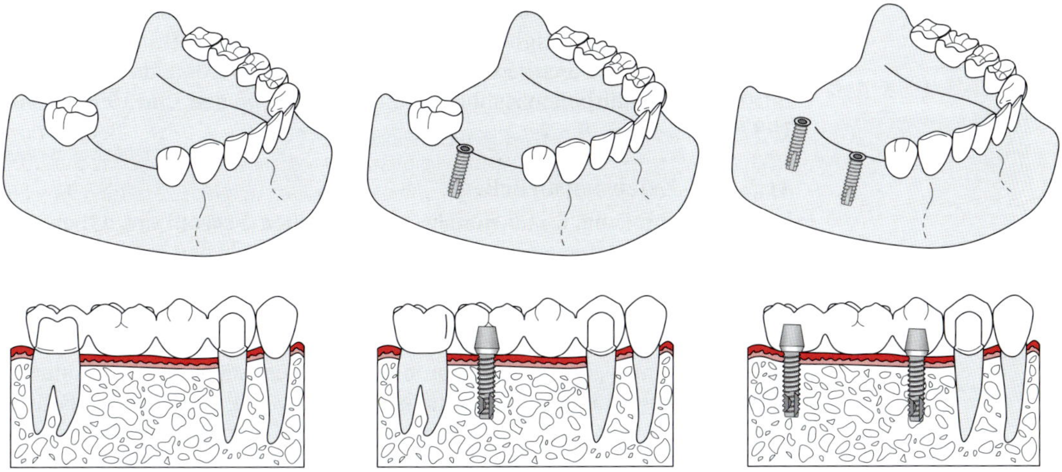

**Abb. 41-21** Der Einsatz von Implantaten ermöglicht festsitzenden Zahnersatz bei reduzierter Notwendigkeit, natürliche Zähne zu beschleifen.

Versorgung immer eine deutliche Verbesserung der Langzeitprognose verglichen mit allen herausnehmbaren Versorgungsalternativen.

### 41.5.2.2 Anzahl der Implantate

Bei rein implantatgetragenen Versorgungen in der Schaltlücke bzw. in der Freiendsituation werden mindestens 2 Implantate benötigt und variabel mehr Implantate bei mehr als 3-4 zu ersetzenden Zähnen. Bei den Kombinationsversorgungen zwischen Implantaten und Zähnen (Verbundbrücken) wird in der Regel nur ein Implantat benötigt (s. Abb. 41-21). Der Durchmesser des Implantates richtet sich einerseits nach dem vorhandenen Knochenangebot und andererseits der Lückengröße bzw. der Größe des zu ersetzenden Zahnes.



### 41.5.2.3 Verbundbrücken

Da Zähne eine deutlich höhere Beweglichkeit als Implantate aufweisen, wurde lange Zeit die Verblockung von Zähnen und Implantaten ohne Ausgleichselemente abgelehnt. Offensichtlich ist bei gesundem Parodontium die Verankerungsfestigkeit von Zähnen und Implantaten ähnlicher als früher gedacht (*Richter* et al. 1995).

Inzwischen zeigen klinische Studien mit Verbundbrücken, dass deren Überlebensrate in einer ähnlichen Größenordnung wie rein implantatgetragene Brücken liegt, wenn die Pfeilerzähne parodontal gesund waren (*Gunne* et al. 1999; *Lindh* et al. 2001). In einer aktuellen Metaanalyse lag die Überlebensrate von Verbundbrücken nach 10 Jahren allerdings um etwa 10 % niedriger als bei rein implantat-getragenen Brücken (*Lang* et al. 2004). Dies bedeutet, dass Verbundbrücken eine adäquate Behandlungsoption darstellen, wenn rein implantatgetragener Zahnersatz nicht möglich ist.

Verbundbrücken auf Implantaten und parodontal geschädigten Zähnen mit erhöhter Zahnbeweglichkeit müssen aber weiterhin abgelehnt werden.

Bei kleineren Verbundbrücken wird empfohlen, diese einteilig herzustellen. Werden Ausgleichgeschiebe verwendet, z. B. bei größeren Restaurationen, sollten die Geschiebe verschraubt werden, da es sonst zur Intrusion der natürlichen Zähne kommen kann (*Cho* und *Che* 1992; *Pesun* 1997).

#### 41.5.2.4 Extensionsbrücken

Implantatgetragene Extensionsbrücken können sowohl im Ober- als auch im Unterkiefer angewandt werden. Wie auch bei zahngetragenen Extensionsbrücken werden die endständigen Pfeiler intrusiv, die anterioren Pfeiler extrusiv belastet (*Rodriguez* et al. 1994). Die Belastung der endständigen Implantate ist umso größer, je geringer der Abstand zwischen dem am weitesten anterioren und dem endständigen Implantat ist (Widerstandshebelarm) und je länger die distale Extension der Brücke (Angriffshebelarm) ist (*Rodriguez* et al. 1993; *White* et al. 1994). Insofern kann die Implantatbelastung vor allem durch Verringerung der Extension bzw. Verlängerung des Abstands zwischen dem endständigen und dem anterioren Implantat vermindert werden. Als Faustregel sollte die Länge der Extension der Extensionsbrücke im Unterkiefer nicht größer als das 1,5-fache des Abstandes zwischen dem anterioren und dem endständigen Implantat betragen, während im Oberkiefer die Extension kleiner als der Abstand zwischen dem anterioren und dem endständigen Implantat sein sollte (*Spiekermann* et al. 1994). Aufgrund der unterschiedlichen Knochenqualität in Unter- und Oberkiefer wird ferner empfohlen, die Länge des Extensionsgliedes im Unterkiefer auf ca. 12–15 mm, maximal 18 mm zu begrenzen. Im Oberkiefer sollte die Länge nicht mehr als 10–12 mm betragen.

#### 41.5.2.5 Implantatposition

Generell sollten die Implantate so platziert werden, dass sie sich im Zentrum der zu ersetzenden Zähne befinden. Ausnahmen ergeben sich in mesial/distaler Richtung bei bestimmten Indikationen im Molarenbereich (s. Kap. 43.1.4). Sind Implantate allerdings ungünstig im Approximalraum lokalisiert, muss dieser geschlossen werden, was zu hygienischen und ästhetischen Einbußen führt. Eine zu weit orale Platzierung führt zu Behinderungen der Zunge, während eine zu weit vestibuläre Platzierung zu ästhetischen Beeinträchtigungen führt. Aus diesen Gründen ist die Verwendung einer Bohrschablone für das Erreichen der gewünschten Implantat-Positionierung unerlässlich.



Für die Implantatabstände gelten die gleichen Regeln wie beim Einzelzahnersatz (s. Kap. 41.5.1.3). Die vertikale Lage der Implantatschulter sollte im ästhetisch nicht relevanten Seitenzahnbereich optimal auf den Knochen ausgerichtet sein. Falls dadurch bedingt die Implantatschulter nicht oder nur minimal subgingival zu liegen kommen sollte, ist dieser ästhetische Kompromiss einem bezüglich der periimplantären Situation zu tief, aber ästhetisch perfekt ausgerichteten Implantat vorzuziehen.

#### 41.5.2.6 Art und Form des Abutments

In einer systematischen Übersichtsarbeit (*Sailer* et al. 2009) wurde die Langzeitbewährung von Metall-Abutments mit der von vollkeramischen

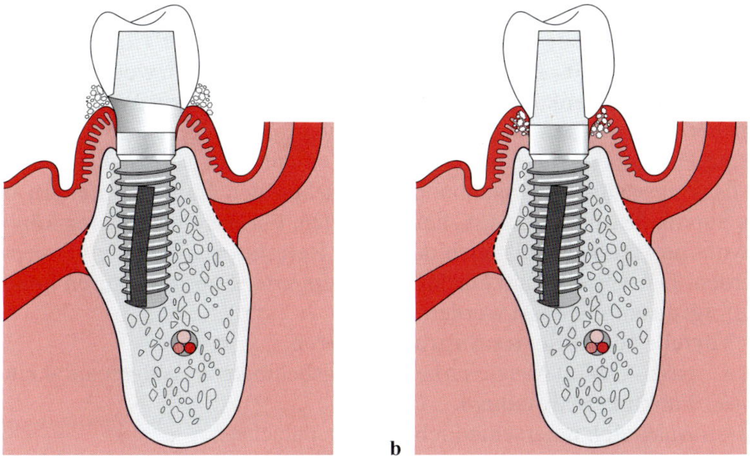

a b

**Abb. 40-22** Eine epigingivale bzw. leicht subgingivale Zementierungsgrenze am Abutment erleichtert nach dem Zementieren die sichere Entfernung der Zementreste und ist für das periimplantäre Weichgewebe als hygienisch günstiger zu bewerten (**a**). Bei tief subgingival liegenden Zementierungsgrenzen ist die Entfernung der Zementreste oft stark erschwert (**b**).

Abutments verglichen. Es zeigt sich eine vergleichbare Überlebensrate von über 97 % über fünf Jahre, wobei für vollkeramische Abutments nur eine einzige Studie über diesen Zeitraum vorlag, während Metall-Abutments sich seit Jahrzehnten bewährt haben. Die häufigste technische Komplikation war die Abutmentschraubenlockerung mit einer Wahrscheinlichkeit von 5 % nach 5 Jahren. Lediglich eine Studie liegt zu vollkeramischen Abutments im Seitenzahnbereich vor und zeigte nach 3 Jahren eine 100 %ige Erfolgsrate sowohl bei den vollkeramischen als auch den Titanabutments (*Zembic* et al. 2009).

Hieraus lässt sich ableiten, dass im ästhetisch wichtigen Frontzahnbereich vollkeramische Abutments mit vollkeramischen Kronen/Brücken eingesetzt werden können. Im ästhetisch nicht relevanten Molarenbereich sollten allerdings aus Sicherheitsgründen immer noch primär Metallabutments verwendet werden. Aus Stabilitätsgründen sollte weiter eine metallische Unterkonstruktion mit einer keramischen Verblendung verwendet werden. Die Kronenränder müssen in diesen Bereichen auch nicht 1–2 mm subgingival liegen, wie in ästhetisch wichtigen Bereichen gefordert. Eine epigingivale bzw. leicht subgingivale Zementierungsgrenze der Abutments ist ausreichend. Dies erleichtert nach dem Zementieren die sichere Entfernung der Zementreste und ist für das periimplantäre Weichgewebe als hygienisch günstiger zu bewerten (Abb. 41-22).



### 41.5.2.7 Zementieren versus Verschrauben

Auch für die implantatprothetische Versorgung von größeren Schaltlücken und Freiendsituationen stehen sowohl konfektionierte als auch individuelle prothetische Abutments zur Verfügung. Für die heute in der Mehrzahl der Fälle favorisierte Zementierung implantatprothetischer Kronen und Brücken werden individualisierte Abutments verwendet, die Einschubrichtung, gingivales Austrittsprofil und Kronenrandlage in weiten Bereichen individuell optimal gestalten lassen. Zudem müssen dann die Okklusalflächen nicht für eine okklusale Verschraubung perforiert werden, wodurch bessere ästhetische und funktionelle Ergebnisse erreicht werden. Weiterhin können bei zementierten Suprakonstruktionen geringfügige herstellungsbedingte Passungenauigkeiten durch den Zementfilm ausgeglichen werden, so dass unerwünschte Spannungen zwischen den Implantatpfeilern und der Suprakonstruktion ausgeglichen werden. Für das Zementieren können sowohl provisorische als auch definitive Befestigungszemente verwendet werden. Die Vorteile und Nachteile zementierter Suprastrukturen können wiefolgt zusammenfasst werden:

- **Vorteile zementierter Suprastrukturen**
  - passiver Sitz (Ausgleich herstellungsbedingter Passungenauigkeiten)
  - Funktion und Ästhetik
  - Ausgleich unterschiedlicher Implantatachsen
  - Entfernbarkeit bei provisorischer Zementierung
- **Nachteile zementierter Suprastrukturen**
  - subgingivale Zementreste
  - erhöhter Zeitaufwand
  - Abnehmbarkeit nicht gewährleistet oder unmöglich
  - Schraubenfraktur = Neuanfertigung der Restauration? (bei definitiver Zementierung)

Eine wesentliche Voraussetzung für die Zementierung implantatgetragener Kronen und Brücken ist eine rotationsstabile, zuverlässige und belastbare Implantat-Abutment-Verbindung. Neuere, längere Innenverbindungen (z. B. ITI Bonefit, Camlog, Replace Select) scheinen hier deutlich besser abzuschneiden als ältere, kürzere Außenverbindungen (z. B. klassische Brånemark-Verbindung) (*Steinebrunner* et al. 2008).

Um die optimale Festigkeit einer spezifischen Implantat-Abutment-Verbindung auch wirklich zu erzielen, müssen die Abumentschrauben mit dem vom Hersteller angegebenen Drehmoment angezogen werden. Erschwert wird dies allerdings durch die Tatsache, dass die von den Herstellern angebotenen manuellen Drehmoment-Schlüssel häufig große Streuungen aufweisen (*Braasch* et al. 2005; *Standlee* et al. 2002). Klinische Daten zur Zuverlässigkeit der Implantat-Abutment-Verbindungen stehen aber für viele Implantat-Systeme noch aus (*Eckert* et al. 2005).



Die okklusale oder transversale Verschraubung von implantatgetragenen Restaurationen wird heute zunehmend seltener angewendet, hat aber vor allem dann noch ihre Indikation, wenn die Implantat-Abutment-Verbindung älterer Systeme bekannterweise Probleme bezüglich Schraubenlockerungen und/oder Schraubenfrakturen aufweist, eine einfache Abnehmbarkeit gewährleistet bleiben muss oder wenn die vertikalen Platzverhältnisse limitiert sind.

Die Vorteile und Nachteile okklusal verschraubter Suprastrukturen können wiefolgt zusammengefasst werden:

- **Vorteile okklusal verschraubter Suprastrukturen**
  - einfache Abnehmbarkeit (Durchführung von Reparatur- und Hygienemaßnahmen erleichtert)
  - geringer vertikaler Platzbedarf

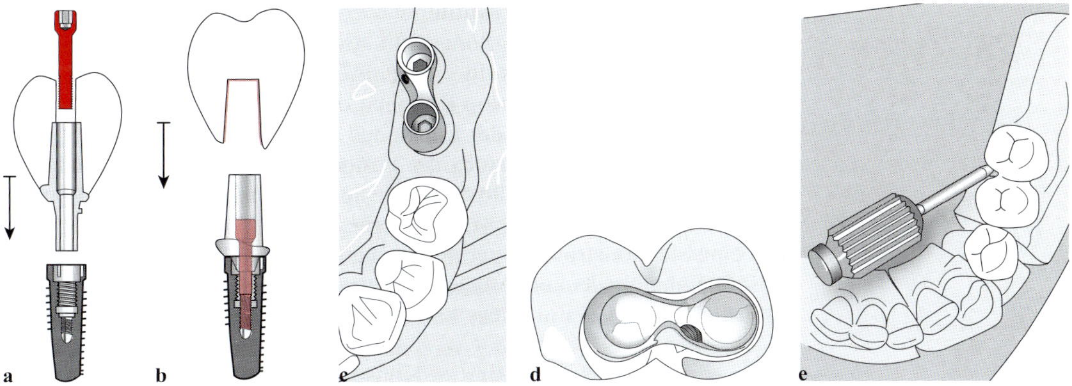


**Abb. 41-23** Beispiel für **a** eine okklusal verschraubte Restauration, **b** eine zementierte Restauration sowie **c** bis **e** eine Restauration mit Mesiostruktur und transversaler Verschraubung. **e** zeigt die Schraubenrichtung an, die notwendig ist, um die Schraube mit Hilfe des Schraubenziehers intraoral überhaupt ein- und ausdrehen zu können.

- **Nachteile okklusal verschraubter Suprastrukturen**
  - okklusaler Schraubenzugang
  - schlechte Ästhetik und eingeschränkte Kaufunktion
  - keine spannungsfreie Passung
  - schwieriger Ausgleich differierender Implantatachsen
  - Implantatpositionierung stark eingeschränkt

Sollen Brücken in einem Stück angefertigt und dann okklusal verschraubt werden, müssen spezielle Abutments ohne Rotationssicherung zum Implantat verwendet werden, da sonst schon die im Bereich Fertigungstoleranz liegenden minimalen Ungenauigkeiten dazu führen können, dass die auf dem Modell passende Brücke sich intraoral nicht einbringen lässt. In solchen Fällen hilft nur das Wegschleifen der Rotationssicherungen (z. B. Achtkant abrunden).

Die transversale Verschraubung beseitigt die ästhetischen und funktionellen Probleme okklusaler Schraubenöffnungen, erfordert aber eine aufwändigere Mesostruktur mit großen Spalträumen, von denen häufig Geruchs- und Geschmacksbelästigungen ausgehen. Zusätzlich können die miniaturisierten Transversalschrauben im klinischen Gebrauch das Handling erschweren (Abb. 41-23). Die Vorteile und Nachteile transversal verschraubter Suprastrukturen können wiefolgt zusammengefasst werden:

- **Vorteile transversal verschraubter Suprastrukturen**
  - Abnehmbarkeit relativ einfach
  - spannungsfreier Sitz leichter erzielbar
  - verbesserte Kaufunktion und Ästhetik
  - Ausgleich unterschiedlicher Implantatachsen
- **Nachteile transversal verschraubter Suprastrukturen**
  - aufwendige Mesostruktur notwendig
  - große Spalträume (Geruchs-/Geschmacksbelästigung)
  - störende orale Schraubenöffnungen
  - relativ voluminöse Konstruktion

#### 41.5.2.8 Ausgeprägte Atrophie

Liegen Lückengebiss-Situationen mit größeren Alveolarkammdefekten vor (z. B. nach Trauma), sollte in der Regel der Knochendefekt chirurgisch durch Augmentation von Knochen beseitigt werden. Ist dies chirurgisch nicht möglich, muss der Ersatz des verloren gegangenen Hart- und Weichgewebes der Alveolarfortsätze prothetisch erfolgen. Hierbei kann es erforderlich sein, eine geteilte, teilweise herausnehmbare Konstruktion anzuwenden, um eine optimale Mundhygiene zu gewährleisten. Doppelkronen bzw. eine Stegkonstruktion verbleiben dann festsitzend im Mund, während der schleimhautbedeckende Anteil herausnehmbar ist. Die Verankerung der herausnehmbaren Teilprothese kann durch Riegel oder Druckknopfanker gesichert werden.

Eine festsitzende brückenartige Konstruktion ist dann von Vorteil, wenn trotz des Ersatzes von Alveolarkammanteilen mittels keramischer Massen die Hygienefähigkeit der Restauration gewährleistet ist. In zweifelhaften Fällen kann durch eine transversale Verschraubung über eine Mesostruktur die Hygienefähigkeit im Rahmen der Nachsorge sichergestellt und die Restauration ggf. an die Erfordernisse angepasst werden.

## 41.5.3 Stark reduziertes Restgebiss

#### 41.5.3.1 Differentialtherapie



Die Standardtherapie des stark reduzierten Restgebisses ist in Deutschland eine an den Restzähnen verankerte Prothese (*Wagner* und *Kern* 2000; *Walther* et al. 2000), die in der Regel über Doppelkronen oder hybridprothetische Verankerungselemente erfolgt. Bei Doppelkronen hängt die Überlebensrate der Pfeilerzähne stark von der Anzahl und Verteilung der Pfeilerzähne ab. Eine punktförmige bzw. lineare Abstützung ist ungünstiger als eine symmetrische bilaterale Abstützung (*Mericske-Stern* 1994) und führt zu einer signifikant höheren Zahnverlustrate. So zeigte eine retrospektive Studie (*Walther* et al. 2000) mit 660 Patienten, dass bei nur einem verbliebenen Pfeilerzahn eine Verlustrate des letzten Zahnes von 50 % nach 5 Jahren zu verzeichnen war. Waren hingegen noch drei Pfeilerzähne vorhanden, reduzierte sich die Wahrscheinlichkeit, dass alle Restzähne verloren gehen, auf 10 % und bei mehr als drei Pfeilerzähnen sogar auf 3 %, wobei die Zahnfraktur ein Hauptgrund für den Pfeilerzahnverlust war.

Hieraus lässt sich ableiten, dass durch eine geringe Anzahl von zusätzlichen Implantaten in strategisch wichtigen Positionen die Frakturgefahr der Pfeilerzähne verringert und damit die Langzeitprognose der Restzähne deutlich verbessert werden könnte. Dabei können Implantate und Pfeilerzähne entweder mit unterschiedlichen oder gleichen Halteelementen versorgt werden. Eine Kombination unterschiedlicher Halteelemente – Doppelkronen und Kugelkopfattachments – ist bisher in der Literatur in Form von Fallberichten publiziert worden (*Richter* 2003; *Hammächer* et al. 2002). Ein Erhalt der vorhandenen Prothesen konnte in diesen Fallbeschreibungen zum Teil realisiert werden. Identische Halteelemente werden von zwei weiteren Studien befürwortet (*Hug* et al. 2006; *Krennmair* et al. 2007). In diesen Studien erfolgte jedoch nach Implantatversorgung immer eine Neuanfertigung der Prothesen. In einer weiteren Studie (*Kaufmann* et al.

2009) konnte bezüglich des Nachsorgeaufwands (Beobachtungszeitraum 1–8 Jahre) gezeigt werden, dass die Komplikationsrate bei diesen Versorgungen im ersten Jahr höher als in den folgenden 3 Jahren war und dass keine der angefertigten Prothesen (n = 42) in diesem Zeitraum erneuert werden musste.

#### 41.5.3.2 Abnehmbare Restaurationen

*Anzahl der Implantate bei Pfeilervermehrung*

Unter Berücksichtigung der vorläufigen Ergebnisse aus der Literatur wird bei der kombinierten Abstützung einer Prothese auf Zähnen und Implantaten eine Gesamtpfeileranzahl von mindestens fünf im Oberkiefer bzw. vier im Unterkiefer angestrebt. Die Pfeiler sollten so verteilt sein, dass in jedem Quadranten eines Kiefers mindestens ein anteriorer und ein posteriorer Pfeiler vorhanden sind. Im Oberkiefer sollten wegen der etwas schlechteren Implantatprognose mindestens zwei benachbarte Implantate inseriert werden. Weiter sollten die Seitenzahnbereiche mindestens mit zwei Implantaten versorgt werden, sofern in diesen Bereichen keine Zähne mehr vorhanden sind.

*Art und Form des Abutments*

Nach erfolgter strategischer Pfeilervermehrung ist diese Pfeilersituation jetzt entweder mit einer Doppelkronenarbeit (z. B. Galvanoteleskope) zu versorgen, wobei dann sowohl die Restpfeilerzähne als auch die Implantate mit Doppelkronen versorgt werden können, als auch mit einer Mischversorgungsform, in der die Restpfeilerzähne Doppelkronen und die Implantate Kugelkopfattachments erhalten (*Wolfart* et al. 2009).

#### 41.5.3.3 Festsitzende Restaurationen

Je nach Position der Restpfeilerzähne erfolgt die Versorgung dieser Zähne mit Kronen bzw. Brücken. Die verbleibenden Freiend- bzw. Schaltlückensituationen werden analog zur Darstellung in Kapitel 41.5.2 mit implantatgetragenen Kronen und Brücken versorgt.



## 41.5.4 Zahnloser Kiefer

Aufgrund der sehr unterschiedlichen Knochenqualität in Ober- und Unterkiefer und der großen Unterschiede in den anatomischen Verhältnissen werden im folgenden der zahnlose Ober- und Unterkiefer getrennt abgehandelt.

#### 41.5.4.1 Zahnloser Unterkiefer

Die klassische Indikation zum Einsatz implantatgetragener Restaurationen war der zahnlose Unterkiefer. Je nach Anzahl der inserierten Implantate werden Deckprothesen, abnehmbare Teilprothesen/Brückenkonstruktionen oder festsitzende Brücken angewendet.

*Abnehmbare Restaurationen*

Die einfachste und zugleich wissenschaftlich gut abgesicherte implantatgetragene Versorgung ist durch zwei Implantate erreichbar, die im Bereich

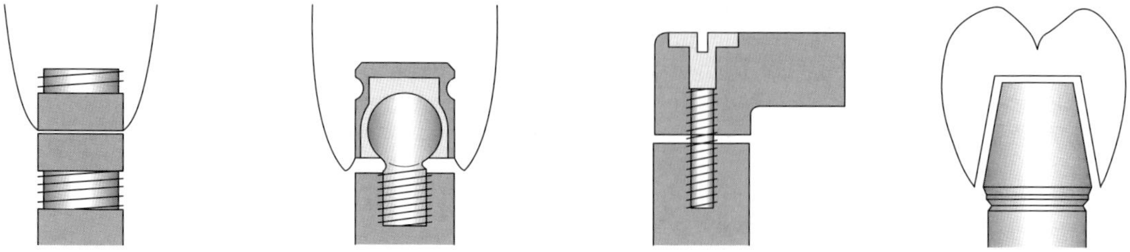

**Abb. 41-24** Verankerungselemente für abnehmbaren Zahnersatz auf Implantaten.



der Eckzähne inseriert werden (*Feine* et al. 2002). Auf Grund der guten Qualität des Alveolarknochens im Unterkiefer ist eine primäre oder sekundäre Verblockung möglich. Die Versorgung der Implantate kann entweder durch Magnete, Kugelkopfverbindungen, Steg (Steggelenk, -geschiebe) oder Doppelkronen erfolgen (Abb. 41-24).

Entscheidend für die Auswahl der Verankerungselemente ist, welcher Aufwand gewünscht wird, welcher Stellenwert den Aspekten wie Qualität der Verankerung, Hygienefähigkeit, Platzbedarf und Kosten beigemessen wird. Aus biomechanischen Gründen sollten weniger als drei Implantate im Unterkiefer nicht starr etwa über Steggeschiebe oder Doppelkronen mit der Suprakonstruktion verankert werden, da es aufgrund der Einsenkung des distalen Prothesensattels dann zu Überlastungen und daraus resultierenden Komplikationen kommen kann. Statt dessen sollten bei 2 Implantaten Verankerungselemente gewählt werden, die ein Einsenken des Prothesensattels erlauben, wie mit Magneten, Kugelkopfverbindungen, Steggelenken oder Doppelkronen mit Spielpassung.

In einer prospektiven klinischen Studie mit zwei interforaminalen Implantaten im Unterkiefer war nach 10 Jahren kein Unterschied zwischen Steggelenk, Kugelkopf und Magneten bezüglich der Überlebensrate der Implantate nachweisbar (*Naert* et al. 2004). Die Kugelköpfe ergaben allerdings beste Retention der Deckprothesen, die geringsten Weichgewebsprobleme und die höchste Patientenzufriedenheit, Magnete wiesen am wenigsten Komfort für die Patienten auf. Eine neuere klinische Studie zeigt, dass möglicherweise im Unterkiefer auch schon zwei Implantate für die Verankerung mit Doppelkronen ausreichend sind (*Krennmair* et al. 2006).

Wenn die finanziellen Verhältnisse eines Patienten aber selbst die Verwendung von zwei Implantaten nicht erlauben, kann auch die Verwendung eines mittigen Einzelzahnimplantates im zahnlosen Unterkiefer erwogen werden (*Krennmair* und *Ulm* 2001; *Wolfart* et al. 2007; *Walton* et al. 2009). Diese Versorgungsalternative kann jedoch noch nicht als langfristig wissenschaftlich abgesichert angesehen werden.

Wird der zahnlose Unterkieferkiefer mit 4–5 Implantaten versorgt, können individuell gefräste Steggeschiebe mit und ohne distale Extension oder Doppelkronensysteme ohne Spielpassung zur starren Verankerung einer abnehmbaren Suprakonstruktion eingesetzt werden. Hierbei wird der überwiegende Anteil der Kaukräfte über die Implantate in physiologischer Weise direkt auf dem Kieferknochen übertragen. Die klassische

Lokalisation von vier Unterkiefer-Implantaten ist in Regio der seitlichen Unterkieferschneidezähne und der ersten Prämolaren.

In jedem Fall wird die Einarbeitung einer Gerüstverstärkung in die abnehmbare Prothese empfohlen, auch wenn es sich um eine Deckprothese in Form einer Totalprothese handelt, da ansonsten auf Grund der Schwächung der Prothesenbasis im Bereich der Implantate bzw. der Verankerungselemente die Gefahr einer Fraktur der Prothesenbasis sehr groß ist.

*Festsitzende Restaurationen*

Auf 5–6 günstig positionierten Implantaten im Unterkiefer kann auch eine rein implantat-getragene Extensionsbrücke eingegliedert werden. Liegt bereits eine fortgeschrittene Atrophie des Alveolarfortsatzes vor, muss individuell entschieden werden, ob die Ersatzzähne im Sinne eines parodontal vorgeschädigten Gebisses mit verlängerten klinischen Kronen gestaltet werden oder aber ob der Kammdefekt mit rosafarbenen Keramikmassen ausgeglichen wird. Frühere Brückenkonstruktionen („Schwedenbrücke", „Hochwasser-Design"), bei denen die metallischen Abutments frei in die Mundhöhle ragten und die Basis der Suprakonstruktion einen großen Abstand (5–7 mm) von der Gingiva aufwies, werden heute aufgrund ästhetischer und funktionell-hygienischer Probleme in der Regel nicht mehr angewendet.

*Ausgeprägte Atrophie*

Im Falle einer ausgeprägten Unterkieferatrophie ist es häufig jedoch funktionell und ästhetisch günstiger, an Stelle einer festsitzenden, bedingt abnehmbaren Suprakonstruktion eine herausnehmbare Deckprothese über Steggeschiebe oder Doppelkronen zu verankern, da die Deckprothese die durch die Atrophie verloren gegangenen Alveolarfortsatzabschnitte mit ersetzen kann, ohne die Hygienefähigkeit zu beeinträchtigen. Durch die bessere Stützung der Weichgewebe mittels Deckprothese kann in solchen Fällen die funktionelle Rehabilitation erfolgreicher sein als durch eine festsitzende Suprakonstruktion, bei der aus hygienischen Gründen die Schleimhaut nicht so stark abgedeckt werden kann. Erlaubt die individuelle Patientensituation sowohl die Anfertigung einer abnehmbaren Deckprothese als auch die einer festsitzenden Brückenkonstruktion, sollte der Patient die Entscheidung treffen, am besten nach Austestung mittels einer einfachen provisorischen Arbeit, da Studien gezeigt haben, dass Patienten unterschiedliche Präferenzen haben (*Feine* et al. 1994).



### 41.5.4.2 Zahnloser Oberkiefer

*Abnehmbare Restaurationen*

Im Oberkiefer sind aufgrund der schlechteren Knochenqualität und des vergleichsweise eher geringeren Knochenangebotes mindestens 4 Implantate zur Lagestabilisierung einer herausnehmbaren Prothese notwendig. Diese werden in der Regel primär verblockt, um Schubbelastungen durch den Zahnersatz gleichmäßig zu verteilen. Wenn bei ausgeprägter Atrophie nur relativ kurze Implantate verankert werden können, sind bis zu 6 Implantate bei herausnehmbarem Zahnersatz indiziert. Ab 6 Oberkieferimplantaten erscheint auch eine sekundäre Verblockung über Doppelkronen möglich zu sein, obwohl auch hier noch Langzeitstudien ausstehen. Es gibt bisher keine klinischen Studien, die eine akzeptable Bewährung von Versorgungen des zahnlosen Oberkiefers mit weniger als 4 Implantaten nachgewiesen hätten. In einer klinischen Pilotstudie mit Doppelkronen auf zwei Implantaten in der Eckzahnregion des zahnlosen Oberkiefers lag die Überlebensrate nach einer Beobachtungzeit von etwa 2 Jahren unter 50 %, so dass dieser Versorgungsmethode abzulehnen ist (*Weng* und *Richter* 2007). Nach 5 Jahren lag die Überlebensrate der Implantate bei nur noch 39 % (*Richter* und *Knapp* 2010). Oberkieferversorgungen mit weniger als 4 Implantaten sind auch bei anderen Verankerungselementen als experimentell einzustufen.

Auch im zahnlosen Oberkiefer wird analog zum zahnlosen Unterkiefer in jedem Fall die Einarbeitung einer Gerüstverstärkung in die abnehmbare Prothese empfohlen.

*Festsitzende Restaurationen*

Für eine festsitzende Brückenversorgung werden im Oberkiefer 6–8 Implantate empfohlen. Für den vollständigen Ersatz aller Oberkieferzähne ist bei einer geringgradigen Atrophie des Alveolarfortsatzes eine Suprakonstruktion im Sinne einer bedingt abnehmbaren Brückenkonstruktion indiziert. Für die Verankerung einer derartigen Suprakonstruktion sind nach allgemeinem Konsens 6 bis 8 Implantate in der Region der mittleren Schneidezähne, der Eckzähne, der Prämolaren sowie der endständigen Molaren erforderlich. Wenn lediglich die Zahnkronen ersetzt werden müssen, wird üblicherweise eine Suprakonstruktion mit einem Metallgerüst und Keramikverblendung eingesetzt. Eine Gestaltung mit einem Metallgerüst und aufpolymerisierten Kunststoffzähnen erscheint aus ästhetischen und funktionellen Gründen weniger vorteilhaft.

*Ausgeprägte Atrophie*

Die Ansprüche im Hinblick auf Ästhetik und Phonetik einer Oberkieferversorgung sind wesentlich höher als im Unterkiefer. Deshalb muss in der präimplantologischen Planung mittels eines Wax-up und Set-up die angestrebte prothetische Versorgung erarbeitet werden, um dann die prothetisch korrekte Implantatposition dreidimensional festzulegen. Eine festsitzende Komplettversorgung ist im Oberkiefer extrem anspruchsvoll und kommt vor allem bei leichteren bis mittelschweren Atrophiegraden in Betracht. In Fällen schwerer und extremer Atrophie müssen die fehlenden Hart- und Weichgewebe prothetisch ersetzt werden, um eine befriedigende Ästhetik und Phonetik zu erzielen (s. auch Kap. 43.1.3). Dabei bewähren sich abnehmbare Deckprothesen besser als festsitzende Brücken, bei denen die fehlenden Zähnen mit erheblich verlängerten klinischen Kronen ersetzt werden und häufig ästhetische und phonetische Probleme auftreten.

Besteht ein Patient trotz Vorliegen einer ausgeprägten Atrophie auf einer festsitzenden Versorgung, sollten augmentative Maßnahmen erwogen werden, wobei sowohl Auflagerungs- als auch Einlagerungsosteoplastiken geeignet sein können. Eine festsitzende Versorgung sollte immer mittels eines einfachen Kunststoffprovisoriums ausgetestet werden, denn in einer klinischen Studie konnte gezeigt werden, dass sich nach Probetragen von festsitzenden und abnehmbaren Oberkieferrestaurationen nur 30 % der Patienten für die festsitzende Lösung, aber 70 % für die abnehmbare Deckprothese entschieden (*Heydecke* et al. 2003).

#### 41.5.4.3 Wahl der optimalen Verbindungs- und Verankerungselemente bei abnehmbarem Zahnersatz im zahnlosen Kiefer

Bei der Beurteilung der Eigenschaften der verschiedenen Verbindungs- und Verankerungselemente müssen gleichzeitig die Zahl und die Verteilung der Implantate und die Steifigkeit der Suprastruktur mit berücksichtigt werden. Je niedriger die Implantatzahl und deren Belastbarkeit, desto eher sollten Verbindungselemente mit mehreren Freiheitsgraden gewählt werden, wie z. B. Steggelenke, Kugelköpfe und Magnete, die gleichzeitig relativ geringe Biegemomente aufweisen (*Heckmann* et al. 2001; *Mericske-Stern* et al. 1996). Stege sind zusätzlich besser in der Lage, auftretende Kräfte zwischen den durch den Steg primär verblockten Implantaten zu verteilen. Steggeschiebe und Doppelkronen, die eine kraftschlüssige Verbindung zur Prothese herstellen, sollten nur verwendet werden, wenn mindestens 3–4 Implantate vorhanden sind, da sonst grenzwertig hohe Biegemomente auf die Implantate übertragen werden. Doppelkronen mit Spielpassung hingegen übertragen Belastungen, die den anderen Verbindungselementen mit mehreren Freiheitsgraden entsprechen (*Heckmann* et al. 2001). Da Doppelkronen mit Spielpassung keine guten retentiven Eigenschaften aufweisen, ist ihr Vorteil gegenüber Kugelköpfen oder Steggelenken aber unklar. Die empfohlene Versorgungsform in Abhängigkeit von der Anzahl der gesetzten Implantate im Unterkiefer und Oberkiefer kann wiefolgt zusammengefasst werden:

*Empfohlene Zahl von Implantaten und Versorgungsform im Unterkiefer*
- 1 mittiges Implantat (Deckprothese mit Kugelkopf, Soziallösung)
- 2 Implantate (Deckprothese mit Kugelköpfen, Steggelenk, Magneten)
- 4 Implantate (Prothese mit Kugelköpfen, Steggeschieben, Doppelkronen)
- 5–6 Implantate (festsitzende Brücke)

*Empfohlene Zahl von Implantaten und Versorgungsform im Oberkiefer*
- 4 Implantate (Deckprothese mit Kugelköpfen, Steggeschieben)
- 6 Implantate (Prothese mit Steggeschieben, Doppelkronen)
- (6–) 8 Implantate (festsitzende oder abnehmbare Brücken)



#### 41.5.4.4 Labortechnische Aspekte der Verbindungs- und Verankerungselemente bei abnehmbarem Zahnersatz im zahnlosen Kiefer

Für die prothetische Planung müssen folgende Punkte zwischen Zahnarzt und Zahntechniker im Vorfeld abgesprochen werden:
- *Sollen Abformlöffel mit okklusalen Öffnungen zum Umspritzen der Übertragungsteile hergestellt werden?*
- *Wie groß soll die Ausdehnung (mit oder ohne Rückenschutzplatte für die Ersatzzähne) des Verstärkungsgerüsts sein?*
- *Welches Okklusionskonzept ist anzuwenden?*
- *Aus welchen Materialien sollen die Prothesenzähne sein?*
- *Aus welchem Material soll die Prothesenbasis bestehen?*
- *Soll eine Individualisierung der Prothesenzähne durchgeführt werden?*
- *Soll eine Individualisierung der Prothesenbasis durchgeführt werden?*
- *Zu welchem Zeitpunkt sollen die Matrizen in die Prothesenbasis integriert werden?*

- *Soll in das Ankersystem eine Resilienz eingearbeitet werden?*

Man unterscheidet vier Arten von Verankerungselementen, die im zahnlosen Kiefer eine Verankerung einer Hybridprothese ermöglichen:
- Druckknopf (Knopfanker)
- Steggeschiebe oder -gelenk (Steganker)
- Doppelkronen
- Magnetische Retentionen

*Druckknopf*

Die Vorteile des Knopfankersystems bestehen in einer besseren Biokompatibilität (Titanlegierung oder Reintitan), einer leichteren Handhabung durch den Zahntechniker und in den geringeren Kosten. Die zahntechnische Herstellung einer knopfretinierten Prothese ähnelt dem herkömmlichen Herstellungsverfahren einer Totalprothese. Bei der Abformung wird ein Übertragungsanker in die Abformmasse integriert. Dadurch wird ermöglicht, dass ein Arbeitsmodell mit Modellimplantaten hergestellt werden kann. Auf diesem Arbeitsmodell wird die Registrierschablone mit eingearbeiteten Matrizen passend zum Kugelanker für die Registratur hergestellt. Die Registrierung erfolgt bereits unter Abstützung der Registrierschablone auf den Implantaten. Nachdem die Arbeitsmodelle schädelbezüglich und mit der intraoralen Stützstiftmethode einartikuliert worden sind, beginnt die Zahnaufstellung in Wachs. Prothesenzähne aus Keramik haben sich wegen ihrer Abrasions- und Farbbeständigkeit sowie der Möglichkeit zur dauerhaften Individualisierung bewährt. Nach erfolgreicher Wachsanprobe wird mit Hilfe der Modellgusstechnik eine Metallverstärkung für die Prothesenbasis hergestellt. Das Metallgerüst wird bei der Umsetzung der Wachsaufstellung in Kunststoff auf dem Modell in der Küvette positioniert. Im Zuge der Fertigstellung ist die Verwendung von Intensivmassen zur farblichen Gestaltung der Prothesenbasis möglich. Das Einpolymerisieren der Matrizen in die Prothese kann bereits bei der Fertigstellung in der Küvette oder auch mit Hilfe von Kaltpolymerisat erst nachträglich auf dem Modell oder im Mund des Patienten erfolgen.



*Steggeschiebe oder -gelenk*

Die Stege unterscheiden sich im Wesentlichen durch ihre unterschiedlichen Profile, welche auf die zahntechnische Herstellung keinen wesentlichen Einfluss nehmen. Die Anfertigung von partiellen Steggeschieben kommt nur bei implantatgetragenen Deckprothesen mit drei und mehr Implantaten zur Anwendung. Diese Konstruktionen auf einem parallelen Steg sind rein implantatgetragen. Sie können abnehmbar und bedingt abnehmbar gestaltet werden. Stege mit einem runden oder eiförmigen Profil werden in Situationen mit zwei Implantaten verwendet, die in der Region der ehemaligen Unterkiefer-Eckzähne implantiert werden. Der Steg muss in diesen Fällen parallel zur Scharnierachse liegen. Um den Steg (Steggelenk) entsteht eine Rotationsachse. Daher sind diese Konstruktionen implantat- und schleimhautgetragen. Bezüglich der Herstellung von Stegkonstruktionen auf Implantaten unterscheidet man folgende Techniken:
- vorgefertigte Teilen aus einer Goldlegierung (Dolder-Steg; Degudent, D-Hanau)

- individuell gegossene Stege aus einer Legierung
- gefräste/geschliffene Stege aus einem Materialblock (Legierungen, Oxidkeramiken)

*Doppelkronen*

Eine Indikation für herausnehmbaren Zahnersatz mit Doppelkronen ist der zahnlose, mit Implantaten versorgte Kiefer. Doppelkronen stellen insbesondere in der Gerioprothetik eine einfach zu handhabende Konstruktion dar, die jedoch besondere Anforderungen erfüllen muss. Die Präzisionsanforderungen von weitspannigen Gerüsten mit Doppelkronen erfordern zeitintensive zahntechnische und klinische Arbeitsschritte. Hierzu sind für eine rein implantatgetragene Lösung mindestens vier Implantate erforderlich. Je nach Ausdehnung der rosafarbenen Basis handelt es sich um eine geschlossene Gestaltung und Abdeckung der Schleimhaut mit einem rosafarbenen Schild oder um eine offene, reduzierte Gestaltung in Form einer Brücke. Die Primärteile (Konus oder Teleskop) können individuell modelliert und gegossen oder über eine Bearbeitung (Fräsen) von vorgefertigten Teilen aus Gold, Keramik oder Titan angefertigt werden. Die hergestellten Primärkomponenten erhalten wie in der konventionellen herausnehmbaren Prothetik auf Zahnpfeilern eine einheitliche Einschubrichtung für die Aufnahme der verblockten Sekundärteile in der Prothese bzw. Brücke. Die Sekundärteile werden durch Fügen mit einem gegossenen Gerüst verbunden. Als Gerüstmaterial eignet sich besonders gut eine Nichtedelmetall-Legierung (NEM) wegen des hohen Elastizitätsmoduls und der damit einhergehenden hohen Stabilität. Die Verblendungen dieser abnehmbaren Konstruktionen werden mit vorfabrizierten Prothesenzähnen aus Kunststoff oder durch individuelles Aufschichten mit Komposit durchgeführt. Der rosafarbene Anteil bei einer geschlossenen Gestaltung wird anschließend mit einem Polymerisat ergänzt. Bezüglich der Gestaltung und Herstellung muss ein besonderes Augenmerk auf die stabile Verbindung zwischen Sekundärteil und Gerüst gelegt werden, um technische Misserfolge zu vermeiden. Eine Besonderheit beim Umsetzen der Pfosten vom Modell in den Mund besteht darin, dass die Implantatpfosten in exakter Position umgesetzt werden müssen. Dies setzt bei der Verbindung zwischen Implantat und Pfosten eine exakte Passgenauigkeit voraus. Bei Implantatsystemen mit einer nicht-positionssicheren Pfosten-Implantatverbindung führt dieses Vorgehen zu Problemen in der Gesamtpassung der Arbeit.



*Doppelkronenkonstruktion mit Sekundärteilen aus Galvano-Gold.* Sowohl die Kombination von metallischen als auch von keramischen Primärteilen auf Implantaten mit galvanischen Sekundärkronen wurde in der Literatur beschrieben (*Weigl* und *Kleutges* 1999). Im Falle der vollkeramischen Primärteile liegt der Vorteil in einer guten Gewebefreundlichkeit, Härte und Korrosionsbeständigkeit. Hierzu werden zur Herstellung der Primärteile Abutments (Aufbauten bzw. Distanzhülsen) aus hochfester Zirkonoxidkeramik auf die Implantate gesetzt. Die exakte Geometrie der Außenkontur der vollkeramischen Innenkonusse wird durch Beschleifen mit Korundpapier mit Hilfe eines speziellen Schleifgeräts (TKS 501, C. Hafner, D-Pforzheim) hergestellt und ersetzt das konventionelle Fräsen von metallenen Primärkronen. Man erreicht somit eine Außenkontur mit hochwertiger Oberfläche der vollkeramischen Primärkrone (Pfosten) und der keramischen Distanzhülsen auf den Implantaten unter gleichzeitiger definierter Einstellung des Konuswinkels von 1–2 Grad.

Die nächste Stufe im Verfahrensablauf ist die Herstellung der Sekundärkronen. Ein Galvanokäppchen aus Feingold wird durch direktes Aufgalvanisieren auf das Primärteil hergestellt (s. Kap. 24.2.2). Üblicherweise wird dann über eine Dublierung das Metallgerüst zur Verbindung der Sekundärteile hergestellt und die Galvanokäppchen könnten laborseits eingeklebt werden. Um jedoch zu einer einwandfreien intraoralen Passung zu gelangen, wird empfohlen das Metallgerüst intraoral mit den Galvanokäppchen zu verkleben. Diese Fügetechnik gewährleistet einen absolut passiven Sitz auf den Implantatpfeilern.

Aus dieser Verfahrensweise erwächst ein tribologisches System mit der Werkstoffpaarung Keramik/Feingold sowie einem Verbindungsgerüst. *Weigl* und *Lauer* (2000) konnten anhand von 32 Patientenfällen, die im Durchschnitt nach 27,6 Monaten nachuntersucht wurden, die Tauglichkeit dieses prothetischen Konzepts zeigen, der Nachweis der Langzeitbewährung steht allerdings noch aus. Die Abzugskräfte der Doppelkronen können über den beobachteten Zeitraum als konstant angenommen werden. Schwächstes Glied in der Kette bezüglich der Stabilität ist die konische Primärkrone (Pfosten) aus Keramik.

*Magnetische Retentionen*

Der klinische Einsatz von Magneten als Halteelement bei implantatretinierten Hybridprothesen ist seit einigen Jahren anhand von zahlreichen Fallbeispielen dokumentiert (*Wirtz* et al. 2001). Hierbei liegt die bevorzugte Indikation für eine Prothese auf zwei Implantaten im Unterkiefer. Kritischer Punkt bei der Verwendung von Magneten ist die Löslichkeit und Korrosionsanfälligkeit der verwendeten Magneten bei Lagerung in der Mundhöhle. Ein System (Steco-System-Technik, D-Hamburg) löst dieses Problem durch die Lagerung des Magneten in einem dichten Titangehäuse. Diese Magneten sind passend zu allen gängigen Implantatsystemen lieferbar und können auf diesen befestigt werden. Die prothetische und zahntechnische Vorgehensweise wird wie bei der Verwendung einer Hybridprothese mit Druckknöpfen durchgeführt. Hierbei wird ebenfalls die Indikation eines Metallgerüstes (NEM) zur Vermeidung von Frakturen der Prothese empfohlen.



Die jeweilige Herstellungstechnik und das entsprechende Material sagen nichts über die Form (Geschiebe oder Gelenk) der Steges aus. Die Form des Stegs richtet sich nach der klinischen Situation und nicht nach der Herstellungstechnik.

**Der vorgefertigte Goldsteg.** Als Arbeitsunterlage für alle Stegarbeiten wird ein Arbeitsmodell mit entsprechenden Pfostenreplikaten angefertigt. Auf diese wird ein passender Goldzylinder aufgesetzt. Als Auswahlkriterium für einen Pfosten spielen dessen Größe und die Größe des Goldzylinders die Hauptrolle. Es ist zu berücksichtigen, dass in die Prothese eine Matrize (Reiter) integriert werden muss. Diese Matrizen können sowohl einteilig in individuell kürzbaren Stegen oder auch als kleine Einheiten lieferbar sein. Die vorgefertigten Goldstege werden so gekürzt, dass sie genau zwischen die Goldzylinder passen. Anschließend werden sie durch Lötung an den Zylindern befestigt. Bei diesem Arbeitsgang ist das spannungsfreie Fügen der drei Teile sehr wichtig, um ein späteres Überlasten einzelner Komponenten (Pfosten, Schrauben, Implantate, Steg) zu verhindern. Die Fixierung der einzelnen Teile aneinander kann mittels Kunststoff oder durch vorgängiges Punktschweißen durchgeführt werden. Bei der Fixierung mit Kunststoff muss ein Löteinbettmassemodell hergestellt werden. Dies kann mit Hilfe von Lötreplikas, die an den Goldzylindern befestigt werden, erfolgen. Bei Fixierung der zusammenzufügenden Teile mittels Punktschweißen kann ohne Löteinbettmasse eine Lötung durchgeführt werden. Dieses Vorgehen eignet sich nicht für Stegextensionen, da diese an der Lötstelle zu schwach sind und frakturieren.

**Der individuell gegossene Steg.** Der vorgefertigte ausbrennbare Kunststoffsteg wird auf die entsprechende Länge gekürzt und zwischen die Goldzylinder mit ausbrennbarem Kunststoff fixiert. Dabei ist darauf zu achten, dass die Goldzylinder vollständig mit gegossener Legierung ummantelt werden, um eine ausreichende körperliche Fassung zusätzlich zur Diffusion zu erreichen. An jeder Kontaktstelle zu den Zylindern wird ein Gusskanal befestigt und nach dem Einbetten in einer Legierung gegossen.

**Gefräste/geschliffene Stege.** Eine maschinengestützte Möglichkeit, Stege aus Materialblöcken herauszuarbeiten, ist die Herstellung mittels CAD/CAM-Technologie (*Strub und Witkowski* 2009). Hierbei wird der zu erstellende Steg über eine Softwarekonstruktion am Bildschirm erstellt und dann mittels Fräsen bzw. Schleifen aus Materialblöcken herausgearbeitet. Als Orientierung für die Kontur, Ausdehnung und Ausrichtung des Stegs ist in jedem Fall eine diagnostische Zahnaufstellung erforderlich. Die aktuellen Softwareprogramme arbeiten nach zwei Grundprinzipien:

1. Der zu erstellende Steg wird in seiner gewünschten Form modelliert. Das Arbeitsmodell mit den integrierten Modellimplantaten (Analoge) und die Wachsmodellation werden jeweils eingescannt. Die Flächen der Modellation werden dann zurückgeführt in einen dreidimensionalen Datensatz und über eine Maschine aus einem Materialblock herausgearbeitet.
2. Das Arbeitsmodell mit den integrierten Modellimplantaten (Analoge) und die Zahnaufstellung der Diagnostik werden jeweils eingescannt. Das Softwareprogramm kann die beiden Datensätze „übereinanderlegen" bzw. vereinigen und den Steg konstruieren. Das Modell und die virtuelle Zahnaufstellung geben die nötige Orientierung für das Design des Stegs.



Dieses digitalgestützte Vorgehen verzichtet auf die konventionelle Gusstechnik und eliminiert so die Herstellungsproblematik, die dieser Labortechnik eigen ist. Die CAD/CAM-hergestellten Stege überzeugen durch ihre exzellente Passgenauigkeit, die lediglich von der Genauigkeit der Abformung und der Modellherstellung abhängig ist. Diese wird von verschiedenen Implantatherstellern oder Laboren als Dienstleistung angeboten. Die bevorzugten Werkstoffe sind hierfür Titan und Nichtedelmetalllegierungen. Experimentell werden auch Stege aus Zirkonoxidkeramik hergestellt.

**Matrizen für Steggelenke.** Die Matrizen (Reiter) für vorgefertigte Stege werden passend zu den einzelnen Stegen und den speziellen Profilen geliefert. Diese sind entweder aus einer hochgoldhaltigen Legierung (gezogenes Material) gefertigt und somit aktivierbar, oder aus flexiblen Kunststoffteilen. Die Matrizen sind entweder in Stangenform zur individuellen Kürzung lieferbar oder werden bereits als kleine Segmente hergestellt. An der gegossenen Oberseite der Stegmatrize befindet sich eine an die Matrize befestigte Retention, an der der Steg in die Prothese eingearbeitet wird. Beim Integrieren (Einpolymerisieren) des Steges in die Prothese besteht wie bei einigen Knopfankersystemen die Möglichkeit, eine Resilienz in die Konstruktion einzuarbeiten. Bei einigen Systemen können die Matrizen aus einem flexiblen Kunststoffmaterial sein (Vario Soft Steg®, Bredent, D-Senden). Diese sind nicht aktivierbar, sondern werden bei nachlassender Retention ausgetauscht. Die Matrizen werden in unterschiedlichen Retentionsstärken (farbliche Unterscheidung) geliefert. Sie sitzen über eine retentive Schnappwirkung in den Retentionen der Deckprothese. Die Deckprothese erhält selbstverständlich eine gegossene Gerüstverstärkung.

**Matrize für Steggeschiebe mit Sekundärteil.** Im Gegensatz zur integrierten Matrize im Steggelenk wird hierbei der Steg noch zusätzlich seitlich mit einen starren Sekundärteil gefasst, um Rotationsbewegungen zu verhindern. Die starre Verbindung entsteht nicht durch das Halteelement (Matrize), sondern durch ein engsitzendes Sekundärteil, welches am Steg sitzt. Diese Stege sind hierzu parallel (0 Grad Seitenfläche, Steggeschiebe) und können so Bewegungen der Prothese völlig verhindern und die Kräfte direkt auf die Implantate übertragen. Um neben der frikativen Wirkung der Stegkonstruktion eine retentive Wirkung zu erreichen, ist in jedem Fall das Integrieren eines Halteelements (Matrize) angezeigt. Dies können auch Riegelkonstruktionen sein. Da das Sekundärteil aus einem starren Material gefertigt ist, kann es nicht aktiviert werden. Das Sekundärteil wird bei diesem Vorgehen individuell aus Modellierkunststoff modelliert, mit Retentionen versehen (für vorgefertigte Prothesenzähne oder für individuelle Verblendungen) und gegossen. Dieses Sekundärteil wird dann nach dem Aufpassen auf den Steg verblendet.



# 41.6 Übergeordnete biomechanische Aspekte

## 41.6.1 Überbelastung von Implantaten

Mit Misserfolgen aus biomechanischen Gründen ist zu rechnen, wenn die physiologischen oder materialspezifischen Belastungsgrenzen überschritten werden (*Szmukler-Moncler* et al. 2000; *Isidor* 1997; *Rangert* et al. 1995), wobei Krafthöhe und Zeitdauer der Einwirkung eine Rolle spielen. Ein typisches Beispiel einer Überbelastung ist die bindegewebige Einheilung des Implantates aufgrund von Mikrobewegungen, die in der Einheilphase auftreten, wobei Mikrobewegungen bis zu 50 µm toleriert zu werden scheinen (*Szmukler-Moncler* et al. 2000). Aber auch nach erfolgreicher Osseointegration eines Implantates kann es durch Mikrofrakturen an der Implantat-Knochen-Kontaktfläche oder durch Einbrüche entlang der Implantate zu einem Verlust der Osseointegration kommen (*Duyck* et al. 2001). Darüber hinaus können Lockerungen von Schraubenverbindungen sowie Frakturen von Schrauben oder auch Implantaten auftreten (*Steinebrunner* et al. 2005).

Die maximalen Kaukräfte betragen im Frontzahnbereich ca. 250 N und im Seitenzahnbereich zwischen 500 und 750 N (*Körber* und *Ludwig* 1983), wobei Männer in der Regel höhere Kaukräfte als Frauen aufweisen. Diese maximalen Kaukräfte als auch mögliche Parafunktionen führen zu vertikal und horizontal wirkenden Kräften, die neben der Axialbelastung auch als Biegemomente auftreten. Diese Kräfte erzeugen durch Dehnung und Stauchung Spannungsgradienten im Implantat-Abutment-System und im angrenzenden Knochen.

Die physiologischen Kaukräfte, die beim Zerkleinern von Nahrung typischer Weise auftreten, sind mit 20–70 N in der Regel glücklicherweise deutlich geringer (*Bates* et al. 1976; *De Boever* et al. 1978). Allerdings werden sie stark vom Kaugut beeinflusst und betrugen z. B. beim Kauen von Gummibärchen bis zu 280 N im Seitenzahnbereich (*Morneburg* und *Proschel* 2003). Die dabei gleichzeitig gemessenen Biegemomente reichten bis zu 27 Ncm.

Die vom Patienten ausgeübten Kaukräfte selbst sind nicht dauerhaft zu beeinflussen. In der Einheilphase sollte allerdings der Patient aufgefordert werden, vorübergehend nur weiche Nahrung zu sich zu nehmen, um z. B. im Falle von Sofortbelastungen die einwirkenden Kräfte zu begrenzen.

Schädliche Habits können durch Selbstbeobachtung und Selbstkontrolle des Patienten teilweise reduziert werden. Bei nächtlicher Aktivität im Sinne von Knirschen und Pressen, sollte eine Aufbissschiene empfohlen werden. Ansonsten sind Belastungen in physiologischen Grenzen als erwünscht anzusehen, da nur eine funktionelle Beanspruchung des Knochens dessen Abbau verhindert und zur Verdichtung des beanspruchten Knochens in der Umgebung der Implantate führt. Die einwirkenden Kräfte dürfen also nur nicht zu einer Überbelastung des Knochens führen.



Die letztlich einwirkenden Kräfte werden von vielen Parametern beeinflusst, z. B. von Implantatlänge, Implantatzahl, Implantatdurchmesser, Implantatform, Verhältnis Implantat-Kronenlänge, Verblockung von Implantaten bzw. Implantaten und Zähnen, Größe und Richtung der eingeleiteten Kraft, vorhandenen Extensionen, einem spannungsfreien Sitz der Suprakonstuktion, der Gestaltung der Kauflächen und der Art der Verankerungs- und Verbindungselemente.

Mit den Komplikationen bei der Therapie mit zahnärztlichen Implantaten beschäftigte sich eine Literaturübersicht, die die klinischen Studien der Jahre 1981 bis 2001 zusammenfasste (*Goodacre* et al. 2003). Sie zeigte auf, dass die Rate von Abutment-Schraubenlockerungen und/oder Schraubenfrakturen der untersuchten Implantatrestaurationen schon nach einer klinischen Beobachtungszeit von nur drei Jahren bis zu 45 % betrug. Ein Unterschied in der Inzidenz der Komplikation konnte bezüglich der Art der Restauration festgestellt werden. Die höchsten durchschnittlichen Schraubenlockerungs- und Schraubenfrakturraten fand man bei Einzelzahnimplantaten, gefolgt von herausnehmbaren Prothesen und festsitzenden Brücken. Diese Angaben zeigen die offensichtlich deutlich höhere Belastung bei Einzelzahnrestaurationen als bei verblockten Brücken. Daher setzen besonders zementierte Einzelkronen und Brücken eine langfristig stabile Implantat-Abutment-Verbindung voraus.

Biegemomente entstehen vor allem, wenn Kräfte außerhalb der Unterstützungszone des Implantates auftreten, wie dies bei Okklusionskontakten außerhalb des Implantatquerschnitts bei Einzelzahnimplantaten bzw. außerhalb des Unterstützungspolygons bei mehreren verblockten Implantaten der Fall ist. Besonders hohe Biegemomente treten bei Implantaten mit abgewinkelten Aufbauteilen bzw. bei Implantaten auf, deren Achse deutlich von 90° zur Kauebene abweicht (*Clelland* et al. 1995). Auch in diesen Fällen kann die Biegebelastung der Implantate durch eine polygonale Verblockung mittels der Suprakonstruktion am besten gesenkt werden.

Bei der Planung inklinierter Implantate müssen die genannten Nachteile gegen die möglichen Vorteile abgewogen werden. Falls durch die Inklination ein deutlich besserer Implantat-Knochenkontakt erreicht wird und eine polygonale Verblockung möglich ist, kann eine gezielte Inklination der Implantate selbst im Seitenzahnbereich vorteilhaft sein (*Krekmanov* et al. 2000).

## 41.6.2 Verblockung von Implantaten



Durch Verblockungen von implantatgetragenen Suprakonstruktionen werden sowohl axiale, als auch extraaxiale Belastungen auf die verblockten Implantate verteilt und so deren Belastung verringert. Primäre Verblockungen werden über Stege, verschraubte oder zementierte Suprakonstruktionen erzielt, während sekundäre Verblockungen über Doppelkronen, Druckknopfanker oder Magnete vorgenommen werden können. Die primäre Verblockung ist stabiler, während bei sekundären Verblockungen die Hygienefähigkeit und die Erweiterungsfähigkeit verbessert ist. Grundsätzlich können durch die Verblockung von mehr als drei Implantaten zu einem Unterstützungspolygon extraaxiale Belastungen reduziert werden. Je mehr Implantate durch eine Verblockung miteinander verbunden werden, desto eher lassen sich ungünstige Kraftspitzen auf dem einzelnen Implantat verhindern. In Finite-Element-Analysen wurden bei geeigneter Verblockung Unterschiede für die Knochenbelastung bis zu 1000 % errechnet (*Kregzde* 1993). Eine Verblockung von Implantaten ist dabei umso effektiver, je größer das Unterstützungspolygon ist. Daher sind lineare Verblockungen im Seitenzahnbereich deutlich weniger wirkungsvoll als bogenförmige im Frontzahnbereich.

Bei der Frage, ob mehrere nebeneinander stehende Implantate mit unverblockten oder verblockten Kronen versorgt werden sollten, spielt das Verhältnis von Kronenlänge zu osseointegrierter Implantatlänge die entscheidende Rolle. Dabei gilt folgende Faustregel (*Kirsch* 1999): Ist das Verhältnis von Kronenlänge zu Implantatlänge größer bzw. gleich als 0,8 (z. B. 8 mm Kronenlänge/10 mm Implantatlänge) sollten die Kronen miteinander verblockt werden, während bei einem kleineren Verhältnis als 0,8 (z. B. 8 mm Kronenlänge/13 mm Implantatlänge) unverblockte Einzelzahnkronen angewendet werden können, was vielfältige Vorteile hat (Herstellung, Passung, Reparatur, etc.).

Ein Nachteil von Verblockungen gegenüber unverblockten Einzelzahnimplantaten ist, dass eine spannungsfreie Passung der Suprastruktur schwieriger zu erzielen ist. Besonders bei verschraubten Konstruktionen können durch Passungenauigkeiten erhebliche Kräfte auf die Implantate ausgeübt werden (*Watanabe* et al. 2000). Bei der Verschraubung von Brückengerüsten mit Passungenauigkeiten treten Zug- und Druckspannungen auf den Implantaten auf, die durch Hebelwirkungen verstärkt werden können. Wissenschaftlich gesehen ist immer noch unklar, welche Spannungen auf Dauer biologisch toleriert werden und welche sich schädlich auf die Osseointegration bzw. die Implantat-Abutment-Verbindung auswirken (*Kallus* et al. 1994). Trotzdem sollte durch entsprechende Behandlungs- und Fertigungsmethoden die Herstellung spannungsfreier Gerüste schon allein aus prophylaktischen und forensischen Gründen angestrebt werden, damit durch schlecht passende Suprakonstruktionen nicht unnötige zusätzliche Belastungsfaktoren eingefügt werden. Gleichzeitig ist auf verblockten Implantat-Suprastrukturen ein spannungsfreier Sitz wesentlich schwieriger zu erzielen als auf natürlichen Pfeilerzähnen, da die unbeweglichen Implantate geringfügige herstellungsbedingte Diskrepanzen nicht ausgleichen können, wie dies bei der physiologischen Zahnbeweglichkeit natürlicher Pfeilerzähne der Fall ist.

Zur Vermeidung von Passungenauigkeiten bei großspannigen verblockten Suprastrukturen wird vorgeschlagen, die Abformung mittels okklusal offenem individuellen Löffel und intraoral verblockter Abformpfosten (mit Autopolymerisat, z. B. Pattern Resin) durchzuführen (*Assif* et al. 1999). Zusätzlich können durch das Verkleben von Komponenten in die Suprastruktur und das Zementieren im Mund Passungenauigkeiten und damit einhergehende Spannungen vermieden werden (*Stamm* et al. 1998).



## 41.7 Okklusionskonzepte in der Implantologie

Die Gestaltung der Okklusalflächen sollte gemäß den Richtlinien der konventionellen Prothetik erfolgen. Schädliche posteriore Kontakte in dynamischer Okklusion sollten vermieden werden. Ansonsten beruhen die Empfehlungen zur Okklusion weitgehend auf theoretischen Erwägungen, da aussagekräftige klinische Studien zu Okklusionskonzepten bei Implantaten kaum vorliegen. Das verwendete Material für die Okklusalflächengestaltung scheint auch von untergeordneter Bedeutung zu sein, da in einer tierexperimentellen Studie kein signifikanter Unterschied zwischen der Gestaltung der Okklusion in Kunststoff oder Keramik nachgewiesen werden konnte (*Hürzeler* et al. 1995).

# Literatur


Aparicio C.: Ein Verfahren für die Herstellung der Paßgenauigkeit metallkeramischer Prothesen auf osseointegrierten Brånemark-Implantaten: Eine Zweijahresstudie. Int J Parodont Rest Zahnheilkd 1994;14:391-405.

Assif D., Nissan J., Varsano I., Singer A.: Accuracy of implant impression splinted techniques: effect of splinting material. Int J Oral Maxillofac Implants 1999;14:885-888.

Attard N.J., Zarb G.A.: Long-term treatment outcomes in edentulous patients with implant-fixed prostheses: The Toronto study. Int J Prosthodont 2004;17:417-424.

Attard N.J., Zarb G.A.: Long-term treatment outcomes in edentulous patients with implant overdentures: The Toronto study. Int J Prosthodont 2004;17:425-433.

Bates J.F., Stafford G.D., HarrisonA.: Masticatory function – a review of the literature. III. Masticatory performance and efficiency. J Oral Rehabil 1976;3:57-67.

Berglundh T., Persson L., Klinge B.: A systematic review of the incidence of biological and technical complications in implant dentistry reported in prospective longitudinal studies of at least 5 years. J Clin Periodontol 2002;29 Suppl 3: 197-212; discussion 232-233.

Braasch K., Wolfart S., Steinebrunner L., Kern M.: Precision of various mechanical torque devices and torque settings. J Dent Res 2005;84:Abstr No 3293.

Brånemark P.I., Zarb G.A., Albrektsson T., eds: Tissue-Integrated Prosthesis. Osseointegration in Clinical Dentistry. Chicago-Berlin: Quintessence, 1985.

Cho G.C., Chee W.W.: Apparent intrusion of natural teeth under an implant-supported prosthesis: A clinical report. J Prosthet Dent 1992;68:3-5.

Clelland N.L., Lee J.K., Bimbenet O.C., Brantley W.A.: A three-dimensional finite element stress analysis of angled abutments for an implant placed in the anterior maxilla. J Prosthodont 1995;4:95-100.

Cordioli G., Majzoub Z., Castagna S.: Mandibular overdentures anchored to single implants: a five-year prospective study. J Prosthet Dent 1997;78:159-165.

Creugers N.H.J., Käyser A.F., Van't Hof M.A.: A meta-analysis of durability data on conventional fixed bridges. Commun Dent Oral Epidemiol 1994;22:448-452.

De Boever J.A., McCall W.D., Holden S., Ash M.M.: Functional occlusal forces: An investigation by telemetry. J Prosthet Dent 1978;40:326-333.

Deutsche Gesellschaft für Zahn- Mund- und Kieferheilkunde (DGZMK): Implantologie in der Zahnheilkunde. Stand 7/2005. Dtsch Zahnärztl Z 2005;60:915-916.

Duyck J., Ronold H.J., Van Oosterwyck H., Naert I., Van der Sloten J., Ellingsen J.E.: The influence of static and dynamic loading on marginal bone reactions around osseointegrated implants: an animal experimental study. Clin Oral Implants Res 2001;12:207-218.

Eckert S E., Choi Y.G., Sanchez A.R., Koka S.: Comparison of dental implant systems: quality of clinical evidence and prediction of 5-year survival. Int J Oral Maxillofac Implants 2005;20:406-415.

Feine J.S., de Grandmont P., Boudrias P., Brien N., LaMarche C., Taché R., Lund J.P.: Within-subject comparisons of implant-supported mandibular prostheses: Choice of prosthesis. J Dent Res 1994;73:1105-1111.

Feine J.S., Carlsson G.E., Awad M.A., Chehade A., Duncan W.J., Gizani S., Head T., Lund J.P., MacEntee M. et al.: The McGill consensus statement on overdentures. Mandibular two-implant overdentures as first choice standard of care for edentulous patients. Montreal, Quebec, May 24-25, 2002. Int J Oral Maxillofac Implants 2002;17:601-602.

Goodacre C.J., Bernal G., Rungcharassaeng K., Kan J.Y.: Clinical complications with implants and implant prostheses. J Prosthet Dent 2003;90:121-132.

Gunne J., Åstrand P., Lindh T., Borg K., Olsson M.: Tooth-implant and implant supported fixed partial dentures: A 10 year report. Int J Prosthodont 1999;12:216-221.

Hammächer C., Yildirim M., Hanisch O., Spiekermann H.: Strategische Pfeilerimplantate zur Abstützung von herausnehmbaren Teilprothesen oder teleskopierenden Brücken. Quintessenz 2002;53:603-611.

Härle F.: Atlas der präprothetischen Operationen. Hanser, München 1989.

Heckmann S.M., Winter W., Meyer M., Weber H.P., Wichmann M.G.: Overdenture attachment selection and the loading of implant and denture-bearing area. Part 2: A methodical study using five types of attachment. Clin Oral Implants Res 2001;12:640-647.

Heydecke G., Boudrias P., Awad M.A., De Albuquerque R.F., Lund J.P., Feine J.S.: Within-subject comparisons of maxillary fixed and removable implant prostheses: Patient satisfaction and choice of prosthesis. Clin Oral Implants Res 2003;14:125-130.

Heymann C., Weigl P., Seiz J., Nentwig G.H.: Implantatprothetik versus konventionelle Prothetik bei Freiendsituationen. Z Zahnärztl Implantol 2000;16:190-195.

Hug S., Mantokoudis D., Mericske-Stern R.: Clinical evaluation of 3 overdenture concepts with tooth roots and implants: 2-year results. Int J Prosthodont 2006;19:236-243.

Hürzeler M.B., Quinones C.R., Schupbach P., Vlassis J.M., Strub J.R., Caffesse R.G.: Influence of the suprastructure on the peri-implant tissues in beagle dogs. Clin Oral Implants Res 1995;6:139-148.

Isidor F.: Histological evaluation of peri-implant bone at implants subjected to occlusal overload or plaque accumulation. Clin Oral Implants Res 1997;8:1-9.

Jokstad A., Braegger U., Brunski J.B., Carr A.B., Naert I., Wennerberg A.: Quality of dental implants. Int Dent J 2003;53:409-443.

Kallus T., Bessing C.: Loose gold screws frequently occur in full-arch fixed prostheses supported by osseointegrated implants after 5 years. Int J Oral Maxillofac Implants 1994; 9:169-178.

Kaufmann R., Friedli M., Hug S., Mericske-Stern R.: Removable dentures with implant support in strategic positions followed for up to 8 years. Int J Prosthodont 2009;22:233-241; discussion 242.

Kern M., Simons K.: Adhäsivattachments zur Verankerung abnehmbarer Teilprothesen. Zahnärztl Mitt 1999;89:1232-1237.

Kern M.: Klinische Langzeitbewährung von zwei- und einflügeligen Adhäsivbrücken aus Vollkeramik. Quintessenz 2005;56:231-239.

Kerschbaum T., Voß R.: Zum Risiko der Überkronung. Dtsch Zahnärztl Z 1979;34:740-743.

Kerschbaum T.: Langzeitüberlebensdauer von Zahnersatz. Eine Übersicht. Quintessenz 2004;55:1113-1126.

Kirsch A., Neuendorff G., Ackermann K.L., Nagel R., Dürr W.: Die Camlog-Verbindung. Voraussetzung für ein zuverlässiges implantatprothetisches Behandlungskonzept der Zahn-für-Zahn-Restauration. Quintessenz 1999;50:1001-1018.

Kohlmeyer B., Baumann A., Behneke N., Scheller H.: Verweilwahrscheinlichkeit und Einflussfaktoren für das Verlustrisiko von Adhäsivbrücken – eine 15-Jahres-Studie. Dtsch Zahnärztl Z 2004;59:428-434.

Körber K.H., Ludwig K.: Maximale Kaukraft als Berechnungsfaktor zahntechnischer Konstruktionen. Dent Labor 1983;31:55-60.



Kregzde M.: A method of selecting the best implant prosthesis design option using three-dimensional finite element analysis. Int J Oral Maxillofac Implants 1993;8:662-673.

Krekmanov L., Kahn M., Rangert B., Lindstrom H.: Tilting of posterior mandibular and maxillary implants for improved prosthesis support. Int J Oral Maxillofac Implants 2000; 15:405-414.

Krennmair G., Ulm C.: The symphyseal single-tooth implant for anchorage of a mandibular complete denture in geriatric patients: a clinical report. Int J Oral Maxillofac Implants 2001; 16:98-104.

Krennmair G., Weinlander M., Krainhofner M., Piehslinger E.: Implant-supported mandibular overdentures retained with ball or telescopic crown attachments: a 3-year prospective study. Int J Prosthodont 2006;19:164-170.

Krennmair G., Krainhofner M., Waldenberger O., Piehslinger E.: Dental implants as strategic supplementary abutments for implant-tooth-supported telescopic crown-retained maxillary dentures: a retrospective follow-up study for up to 9 years. Int J Prosthodont 2007; 20:617-622.

Lang N.P., Pjetursson B.E., Tan K., Brägger U., Egger M., Zwahlen M.: A systematic review of the survival and complication rates of fixed partial dentures (FPDs) after an observation period of at least 5 years. II. Combined tooth-implant-supported FPDs. Clin Oral Implants Res 2004;15:643-653.

Lindh T., Gunne J., Tillberg A., Molin M.: A meta-analysis of implants in partial edentulism. Clin Oral Implants Res 1998;9:80-90.

Lindh T., Dahlgren S., Gunnarsson K., Josefsson T., Nilson H., Wilhelmsson P., Gunne J.: Tooth-implant supported fixed prostheses: a retrospective multicenter study. Int J Prosthodont 2001;14:321-328.

Marquardt P., Witkowski S., Strub J.: 3D Navigation in der oralen Implantologie. Eur J Esthet Dent 2007;2:82-100.

Mericske-Stern R.: Oral tactile sensibility recorded in overdenture wearers with implants or natural roots: a comparative study. Part 2. Int J Oral Maxillofac Implants 1994;9:63-70.

Mericske-Stern R., Piotti M., Sirtes G.: 3-D in vivo force measurements on mandibular implants supporting overdentures. A comparative study. Clin Oral Implants Res 1996;7: 387-396.

Moopnar M., Faulkner K.D.: Accidental damage to teeth adjacent to crown-prepared abutment teeth. Aust Dent J 1991;36:136-140.

Morneburg T.R., Proschel P.A.: In vivo forces on implants influenced by occlusal scheme and food consistency. Int J Prosthodont 2003;16:481-486.

Naert I., Alsaadi G., Quirynen M.: Prosthetic aspects and patient satisfaction with two-implant-retained mandibular overdentures: a 10-year randomized clinical study. Int J Prosthodont 2004;17:401-410.

Naert I., Alsaadi G., van Steenberghe D., Quirynen M.: A 10-year randomized clinical trial on the influence of splinted and unsplinted oral implants retaining mandibular overdentures: peri-implant outcome. Int J Oral Maxillofac Implants 2004;19:695-702.

Pesun I.J.: Intrusion of teeth in the combination implant-to-natural-tooth fixed partial denture: A review of the theories. J Prosthodont 1997;6:268-277.

Pjetursson B E., Tan K., Lang N.P., Brägger U., Egger M., Zwahlen M.: A systematic review of the survival and complication rates of fixed partial dentures (FPDs) after an observation period of at least 5 years. I. Implant-supported FPDs. Clin Oral Implants Res 2004;15: 625-642.

Pjetursson B.E., Brägger U., Lang N.P., Zwahlen M.: Comparison of survival and complication rates of tooth-supported fixed dental prostheses (FDPs) and implant-supported FDPs and single crowns (SCs). Clin Oral Implants Res 2007;18 Suppl 3:97-113.

Quirynen M., Naert I., van Steenberghe D.: Fixture design and overload influence marginal bone loss and fixture success in the Brånemark system. Clin Oral Impl Res 1992;3:104-111.



Rammelsberg P., Pospiech P., Gernet W.: Clinical performance of adhesive fixed partial dentures with CoCr- and titanium framework. J Dent Res 1998;77:924, Abstr No 2344.

Rangert B., Krogh P.H., Langer B., Van Roekel N.: Bending overload and implant fracture: a retrospective clinical analysis. Int J Oral Maxillofac Implants 1995;10:326-334.

Richter E.-J., Wyndorps P., Lambert S., Klöppel H.: Quantitative Messung der Verankerungsfestigkeit von Zähnen und Implantaten. Dtsch Zahnärztl Z 1995;50:204-209.

Richter E.-J.: Implantate als zusätzliche strategische Pfeiler bei herausnehmbarem Zahnersatz - Ein Therapiekonzept. Implantol 2003;11:39-60.

Richter E.-J., Knapp W.: Auf zwei Eckzahnimplantaten abgestützte Oberkiefer-Coverdentureprothesen – Ergebnisse einer klinischen Studie. Implantol 2010;18:165-174.

Rodriguez A.M., Aquilino S.A., Lund P.S., Ryther J.S., Southard T.E.: Evaluation of strain at the terminal abutment site of a fixed mandibular implant prosthesis during cantilever loading. J Prosthodont 1993;2:93-102.

Rodriguez A.M., Aquilino S.A., Lund P.S.: Cantilever and implant biomechanics: A review of the literature, Part 2. J Prosthodont 1994;3:114-118.

Sadowsky S.J.: Mandibular implant-retained overdentures: a literature review. J Prosthet Dent 2001;86:468-473.

Sailer I., Philipp A., Zembic A., Pjetursson B.E., Hämmerle C.H., Zwahlen M.: A systematic review of the performance of ceramic and metal implant abutments supporting fixed implant reconstructions. Clin Oral Implants Res 2009;20 Suppl 4:4-31.

Scurria M.S., Bader J.D., Shugars D.A.: Meta-analysis of fixed partial denture survival: Prostheses and abutments. J Prosthet Dent 1998;79:459-464.

Spiekermann H.E. (Hrsg.): Implantologie. Stuttgart, Thieme 1994.

Stamm M., Foitzik C., Siervo S.: Die „verklebte" Suprakonstruktion auf ITI-Implantaten. Spannungsfreie, bedingt abnehmbare Brückenkonstruktionen unter Verwendung industriell präfabrizierter Titanpfosten. Quintessenz 1998;49:687-694.

Standlee J.P., Caputo A.A., Chwu M.Y., Sun T.T.: Accuracy of mechanical torque-limiting devices for implants. Int J Oral Maxillofac Implants 2002;17:220-224.

Steinebrunner L., Bößmann K., Kern M.: Implantat-Abutment-Verbindungen – Präklinische Testmethoden. Implantol 2005;13:145-160.

Steinebrunner L., Wolfart S., Ludwig K., Kern M.: Implant-abutment interface design affects fatigue and fracture strength of implants. Clin Oral Implants Res 2008;19:1276-1784.

Strub J.R., Witkowski S., Einsele F.: Implantologische Diagnostik aus prothetischer Sicht. In: Orale Implantologie aus prothetischer Sicht. Quintessenz, Berlin 1996; 9-12.

Strub, J.R., Witkowski, S.: CAD/CAM in implant dentistry. In: Jockstadt (ed.): Proceedings of the 2008 Toronto Osseointegration Conference Revisited. Ames, Iowa, USA: Wiley-Blackwell 2009: 285-294.

Studer S.P., Mäder C., Stahel W., Schärer P.: A retrospective study of combined fixed-removable reconstructions with their analysis of failures. J Oral Rehabil 1998;25:513-526.

Szmukler-Moncler S., Piattelli A., Favero G.A., Dubruille J.H.: Considerations preliminary to the application of early and immediate loading protocols in dental implantology. Clin Oral Implants Res 2000;11:12-25.

Tarnow D.P., Cho S.C., Wallace S S.: The effect of inter-implant distance on the height of inter-implant bone crest. J Periodontol 2000;71:546-549.

Vermeulen A.H., Keltjens H.M., van't Hof M.A., Kayser A.F.: Ten-year evaluation of removable partial dentures: Survival rates based on retreatment, not wearing and replacement. J Prosthet Dent 1996;76:267-272.

Wagner B., Kern M.: Clinical evaluation of removable partial dentures 10 years after insertion. Success rates, hygienic problems and technical failures. Clin Oral Investig 2000; 4: 74-80.

Walther W., Heners M., Surkau P.: Initialbefund und Tragedauer der transversalbügelfreien, gewebeintegrierten Konus-Konstruktion. Eine 17-Jahres-Studie. Dtsch Zahnärztl Z 2000; 55:780-784.

Walton J.N., MacEntee M.I.: Choosing or refusing oral implants: a prospective study of edentulous volunteers for a clinical trial. Int J Prosthodont 2005;18:483-488.



Walton J.N., Glick N., Macentee M.I.: A randomized clinical trial comparing patient satisfaction and prosthetic outcomes with mandibular overdentures retained by one or two implants. Int J Prosthodont 2009;22:331-339.

Watanabe F., Uno I., Hata Y., Neuendorff G., Kirsch A.: Analysis of stress distribution in a screw-retained implant prosthesis. Int J Oral Maxillofac Implants 2000;15:209-218.

Watson R.M., Davis D.M., Forman G.H., Coward T.: Considerations in design and fabrication of maxillary implant-supported prostheses. Int J Prosthodont 1991;4:232-239.

Weigl, P., Lauer, H.C.: Advanced biomaterials used for a new telescopic retainer for removable dentures. J Biomed Mater Res 2000;53:337-347.

Weigl P., Kleutges D.: Ein innovatives und einfaches Therapiekonzept für herausnehmbare Suprastrukturen mit neuem Halteelement – konische Keramikpatrize vs. Feingoldmatrize. In: Weber H.-P., Mönkmeyer U. (Hrsg). Quintessenz, Berlin 1999.

Weng D., Richter E.J.: Maxillary removable prostheses retained by telescopic crowns on two implants or two canines. Int J Periodontics Restorative Dent 2007;27:35-41.

Wenz H.-J., Bartsch J., Wolfart S., Kern M.: Osseointegration and clinical success of zirconia dental implants. A systematic review Int J Prosthodont 2008;21:21-36.

White S.N., Caputo A.A., Anderkvist T.: Effect of cantilever length on stress transfer by implant-supported prostheses. J Prosthet Dent 1994;71:493-499.

Wirz, J.: Die Praxis der prothetischen Versorgung älterer Menschen. In: Restaurative Zahnmedizin 200X. Quintessenz, Berlin 2001; 70-85.

Witkowski S.: Die flexible Zahnfleischmaske – Indikationsbeispiel implantatgetragene Brücke. Quintessenz Zahntech 1991;17:541-557.

Witkowski S.: Die Realisierung des spannungsfreien Sitzes bei implantatgetragenen Suprastrukturen. Implantologie 1993;1:69-81.

Witkowski S., Weng D.: Röntgenschablonen und bildgebende Verfahren in der prothetisch orientierten Implantologie. Quintessenz Zahntech 1996;22:1298-1316.

Witkowski S.: Präimplantologische Diagnostik aus zahntechnischer Sicht. Implantologie 1998;6:381-394.

Witter D.J., van Palenstein Helderman W.H., Creugers N.H.J., Käyser A.F.: The shortened dental arch concept and its implications for oral health care. Community Dent Oral Epidemiol 1999;27:249-258.

Wolfart S., Brunzel S., Braasch K., Kern M.: Das mittige Einzelzahnimplantat im zahnlosen Unterkiefer - Verbesserung von Funktion und Lebensqualität - Eine Fallpräsentation. Implantol 2007;15:195-204.

Wolfart S., Brunzel S., Kern M.: Strategische Pfeilervermehrung mit Implantaten unter vorhandenen Doppelkronenprothesen. Quintessenz 2009;60:1053-1059.

Yildirim M., Fischer H., Marx R., Edelhoff D.: In vitro fracture resistance of implant-supported all-ceramic restorations. J Prosthet Dent 2003;90:325-331.

Yildirim M., Gustav M., Spiekermann H., Edelhoff D.: Keramische Abutments. Ein aktueller Überblick. Implantol 2003;11:139-156.

Zembic A., Sailer I., Jung R.E., Hämmerle C.H.: Randomized-controlled clinical trial of customized zirconia and titanium implant abutments for single-tooth implants in canine and posterior regions: 3-year results. Clin Oral Implants Res 2009;20:802-808.

# 42 Implantat-Werkstoffe

Jens Fischer, Wael Att, Jörg Rudolf Strub

Zahnverlust kann zu einer Beeinträchtigung der Kauleistung, der Ästhetik, der Phonetik und der Lebensqualität führen. Der Ersatz verlorener Zähne ist bei kleineren Schaltlücken und einer ausreichenden Restbezahnung mit festsitzendem Zahnersatz möglich. Die bekannten Nachteile einer Brücke sind das notwendige Beschleifen der Pfeilerzähne und die eingeschränkte Zugänglichkeit des Brückengliedes für die orale Hygiene. Größere Schaltlücken und Freiendsituationen können ohne Einsatz von Implantaten nur mit festsitzend-herausnehmbarem oder herausnehmbarem Zahnersatz versorgt werden. Dann ist die orale Hygiene erleichtert, aber Patienten lehnen das Tragen von herausnehmbaren prothetischen Versorgungen häufig ab, da die Prothesen einerseits als Fremdkörper empfunden werden und andererseits das Tragen einer Prothese mit einem fortgeschrittenen Alter assoziiert wird.

In diesem Umfeld haben sich die Implantate als zuverlässige Methode zur Pfeilervermehrung etabliert, nachdem sich Ende des 20. Jahrhunderts die geeigneten Materialien, Formen und Oberflächen herauskristallisiert haben. Es ist vor allem zwei Pionieren zu verdanken, dass eine wissenschaftlich solide Grundlage für diese Aspekte gefunden und ein klinisches Protokoll entwickelt wurde.

*P.-I. Brånemark,* Göteborg, beobachtete bei In-vivo-Untersuchungen zur Knochenneubildung, dass Titankapseln, die er in die Fibula von Kaninchen eingebracht hatte, um die Stadien der Knochenneubildung zu verfolgen, sich nach der Einheilung nicht mehr problemlos aus dem Knochen entfernen ließen (*Brånemark* et al. 1985). Er folgerte daraus, dass es eine innige Verbindung zwischen Knochen und Titanoberfläche gegeben hatte, die er später „Osseointegration" nannte. Er erkannte den Nutzen, den diese Beobachtung für die Zahnmedizin haben könnte, indem man aus Titan gefertigte Implantate an Stelle verlorener Zähne einsetzen könnte.



*A. Schroeder*, Bern, konnte erstmals an entkalkten histologischen Schnitten zeigen, dass aus Titan gefertigte schraubenförmige Implantate im menschlichen Kieferknochen stabil einheilen und der Knochen direkt an die Implantatoberfläche heranwächst (*Schroeder* et al. 1976).

Die Aufhängung der Zahnwurzel im Kieferknochen mit Parodontalfasern lässt sich mit den uns heute bekannten Werkstoffen und Regenerationsmethoden nicht imitieren. Deshalb wird eine dichte Verbindung zwischen Knochen und Implantatoberfläche im Sinne einer funktionellen Ankylose angestrebt. Diese funktionelle Ankylose wird heute einheitlich als Osseointegration bezeichnet und als funktionelle Verbindung zwischen lebendem Knochen und der Oberfläche eines belasteten Implantates definiert.

# 42.1 Anforderungen an Implantat-Werkstoffe

Die Funktion der Implantate bestimmt die Grundanforderungen an die Implantatmaterialien. Einerseits müssen die verwendeten Materialien eine ausreichende Sicherheit gegenüber mechanischem Versagen bieten, auf der anderen Seite muss dem Gewebe eine Oberfläche angeboten werden, die eine dauerhafte knöcherne Einheilung und einen guten Weichgewebeabschluss beim Durchtritt durch die Mukosa ermöglicht.

## 42.1.1 Mechanische Eigenschaften

Die Festigkeit des Implantates wird zum einen vom Material selbst bestimmt, zum anderen aber auch von der Form. Entscheidend ist, dass bei Belastung weder eine zu starke elastische Verformung noch ein frühzeitiges Versagen durch Bruch erfolgt. Die Kaukräfte, die im Frontzahnbereich bei 90–370N (*Paphangkorakit* und *Osborn* 1997), im Seitenzahnbereich bei etwa 400N (*Hall* und *Lausmaa* 2000) liegen, sollen über eine relativ steife Konstruktion in den Knochen weitergeleitet werden.

## 42.1.2 Gewebeverträglichkeit

Werkstoffe, die langfristig im Organismus verbleiben und dort ihre Funktion störungsfrei ausüben sollen, müssen das Kriterium der Biokompatibilität erfüllen (*Osborn* 1985). Voraussetzung ist ein primär inertes Verhalten des Werkstoffes, das heißt der Werkstoff darf während der Implantationszeit weder vom Wirtsorganismus abgebaut werden, noch Material in Form von Korrosionsprodukten freisetzen, damit keine pathologischen Reaktionen ausgelöst werden. Für die Implantatwerkstoffe gilt zusätzlich, dass eine Knochenapposition an der Oberfläche induziert oder wenigstens gefördert wird und die Mukosa sich an der Durchtrittsstelle straff um das Implantat legt, um eine Diffusionsbarriere gegen Mikroorganismen zu bilden.



# 42.2 Werkstoffe für dentale Implantate

Der heute bei weitem gebräuchlichste Werkstoff für Implantate ist Titan, das entweder als so genanntes Reintitan oder auch in Form von Legierungen eingesetzt wird. Titanlegierungen bieten gegenüber Reintitan eine höhere mechanische Stabilität und werden deshalb insbesondere für stark belastete Komponenten wie Schrauben und Aufbauteile verwendet. Titan und Titanlegierungen haben sich über Jahrzehnte als Implantatmaterial bewährt und sind umfangreich untersucht worden. Der Trend zu vollkeramischen Lösungen hat aber auch in der Implantologie zu neuen Denkansätzen geführt. Derzeit laufen In-vitro- und In-vivo-Versuche zur Eignung von Zirkoniumdioxid als Implantatmaterial. Die ersten Implantate sind bereits auf dem Markt erhältlich.

## 42.2.1 Reintitan

Titan (Ti) ist ein chemisches Element und gehört aufgrund seiner geringen Dichte von 4,5 $g/cm^3$ zu den Leichtmetallen. Es steht im Periodensystem in der IV. Nebengruppe. Gewonnen wird Titan aus den natürlichen Lagerstätten Titan-haltiger Minerale, insbesondere Rutil ($TiO_2$) und Ilmenit ($FeTiO_3$). Das Titan wird zunächst aus den Rohstoffen in Form von $TiCl_4$ herausgelöst und dann im so genannten Kroll-Verfahren unter Schutzgas mit Magnesium zu Reintitan und $MgCl_2$ umgesetzt.

### 42.2.1.1 Mechanische Eigenschaften

Wichtige Kenngrößen für die Beurteilung der mechanischen Eigenschaften von metallischen Implantatwerkstoffen sind der Elastizitätsmodul und die Dehngrenze. Der Elastizitätsmodul ist ein Maß für die Steifigkeit eines Werkstoffes, das heißt ein Maß für den Widerstand, den ein Werkstoff einer elastischen Verformung entgegensetzt. Die Dehngrenze gibt an, bei welcher Spannung, das heißt bei welcher Kraft bezogen auf den jeweiligen Querschnitt der Probe die plastische Deformation beginnt. Da der Übergang zwischen dem rein elastischen und dem elastisch-plastischen Verhalten oft schwer zu ermitteln ist, wird derjenige Wert als Dehngrenze angegeben, bei dem bereits eine leichte plastische Verformung von 0,2 % der Ausgangslänge erfolgt ist. Der so ermittelte Wert wird dann entsprechend als 0,2 %-Dehngrenze bezeichnet.

Je niedriger die Werte von Elastizitätsmodul und Dehngrenze sind, umso stabiler muss eine Konstruktion ausgelegt sein, damit das Bauteil nicht versagt.

Der Elastizitätsmodul von Reintitan liegt bei etwa 100 GPa, das entspricht beispielsweise den Werten von hochgoldhaltigen Dental-Legierungen. Die Dehngrenze von Titan weist eine große Bandbreite von 170–520 MPa auf, eine Streubreite, die sich ebenfalls – in Abhängigkeit von der jeweiligen Zusammensetzung – bei den dentalen Edelmetall-Legierungen findet. Die Streubreite bei Titan ist mit folgendem Effekt erklärbar: Titan hat eine große Affinität zu Sauerstoff, der in Spuren in den Werkstoff aufgenommen wird.

Daneben löst sich Eisen gut als Spurenelement in Titan. Je nach dem Gehalt an diesen beiden Elementen erreicht das Reintitan unterschiedliche Werte für die Dehngrenze und wird in unterschiedliche Grade eingeteilt (Tab. 42-1). Zusätzlich kann durch eine Kaltverformung, also durch Umformung wie Ziehen und Pressen eine Festigkeitssteigerung des Titans erreicht werden. Die mechanische Einwirkung führt zu einer Deformierung der Körner im Gefüge und damit zu massiven Spannungen im Kristallgitter, so dass die Gitterebenen nicht mehr so leicht übereinander gleiten können. Eine plastische Verformung findet deshalb erst bei einer höheren Spannung statt. Die höchste Verfestigung von Reintitan wird also erzielt, wenn Titan Grad 4 zusätzlich kaltverformt wird.



In der Mundhöhle sind die Materialien wechselnden Lasten ausgesetzt. Diese intermittierenden Kräfte sind für das Material schädlicher, weshalb die Festigkeit bei Wechsellast als Faustregel auf 50 % der statischen Bruchfestigkeit zurückgeht. Titan-Implantate frakturieren eher selten (*Green* et al. 2002). Gehäuft treten Frakturen an Extensionen von Brücken

**Tab. 45-1: Zusammensetzung** (in Masse-Prozent) und Dehngrenze der einzelnen Titanqualitäten (KV = kaltverformt).

| ISO 5832 | N max | C max | H max | Fe max | O max | Al | V | Nb | 0.2%-Dehngrenze (MPa) min |
|---|---|---|---|---|---|---|---|---|---|
| Grad 1 | 0,03 | 0,1 | 0,012 | 0,15 | 0,18 | | | | 170 |
| Grad 2 | 0,03 | 0,1 | 0,012 | 0,20 | 0,25 | | | | 230 |
| Grad 3 | 0,05 | 0,1 | 0,012 | 0,25 | 0,35 | | | | 300 |
| Grad 4 | 0,05 | 0,1 | 0,012 | 0,30 | 0,45 | | | | 440 |
| Grad 4 KV | 0,05 | 0,1 | 0,012 | 0,50 | 0,45 | | | | 520 |
| Ti6Al4V | 0,05 | 0,08 | 0,015 | 0,30 | 0,20 | 5,5–6,75 | 3,5–4,5 | | 780 |
| Ti6Al7Nb | 0,05 | 0,08 | 0,009 | 0,15 | 0,20 | | | 6,5–7,5 | 800 |

auf (*Luterbacher* et al. 1999). Typischerweise erfolgen die Frakturen nach jahrelanger Funktion. Mikrorisse im Werkstoff wachsen durch die intermittierende Belastung in sehr kleinen Schritten und erst dann, wenn ein kleiner Restquerschnitt verbleibt, kommt es bei vergleichsweise geringer Belastung zum kompletten Versagen.

## 42.2.2 Titanlegierungen

Kaltverformtes Titan Grad 4 weist eine mechanische Festigkeit auf, die für die eigentlichen Implantatkörper ausreichend ist; für die kleindimensionierten Schrauben und Aufbauteile aber zum Teil nicht genügt. Eine weitere Verfestigung von Titan kann nur über das Zulegieren von anderen Metallen erreicht werden. Als Implantatwerkstoff bereits lange bekannt ist die Legierung Ti6Al4V. Die Symbole besagen, dass dem Titan als Basis dieser Legierung 6 Masseprozent Aluminium (Al) und 4 Masseprozent Vanadium (V) zulegiert sind. Mit diesen Zusätzen wird die im Reintitan bei 882° C erfolgende Umwandlung der kubisch-raumzentrierten Hochtemperaturphase zur hexagonalen Tieftemperaturphase teilweise unterbunden (*Freese* et al. 2001). Die Tieftemperaturmodifikation wird auch als α-Phase und die Hochtemperaturmodifikation als β-Phase bezeichnet. Deshalb findet man in der Literatur die Bezeichnungen (α-β)-Legierung oder (α-β)-Titan, weil beide Phasen nebeneinander existieren. Die gleichzeitige Existenz von α- und β-Phase führt zu Gitterverspannungen und damit gegenüber dem Reintitan zu einer deutlichen Erhöhung der Dehngrenze. Die Zytotoxizität von Vanadium (*Valko* et al. 2005) führt allerdings zu Vorbehalten gegenüber der Legierung Ti6Al4V. In einer In-vitro-Untersuchung mit Gingiva-Fibroblasten zeigte sich eine Tendenz zur Abkugelung und einer geringeren Ausbreitung der Zellen auf der Legierungsoberfläche im Vergleich zu einer Reintitanoberfläche, was die Autoren mit der Zytotoxizität von Vanadium erklären (*Eisenbarth* et al. 1996).



Als Alternative zur Legierung Ti6Al4V wird von den Implantatherstellern zunehmend die Legierung Ti6Al7Nb verwendet, die statt 4 Masseprozent

Vanadium 7 Masseprozent Niobium (Nb) enthält (*Lenz* und *Lenz* 2002). Die technischen Daten der Legierung liegen im gleichen Bereich wie bei Ti6Al4V (*Freese* et al. 2001). Nb ist als biokompatibles Metall bekannt, die Korrosionsrate von Ti6Al7Nb ist deutlich niedriger als diejenige von Ti6Al4V und sogar vergleichbar mit derjenigen von Reintitan (*Kobayashi* et al. 1998).

Neuerdings werden Implantate aus einer Titan-Zirkonium-Legierung (Roxolid, Straumann, CH-Basel) angeboten. Nach Herstelleraussagen weist diese Legierung eine höhere mechanische Stabilität auf als Titan Grad 4 KV (vgl. Tab. 42-1). Verlässliche Daten zu dieser Legierung und ihrer Osseointegration liegen derzeit noch nicht vor.

#### 42.2.2.1 Biokompatibilität

Biologische Reaktionen nach Inkorporation metallischer Restaurationen können nur durch Metallionen ausgelöst werden und sind somit die Folge von Korrosionsvorgängen im biologischen Milieu. Titan zeichnet sich durch eine hervorragende Biokompatibilität aus. Das konnte in zahlreichen In-vitro- und In-vivo-Untersuchungen im Labor nachgewiesen werden (*Lautenschlager* und *Monaghan* 1993) und spiegelt sich auch in den hohen klinischen Erfolgsraten wider.

Die Ursache für das edle Verhalten von Titan, das in der elektrochemischen Spannungsreihe eigentlich den unedlen Metallen zugeordnet wird, liegt in der extrem starken Affinität zum Sauerstoff. Bereits innerhalb von Nanosekunden bildet sich auf einer frischen Titanoberfläche eine Oxidschicht aus, die das Metall passiviert und gegen aggressive Medien inert macht (*Textor* et al. 2001).

Deshalb zeigt Titan im In-vivo-Korrosionsversuch als Implantat im Gewebe den niedrigsten Korrosionsstrom, was gleichbedeutend ist mit dem höchsten Korrosionswiderstand. Neben der raschen Passivierung des Materials ist aber auch die starke Affinität der in Lösung gegangenen $Ti^{4+}$-Ionen zu den $OH^-$-Ionen relevant. Das $Ti^{4+}$-Ion bindet zum Ladungsausgleich vier OH-Gruppen relativ fest und steht deshalb nicht mehr als freies Metallion für die Bildung von Metallo-Protein-Komplexen zur Verfügung.

Trotz dieser positiven Aspekte wird gelegentlich der Verdacht geäußert, dass auch durch Titan Sensibilisierungen und allergische Reaktionen ausgelöst werden könnten. Einzelne Fälle von allergischen Reaktionen gegen Titan werden berichtet (*Tschernitschek* et al. 2005), in einer klinischen Untersuchung wurde dieser Aspekt erstmals systematisch überprüft (*Sicilia* et al. 2008). 35 Patienten aus einem Pool von 1.500 Patienten wurden als Risikogruppe identifiziert. 16 dieser Patienten zeigten nach einer Implantation oder einem unerklärlichen Implantatverlust eine allergische Symptomatik, 19 wiesen anamnestisch eine Allergie gegen andere Substanzen auf oder waren einer starken Titanexposition ausgesetzt. Kutan- und Epikutantests wurden als Allergietest durchgeführt. Bei 9 Patienten wurde eine Titanallergie festgestellt. 8 Patienten davon stammten aus der Gruppe mit einer allergischen Symptomatik, 1 Patient aus der Gruppe mit Titanexposition oder allergischer Disposition. In einer Kontrollgruppe aus 35 Probanden, die zufällig in der allergologischen Klinik ausgewählt worden war, zeigte keiner der Probanden eine Reaktion auf Titan. Bezogen auf die Ausgangszahl von 1.500 Patienten ergab sich eine Prävalenz von 0,6 %. Titanallergien treten demnach auf, sind aber extrem selten.

Befürchtet wird, dass ein zunehmender Kontakt zu Titan die Prävalenz weiter ansteigen lassen kann. Neben den dentalen Implantaten wird Titan auch für Gelenkersatz verwendet, was zu einem großflächigen Kontakt mit Titan führt. Beobachtet wird beispielsweise eine Anreicherung von Titan im periimplantären Gewebe von Hüftgelenken aus der Titanlegierung Ti6Al4V (*Dorr* et al. 1990). Eine weitere mögliche Kontaktquelle sind Sonnencremes, in denen Ti-Oxide als stark lichtbrechende Substanzen enthalten sind, die für den entsprechenden Lichtschutzfaktor sorgen und aufgrund ihrer großflächigen Anwendung auf der Haut bei gleichzeitiger intensiver Sonneneinstrahlung und daraus folgenden Entzündungsreaktionen verstärkt in die Haut eindringen könnten. Gesicherte Daten zu dieser Frage fehlen noch, so dass eine abschließende Bewertung zum heutigen Zeitpunkt nicht möglich ist.

#### 42.2.2.2 Osseointegration

Das Ziel der Implantologie, die Osseointegration, wird entscheidend durch das Interface Knochen/Implantat beeinflusst. Erfolg oder Misserfolg spielen sich an dieser Grenzfläche ab. Viele Faktoren beeinflussen den Erfolg der Implantation. Von der Seite des Implantates sind dies Material, Form, Topographie der Oberfläche und Oberflächenchemie. Dazu kommen Faktoren wie Art und Ausmaß der Belastung, die chirurgische Technik und patientenspezifische Aspekte wie Knochenangebot und Knochenqualität (*Puleo* und *Nanci* 1999).

Voraussetzung für eine erfolgreiche Implantation ist die Bildung von physiologischem Knochen an der Grenzfläche zum Implantat. Im Zusammenhang mit der Osseointegration von Titanimplantaten müssen aus materialkundlicher Sicht zwei Parameter diskutiert werden, die Auswirkung auf die Osseointegration haben: Die Oberflächenmorphologie und die Oberflächenchemie. Die Oberflächenchemie ist primär durch den Werkstoff bedingt, kann aber durch Beschichtungen und Modifikationen in der Zusammensetzung sowie bestimmte Formen der Aktivierung noch verändert werden.



*Oberflächenmorphologie*

Die Oberflächenmorphologie des Implantates wird immer wieder als ein entscheidender Einflussfaktor für die Geschwindigkeit der Knochenapposition während der Einheilungsphase des frisch gesetzten Implantates gesehen. Allerdings ist die Literatur in Bezug auf die Korrelation zwischen Oberflächenrauigkeit und Knochen-Implantat-Kontakt nicht einheitlich (*Shalabi* et al. 2006). Dennoch deuten die Daten darauf hin, dass eine größere Oberflächenrauigkeit zu einer besseren Osseointegration führt, wenn Parameter wie Knochen-Implantat-Kontakt, Ausstoßkraft oder Ausdrehmoment zur Bewertung der Qualität der Osseointegration herangezogen werden. Wo allerdings das Optimum der Rauigkeit wirklich liegt, ist schwer zu sagen, da die verschiedenen Untersuchungen, die dieser Fragestellung nachgegangen sind, zu heterogen angelegt sind.

Besonders wertvoll ist in diesem Zusammenhang die Untersuchung von *Wennerberg* et al. (1998). Implantate mit einer maschinell gedrehten

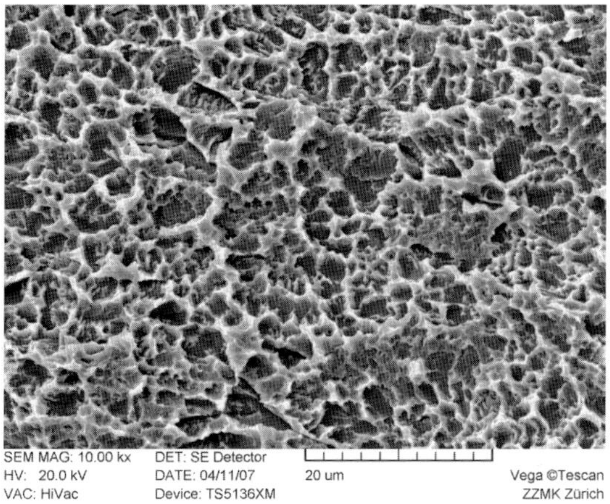


**Abb. 42-1** Straumann-Implantat, rasterelektronenmikroskopische Darstellung der SLA-Oberfläche.

Oberfläche wurden auf einer Hälfte mittels Sandstrahlen aufgeraut, wobei drei verschiedene Körnungen verwendet wurden, um drei verschiedene Oberflächenrauigkeiten mit Rautiefen von 1,2 µm, 1,4 µm und 2,2 µm zu erhalten. Die Implantate wurden in der Tibia von Kaninchen eingesetzt. Nach 12 Wochen erfolgte die histomorphometrische Analyse. Der Knochen-Implantat-Kontakt war bei den angerauten Oberflächen stärker als bei der gedrehten Oberfläche. Im Vergleich der drei unterschiedlich angerauten Oberflächen schnitt die mittlere Rautiefe von 1,4 µm am besten ab. Die Ergebnisse beweisen, dass die Oberflächenmorphologie einen nicht zu vernachlässigenden Einfluss auf die Osseointegration hat und einer rauen Oberfläche gegenüber der gedrehten eindeutig der Vorzug zu geben ist. Das besondere am Design dieser Untersuchung ist die Tatsache, dass erstmals zwei verschiedene Oberflächen, nämlich die gedrehte und eine sandgestrahlte Oberfläche, an einem Implantationsort miteinander verglichen wurden und somit die Beeinflussung der Ergebnisse durch unterschiedliche Implantationsorte, unterschiedliche Knochenqualitäten und unterschiedliche chirurgische Techniken ausgeschlossen werden konnte.

Der Einheilungsprozess ist auf einer gedrehten Oberfläche gegenüber rauen Oberflächen deutlich verlangsamt, weil die Knochenneubildung als sogenannte Distanzosteogenese von der Osteotomiefläche ausgeht. Bei Hunden wurden pro Tag 0,6–1 µm Knochen gebildet. Anders verläuft die Knochenneubildung auf rauen Oberflächen. Auf der osteokonduktiven Oberfläche des Implantates entsteht im Sinne einer Kontaktosteogenese eine zweite Knochenbildungsfront, die mit einer Geschwindigkeit von 30–50 µm pro Tag einen deutlich höheren Anteil an der Knochenneubildung ausmacht (*Abrahamsson* et al. 2004).



Bei Straumann-Implantaten wird die Oberfläche sandgestrahlt und anschließend geätzt, wodurch ein feineres Relief entsteht (Abb. 42-1). Diese Oberfläche erlaubt eine frühe Belastung nach 6 Wochen, vorausgesetzt, der Patient ist gesund und es gibt ein ausreichendes Knochenangebot und eine ausreichende Knochenqualität (*Cochran* et al. 2002). Der Halsbereich, also die Durchtrittsstelle durch das Weichgewebe, wird nicht angeraut, sondern poliert.

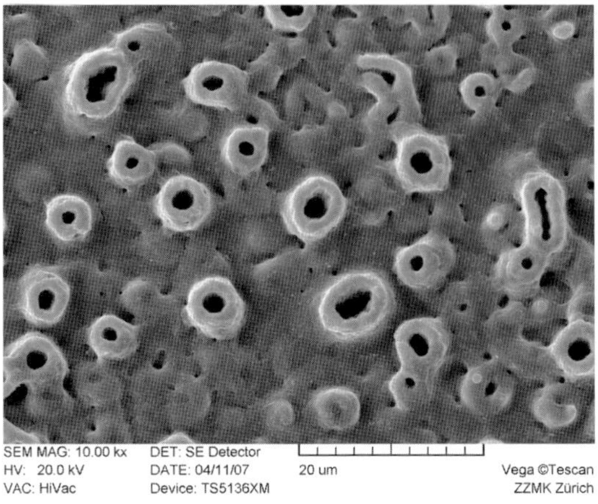


**Abb. 42-2** Replace-Implantat (Nobel Biocare), rasterelektronenmikroskopische Darstellung der TiUnite Oberfläche.

Ein anderer Weg zur Erzeugung einer geeigneten Oberflächenmorphologie wird von Nobel Biocare mit der TiUnite Oberfläche gegangen (*Hall* und *Lausmaa* 2000). Eine poröse Oxidschicht wird mittels anodischer Oxidation aufgebracht. Die Dicke der Oxidschicht, ihre Mikrostruktur und ihre Zusammensetzung werden über die Prozessparameter wie Zusammensetzung des Elektrolyten, das anodische Potenzial, die Stromstärke, die Temperatur und die Elektrodenform gesteuert. An der Oberfläche entstehen zahllose offene Porositäten, größere Porositäten wachsen sogar wie Krater 2–5 µm auf der Oberfläche auf (Abb. 42-2). Die Rauigkeit wächst kontinuierlich vom gedrehten oberen Teil bis zum apikalen Ende des Implantates an. Die Zusammensetzung der Oxidschicht wird wie folgt angegeben: 15 % Ti, 55 % O, 20 % C, 5 % P, 1 % S und 1 % Si. Mit Röntgenmethoden konnte teilkristallines $TiO_2$ nachgewiesen werden.

Im Tierversuch zeigte die Messung des Ausdrehmomentes deutlich höhere Werte für die TiUnite Oberfläche im Vergleich zur gedrehten Oberfläche (*Henry* et a. 2000). Die Momente lagen bei 98 Ncm für die poröse Oberfläche und 55 Ncm für eine gedrehte Oberfläche. Mittels Resonanz-Frequenz-Analyse konnte nachgewiesen werden, dass die Implantatstabilität mit der anodisch oxidierten Oberfläche über einen Beobachtungszeitraum von 6 Wochen stabil blieb, während sie bei der gedrehten Oberfläche nach 3 Wochen abfiel und erst nach 6 Wochen wieder den Wert der anodisch oxidierten Oberfläche erreichte (*Rompen* et al. 2000). Daraus kann gefolgert werden, dass die poröse TiUnite Oberfläche im Vergleich zur gedrehten Oberfläche das Risiko einer Implantatlockerung durch Fehlbelastung während der Einheilphase reduziert und damit eine frühere Belastung erlaubt.



*Oberflächenbeschichtung*

Um die Knochenapposition zu beschleunigen, wurden Titan-Implantate mit Hydroxylapatit beschichtet. Die Dicke der Beschichtung lag zwischen 50 und 100 µm, weshalb die Beschichtung leicht beschädigt werden konnte. Abgelöste Hydroxylapatit-Partikel wirkten als Auslöser einer Periimplantitis (*Whitehead* et al. 1993). Dünnere Schichten stabil an

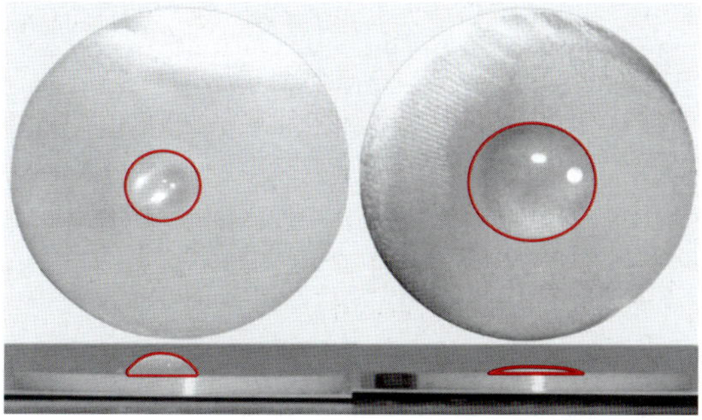

**Abb. 42-3** Beispiel der Oberflächenaktivierung durch Behandlung mit UV-Strahlung. Die Bilder zeigen Zirkoniumdioxidplättchen vor (links) und nach (rechts) der Funktionalisierung mit UV-Strahlung. Der deutlich veränderte Kontaktwinkel eines Wassertröpfchens auf der aktivierten Oberfläche macht die Konvertierung der Oberflächenbenetzbarkeit von hydrophob zu hydrophil deutlich.

Titanoberflächen abzuscheiden, bedarf einer ausgefeilten Technologie (*Telleman* et al. 2009). Heute werden Hydroxylapatit-Beschichtungen bei einigen im Handel befindlichen Systemen angeboten (z .B. Zimmer, Bicon), spielen aber eher eine untergeordnete Rolle.

Eine neuere Methode der Implantatoberflächenbeschichtung beinhaltet die Ablagerung von Hydroxylapatitpartikeln als Nanopartikel. Durch die Vorbehandlung der doppeltgeätzten Titanoberfläche mit 3-Aminopropyltriethoxysilan und Hydroxylapatit-Kolloiden kommt es zu einer Ausfällung von Hydroxylapatit-Nanopartikeln mit einer Korngröße zwischen 20–40 nm auf der Oberfläche und einem chemischen Verbund mit $TiO_2$ (*Nishimura* et al. 2007). Die ersten Tier- und Humanuntersuchungen zeigten an derartig behandelteten Titanoberflächen einen deutlich höheren Knochen-Implantat-Kontakt sowie eine schnellere und bessere Osseointegration als an nicht behandelten, angeätzten Oberflächen (*Telleman* et al. 2009). Weitere klinische Untersuchungen werden jedoch zeigen müssen, ob diese Methode sich bewährt. Die Oberfläche ist unter dem Namen NanoTite (Biomet 3I, Palm Beach Gardens, FL, USA) im Handel.

*Oberflächenaktivierung*

Um die Knochenapposition weiter zu beschleunigen, wird die SLA-Oberfläche der Straumann-Implantate zusätzlich chemisch aktiviert. Die Implantate werden nach dem Ätzprozess in isotonischer NaCl-Lösung gelagert, um eine Kontamination mit Molekülen aus der Atmosphäre zu vermeiden. Im Tierversuch mit Minipigs wurde nach 2 und 4 Wochen im Vergleich zur reinen SLA-Oberfläche ein deutlich höherer Knochen-Implantat-Kontakt beobachtet (*Buser* et al. 2004). Diese Oberfläche ist unter dem Namen SLActive im Handel.



Eine weitere Innovation in der Oberflächenaktivierung wurde durch die Behandlung mit UV-Strahlung möglich. Laboruntersuchungen zeigten, dass die Behandlung mit UVC-Strahlung die Kontamination der Implantatoberfläche durch Moleküle, wie beispielsweise Kohlendioxid, welches sich aus der Atmosphäre, z. B. der Luft der Implantatverpackung, an die Oberfläche lagert, beseitigt (*Aita* et al. 2009). Zusätzlich wird die Benetzbarkeit der Oberfläche von hydrophob zu superhydrophil (Abb. 42-3), sowie die Oberflächenspannung von negativ zu positiv konvertiert

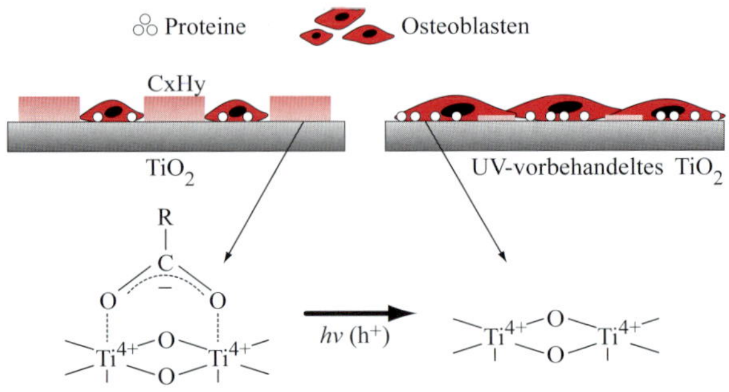


**Abb. 42-4** Schematische Darstellung der vorgeschlagenen Fotofunktionalisierung von $TiO_2$. Die Behandlung der Oberfläche mit UV-Strahlung reinigt sie von Kohlendioxidmolekülen und konvertiert die Oberflächenspannung von negativ zu positiv. Eine solche Fotogenerierung von $TiO_2$-Oberflächen beschleunigt und verbessert Proteinanlagerungen sowie Osteoblastenadhäsion und -verteilung (*Aita* et al. 2009).

(*Att* et al. 2009). Durch diese Veränderungen werden die Oberflächen biofunktionalisiert. Die ersten Zell- und Tieruntersuchungen zeigten, dass photobiofunktionalisierte Implantatoberflächen zu einer deutlich besseren Osteoblastenreaktion (Abb. 42-4) sowie einem höheren Implantat-Knochen-Kontakt und einer stärkeren und schnelleren (bis zu 3mal) Osseointegration führen (*Att* et al. 2006 und 2009; *Suzuki* et al. 2009). Bevor diese Methode zur täglichen Anwendung empfohlen werden kann, müssen klinische Untersuchungen durchgeführt werden.

Magnesium scheint den Knochen-Implantat-Kontakt zu optimieren. In einem Versuch an Kaninchen wurden nach 6 Wochen die höchsten Ausdrehmomente erzielt, wenn die anodisch oxidierte Oberfläche etwa 9 Atom-% Magnesium enthielt (*Sul* et al. 2005).

Auch durch eine Flusssäure-Behandlung kann die Implantat-Oberfläche in Bezug auf eine Kontaktosteogenese positiv beeinflusst werden (*Ellingsen* et al. 2004). Im Kaninchen kam es sowohl nach 1 Monat als auch nach 3 Monaten zu einem erhöhten Knochen-Implantat-Kontakt und analog dazu zu einer signifikanten Erhöhung der Ausdrehmomente. In einer prospektiven klinischen Untersuchung wurden nach 12 Monaten radiographisch keine Unterschiede zum Ausgangsbefund beobachtet, das heißt das Knochenniveau hatte sich im Beobachtungszeitraum nicht verändert (*Oxby* et al. 2006). Diese Oberfläche ist unter der Marke OsseoSpeed (Astra Tech, S-Göteborg) im Handel. In einer Tierstudie an Kaninchen konnte allerdings nachgewiesen werden, dass die OsseoSpeed-Oberfläche in den Ausdrehmomenten den Mg-modifizierten Oberflächen und der anodisch oxidierten TiUnite Oberfläche unterlegen war (*Sul* et al. 2005).



#### 42.2.2.3 Weichgewebeabschluss

Um ihre Funktion als Träger der Suprastruktur ausüben zu können, müssen Implantate die Mukosa penetrieren. Damit ein Implantat dauerhaft in situ verbleiben kann, muss diese Durchtrittsstelle durch das Weichgewebe so dicht sein, dass keine Mikroorganismen eindringen können (*Rompen* et al. 2006). Die Durchtrittsstelle durch das Weichgewebe hat eine Länge von 3–4 mm in Richtung der Implantatlängsachse, die so genannte biologische Breite. Die biologische Breite setzt sich aus zwei Zonen zusammen, dem ca. 2 mm langen Epithelsaum und dem ca. 2 mm langen bindegewebigen Attachment (*Berglundh* und *Lindhe* 1996). Der Ursprung des Epithels liegt eindeutig in der oralen Mukosa, es ist histologisch weder mit dem Sulkusepithel noch mit dem Saumepithel verwandt. Die Anheftung des Epithels erfolgt mit einer Basalmembran und Hemidesmosomen (*Kawahara* et al. 1998). Interessant ist, dass diese Strukturen zumindest in vitro leichter auf metallischen Oberflächen als auf Hydroxylapatit (*Foti* et al. 1999) oder keramischen Oberflächen (*Räisänen* et al. 2000) gebildet werden.

Die Adsorption von Fibronektin auf Titanoberflächen ist auf polierten Flächen doppelt so hoch wie auf geätzten oder sandgestrahlten und geätzten (SLA) Oberflächen (*Foti* et al. 1999). Auch die Zellproliferation erfolgt auf polierten Flächen stärker als auf sandgestrahlten oder säuregeätzten Flächen. Dies trifft sowohl auf Fibroblasten (*Hormia* und *Kononen* 1994; *Kononen* et al. 1992) als auch auf Epithelzellen aus humaner Gingiva (*Hormia* et al. 1991) zu. Die Epithelzellen scheinen sich bei zunehmender Rauigkeit der Oberfläche nur auf den erhöhten Arealen anzusiedeln und überspannen die Vertiefungen, ohne sich dort einzulagern (*Baharloo* 2005; *Di Carmine* et al. 2003).

#### 42.2.2.4 Suprastrukturen für Titanimplantate

Implantate ersetzen den enossalen Anteil des Zahnes, müssen aber noch mit einer Suprastruktur versorgt werden. Titan und Titanlegierungen gelten als inert und hoch korrosionsresistent. Werden Rekonstruktionen mit metallischen Anteilen verwendet, so entsteht ein galvanisches Element. Dann besteht trotz der Titanoxid-Schutzschicht das Risiko einer erhöhten Korrosionsrate. Insbesondere in Anteilen, die nicht mit Sauerstoff belüftet sind, also beispielsweise in Spalträumen, können sich Korrosionsprodukte bilden. In-vitro-Untersuchungen haben gezeigt, dass bei der Kombination von Titanimplantaten mit Goldlegierungen das Titan als Anode reagiert und in Lösung geht, also den elektrochemisch schwächeren Partner stellt (*Reclaru* et al. 1994).

Interessant sind die Daten von In-vivo-Untersuchungen an Affen, denen in beiden Unterkieferseiten Implantate eingesetzt und dann die eine Seite mit einer Suprastruktur aus einer Goldlegierung, die andere Seite mit einer Suprastruktur aus Titan versorgt wurden (*Foti* et al. 1999). Nach Versuchsende wurden Gewebeproben in der Umgebung der Implantate entnommen. Auf der mit der Goldlegierung versorgten Seite fanden sich Titan-Ionen im Gewebe, auf der mit Titan versorgten Seite konnte keine erhöhte Metallionen-Konzentration nachgewiesen werden. Das Titan hat in diesem Fall gegenüber der Goldlegierung als Anode reagiert und Ionen freigesetzt.



In jüngster Zeit werden aus ästhetischen Gründen zunehmend vollkeramische Implantatpfosten verwendet. Um die Biegefestigkeit derartiger Pfosten einschätzen zu können, wurden diverse Bruchlastuntersuchungen durchgeführt. Gemessen wurde beispielsweise die Bruchlast von Pfosten, die auf Implantate geschraubt und mit Empress-Kronen versorgt waren. Die dabei verwendeten $ZrO_2$-Pfosten (Wohlwend Innovative Dental-Technik, CH-Zürich) wiesen eine ausreichende Festigkeit auf, um den Kaukräften im Frontzahnbereich standzuhalten. Die parallel geprüften Vollkeramik-Rekonstruktionen mit $Al_2O_3$-Abutments (CerAdapt, Nobel Biocare) lagen in der Bruchlast allerdings um 50 % tiefer (*Yildrim* et al. 2003). Ähnliche Ergebnisse resultierten in einer vergleichenden Untersuchung mit Titan-, $Al_2O_3$- und $ZrO_2$-Abutments, die mit $ZrO_2$-Kronen versorgt wurden (*Att* et al. 2006). Zwar waren die Titan-Abutments fast dreimal stabiler als die $ZrO_2$-Abutments, aber letztere lagen immer noch deutlich über den üblichen Kaukräften im Frontzahnbereich. Auch hier erreichten die Prüfkörper mit den $Al_2O_3$-Abutments nur 50 % der Bruchlast der $ZrO_2$-Abutments. Im gleichen Versuchsaufbau wurden mit $Al_2O_3$-Kronen auf $ZrO_2$-Abutments gleich hohe Werte wie auf $Al_2O_3$-Abutments gemessen, sogar das Versagensmuster war gleich (*Att* et al. 2006). Klinisch haben sich $ZrO_2$-Abutments in einem Beobachtungszeitraum von 4 Jahren bewährt. In einer prospektiven Studie wurden bei 27 Patienten 54 Einzelzahnrekonstruktionen angefertigt. 36 Rekonstruktionen konnten nach 4 Jahren noch nachkontrolliert werden. Außer 2 Schraubenlösungen gab es keine Probleme (*Glauser* et al. 2004).

## 42.2.3 Zirkoniumdioxid

Um Patienten vollständig metallfrei versorgen zu können, müssen Implantate aus Keramik gefertigt werden. Während die optischen Eigenschaften gängiger silikatischer Keramiken im Hinblick auf ihre Anwendung als Zahnersatz-Material als sehr gut eingestuft werden können, entspricht die Festigkeit dieser Keramiken nur sehr eingeschränkt den zahnmedizinischen Anforderungen. Aufgrund der kovalenten Metall-Sauerstoff-Bindungen in der Keramik fehlen diesen Werkstoffen die von den Metallen her gut bekannten elastischen und plastischen Eigenschaften. Keramik zählt deshalb zu den spröden Materialien und reagiert besonders empfindlich auf Zugbelastungen, während Druckbelastungen weitaus besser toleriert werden. Die Ursache der geringen Zugfestigkeit ist in der verarbeitungsbedingten Entstehung von Mikrorissen an der Oberfläche zu sehen. Bei Zugbelastung kommt es zu Spannungsspitzen an den Rissenden, die die Bindungskräfte in der Keramik übersteigen und eine Rissausbreitung in den Werkstoff hinein bewirken.



Im Zuge der Einführung von Zirkoniumdioxid in die restaurative Zahnmedizin ist die Anwendung dieser Hochleistungskeramik auch für Implantate ins Auge gefasst worden. Zirkoniumdioxid hat eine Biegefestigkeit im Bereich von 1000 MPa und liegt damit weit über den Werten anderer bekannter Materialien. Die Biegefestigkeit von Aluminiumoxid beispielsweise beträgt 400–500 MPa. Zirkoniumdioxid weist neben der hohen Festigkeit eine weitere positive Eigenschaft auf: Die Bruchzähigkeit liegt deutlich höher als bei anderen Keramiken. Die Bruchzähigkeit ist ein Maß für den Widerstand, den das Material einem fortschreitenden Riss entgegenstellt. $Al_2O_3$ beispielsweise hat je nach Messmethode eine Bruchzähigkeit von ca. 4–5 MPa√m, $ZrO_2$ Werte von 5–9 MPa√m.

Die guten mechanischen Werte resultieren aus einer so genannten Umwandlungsverstärkung. $ZrO_2$ liegt bei Raumtemperatur in einer monoklinen Kristallstruktur vor. Beim Aufheizen wandelt sich das monokline Gitter bei 1170° C in ein tetragonales Gitter um, was mit einer Volumenabnahme von 4–5 % verbunden ist. Beim Abkühlen passiert das Umgekehrte. Die tetragonale Phase wird wieder zur monoklinen, das Volumen dehnt sich wieder um 4–5 % aus. Mit einem Zusatz von 3 Mol-Prozent Yttrium (Y) wird die Rückumwandlung tetragonal → monoklin aber unterbunden, die tetragonale Phase bleibt bis Raumtemperatur stabil. Eine übermäßige mechanische Belastung kann aber, insbesondere an Rissspitzen, diese Phasenumwandlung auslösen. Damit verbunden ist die Volumenzunahme, die nun zu einer Druckvorspannung führt, den Riss quasi blockiert und an seiner weiteren Ausbreitung behindert.

$ZrO_2$-Implantate werden zwar schon im Handel angeboten, solide klinische Erfahrungen liegen aber noch nicht vor.

In einer Untersuchung an Affen wurden Zirkoniumdioxid-Implantate erstmals auf ihre klinische Eignung geprüft (*Akagawa* et al. 1998). Die Implantate wurden im Unterkiefer-Molarenbereich gesetzt, prothetisch versorgt und 2 Jahre in situ beobachtet. Anschließend erfolgte die Entnahme mit dem umgebenden Gewebe und die histologische Aufarbeitung der Präparate. Die Implantate blieben während der gesamten Beobachtungszeit funktionell belastet. Die histologische Analyse zeigte einen Knochen-Implantat-Kontakt von 66–81 %, woraus die Autoren folgern, dass mit $ZrO_2$-Implantaten eine Osseointegration erzielt werden kann.

In einer weiteren vergleichenden Untersuchung wurden $ZrO_2$- und Titan-Implantate ebenfalls in Affen gesetzt. Die Implantate wurden nach 9 Monaten prothetisch versorgt und nach weiteren 5 Monaten zusammen mit umgebendem Gewebe explantiert. In der Histologie wurde der Knochen-Implantat-Kontakt ausgemessen. Die Werte von Titan- und $ZrO_2$-Implantaten waren gleich (*Kohal* et al. 2004).

*Degidi* et al. (2006) prüften die Weichgewebereaktion auf $ZrO_2$-Implantate an 5 Patienten vergleichend zu Titan, indem Einheilkappen der jeweiligen Materialien verwendet wurden. Der Entzündungsgrad war mit Zirkoniumdioxid signifikant niedriger als mit Titan.

# Literatur



Abrahamsson I., Berglundh T., Linder E., Lang N.P., Lindhe J.: Early bone formation adjacent to rough and turned endosseous implant surfaces. An experimental study in the dog. Clin Oral Impl Res 2004;15:381-392.

Aita H., Att W., Ueno T., Yamada M., Hori N., Iwasa F. et al.: Ultraviolet light-mediated photofunctionalization of titanium to promote human mesenchymal stem cell migration, attachment, proliferation and differentiation. Acta Biomater 2009;5:3247-3257.

Aita H., Hori N., Takeuchi M., Suzuki T., Yamada M., Anpo M. et al.: The effect of ultraviolet functionalization of titanium on integration with bone. Biomaterials 2009;30:1015-1025.

Akagawa Y., Hosokawa R., Sato Y., Kamayama K.: Comparison between freestanding and tooth-connected partially stabilized zirconia implants after two years' function in monkeys: A clinical and histologic study. J Prosthet Dent 1998; 80:551-558.

Att W., Kurun S., Gerds T., Strub J.R.: Fracture resistance of single-tooth implant-supported all-ceramic restorations after exposure to the artificial mouth. J Oral Rehab 2006;33:380-386.

Att W., Kurun S., Gerds T., Strub J.R.: Fracture resistance of single-tooth implant-supported all-ceramic restorations: An in vitro study. J Prosthet Dent 2006;95:111-116.

Att W., Hori N., Iwasa F., Yamada M., Ueno T., Ogawa T.: The effect of UV-photofunctionalization on the time-related bioactivity of titanium and chromium-cobalt alloys. Biomaterials 2009;30:4268-4276.

Att W., Takeuchi M., Suzuki T., Kubo K., Anpo M., Ogawa T.: Enhanced osteoblast function on ultraviolet light-treated zirconia. Biomaterials 2009;30:1273-1280.

Baharloo B., Textor M., Brunette D.M.: Substratum roughness alters the growth, area, and focal adhesions of epithelial cells, and their proximity to titanium surfaces. J Biomed Mater Res 2005;74:12-22.

Berglundh T., Lindhe J.: Dimension of the periimplant mucosa. Biological width revisited. J Clin Periodontol 1996;23:971-973.

Brånemark P.-I.: Introduction to osseointegration. In: Brånemark P.-I., Zarb G.A., Albrektsson T (Hrsg.): Tissue integrated prostheses – Osseointegration in clinical dentistry. Quintessence, Chicago 1985.

Buser D., Broggini N., Wieland M., Schenk R.K., Denzer A.J., Cochran D.L., Hoffmann B., Lussi A., Steinemann S.G.: Enhanced bone apposition to a chemically modified SLA titanium surface. J Dent Res 2004;83:529-533.

Cochran D.L., Buser D., ten Bruggenkate C.M., Weingart D., Taylor T.M., Bernar J.-P., Peters F., Simpson J.P.: The use of reduced healing times on ITI® implants with a sandblasted and acid-etched (SLA) surface: Early results from clinical trials on ITI® SLA implants. Clin Oral Impl Res 2002;13:144-153.

Degidi M., Artese L., Scarano A., Perrotti V., Gehrke P., Piattelli A.: Inflammatory infiltrate, microvessel density, nitric oxide synthase expression, vacular endothelial growth factor expression, and proliferative activity in periimplant soft tissues around titanium and zirconium oxide healing caps. J Periodontol 2006;77:73-80.

Di Carmine M., Toto P., Feliciani C., Scarano A., Tulli A., Strocchi R., Piattelli A.: Spreading of epithelial cells on machined and sandblasted titanium surfaces: an in vitro study. J Periodontol 2003;74:289-295.

Dorr L.D., Bloebaum R., Emmanual J., Meldrum R.: Histologic, biochemical, and ion analysis of tissue and fluids retrieved during hip arthroplasty. Clin Orthop 1990;261:82-95.

Eisenbarth E., Meyle J., Nachtigall W., Breme J.: Influence of the surface structure of titanium materials on the adhesion of fibroblasts. Biomaterials 1996;17:1399-1403.

Ellingsen J.E., Johansson C.B., Wennerberg A., Holmen A.: Improved retention and bone-to-implant contact with fluoride-modified titanium implants. Int J Oral Maxillofac Impl 2004; 19: 659-666.

Foti B., Tavitian P., Tosello A., Bonfil J.J., Franquin J.C.: Polymetllism and osseointegration in oral implantology: Pilot study on primate. J Oral Rehab 1999;26:495-502.

Freese H.L., Volas M.G., Wood J.R.: Metallurgy and technological properties of titanium and titanium alloys. In: Brunette D.M., Tengvall P., Textor M., Thomsen P. (Hrsg.): Titanium in Medicine. Springer, Berlin 2001, S. 31-35.

**Kapitel 42**

Glauser R., Sailer I., Wohlwend A., Studer S., Schibli M., Schärer P.: Experimental zirconia abutments for implant-supported single-tooth restorations in esthetically demanding regions: 4-year results of a prospective clinical study. Int J Prosthodont 2004;17:285-290.

Green N.T., Machtei E.E., Horwitz J., Peled M.: Fracture of dental implants: Literature review and report of a case. Implant Dentistry 2002;11:137-142.

Hall J., Lausmaa J.: Properties of a new porous oxide surface on titanium implants. Appl Osseoint Res 2000;1:5-8.

Helkimo E., Carlsson G.E., Helkimo M.: Bite force and state of dentition. Acta Odontol Scand 1977;35:297-303.

Henry, P.J., Tan A.E.S., Brent P.A., Hall J., Johansson C.: Removal torque comparison of TiUnite and turned implants in the Greyhound dog mandible. Appl Osseointegr Res 2000;1:15-17.

Hormia M., Kononen M.: Immunolocalization of fibronectin and vibronectin receptors in human gingival fibroblasts spreading on titanium surfaces. J Periodont Res1994;29:146-152.

Hormia M., Kononen M., Kivilathi J., Virtanen I.: Immunolocalization of proteins specific for adhaerens junctions in human gingival epithelial cells grown on differently processed titanium surfaces. J Periodont Res 1991;26:491-497.

Kawahara A., Kawahara D., Hashimoto K., Takashima Y., Ong J.L.: Morphologic studies on the biologic seal of titanium dental implants. Report 1: In vitro study on the epithelialization mechanism around the dental implant. Int J Oral Maxillofac Impl 1998;13:457-464.

Kobayashi E., Wang T.J., Doi H., Yoneyama T., Hamanaka H.: Mechanical properties and corrosion resistance of Ti-6Al-7Nb alloy dental casting. J Mater Sci Mater Med 1998;9:567-574.

Kohal R.J., Wenig D., Bächle M., Strub J.R.: Loaded custom-made zirconia and titanium implants show similar osseointegration: An animal experiment. J Periodontol 2004;75:1262-1268.

Kononen M., Hormia M., Kivilahti J., Hautaniemi J., Thesleff I.: Effect of surface processing on the attachment, orientation, and proliferation of human gingival fibroblasts on titanium. J Biomed Mater Res 1992;26:1325-1241.

Lautenschlager E.P., Monaghan P.: Titanium and titanium alloys as dental materials. Int J Dent 1993;43:245-253.

Lenz E., Lenz U.: Studie zum Einsatz einer Titan-Aluminium-Niob-Legierung in der zahnärztlichen Prothetik. Quintessenz Zahntech 2002;28:122-134.

Luterbacher S., Fourmousis I., Lang N.P., Bragger U.: Fractured prosthetic abutments in osseointegrated implants. A technical complication to cope with. Clin Oral Implants Res 1999;11:163-170.

Nishimura I., Huang Y., Butz F., Ogawa T., Lin A., Wang J.C.: Discrete deposition of hydroxyapatite nanoparticles on a titanium implant with predisposing substrate microtopography accelerated osseointegration. Nanotechnology 2007;18:1-9.

Suzuki T., Hori N., Att W., Kubo K., Iwasa F., Ueno T., Maeda H., Ogawa T.: Ultraviolet treatment overcomes time-related degrading bioactivity of titanium. Tissue Eng Part A 2009; 15:3679-3688.

Osborn J.F.: Implantatwerkstoff Hydroxylapatit. Quintessenz, Berlin 1985.

Oxby G., Lindquist J., Nilsson P.: Early loading of Astra Tech OsseoSpeed implants placed in thin alveolar ridges and fresh extraction sockets. Appl Osseoint Res 2006;5:68-72.

Paphangkorakit J., Osborn J.W.: The effect of pressure on maximum incisal bite force in man. Arch Oral Biology 1997;42:11-17.

Puleo D.A., Nanci A.: Understanding and controlling the bone-implant interface. Biomaterials 1999;20:2311-2321.

Räisänen L., Kononen M., Juhanoj J., Varpavaara P., Hautaniemi J., Kivilahti J., Hormia M.: Expression of cell adhesion complexes in epithelial cells seeded on biomaterial surfaces, J Biomed Mater Res 2000;49:79-87.

Reclaru L., Meyer J.M.: Study of corrosion between a titanium implant and dental alloys. J Dent 1994;22:159-168.

Rompen E., da Silva D., Lundgren A.-K., Gottlow J., Sennerby L.: Stability measurements of double-threaded titanium implant design with turned and oxidized surface. An experimental resonance frequency analysis study in the dog mandible. Appl Osseoint Res 2000;1:18-20.

Rompen E., Domken O., Degidi M., Pontes A.E.F., Piattelli A.: The effect of material characteristics, of surface topography and of implant components and connections on soft tissue integration: A literature review. Clin Oral Impl Res 2006;17(Suppl 2):55-67.

Schroeder A., Pohler O., Sutter F.: Gewebsreaktion auf ein Titan-Hohlzylinderimplantat mit Titan-Spritzschicht-Oberfläche. Schweiz Monatsschr Zahnheilk 1976;86:713-727.

Shalabi M.M., Gortemaker A., Van't Hof M.A., Jansen J.A., Creugers N.H.J.: Implant surface roughness and bone healing: a systematic review. J Dent Res 2006;85:496-500.

Sicilia A., Cuesta S., Coma G., Arregui I., Guisasola C., Ruiz E. , Maestro A.: Titanium allergy in dental implant patients – a clinical study on 1500 consecutive patients. Clin Oral Impl Res 2008;19:823-835.

Sul Y.-T., Johansson C., Albrektsson T.: Which surface properties enhance bone response to implants? Comparison of oxidized Magnesium, TiUnite, and Osseotite implant surfaces. Int J Prosthodont 2006;19:319-328.

Sul Y.-T., Johansson C., Wennerberg A., Cho L.-R., Chang B.-S., Albrektsson T.: Optimum surface properties of oxidized implants for reinforcement of osseointegration: Surface chemistry, oxide thickness, porosity, roughness, and crystal structure. Int J Oral Maxillofac Impl 2005;20:349-359.

Telleman G., Albrektsson T., Hoffman M., Johansson C.B., Vissink A., Meijer H.J. et al.: Peri-implant endosseous healing properties of dual acid-etched mini-implants with a nanometer-sized deposition of CaP: A histological and histomorphometric human study. Clin Implant Dent Relat Res 2009.

Textor M., Sittig C., Frauchiger V., Tosatti S.: Properties and biological significance of natural oxide films on titanium and its alloys. In: Brunette D.M., Tengvall P., Textor M., Thomsen P. (Hrsg.): Titanium in Medicine. Springer, Berlin 2001, S. 31-35.

Tschernitschek H., Borchers L., Geurtsen W.: Nonalloyed titanium as a bioinert metal – a review. Quintessence Int 2005;36:523-530.

Valko M., Morris H., Cronin M.T.: Metals, toxicity and oxidative stress. Curr Med Chem 2005;12:1161-1208.

Wennerberg A., Hallgren C., Johansson C., Danelli S.: A histomorphometric evaluation of screw-shaped implants each prepared with two surface roughnesses. Clin Oral Impl Res 1998;9:11-19.

Wheeler S.L.: Eight-year clinical retrospective study of titanium plasma-sprayed and hydroxyapatite-coated cylinder implants. Biomaterials 1994;15;151-155.

Whitehead R.Y., Lacefield W.R., Lucas L.C.: Structure and integrity of a plasma sprayed hydroxylapatite coating on titanium. J Biomed Mater Res 1993;27:1501-1507.

Yildrim M., Fischer H., Marx R., Edelhoff D.: In vivo fracture resistance of implant-supported all-ceramic restorations. J Prosthet Dent 2003;90:325-331.

# 43 Implantologie: Klinisches und labortechnisches Vorgehen

## 43.1 Behandlungsplanung

### 43.1.1 Anamnese, Befunde

Anamnese und Befunderhebung erfolgen auch bei Patienten mit vorliegender Indikation für eine Implantatversorgung wie in den Kapiteln 4 und 5 dargelegt. Bezüglich der sich daraus eventuell ableitenden medizinischen Indikationseinschränkungen besagt die aktuelle gemeinsame Stellungnahme der DGZMK und DGI vom Juli 2005 folgendes: „Für die Implantologie gelten dieselben Indikationseinschränkungen wie für elektive operative Eingriffe in der Zahn-, Mund- und Kieferheilkunde. Sie können allgemeinmedizinisch bedingt oder lokal auf das Implantationsgebiet begrenzt sein. Weitere Indikationseinschränkungen bestehen bei mangelnder Bereitschaft zur Mundhygiene und bei unzureichender Kooperation der Patienten".

In diesem Zusammenhang sind die von *Maeglin* (1983) beschriebenen Kontraindikationen weiter gültig, wobei sich der Begriff der „absoluten Kontraindikation" überholt hat (*Mombelli* und *Cionca* 2006) und deshalb in diesem Zusammenhang nicht mehr verwendet wird. Er unterscheidet zwischen allgemeinmedizinischen und lokalen Kontraindikationen, wobei beide temporär oder permanent vorhanden sein können. Zu den temporären allgemeinmedizinischen Kontraindikationen gehören vorübergehende Infekte und Erkrankungen, die eine zeitlich begrenzte Reduktion der Abwehrlage bewirken. Stoffwechselerkrankungen (z. B. Diabetes mellitus), Allergien, Erkrankungen des rheumatischen Formenkreises, Herzkrankheiten, Nephritiden und Nephrosen, Leberzirrhose, mangelnde Immunabwehr und Herdinfektionen sowie Systemerkrankungen der Knochen, der Hämatopoese und des endokrinen Systems werden als allgemeinmedizinische Kontraindikationen angesehen. Dabei wurde bisher kein direkter Zusammenhang zwischen einer vorhandenen Osteoporose und dem Scheitern einer Osseointegration dentaler Implantate nachgewiesen (*Mombelli* und *Cionca* 2006), während Rauchen die Erfolgsrate reduziert (*Moy* et al. 2005).



Zu den temporären lokalen Kontraindikationen zählen eine nicht abgeschlossene Wundheilung nach operativer Entfernung von z. B. Wurzelresten, Zysten oder ostitischen Herden.

Lokale Kontraindikationen sind rezidivierende Mundschleimhauterkrankungen, Zustand nach Bestrahlungstherapie im Gesichts-, Kiefer- und Halsbereich sowie Osteomyelitis. In diesem Zusammenhang sei auch auf die zahnärztliche Betreuung von Patienten unter/nach Bisphosphonat-Medikation hingewiesen. Bisphosphonate werden seit über 20 Jahren erfolgreich beim multiplen Myelom und anderen Tumorerkrankungen eingesetzt. Bezüglich der Implantatversorgung bei diesen Patienten besagt die aktuelle gemeinsame Stellungnahme der DGZMK und DGMKG (2006) folgendes: „Eine Implantation unter laufender Bisphosphonat-Therapie ist in Abhängigkeit von dem bestehenden Risikoprofil (Grunderkrankung, Art, Dauer und Dosierung der Medikation, u. a.) individuell abzuwägen. So lange alternativ suffiziente Versorgungsmöglichkeiten bestehen, sollte zur Zeit bei Hochrisikopatienten, die eine intravenöse Bisphosphonat-Gabe wegen einer malignen Grunderkrankung erhalten, auf Implantate verzichtet werden. Da die Halbwertszeit der kovalent im Knochen gebundenen Bisphosphonate sehr lange ist, kann ein Zeitintervall zur unkritischen Implantation nach Absetzen einer Bisphosphonat-Therapie bei Hochrisiko-Patienten wahrscheinlich gar nicht angegeben werden."

In einem systematischen Review (*Madrid* und *Sanz* 2009) wurde diese Kontraindikation bezüglich Patienten mit intravenöser Bisphosphonat-Therapie nach Tumor-Therapie bestätigt. Es wurde jedoch zugleich gezeigt, dass bei Patienten mit oraler Bisphosphonat-Therapie die Implantatüberlebensrate innerhalb der ersten vier Jahre nicht beeinflusst wird. Langzeituntersuchungen stehen hier allerdings noch aus.

## 43.1.2 Wax-up, Set-up

Das Erstellen eines aussagekräftigen Wax-up und Set-up ist in der Implantologie einer der zentralen diagnostischen Arbeitsschritte. Es wird auf den montierten Studienmodellen hergestellt und sollte klinisch anprobiert werden. Nach Vornehmen notwendiger Änderungen wird es in die Röntgenschablone und anschließend in die Bohrschablone umgewandelt.

## 43.1.3 Röntgendiagnostik

Das standardisierte Herstellen und Verwenden einer suffizienten Röntgen- und Bohrschablone ist bei jeder Art von Implantation zum Erreichen eines möglichst guten Ergebnisses, aber auch aus forensischen Gründen unerlässlich.

Nach Überführung des Wax-up und Set-up in die Röntgenschablone aus glasklarem Kunststoff werden im Bereich der geplanten Implantate Metallkugeln mit Wachs befestigt bzw. Hülsen oder Stifte einpolymerisiert. Sie stellen bei der Röntgen-Messaufnahme die geplante Position der Implantate im Sinne einer röntgendichten Verschattung dar. Hülsen und Stifte haben den Vorteil, dass die Achsneigung der geplanten Bohrung bereits beurteilbar ist, haben aber den Nachteil, dass röntgenologische Verzerrungen auftreten können. Metallkugeln sind verzeichnungsfrei, lassen aber die Achsrichtung nicht beurteilen. Wichtig ist, dass die Durchmesser/Längen der Kugeln und Hülsen bekannt sind und am besten auf dem Modell bzw. dem Röntgenbild vermerkt werden. Über diese Referenzmaße kann anschließend der Vergrößerungsfaktor der Röntgenaufnahme bestimmt und die reale Knochendimension berechnet werden (Abb. 43-1).

Je präziser die Röntgenschablone abgestützt ist, desto genauer ist das Röntgenbild bzw. desto sicherer ist die aus der Röntgenschablone später umgearbeitete Bohrschablone stabilisierbar. Deswegen sollten die

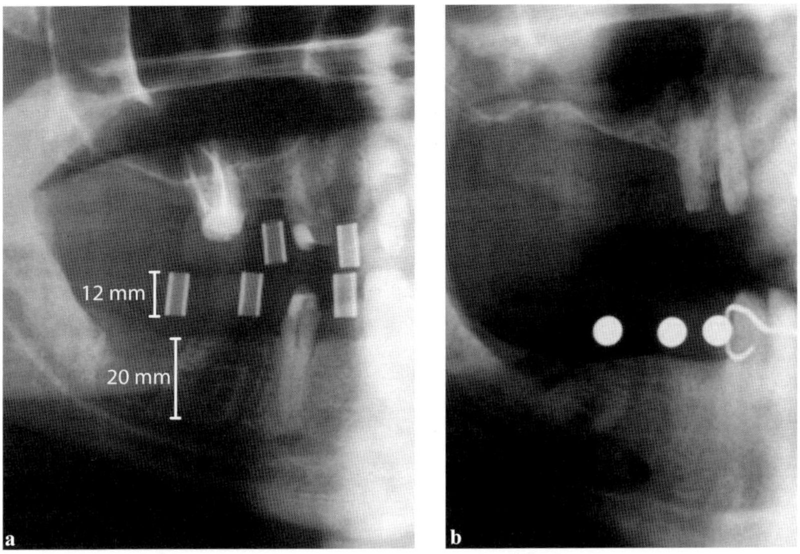


**Abb. 43-1** Beispiele für eine Messaufnahme mit Metallhülsen (**a**) bzw. Metallkugeln (**b**). Am Beispiel der Aufnahme mit den Metallhülsen kann für die Position 46 die reale Knochenhöhe über dem Nervus alveolaris inferior berechnet werden. Die Längen der Hülsen betragen im Röntgenbild 12 mm und die Knochenhöhe oberhalb des Nervs 20 mm. Die Originallänge der Hülse liegt bei 10 mm. Die Originalknochenhöhe lässt sich jetzt nach folgender Formel berechnen: Original-Länge der Hülse / Länge der Hülse im Röntgenbild * Höhe des Knochens im Röntgenbild. Im obigen Beispiel: 10 mm / 12 mm * 20 mm = 16 mm.

Schablonen möglichst direkt auf den benachbarten bzw. vorhandenen Zähnen abgestützt werden. Da bevorzugt Schablonen verwendet werden, die die Okklusion nicht stören, werden diese mit Kunststoff auf beschliffenen Pfeilerzähnen oder mittels Klammern abgestützt. Ist eine sichere Abstützung ohne Störung der Okklusion nicht möglich, kann auch eine okklusal abgestützte Schablone im Sinne einer Kappenschiene verwendet werden (Abb. 43-2) Sind keine oder nur noch wenige Restzähne vorhanden, müssen die Schablonen auch gingival abgestützt werden.

Im Falle eines zahnlosen Kiefers hat die Röntgenschablone die Abmessungen einer Totalprothese. Die dazu notwendige Zahnaufstellung verläuft dabei analog zur Herstellung der Wachsaufstellung in der Totalprothetik (s. Kap. 40). Nach Überführen der Aufstellung in die glasklare Kunststoffschablone ist bei eingesetzter Schablone der Kieferkamm durch die Schablone hindurch sichtbar und die prothetisch zu überbrückende interalveoläre Distanz abschätzbar (Abb. 43-3). Dieser Parameter ist für die spätere geplante prothetische Versorgung von entscheidender Bedeutung, da diese Distanz entweder vom späteren Zahnersatz überbrückt werden muss bzw. durch den Chirurgen im Vorfeld mittels Kieferkammaugmentation aufgebaut werden kann. Falls der Patient sich für eine prothetische Defektüberbrückung entscheidet, kann man den fehlenden Alveolarfortsatz entweder mit rosa Kunststoffen (Deckprothese) oder mit festsitzenden Brücken ersetzen. Dabei werden die Zähne entweder sehr lang, oder man ersetzt die fehlenden Bereiche mit keramischen

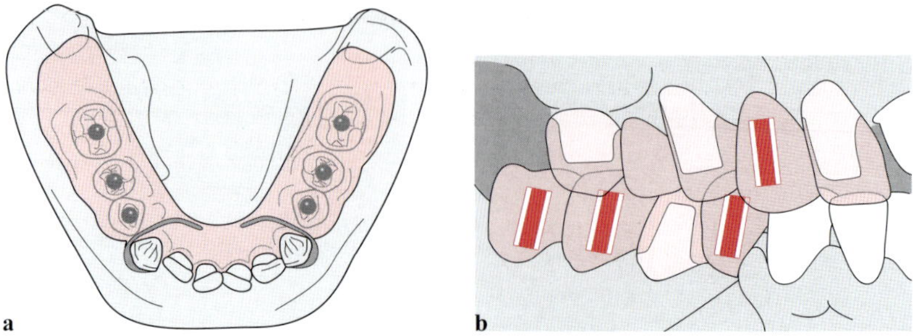

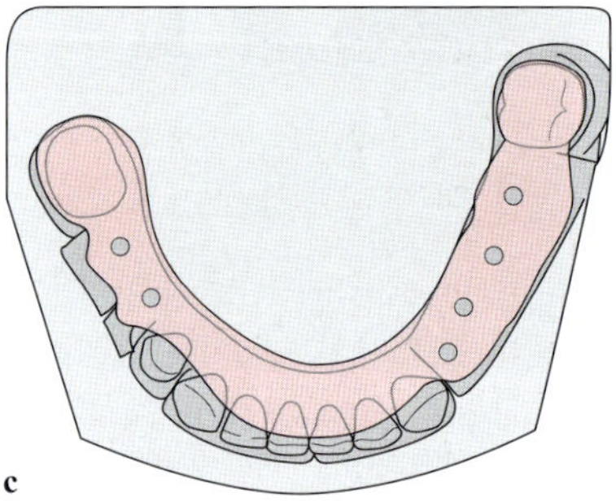

**Abb. 43-2** Beispiele für eine **a** über Klammern abgestützte Röntgenschablone, **b** auf präparierten Nachbarzähnen aufgesteckte und **c** über unbeschliffene Nachbarzähne fixierte Kappenschiene (Zähne 38 und 47).

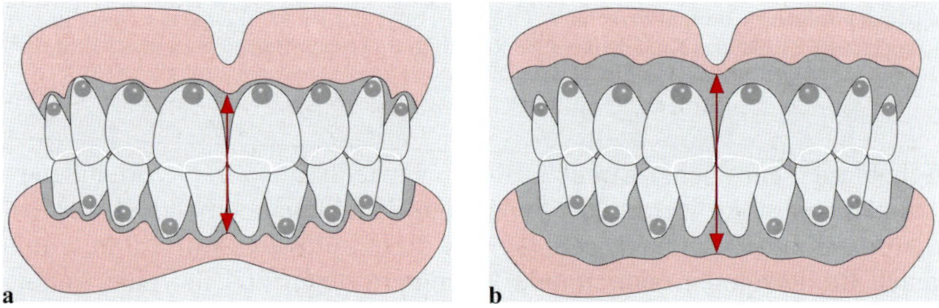

**Abb. 43-3** Bei eingesetzter Röntgenschablone ist der Kieferkamm durch die Schablone hindurch sichtbar und die prothetisch zu überbrückende interalveoläre Distanz (rot) abschätzbar. Man unterscheidet **a** eine regelrechte (keine Kieferkammatrophie), eine zu geringe und **b** eine zu große interalveoläre Distanz (moderate bis starke Kieferkammatrophie).



Massen. In beiden Fällen können ästhetische und phonetische Probleme auftreten. Nur wenn die interalveoläre Distanz regelrecht ist, kann von einer ästhetisch und funktionell guten Ausgangssituation für festsitzenden Zahnersatz gesprochen werden.

Die Konsequenzen/Strategien bei Vorliegen einer regelrechten, zu geringen bzw. zu großen interalveolären Distanz lassen sich wie folgt zusammenfassen:

- regelrecht:
  - festsitzende, bzw. abnehmbare Brücken
  - Position der Implantate sehr wichtig!
- zu gering:
  - Platzangebot ausreichend für die geplante Restauration?

  - periimplantäre-hygienische Voraussetzungen unter Umständen erschwert
  - alternativ: vertikale Distanz erhöhen und über provisorische Versorgung austesten
- zu groß:
  - abnehmbare Deckprothesen
  - festsitzende Brücken mit rosa Keramik
  - Position der Implantate nicht ganz so wichtig!
  - alternativ: vertikale Kieferkammaugmentation

## 43.1.4 Herstellung der Bohrschablonen

Nach Durchführung der Röntgendiagnostik mit anschließender Festlegung der Implantatposition und Angulation wird im zahntechnischen Labor die Röntgenschablone in die Bohrschablone umgewandelt.

Bei Verwendung von **Messkugeln** werden diese entfernt und die Hohlräume mit Kunststoff aufgefüllt. Vorzugsweise verwendet man hierfür einen andersfarbigen Kunststoff, so dass die Referenzpositionen zum Röntgenbild nicht verloren gehen. Anschließend werden die Führungsbohrungen für die Implantation möglichst in einem Fräsgerät durchgeführt. Die Bohrungen werden primär nach dem später zu ersetzenden Zahn ausgerichtet. Sofern es unter dieser Voraussetzung möglich ist, sollte die Bohrung im Zahnzentrum angelegt und auf die Kieferkammmitte ausgerichtet sein.

Bezüglich der Bohrung in der Zahnmitte gibt es beim Ersatz von Molaren eine Sonderregel. Dort ist die Implantatposition in mesio-distaler Richtung auch vom Verhältnis des verwendbaren Implantatdurchmessers zur Größe des Zahnquerschnittes abhängig: Wenn der verwendbare Durchmesser groß genug ist (in der Regel 5 mm und größer), um bei zentraler Positionierung ein optimales Emergenzprofil auszuformen und eine gute Hygienefähigkeit der Restauration sicherstellen zu können, erfolgt die Implantation im Zahnzentrum. Liegt allerdings eine größere Diskrepanz zwischen Implantatdurchmesser (in der Regel 4,3 mm und kleiner) und Zahnquerschnitt vor, so sollte das Implantat mesial oder distal des Zahnzentrums gesetzt werden. So kann der implantatgestützte Teil des Zahnes mit einem optimalen Emergenzprofil gestaltet werden und der andere Teil als Wurzelpontic, welches Führungsflächen für das Interdentalbürstchen bietet. Dies ermöglicht eine anatomisch gestaltete Zahnkrone und eine verbesserte Reinigungsfähigkeit dieser Restauration. Wenn in diesem Fall das Implantat mittig gesetzt würde, sind unzugängliche Schmutznischen oft nicht zu vermeiden (Abb. 43-4).



Die Notwendigkeit ausreichender Implantatabstände wurde bereits in Kapitel 41.5.1.3 dargestellt. Ob diese Abstände in der hergestellten Schablone berücksichtigt wurden, sollte nach den erfolgten Bohrungen erneut überprüft werden. Dabei ist es hilfreich, die geplanten Implantatdurchmesser auf dem gebohrten Modell einzuzeichnen, um die daraus resultierenden Abstände zwischen Implantat und Nachbarzahn und Implantat zu Implantat berücksichtigen zu können (Abb. 43-5).

Beim Ausarbeiten der Bohrschablone muss der Zahntechniker darauf achten, dass intraorale Abstützungsflächen gewählt werden, die während

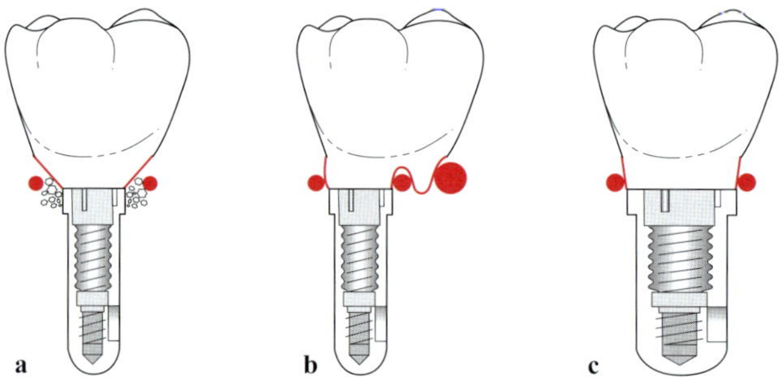

**Abb. 43-4** Schematische Darstellung eines bei kleinem Implantatdurchmesser **a** mittig gesetzten Implantats mit Schmutznischen, **b** distal gesetzten Implantats mit Pontic-Gestaltung und damit optimaler Reinigungsmöglichkeit und **c** zentral gesetzten Implantats mit großem Durchmesser mit optimalen Emergenzprofil und ebenfall guter Reinigungsmöglichkeit. Die Kreise markieren die Putzmöglichkeiten mittels Interdentalbürstchen.

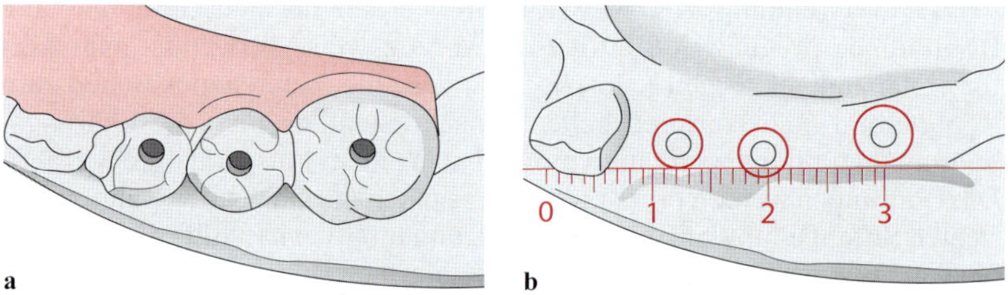


**Abb. 43-5** Nach Anlegen der Führungsbohrungen (**a**) kann auf dem Gipsmodell kontrolliert werden, ob die notwendigen Implantatabstände eingehalten wurden (**b**).

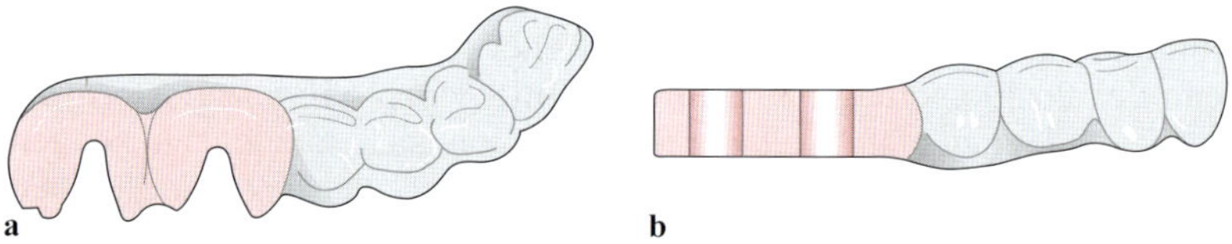


**Abb. 43-6** Umgearbeitete Standardbohrschablone mit vestibulären Aussparungen.

**Kapitel 43**

der Implantation erhalten bleiben. Bereiche, in die während des Eingriffs Lappen mobilisiert werden, müssen entsprechend hohl gelegt bzw. ausgeschliffen werden. Nur so kann eine sichere Positionierung der Schablone intraoperativ gewährleistet werden.

Die Standardbohrschablone (Abb. 43-6) erhält vestibuläre Aussparungen im Bereich der Bohrungen, damit einerseits die Implantatpositionen eindeutig gekennzeichnet und andererseits eine gute Bohrerführung, Sicht und Kühlung gewährleistet sind. Zudem kann der Behandler während der Implantation geringfügige Abweichungen von der geplanten Implantationsposition vornehmen.

Falls in der Röntgenschablone **Titanhülsen** verwendet wurden (Abb. 43-7), kann diese Schablone ohne Umarbeitung einfach als Bohrschablone weiter verwendet werden, sofern die Achsen und Positionen der Hülsen im Röntgenbild korrekt erscheinen. Müssen die Achsen/Positionen korrigiert

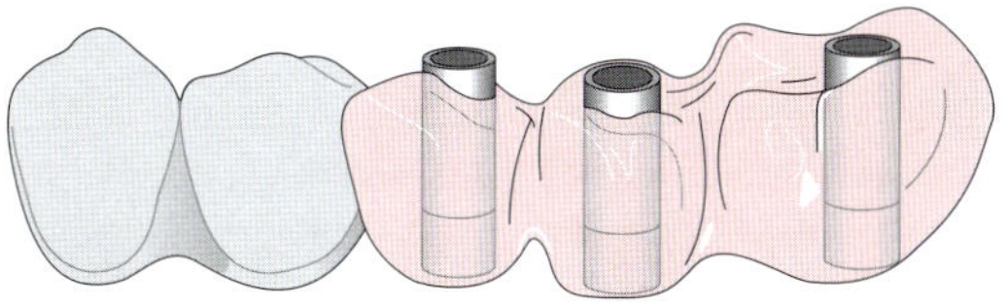

**Abb. 43-7** Bohrschablone mit Titanhülsen.

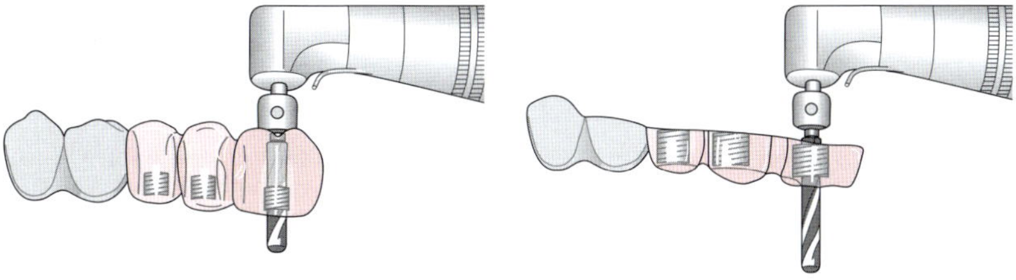

**a** **b**

**Abb. 43-8 a** Eine fehlende okklusale Reduktion der Bohrschablone verhindert eine ausreichende Bohrtiefe des Vorbohrers in den Knochen. **b** Eine okklusal plateauförmig gekürzte Schiene ermöglicht hingegen ein ausreichend tiefes Eindringen der Vorbohrer.

werden, werden die Hülsen entfernt, die Löcher mit Kunststoff aufgefüllt und die Hülsen in korrigierter Achse neu gebohrt. Dadurch ist der Pilotbohrer bei der späteren Implantation starr und sicher geführt und weist keine Freiheitsgrade auf (Abb. 43-8).

Sowohl bei der Standard-Bohrschablone als auch bei der Bohrschablone mit Titanhülsen kann es notwendig sein, die Schienen von okklusal plateauförmig zu kürzen, um während der Implantation mit den Vorbohrungen tief genug in den Knochen einzudringen und eine gute Führung der gewünschten späteren Implantatachse für die nachfolgende Aufbereitungsbohrung zu haben (Abb. 43-8).

## 43.1.5 Bohrschablonen unter Verwendung der dreidimensionalen Röntgendiagnostik (navigierte Implantologie)



Digital gestützte Diagnose- und Planungssysteme ermöglichen die virtuelle Planung der Implantatposition auf der Basis dreidimensionaler Darstellungen der knöchernen Strukturen des Operationsgebietes und des geplanten Zahnersatzes sowie deren anschließende Übertragung in den operativen Situs, d. h. in die realen knöchernen Strukturen des Patienten. Terminologisch ist die sogenannte Online-Navigation von der Offline-Navigation zu unterscheiden.

Online-Navigation beinhaltet die räumliche Verfolgung („Tracking“) von Instrumenten, deren Position in Echtzeit mit den anatomischen Daten der Patienten und dem präoperativ erstellten Therapieplan in Übereinstimmung gebracht werden (z. B. System Robodent, Robodent, D-München).

Bei der Offline-Navigation werden die mittels Computertomographie (CT) oder digitaler Volumentomographie (DVT) gewonnenen Patienten-

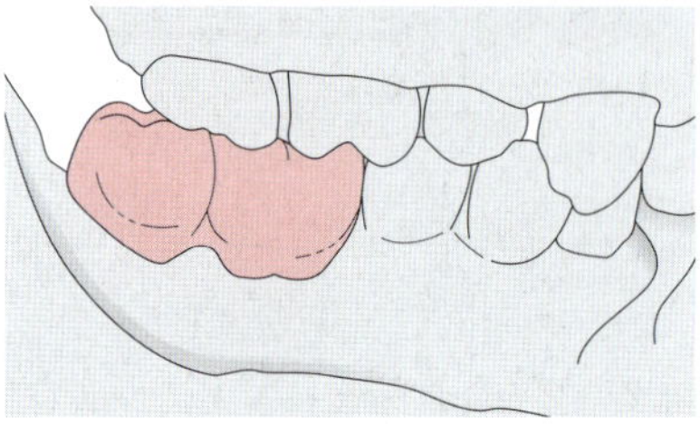

**Abb. 43-9** Aus einem Full-Wax-up hergestellte Bariumsulfat-Form.

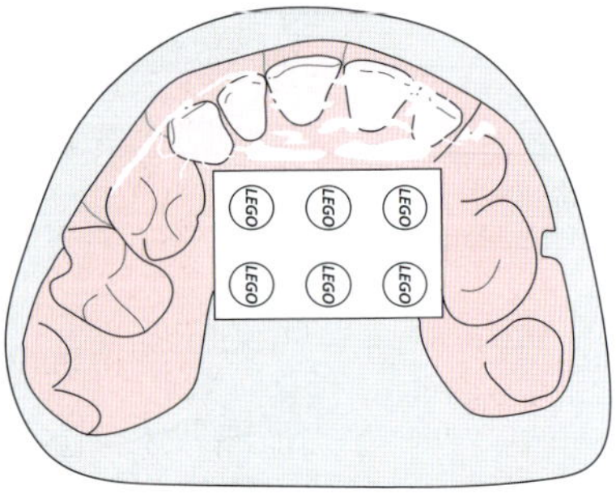

**Abb. 43-10** Scanschablone für die Offline-Navigation mit radioopakem Lego-Baustein als Registriermarke (CeHa Implant).

daten/Positionsdaten über eine präoperativ erstellte Führungsschablone in den Operationssitus übertragen. Die derzeit am weitesten verbreiteten Systeme bedienen sich der Offline-Navigation (z. B. CeHa-IMPLANT, Hafner/Med3D, D-Pforzheim; SICAT, Sirona, D- Bensheim; SimPlant, Materialise Dental, B-Leuven).

DVT-Geräte erlauben heute die Erstellung dreidimensionaler Volumendatensätze mit geringerer Strahlenbelastung als bei herkömmlicher Computertomographie direkt in der zahnärztlichen Praxis. Die effektive Strahlendosis von Multidetektor-CT im Vergleich zu DVT-Geräten mit Large- und Medium Field of View (L/M-FOV) liegt bei 68 bis 1,073 mikroSv für L-FOV-DVT-Geräte und bei 69 bis 560 mikroSv für M-FOV-DVT-Geräte, während ein Multidetektor-CT eine effektive Strahlendosis von etwa 860 mikroSv aufweist (*Ludlow* und *Ivanovic* 2008). Im Vergleich zu konventionellen Panoramaschichtaufnahmen weisen moderne DVT-Geräte eine zwei- bis vierfach höhere Strahlendosis abhängig von Gerätetyp und eingestellter Feldgröße auf (*Schulze* et al. 2004).

Im DVT werden sogenannte DICOM-Datensätze generiert. DICOM steht für „Digital Imaging and Communications in Medicine" und ist ein universelles Dateiformat, das die Übermittlung und Speicherung sogenannter Datenfelder (Bilder, Befunde, Studien, Serien etc.) und Metainformationen (Arztnamen, Geräteparameter, Aufnahmedatum etc.) erlaubt.

Offline navigierte Systeme sehen in der Regel folgende Arbeitsschritte vor:

**Kapitel 43**

- Erstellen eines diagnostischen Wax-up/Set-up und Überführung in eine Schablone aus Kunststoff, die mit radioopakem Bariumsulfat angereichert ist (Bariumsulfat-Form, Abb. 43-9).
- Erstellen einer Scan-Schablone mit Intgration der zuvor erstellten Bariumsulfat-Form und radioopaken, geometrischen Referenzkörpern (Abb. 43-10)
- Erstellen eines DVT mit eingesetzter Scan-Schablone
- Einlesen des DICOM-Datensatzes in die Planungssoftware und virtuelle Implantatpositionierung
- Überführen der virtuellen Implantatposition in eine Bohrschablone mit entsprechenden Bohrführungshülsen
- Implantation

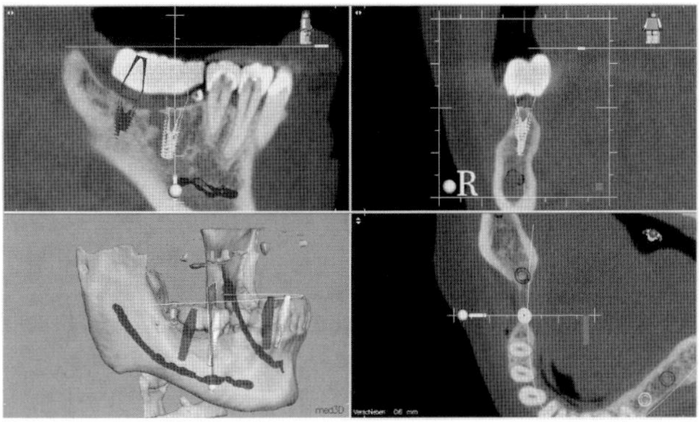


**Abb. 43-11**
Deutlich sichtbare Bariumsulfat-Form der geplanten prothetischen Suprakonstruktion im DVT.

Im Gegensatz zur konventionellen Röntgenschablone aus glasklarem Kunststoff wird das am Patienten überprüfte Wax-up/Set-up in eine Röntgen- bzw. Scanschablone aus mit radioopakem Bariumsulfat angereichertem Kunststoff überführt. Eine röntgenopake Scanschablone ist für die spätere virtuelle Implantatpositionierung unerlässlich, da erst die Sichtbarkeit der Suprakonstruktion die korrekte Dimensionierung und Positionierung des zu verwendenden Implantats, sowie bei einigen Systemen auch schon eine Vorauswahl der später zu verwendenden Abutments ermöglicht (Abb. 43-9 und 43-11). Auf den alleinigen Einsatz konfektionierter radioopaker Zähne sollte verzichtet werden, da die Information über die Schleimhautdicke im DVT nur gewonnen werden kann, wenn auch die basalen und marginalen Bereiche der Suprastruktur wiedergegeben werden, die der Mundschleimhaut unmittelbar aufliegen sollten (vgl. Abb. 43-9).

Die Scanschablone sollte möglichst stabil und verwindungssteif gestaltet werden, um eine möglichst hohe Präzision bei der Übertragung der virtuellen in die reale Implantatposition zu erreichen. Die Schablone sollte stabil an der vorhandenen Restbezahnung abgestützt werden. Die Reproduzierbarkeit der Schablonenposition im Patientenmund ist die Voraussetzung für die Übertragbarkeit der Patientensituation in die Planungssoftware zum einen und die Übertragbarkeit der virtuellen Implantatposition in die reale Bohrposition zum anderen. Sollte eine ausreichende Abstützung nicht zu gewährleisten sein (zu geringe und/oder ungünstige Verteilung der Restbezahnung oder stark erhöhte Zahnbeweglichkeit), muss die Schablone entweder über temporäre Implantate abgestützt werden, oder es muss von der Verwendung navigierter Systeme Abstand genommen werden, da eine präzise Übertragung der virtuellen Implantatposition in die reale Bohrposition nicht sichergestellt werden kann.



Die Synchronisation zwischen der realen Position der Scan- und späteren Bohrschablone im Patientenmund während der Aufnahme, sowie ihrer virtuellen Position im DICOM-Datensatz wird durch die Verwendung von radioopaken Registriermarken (radioopake Glaskugeln, bariumsulfathaltige Bausteine) ermöglicht. In der Planungssoftware sind analog zu diesen realen, in der späteren Aufnahme sichtbaren Registriermarken analoge virtuelle Marken hinterlegt. Diese werden mit den realen Marken in Deckung

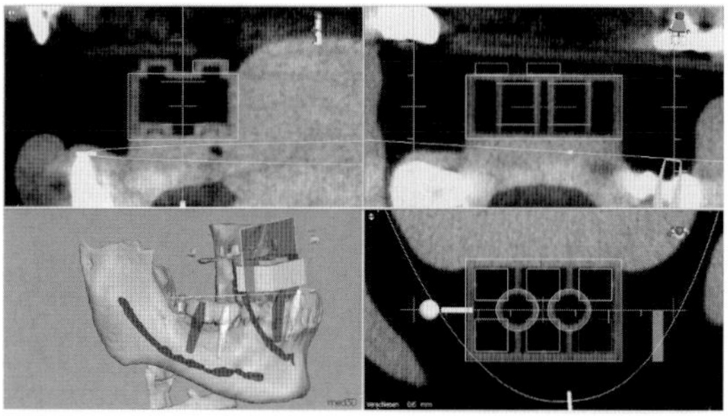

**Abb. 43-12** Synchronisation („Matching“) zwischen realer Registriermarke (Baustein) und virtueller Registriermarke der Software.

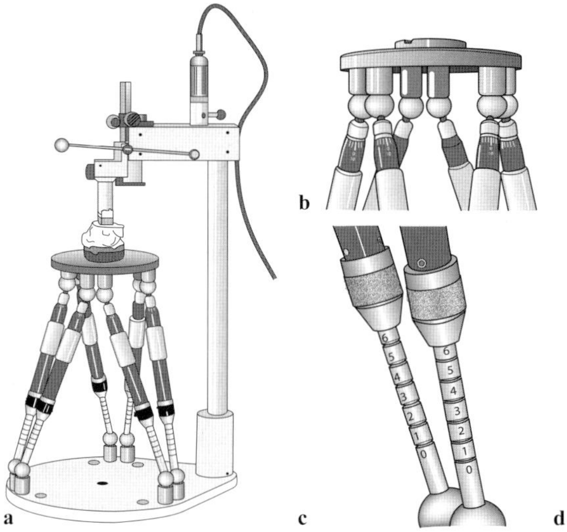

d

| Position: 3 6 | | |
|---|---|---|
| Hülse 4.0 mm | | |
| D 2.35 / D 3.50 | | |
| 65d78caddb003ceb 4.0<br>b7d99a01fad2441c 3.5 | | |
| A | 6 | 6.41 |
| B | 7 | 7.40 |
| C | 9 | 7.87 |
| D | 7 | 4.76 |
| E | 10 | 4.65 |
| F | 8 | 6.14 |
| ok ? | | |
| ok ? | | |

**Abb. 43-13** Positionierer (System CeHa-Implant) (**a**). Zur Übertragung der virtuellen Implantatposition in die reale Bohrposition werden die Werte aus dem Bohrplan (**d**) für jedes Implantat an den Grob- (**c**) und Feinstellschrauben (**b**) eingestellt.

**Kapitel 43**

gebracht und somit die Scanschablone und die knöchernen Strukturen mit der Software synchronisiert („Matching“) (Abb. 43-12).

Im Anschluss an die virtuelle Implantatpositionierung erfolgt die Umsetzung der geplanten Implantatposition in die reale Position der Bohrhülse. Die derzeit am Markt befindlichen Systeme unterscheiden sich in diesem wesentlichen Punkt. Bei einigen Systemen erfordert die Überführung der virtuellen Implantatposition in die reale Bohrposition das Versenden der Scan-Schablone und des DICOM-Datensatzes mit der Implantations-Planung an den jeweiligen Hersteller (z. B. SimPlant, Facilitate, SICAT). Hier werden dann entweder die Bohrschablonen im Stereolithografieverfahren hergestellt (SimPlant, Facilitate) oder die Scan- zur Bohrschablone umgebaut (SICAT). Bei anderen Systemen erfolgt die Überführung mittels Bohrplan und sogenannter Positionierer im zahntechnischen Labor oder durch den Operateur selbst (z. B. CeHa imPLANT oder IMPLA 3D) (Abb. 43-13).

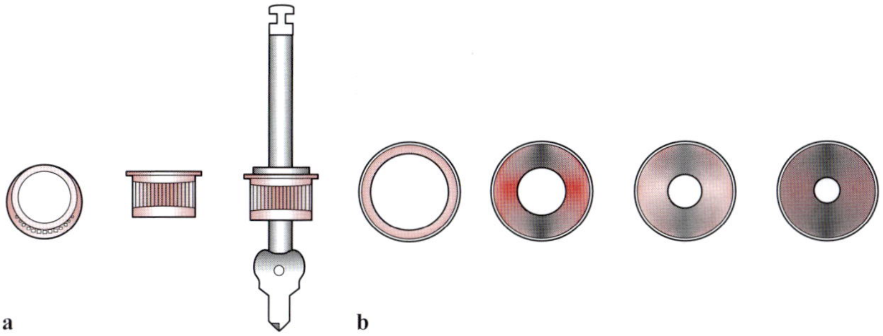


**Abb. 43-14 a** Ein-Hülsen-System (Camlog-Guide) und **b** Hülse-in-Hülse System (Hafner Dental).

Unabhängig davon, welches Verfahren zur Anwendung kommt, muss immer der Zahnarzt bzw. Operateur die Verantwortung für die korrekte Positionierung der Implantate und der korrekten Markierung anatomisch sensibler Strukturen wie Nervenverläufe, Nasennebenhöhlen oder Abgrenzung der knöchernen Strukturen gegenüber dem umgebenden Weichgewebe etc. übernehmen.

Bei den verwendeten Hülsen zur schablonengeführten Implantatbettaufbereitung kommen Ein-Hülsen-Systeme, bei denen die Hülsengeometrie (Innendurchmesser und Hülsenhöhe) auf Führungszylinder der Implantatbohrer und -einbringinstrumente abgestimmt sind (z. B. Camlog-Guide) und sogenannte Hülsen-in-Hülsen-Systeme, bei denen der Innendurchmesser der Hülsen durch Einsteckhilfen/hülsen reduziert bzw. erweitert werden kann, zum Einsatz (Abb. 42-14).

Die Vorteile der navigierten Implantation beinhalten, dass im Falle eines ausreichenden Knochenangebots sowie einer suffizienten Weichgewebssituation mit ausreichend breiter keratinisierter Gingiva und einer präzise gefertigten Führungsschablone, bei der Implantatinsertion auf die Bildung eines Mukoperiostlappens verzichtet werden (lappenfreier Eingriff, „flapless surgery"). Augmentationen können anhand der Planungssoftware in allen Dimensionen geplant und zuvor mit dem Patienten abgesprochen werden. Ein aufgrund der geplanten Implantatposition bereits im Vorwege der Implantatinsertion gefertigter langzeitprovisorischer Zahnersatz kann im Rahmen einer Sofortversorgung im Anschluss an die Implantatinsertion eingegliedert werden.



## 43.1.6 Augmentationsschablonen

Neben Position und Angulation der Implantate zeigt die Röntgen- und Bohrschablone auch vorliegende Kammdefekte auf. Bei Kammdefekten muss entschieden werden, ob die Implantatachse anguliert (d. h. geplante Verwendung angulierter Abutments) oder ob eine Kammaugmentation durchgeführt werden soll.

Um einen natürlichen Verlauf der Weichgewebe („rote Ästhetik") zu erzielen, müssen evtl. Hart- und Weichgewebsdefekte vor oder im Rahmen der Implantation aufgebaut werden (*Terheyden* 2006). Das Ausmaß des zu augmentierenden Gewebes kann mittels einer Augmentationsschablone visualisiert werden. Sie wird durch den Zahntechniker auf dem Modell herstellt, auf dem er zuvor die periplantären Hart- und Weichgewebe sowie den zu ersetzenden Zahn in Anlehnung an die natürlichen Nachbarzähne in idealisierter Weise aufgewachst hat (*Witkowski* et al. 1998). Im Regelfall kann die Augmentationsschablone später als Röntgen- und Bohrschablone weiter verwendet werden.

## 43.2 Zeitpunkt der Implantation und Belastungsprotokolle in der Implantologie

### 43.2.1 Zeitpunkt der Implantation

Muss der zu ersetzende Zahn noch extrahiert werden, sollte abgewogen werden, ob die Implantation im Sinne einer Sofortimplantation bzw. einer verzögerten Sofortimplantation nach einem Zeitraum von 6–8 Wochen durchgeführt werden kann, um einem (zusätzlichen) Verlust von Hart- und Weichgeweben vorzubeugen, oder ob eine klassische Spätimplantaion nach einem Zeitraum von ca. 2–3 Monaten erfolgen soll. Bei richtiger Indikationsstellung kann ein möglichst frühzeitiger Implantationszeitpunkt insbesondere das erzielbare ästhetische Ergebnis verbessern.

Die Festlegung des optimalen Zeitpunktes für die Implantation ist jedoch von unterschiedlichen Risikofaktoren abhängig (*Hämmerle* et al. 2004):

- medizinische Risikofaktoren
- Rauchen
- dentale Risikofaktoren
- anatomische Risikofaktoren

Bei den medizinischen Risikofaktoren muss abgewogen werden, ob es sich um einen gesunden, kooperativen Patienten mit einer guten Immunabwehr oder einen Patienten mit einem reduzierten Immunsystem handelt. Beim Rauchen wird der Nichtraucher vom Gelegenheitsraucher und vom starken Raucher unterschieden. Zu den dentalen und anatomischen Risikofaktoren zählen die Lachlinie (Patienten mit einer hohen bzw. niedrigen Lachlinie), die Dicke des Zahnfleisches (dicker, mittlerer und dünner Biotyp), die Form der benachbarten Zahnkrone, der Knochenverlauf an den Nachbarzähnen, lokale Entzündungsprozesse im Bereich des zu extrahierenden Zahnes, Art der Restaurationen an den Nachbarzähnen, Breite des entstehenden zahnlosen Bereiches, Weichteilanatomie und Knochendefekte im Bereich des Implantationsgebietes.

Dieses komplexe Zusammenspiel der unterschiedlichen Risikofaktoren in Kombination mit der richtigen Einschätzung des Schwierigkeitsgrades der Behandlung, der Nutzen/Risiko-Analyse für den Patienten und dem Kosten-Nutzen-Verhältnis führt letztendlich im individuellen Fall zur richtigen Entscheidung. Um diese komplexen Entscheidungsprozesse im Einzelfall richtig treffen zu können, wird auf die weiterführende Literatur in diesem Bereich verwiesen (*Chen* et al. 2008).

Man sollte jedoch generell zu bedenken geben, dass, je weiter man sich mit seinen geplanten Restaurationen im ästhetisch nicht mehr relevanten Seitenzahnbereich befindet, man sich lieber für die risikoarme Spätimplantation bzw. verzögerte Sofortimplantation entscheiden sollte, als für eine generell risikoreichere Sofortimplantation.

## 43.2.2 Belastungsprotokolle

Um die Frage nach dem richtigen Belastungszeitpunkt von dentalen Implantaten zu klären, ist es erst einmal notwendig, eine genaue Definition von Belastungszeitpunkten vorzunehmen. Dies wurde auf einer Konferenz zur Sofort- und Frühbelastung im Mai 2002 weitgehend definiert (*Aparicio* et al. 2003) und anschließend durch eine Konsensuserklärung im Jahre 2004 (*Chen* et al. 2004) nochmals detailliert. Danach gelten für die Belastungszeitpunkte von Implantaten heute folgende Richtwerte:

- **Sofortversorgung:** Eingliederung von Zahnersatz ohne Okklusionskontakt bis spätestens 48 Stunden nach der Implantation
- **Sofortbelastung:** Eingliederung von Zahnersatz mit Okklusionskontakt bis spätestens 48 Stunden nach der Implantation
- **Frühbelastung:** Eingliederung von Zahnersatz mit Okklusionskontakt frühestens 48 Stunden und spätestens 3 Monate nach der Implantation.
- **Konventionelle Spätbelastung:** Eingliederung von Zahnersatz nach 3-6 Monaten Einheildauer in Kombination mit einem zweiten Eingriff (Freilegungsoperation)
- **Verzögerte Spätbelastung:** Eingliederung von Zahnersatz nach frühestens 6 Monaten Einheildauer in Kombination mit einem zweiten Eingriff (Freilegungsoperation)

Welcher Belastungszeitpunkt gewählt wird, sollte zum einen vom Knochenkontakt der Implantate selbst, der Implantatoberflächen als auch vom prothetischen Versorgungskonzept abhängig gemacht werden.

Vor diesem Hintergrund einigte man sich auf der 3.ITI-Konsensuskonferenz 2003 (*Belser* et al. 2004; *Chen* et al. 2004; *Hämmerle* et al. 2004) auf die nachfolgenden klinischen Empfehlungen. Da auch diese Empfehlungen wiederum mit den Faktoren der Schwierigkeit der Behandlung, den Vorteilen für den Patienten, dem Risiko von Komplikationen und dem Kosten-Nutzen-Verhältnis im Einzelfall abgewogen werden müssen, ist es auch hier dringend empfehlenswert, sich mit weiterführender Literatur zu diesem Thema (*Morton* et al. 2008) zu beschäftigen, bevor man den sicheren und vorhersagbaren Weg der Spätversorgung verlässt.



- **Sofortversorgung oder Sofortbelastung**
  - Einzelzahnversorgung: Keine Empfehlung für eine routinemäßige Anwendung einer sofort oder verzögerte Implantation mit anschließender Sofortversorgung (*Belser* et al. 2004)

 - Teilbezahnter Ober- oder Unterkiefer: Keine Empfehlung zur routinemäßigen Anwendung
 - Zahnloser Oberkiefer: Keine Empfehlung zur routinemäßigen Anwendung
 - Zahnloser Unterkiefer: Jeweils 4 Implantate eignen sich entweder für eine Stegversorgung mit Deckprothese bzw. für eine festsitzende Brücke. In jedem Fall müssen die Implantate starr miteinander verblockt werden. Mehr als 4 Implantate eignen sich für eine starre provisorische Konstruktion bzw. für festsitzende Brücken. In jedem Fall müssen die Implantate starr miteinander verblockt werden.
- **Frühbelastung** (generelle Voraussetzung ist, dass die Implantate eine raue Titanoberfläche aufweisen und mindestens 6 Wochen einheilen)
 - Einzelzahnversorgung: Keine Empfehlung für eine routinemäßige Anwendung. Ausnahmen bilden besonders aktive Implantatoberflächen (z.B. SLA: Sandblasted, Large-grit, Acid-etched) in Kombination mit idealen Knochenverhältnissen (kein Knochenaufbau notwendig) (Belser et al. 2004).
 - Teilbezahnter Ober- oder Unterkiefer: Hier sind festsitzende Brücken zu empfehlen. Dabei ist die Qualität und Quantität des Knochens, ebenso wie die Anzahl der fehlenden Zähne, die Anzahl der gesetzten Implantate, der Zustand der Gegenbezahnung, der Okklusionstyp oder das Vorliegen von Bruxismus zu berücksichtigen. Die Knochendichte im Bereich der Implantationsstellen sollte hoch sein.
 - Zahnloser Unterkiefer: Auf 2 Implantaten können Deckprothesen mit oder ohne verblockten Steg eingegliedert werden. Auf 4 Implantaten können Deckprothesen mit oder ohne verblockten Steg oder eine festsitzende verblockte Brücke eingegliedert werden. Auf mehr als 4 Implantaten können festsitzende verblockte Brücken eingegliedert werden.
 - Zahnloser Oberkiefer: Auf 4 und mehr Implantaten kann eine Deckprothese mit oder ohne verblockten Steg bzw. eine festsitzende verblockte Brücke eingegliedert werden. Dabei müssen die Implantationsstellen eine gute bis hohe Knochendichte aufweisen (Typ 1-3)*.



* Definition der Knochenqualität nach Lekholm (Lekholm und Zarb 1985): Typ 1 = Nahezu der ganze Kiefer besteht aus einer homogenen Schicht von kompaktem Knochen; Typ 2 = Eine dicke Schicht aus kompaktem Knochen umgibt dichten trabekulären Knochen; Typ 3 = Eine dünne Schicht aus kompaktem Knochen umgibt dichten trabekulären Knochen; Typ 4 = Eine dünne Schicht aus kompaktem Knochen umgibt aufgelockerten trabekulären Knochen

# 43.3 Chirurgisches Vorgehen

Im Folgenden wird am Beispiel eines Schraubenimplantates das operative Vorgehen beispielhaft beschrieben. Es handelt sich um eine konventionelle Spätbelastung mit Eingliederung des Zahnersatzes nach 3 Monaten

Einheildauer. Dieser Belastungszeitpunkt ist immer mit einem zweiten Eingriff (Freilegungsoperation) kombiniert.

### 43.3.1 Vorbereitung des OP-Raumes und des Patienten

Im Rahmen der Vorbereitungen werden folgende Maßnahmen durchgeführt:

- Reinigung aller Flächen, Waschbecken, Geräte usw. mit einer alkalifreien Seifenlösung
- Desinfektion mit Alkohol (70 %)
- die Behandlungseinheit und dazugehörigen Geräte direkt vor der Operation desinfizieren
- die nicht desinfizierbaren Teile (z. B. Schläuche) mit sterilen OP-Bezügen abdecken
- sterile Griffe oder Abdecktücher für die OP-Lampe anbringen
- Desinfektion des OP-Feldes mit Chlorhexidindigluconat oder jodhaltiger Lösung
- Abdecken des Patienten außerhalb des Operationsgebietes

Für den Operateur und die Assistenz gelten alle Richtlinien, die auch in der allgemeinen Chirurgie üblich sind.

### 43.3.2 Erforderliches Instrumentarium

Nachfolgend sind die Instrumente und Geräte der ersten (Implantation) und die Instrumente der zweiten Operationsphase (Freilegung) beispielhaft zusammengestellt:

- **Erste Operationsphase**
  1 Skalpell (Klinge 15c)
  1 gerade chirurgische Pinzette
  1 geb. chirurgische Pinzette
  1 Zylinderampullenspritze
  2 Tuchklemmen
  1 Schere
  1 Nadelhalter
  1 Bohrerschale
  2 Spülkanülen (Edelstahlkanülen)
  2 Mundspiegel
  1 Kuhhornsonde
  1 Kombisonde
  1 anatomische Pinzette
  1 Gingivamesser Hu Friedy KKNZ
  1 schmales Raspatorium
  1 doppelendiger Meißel
  3 Langer-Küretten (SL 1/2, SL 3/4, SL 5/6)
  2 breite Raspatorien Hu Friedy PPR 3S
  1 Instrumentenständer

1 implantatspezifisches OP-Tray
1 Messlehre (depth gauge)
Geräte:
- implantatspezifische Bohreinheit mit Ständer und Fußschalter
- Motoren für Handstücke
- auf die Bohreinheit abgestimmtes Winkelstück

- **Zweite Operationsphase**
1 Skalpell (Klinge 15c)
1 gerade chirurgische Pinzette
1 Zylinderampullenspritze
2 Tuchklemmen
1 Schere
1 Nadelhalter
2 Spülkanülen (Edelstahlkanülen)
2 Mundspiegel
1 Kuhhornsonde
1 Kombisonde
1 anatomische Pinzette
1 schmales Raspatorium
1 implantatspezifisches Prothetik-Tray

## 43.3.3 Prämedikation und präoperative Maßnahmen

- In Ausnahmefällen kann eine Prämedikation durchgeführt werden: Der Patient soll zur Nachtruhe 5 bis 10 mg und direkt vor dem Eingriff nochmals 10 bis 15 mg Diazepam (Valium®; Hoffmann-LaRoche, D-Grenzach-Wyhlen) einnehmen.
- Chlorhexidindigluconat (0,2 %) zur einminütigen Mundspülung direkt vor dem Eingriff
- Lokalanästhetikum: z. B. Articain 4 % mit 1:100.000 Epinephrin
- Antibiotikaprophylaxe: 2 g orales Amoxicillin 1 Stunde präoperativ (*Esposito* et al. 2008)

## 43.3.4 Chirurgische Phasen



### 43.3.4.1 Implantation

Vor der Implantation erfolgt die optionale Prämedikation mit Antibiose (2 g orales Amoxicillin, 1 h vor Eingriff) und ggf. Sedierung (Valium®, 10 bis 15 mg, 1 h vor Eingriff) und die Vorbereitung des Patienten (Mundspülung mit Chlorhexidin).

Nach erfolgter Lokalanästhesie wird im Unterkiefer (Ausgangssituation: Abb. 43-15) ein Kieferkammschnitt mit eventueller anteriorer und/oder posteriorer vertikaler Entlastung durchgeführt. Es wird ein voll mobilisierter Mukoperiostlappen präpariert und der Kieferknochen wird freipräpariert (Abb. 43-16). Daran schließt sich unter Verwendung der Bohrschablone die Ankörnung mit einem Rosenbohrer an (2.000 U/min) (Abb. 43-17) Die Lage der Ankörnung wird anschließend kontrolliert. Es folgt erneut unter

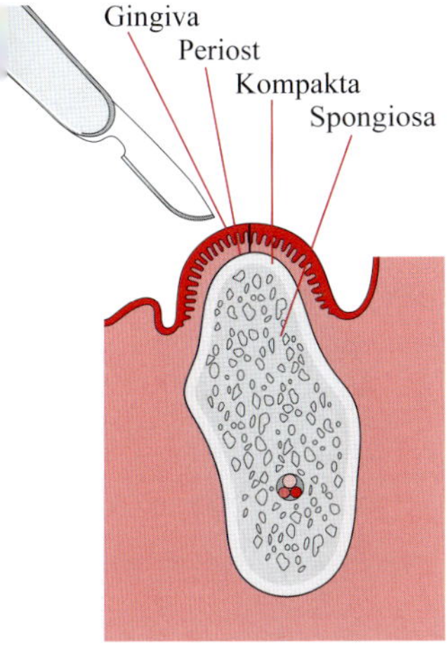


**Abb. 43-15** Implantation im Unterkiefer: Ausgangssituation.

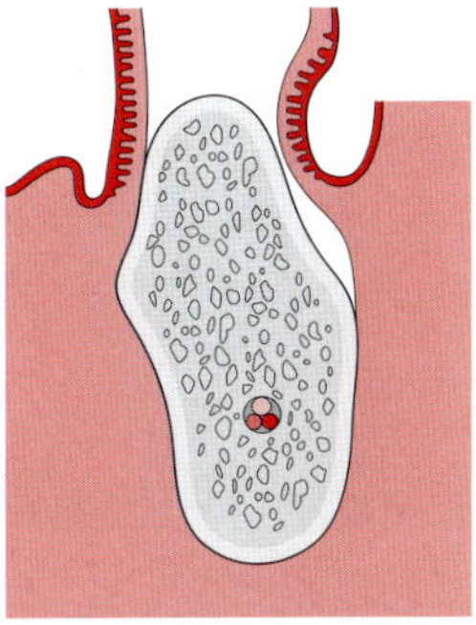

**Abb. 43-16** Inzision und Präparation eines Mukoperiostlappens.

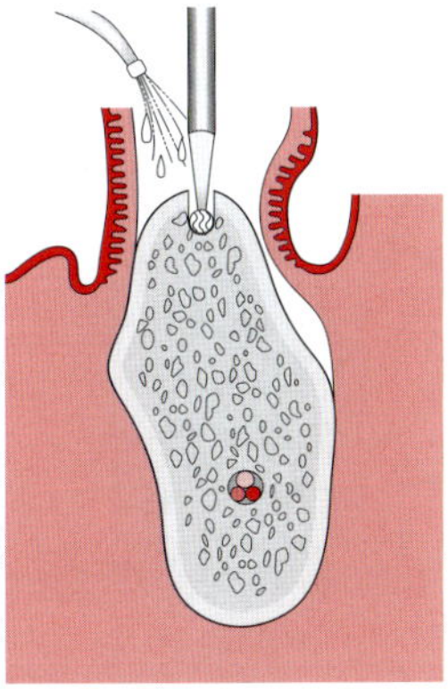

**Abb. 43-17** Vorbohrung mit Rosenbohrer.

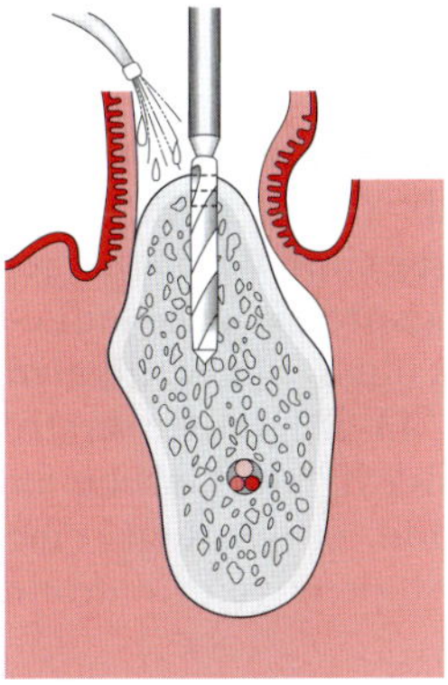

**Abb. 43-18** Bohrung mit dem dünnen Pilotbohrer.

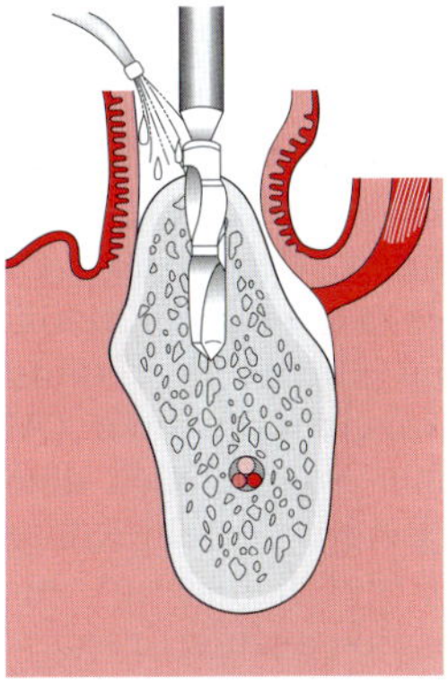

**Abb. 43-19** Bohrung mit dem dicken Erweiterungsbohrer.

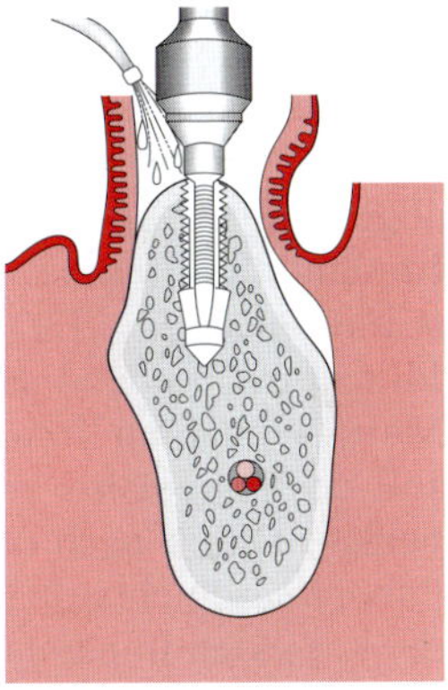

**Abb. 43-20** Gewindeschneider.



Verwendung der Bohrschablone eine Vorbohrung mit einem implantatspezifischen Pilotbohrer bis auf die geplante Implantatlänge (2.000 U/min) (Abb. 43-18). Dabei ist, wie bei allen Bohr- und Schneidevorgängen, eine ausreichende externe und gegebenenfalls auch interne Kühlung mit steriler Kochsalzlösung wichtig. Zur Implantatstollenerweiterung schließen sich je nach System unterschiedliche Erweiterungsbohrer an. Mit diesen Bohrern kann auch noch die Richtung und Tiefe der Implantatbohrung korrigiert werden (2.000 U/min) (Abb. 43-19). Die Bohrabfolge endet mit einem zum Implantat formschlüssigen Bohrer. Falls es sich um einen sehr harten Knochen handelt (meist Unterkiefer mit stark ausgebildeter Kompakta), empfiehlt es sich, vor dem Setzen des Implantates noch ein Gewinde mit dem jeweiligen Gewindeschneider vorzuschneiden (Abb. 43-20). Dies

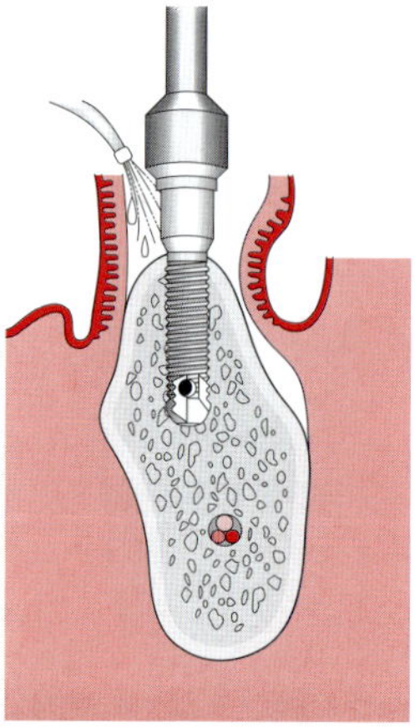

**Abb. 43-21** Setzen des Implantates.

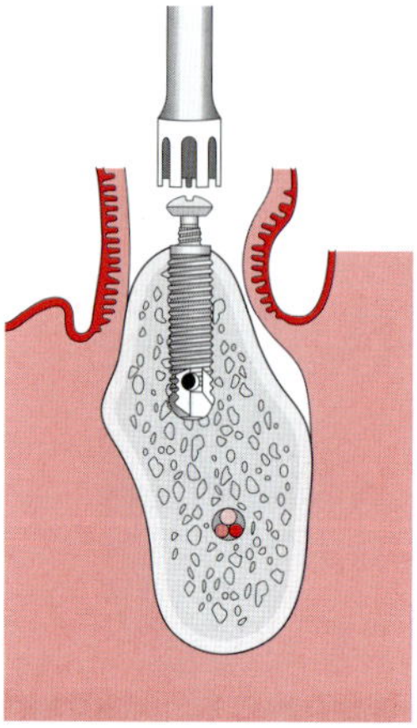

**Abb. 43-22** Aufsetzen der Deckschraube.

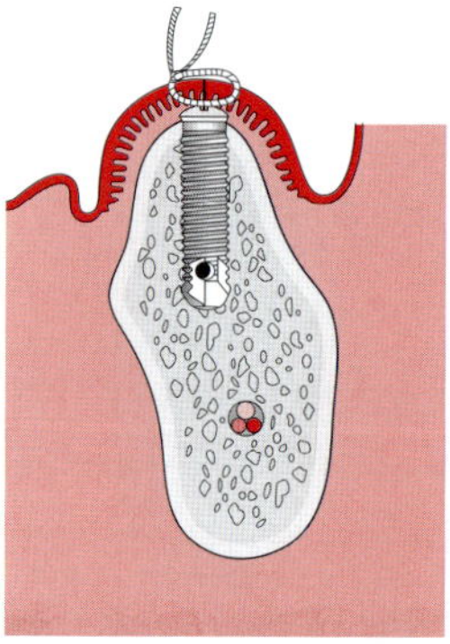

**Abb. 43-23** Dichter Nahtverschluss mit vertikaler Matratzennaht.

muss ebenso wie das Setzen des Implantates (Abb. 43-21) drucklos und bei niedriger Tourenzahl erfolgen (15 bis 20 U/min).

Nach Einbringen des Implantates wird die Implantat-Einbringhilfe abgenommen und die Deckschraube eingeschraubt (Abb. 43-22). Die Implantathohlräume werden dabei mit Chlorhexidindigluconatgel (Chlorhexamed, 1 %iges Gel) zur Entzündungsprohpylaxe aufgefüllt. Anschließend erfolgt ein dichter Nahtverschluss mit vertikalen Matratzennähten bzw. Einzelknopfnähten (Abb. 43-23). Postoperativ soll der Patient bis zu einer Stunde nach dem Eingriff auf Gazetupfer beißen. Direkt nach dem Eingriff ist ein Röntgenbild, in der Regel eine Panoramaschichtaufnahme (ggf. halbseitig), zur postoperativen Kontrolle der korrekten Implantatposition anzufertigen.

Äußerlich sind zur Schwellungsprophylaxe kalte Kompressen anzuwenden. Antiphlogistika und Analgetika werden nach Bedarf verordnet. Eine Woche lang soll dreimal täglich mit 0,2 % Chlorhexidindigluconat gespült werden. Für die ersten Wochen ist weiche Nahrung zu empfehlen. Die Nähte werden nach 8–10 Tagen entfernt.

Bei Patienten mit herausnehmbarem Zahnersatz sollen die Prothesen im Bereich der Implantate ausgeschliffen und weichbleibend unterfüttert werden, um möglichst wenig Druck auf das Wundgebiet auszuüben. Nach vier Wochen können die Prothesen in der Regel definitiv unterfüttert werden.



### 43.3.4.2 Freilegung des Implantates

In der Regel erfolgt die Freilegung des Implantates durch eine leicht lingual bzw. palatinal liegende horizontale Inzision mit jeweils mesialer und distaler vertikaler Entlastung. Es wird ein reiner Mukosalappen bis über die muko-gingivale Grenze hinauspräpariert (Abb. 43-24). Mit dieser Technik ist es möglich, keratinisierte Gingiva nach bukkal zu verlagern und das Band an angewachsener Gingiva um das Implantat insgesamt zu verbreitern. Nach dem Aufsuchen und Freilegen des Implantates wird

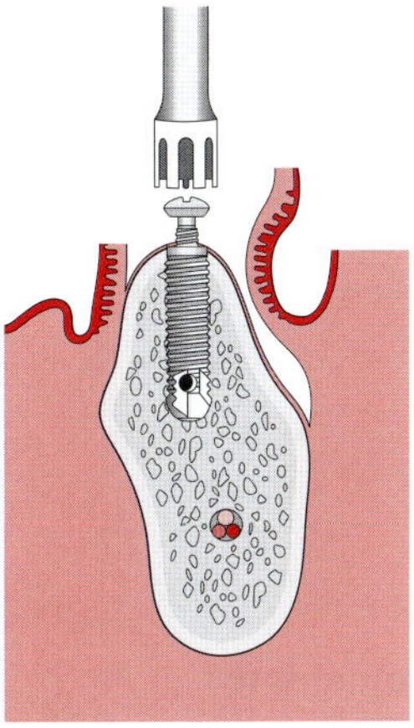

**Abb. 43-24** Präparation des Mukosalappens und Entfernung der Deckschraube.

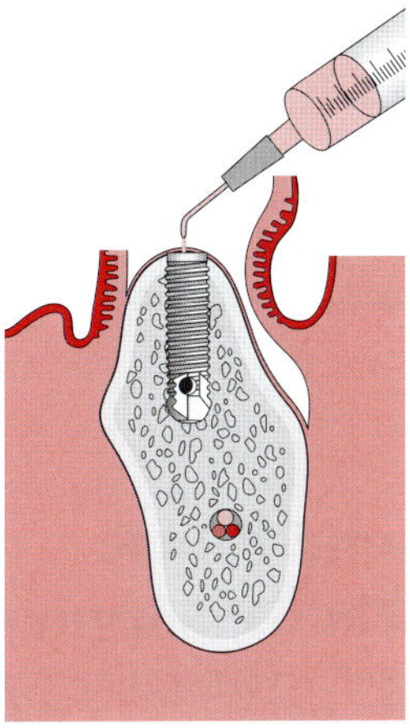

**Abb. 43-25** Einbringen des CHx-Gels.

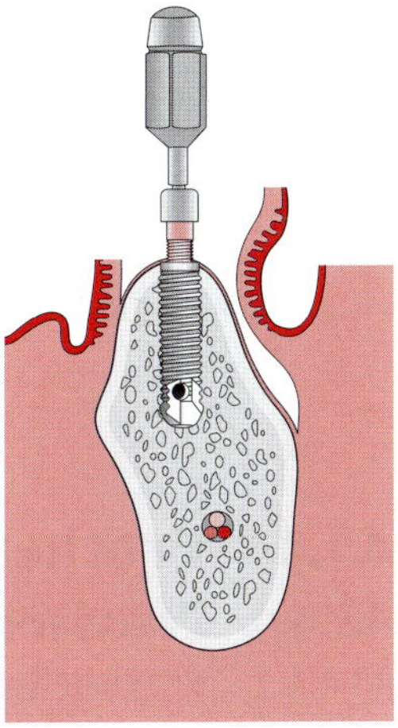

**Abb. 43-26** Aufschrauben des Gingivaformers.

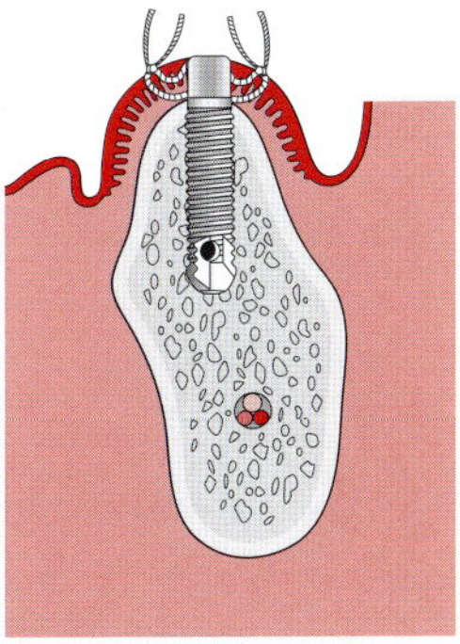

**Abb. 43-27** Zustand mit aufgeschraubtem Gingivaformer und vernähtem Mukosalappen.

die Deckschraube entfernt (Abb. 43-24). Die Implantathohlräume werden mit 0,2 %iger Chlorhexidindigluconatlösung gespült und dann erneut mit Chlorhexidindigluconatgel (Chlorhexamed, 1 %iges Gel) aufgefüllt (Abb. 43-25). Ein passender Gingivaformer wird aufgeschraubt (Abb. 43-26). Der präparierte Mukosalappen wird nach bukkal verlagert und mit vertikalen Matratzen- und Einzelknopfnähten vernäht (Abb. 43-27). Abnehmbarer Zahnersatz muss im Bereich der Gingivaformer ausgeschliffen werden, bevor er mit weichbleibendem Kunststoff unterfüttert werden kann. Eine Woche lang soll täglich zwei- bis dreimal für 60 sek. mit 0,2 %iger Chlorhexidindigluconatlösung gespült werden. Die Nähte werden nach 8–10 Tagen entfernt.

### 43.3.4.3 Komplikationen

Folgende Komplikationen können im Zuge der Implantation auftreten (in Klammern sind die jeweils einzuleitenden Therapiemaßnahmen genannt):

- Nachblutung (blutungsstillende Maßnahmen)
- Schwellung (kalte Umschläge in den ersten 36 Stunden nach der Operation; anschließend feuchtwarme Umschläge)
- Hämatom
- Parästhesie/Sensibilitätsstörung (Ist durch die postoperative Röntgendiagnostik zu vermuten, dass der Nervus alveolaris inferior während der Implantation verletzt wurde, sollte je nach Röntgenbefund das Implantat sofort entfernt und der Patient an einen Neurochirurgen überwiesen werden.)
- postoperative Abszesse (Inzision des Abszesses; Antibiotika verschreiben)
- unerwünschtes Freilegen des Deckschraubenkopfs während der postoperativen Heilungsphase (verstärkte Plaquekontrolle)
- klinische und röntgenologische Anzeichen einer Knochenatrophie um die Implantate (s. Kap. 44)
- Periimplantitis (s. Kap. 44)

#### 43.3.4.4 Nachsorge

Der Patient sollte einen Tag, zehn Tage und danach alle drei bis vier Wochen nach der Implantation kontrolliert werden. Besonderes Augenmerk muss dabei auf den Zustand der Schleimhaut über den Implantaten und die Mundhygiene gelegt werden. Gegebenenfalls muss die Prothese ausgeschliffen oder unterfüttert werden. Nach Freilegung der Implantate muss zusätzlich eine Kontrolle des periimplantären Gewebes erfolgen.

## 43.4 Prothetische Phase

### 43.4.1 Provisorische Versorgung

#### 43.4.1.1 Provisorische Sofortversorgung der Implantate

Bei Einzelzahnersatz dient eine provisorische Sofortversorgung vor allem im Oberkieferfrontzahnbereich lediglich der ästhetischen Versorgung, d. h. sie wird ohne okklusale und approximale Kontakte in der Regel verschraubt auf provisorischen Abutments mit Rotationsschutz hergestellt. Das Provisorium kann dabei entweder im zahntechnischen Labor bzw. chairside hergestellt werden. Für das laborgefertigte Provisorium wird nach intraoperativer Registrierung der Implantatposition mittels okklusalem Schlüssel und Autopolymerisat das Provisorium im zahntechnischen Labor mit idealem Austrittsprofil hergestellt.

Bei dem chairside hergestellten Provisorium wird ein provisorisches Abutment auf das Implantat aufgeschraubt und im Mund bzw. außerhalb des Mundes auf die richtige Größe und Form korrigiert. Anschließend erfolgt die Herstellung des Provisoriums über eine Tiefziehschiene auf dem eingeschraubten Abutment. Das ideale Emergenzprofil kann anschließend extraoral mit Kunststoff korrigiert und das fertige Provisorium ausgearbeitet werden (Abb. 43-28).

Die sofortige provisorische Versorgung eines Einzelzahnimplantates ist aus ästhetischer Sicht die günstigste provisorische Versorgung, da ein ideal gestaltetes Provisorium das Weichgewebe während der Einheilung formt und kein abnehmbares Provisorium die Weichgewebe traumatisiert.

Bei Sofortversorgung mehrerer belastbarer Implantate können diese auch sofort okklusal belastet werden, wenn die Implantate sich mit einem verschraubten und verblockten Provisorium gegenseitig stabilisieren. Wichtig ist, dass hierfür provisorische Brückenabutments ohne Rotationssicherung verwendet werden, da die Rotationssicherung sonst bei kleinsten Abweichungen der Implantatachsen schon zu Klemmwirkungen am verschraubten Brückenprovisorium führt.



#### 43.4.1.2 Provisorische Versorgung bei Früh- bzw. Spätbelastung (zweizeitiges Vorgehen)

Bei geschlossener Einheilung der Implantate ist eine provisorische Versorgung immer dann erforderlich, wenn sich die Implantate im sichtbaren Bereich befinden bzw. wenn für die Aufrechterhaltung von Ästhetik, Kaufunktion und Phonetik ein Zahnersatz während der Einheilung der Implantate benötigt wird.

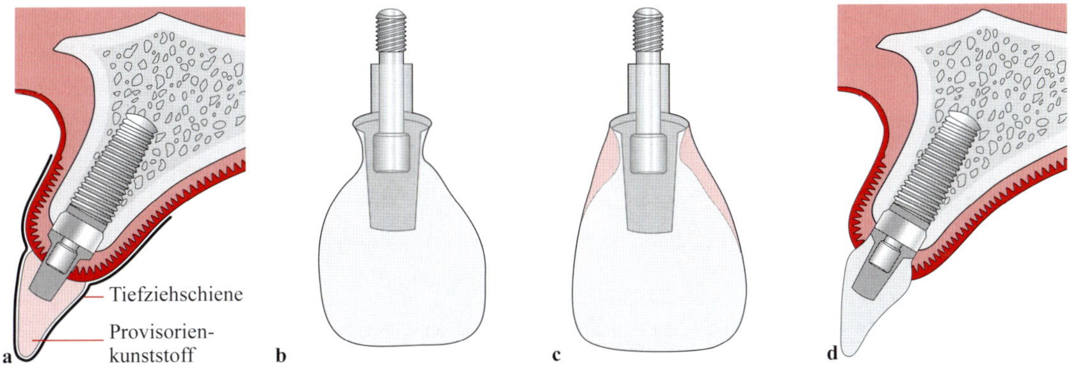


**Abb. 43-28** Über dem individualisierten provisorischen Abutment wird das Provisorium mit Hilfe einer Tiefziehschiene hergestellt (**a**). Das noch verbesserungswürdige Emergenzprofil (**b**) kann extraoral mit Kunststoff korrigiert werden (**c**) und zur optimalen Weichgewebsausformung eingegliedert werden (**d**).

Als provisorische Versorgung kommen Interimszahnersatz mit gebogenen Klammern und einer Kunststoffbasis, Interimszahnersatz mit gegossenen Klammern und einem Metallgerüst, Adhäsivbrücken bzw. adhäsiv befestigte Zähne sowie konventionelle Brückenprovisorien in Betracht, letzteres nur, wenn die entsprechenden Pfeilerzähne ohnehin mit neuen Kronen versorgt werden müssen.

Interimsprothesen mit gebogenen Klammern sind ein kostengünstiger Ersatz im Bereich von Schalt- und Freiendlücken, der vor allem aus finanziellen Gründen verwendet wird. Ansonsten weist er gegenüber den anderen Formen provisorischen Ersatzes Nachteile bezüglich der höheren Belastung der die Implantate bedeckenden Weichgewebe und der Bruchgefahr auf. Insofern ist die Verwendung von Gussklammerprothesen vor allem für größere Schaltlücken und Freiendsituationen die erste Wahl. Adhäsivrestaurationen weisen Vorteile für kleinere Schaltlücken auf. Adhäsivrestaurationen mit metallischen Klebeflügeln sind optimal, da hier über die Konditionierung und Ausdehnung des Klebeflügels die Retention gesteuert werden kann. Provisorische Adhäsivbrücken beinhalten einen gute Ästhetik und Tragekomfort und können in ästhetisch wichtigen Bereichen gleichzeitig zur Weichgewebekonditionierung verwendet werden. Ein erhöhter Zeitaufwand beim Abnehmen und der erneuten adhäsiven Befestigung muss jedoch einkalkuliert werden.



Vor allem bei herausnehmbaren provisorischen Versorgungen ist darauf zu achten, dass sie in den unterschiedlichen Behandlungsphasen, insbesondere nach Augmentationen und/oder direkt nach der Implantation, aber auch nach der Freilegung die Weichgewebe und damit auch indirekt das Augmentat bzw. die Implantate nicht überlasten. In diesem Falle kann es zu Entzündungen, Perforationen und zum Verlust des Augmentats bzw. der Implantate kommen. Abnehmbare provisorische Versorgungen sollten daher nach entsprechenden Veränderungen durch Extraktion, Augmentation, Implantation, Freilegung, Abutmentwechsel jeweils mit weichbleibendem Kunststoff (z. B. Softliner, Promedica, D-Neumünster; Visco-Gel, Dentsply, D- Konstanz; Ufi-Gel, VOCO, D-Cuxhaven) unterfüttert werden. Analog hierzu sollten im Anschluss an operative Eingriffe mit entsprechen-

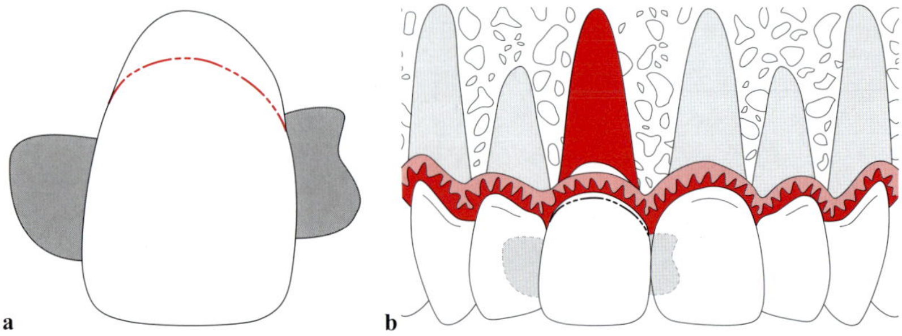


**Abb. 43-29** Vor Extraktion des Zahnes wird ohne Präparation der Nachbarzähne eine kunststoffverblendete Adhäsivbrücke mit CoCr-Gerüst angefertigt (**a**), welche mit einem ovoid geformten Brückenzwischenglied ca. 3 mm (siehe gestrichelte Markierung) in die spätere Alveole des frisch extrahierten Zahnes hineinragt (**b**).

den Verschlussnähten bei der Unterfütterung besonders weiche Materialien wie z. B. Softliner verwendet werden, da diese keine feste Verbindung zum Nahtmaterial eingehen. Aufgrund ihrer raschen Alterung sollten sie schon nach 3–4 Wochen erneuert oder durch eine festere Unterfütterung ersetzt werden. Die weichbleibende Unterfütterung vermeidet punktuelle Überbelastungen der Gewebe bzw. der Implantate und verbessert nach der Implantatfreilegung auch schon den Halt des provisorischen Zahnersatzes.

### 43.4.1.3 Spezielle Aspekte im ästhetisch wichtigen Frontzahnbereich

Das folgende zweizeitige provisorische Verfahren soll das Weichgewebe von der Zahnextraktion bis hin zur fertigen implantatgetragenen Restauration erhalten und zugleich ein optimiertes Emergenzprofil ausformen. Unter Emergenzprofil versteht man den Übergangsbereich vom kreisrunden Durchmesser des Implantates zum individuellen Querschnitt der Krone im Bereich des Austritts aus dem Weichgewebe. Ein optimales Emergenzprofil ermöglicht dann eine ideale physiologische Kronenform im Bereich der Durchtrittsstelle am Margo gingivalis.

Im Idealfall werden während der gesamten Behandlungsphase die Anfertigung von zwei verschiedenen Provisorien und einer intraoperativen Registrierung der Implantatposition bei Implantatinsertion notwendig.



Abschließend erfolgt die Übertragung des klinisch ausgeformten Emergenzprofils auf das Meistermodell und so auf die definitive Restauration.

### 43.4.1.4 Erstes Provisorium: Provisorische Adhäsivbrücke bzw. eingeklebter natürlicher Zahn

Vor Extraktion des Zahnes wird eine kunststoffverblendete Adhäsivbrücke mit CoCr-Gerüst angefertigt (ohne Präparation der Nachbarzähne), welche mit einem ovoid geformten Brückenzwischenglied ca. 3 mm in die spätere Alveole des frisch extrahierten Zahnes hineinragt (Abb. 43-29). Für die ideale Gestaltung des Pontics wird der Ponticbereich auf dem Situationsmodell vom Zahntechniker in der richtigen Tiefe (ca. 3 mm) im Gips konkav reduziert. Im folgenden Behandlungsschritt wird der Zahn möglichst at-

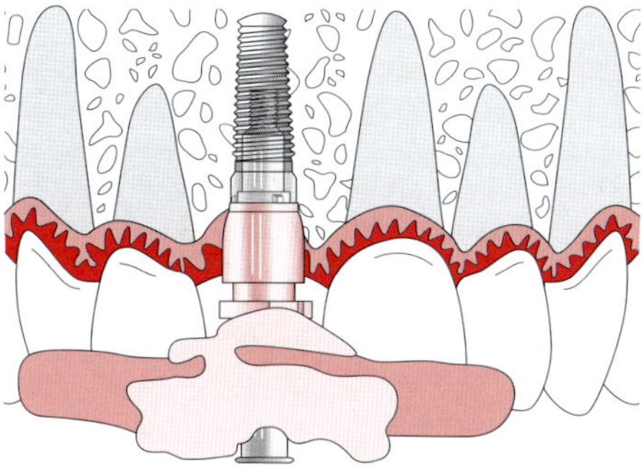

**Abb. 43-30** Nach Aufschrauben des Abformpfostens auf dem gesetzten Implantat wird der vorbereitete Kunststoffschlüssel positioniert und mittels Kompositkunststoff mit dem aufgeschraubten Abformpfosten verbunden.

raumatisch entfernt und zusätzlich die notwendige Rekonstruktion der Extraktionsalveole durchgeführt (*Terheyden* 2006). Anschließend wird die provisorische Adhäsivbrücke eingeklebt. Ein mögliches Vorgehen ist, die Metallflügel vor Eingliederung korundzustrahlen ($Al_2O_3$, 50 µm, 2,5 bar), die Schmelzoberfläche anzuätzen und die Brücke mit einem phosphatmonomerhaltigen Kompositkleber einzusetzen (z. B. Panavia 21 Ex, Kuraray, J-Osaka). Da die Brücke im weiteren Therapieverlauf noch zweimal entfernt werden muss, bietet es sich an, die Verklebung so „einzustellen", dass sie wieder lösbar ist und dennoch die provisorische Phase überdauert. Hierzu können entweder die Metallflügel in ihrer Größe reduziert hergestellt werden oder aber die Schmelzoberfläche wird nur mit selbstadhäsivem Primer (ED-Primer, Kuraray), aber nicht mit Phosphorsäure angeätzt, wodurch die Schmelzhaftung ungefähr halbiert wird. Um die Adhäsivbrücke während der Verklebung sicher positionieren zu können, kann man mit einem inzisalen Einbringschlüssel arbeiten, welchen man entweder direkt im Mund aus Provisorienkunststoff herstellen bzw. durch den Zahntechniker auf dem Modell anfertigen lassen kann (*Dimaczek* und *Kern* 2007).

Alternativ zu der im zahntechnischen Labor hergestellten Adhäsivbrücke kann auch der extrahierte Zahn bzw. ein Prothesenzahn als festsitzendes Provisorium verwendet und approximal mit dünn fließendem Kompositkunststoff (z. B. Tetric Flow) befestigt werden. Oral kann der Ponticzahn zusätzlich mit einem Glasfaser- oder Teflonfasernetz (z. B. Ribbond, Ribbond, USA-Seattle) zusätzlich verstärkt werden, sofern kein ausgeprägter Tiefbiss vorliegt.

#### 43.4.1.5 Intraoperative Abformung



Das erste Provisorium wird erst zur Implantat-Insertion wieder abgenommen. Nach der Implantatinsertion erfolgt die intraoperative Registrierung der Implantatposition. Hierzu wird ein Abformpfosten auf dem definitiv eingebrachten Implantat verschraubt. Ein inzisaler Kunststoffschlüssel, welcher zuvor auf einem Modell hergestellt wurde und auf den Nachbarzähnen abgestützt ist, wird intraoperativ eingesetzt. Dieser positionierte Kunststoffschlüssel wird dann mittels Provisorienkunststoff (z. B. Luxatemp, DMG, D-Hamburg) mit dem aufgeschraubten Abformpfosten verbunden (Abb. 43-30). Nach Abschluss der Operation wird die provisorische Adhäsivbrücke bzw. der zum Pontic umgestaltete extrahierte Zahn erneut adhäsiv befestigt.

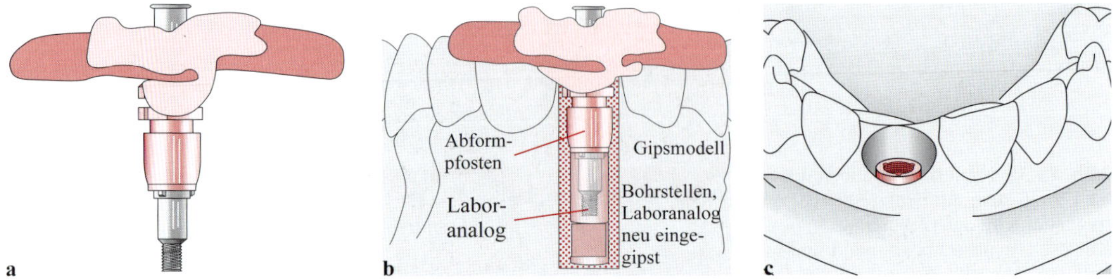


**Abb. 43-31** Mit Hilfe des intraoperativ gewonnenen Registrates (**a**) kann die Implantatposition auf das Ausgangsmodell übertragen werden (**b** und **c**).

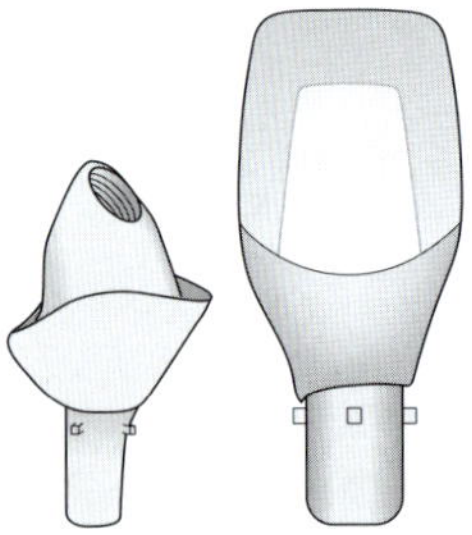

**Abb. 43-32** Zementierbares Provisorium mit optimiertem Emergenzprofil.

### 43.4.1.6 Zweites Provisorium: Laborgefertigtes Provisorium mit optimiertem Emergenzprofil

Mit Hilfe des intraoperativ gewonnenen Registrates kann die Implantatposition auf das Ausgangsmodell übertragen (Abb. 43-31) und dort ein laborgefertigtes Provisorium mit idealisiertem Emergenzprofil hergestellt werden (Abb. 43-32). Dies kann je nach verwendetem Implantatsystem bzw. individuellen Vorlieben entweder ein verschraubtes oder ein zementiertes Provisorium sein.

Zur Freilegungsoperation wird die eingeklebte provisorische Versorgung erneut entfernt. Nach erfolgter Freilegung und eventuell erneut durchgeführtem Weichgewebsaufbau wird das laborgefertigte implantatgestützte Provisorium eingegliedert und formt das bereits gut vorkonditionierte periimplantäre Weichgewebe nun optimal aus. Es ersetzt also einen standardisierten Gingivaformer und hat neben der Funktion eines festsitzenden Provisoriums die Funktion eines „optimierten individualisierten Gingivaformers“. Falls sich während der Abheilungsphase herausstellt, dass noch Änderungen am Emergenzprofil vorgenommen werden müssen, um die Weichgewebssituation weiter zu verbessern, kann dies mittels Kompositkunststoff jederzeit ohne großen Aufwand erfolgen. Das so erzielte Emergenzprofil des Provisoriums kann dann wie in Kapitel 43.4.2.3 beschrieben auf die definitive Abformung übertragen werden.

### 43.4.1.7 Provisorische Implantate

Provisorische Implantate sind einteilige Schrauben aus Titanlegierungen mit reduziertem Durchmesser (z.B. 2,8 mm bei Nobel Biocare) und in der Regel verbiegbarem Hals, um eine parallele Ausrichtung der konischen Implantatköpfe zu erreichen. Auf die Köpfe passende Metallkäppchen können dann in das Provisorium einpolymerisiert werden. Aufgrund der glatten Implantatoberfläche und der geringen Gewindetiefe können die provisorischen Implantate nach Einheilung der definitiven Implantate wieder leicht entfernt werden. Provisorische Implantate erlauben die geschlossene und unbelastete Einheilung der definitiven Implantate und ermöglichen es häufig, festsitzende Provisorien an Stelle von abnehmbarem Interimsersatz einzugliedern.

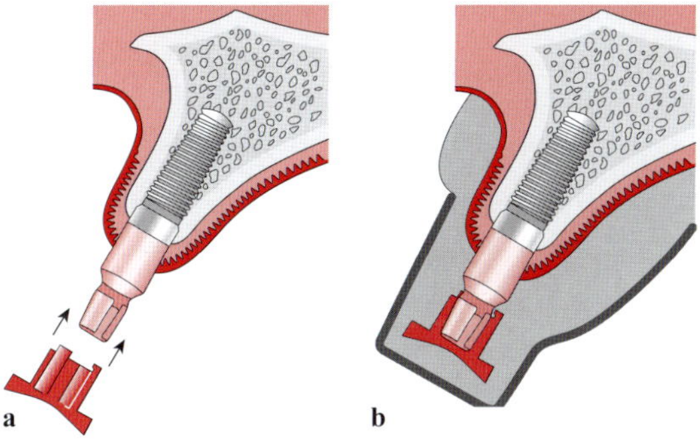


**Abb. 43-33** Abformpfosten für die Repositionstechnik **a** ohne und **b** mit aufgesetzter Übertragungskappe und erfolgter Abformung.

## 43.4.2 Abformtechnik

In der Implantatologie werden in der Regel Abformtechniken angewendet, die mit speziellen auf das jeweilige Implantatsystem abgestimmten Abformpfosten arbeiten. Diese können entweder nach Entfernung der geschlossenen Abformung aus dem Munde in die Abformung reponiert werden (Repositionstechnik) oder aber verbleiben in der offenen Abformung (Pick-up-Technik).

### 43.4.2.1 Repositionstechnik

Die sog. Repositionstechnik (mittels Steckverbindung) sieht die Übertragung der Mundsituation auf das Arbeitsmodell mittels eines Stecksystems vor. Bei dieser Technik wird ein Abformpfosten auf das Implantat geschraubt. Mit dem Abformpfosten wird eine Abformung mit einem okklusal geschlossenen Abformlöffel durchgeführt. Hierbei werden der Abformpfosten und das Implantat wie in der konventionellen Kronen-Brücken-Technik in der Abformmasse reproduziert. Teilweise besitzen die Abformpfosten aber auch zusätzliche Übertragungskappen, die in der Abformung verbleiben (Abb. 43-33). Zur Modellherstellung wird der Abformpfosten auf das Modellimplantat geschraubt, diese Teile werden dann in der Abformung reponiert. Der Abformpfosten mit dem Modellimplantat hält in der Abformung entweder über die verbliebene Übertragungskappe oder durch einen kleinen Unterschnitt am Abformpfosten. Die Repositionstechnik ist allerdings nicht für stärker divergierende Implantate geeignet, da das Abformmaterial bei der Entnahme aus dem Mund über die Abformpfosten durch seine Rückstellfähigkeit verformt werden könnte.



### 43.4.2.2 Pick-up-Technik

Für die Pick-up-Technik (mittels Verschraubung) ist die Herstellung eines individuellen Löffels mit okklusalen Öffnungen im Bereich der Implantate unumgänglich. Bei komplexen Situationen (multiple Implantate mit unterschiedlichen Achsneigungen) ist es sinnvoll, hierfür eine Situationsabformung bei aufgeschraubten Abformpfosten durchzuführen, um einen optimal passenden Löffel herstellen lassen zu können (Abb. 43-34).

Die retentiv gestalteten Abformpfosten werden auf die Implantate aufgeschraubt. Anschließend wird die Passung des Löffels überprüft und

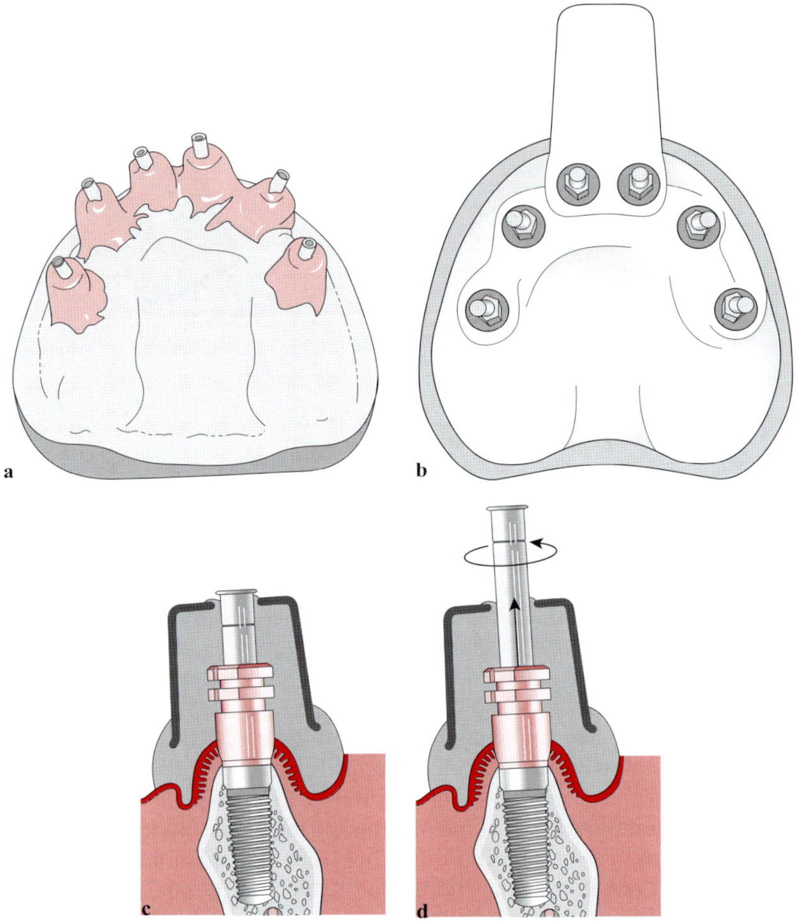


**Abb. 43-34** Gipsmodell mit aufgeschraubten Abformpfosten zur Herstellung eines individuellen Löffels mit okklusalen Perforationen. **a** Vor Herstellung des individuellen Löffels werden die Abformpfosten mit Wachs ausgeblockt. **b** Fertiggestellter individueller Löffel aus Autopolymerisat. **c** Aufgeschraubter Abformpfosten mit Abformung während der Abbindezeit. **d** Anschließendes Lösen der Halteschraube von okklusal und Entfernung der Abformung.



eventuell angepasst. Während der Abformung wird der Abformpfosten mittels der Verschraubung auf dem Implantat sicher in seiner Position gehalten. Dabei ist sehr wichtig, dass alle Abformpfosten durch die dazugehörigen okklusalen Öffnungen aus dem Löffel herausragen. Nur so kann nach Aushärten des Abformmaterials die Verschraubung gelöst und die Abformung zusammen mit dem integrierten Abformpfosten dem Mund entnommen werden. Zur Modellherstellung wird das Modellimplantat mit Hilfe der gleichen Verschraubung fest an dem Abformpfosten befestigt.

Die einfachere Repositionstechnik wird vor allem für Einzelzahnrestaurationen und kleinere Einheiten verwendet, während die etwas genauere, aber aufwendigere Pick-up-Technik bei größeren miteinander verblocken Restaurationen vorteilhafter ist.

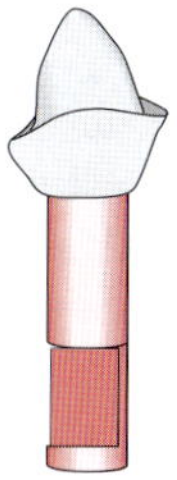

**Abb. 43-35** Individualisiertes provisorisches Abutment auf dem Laboranalog verschraubt.

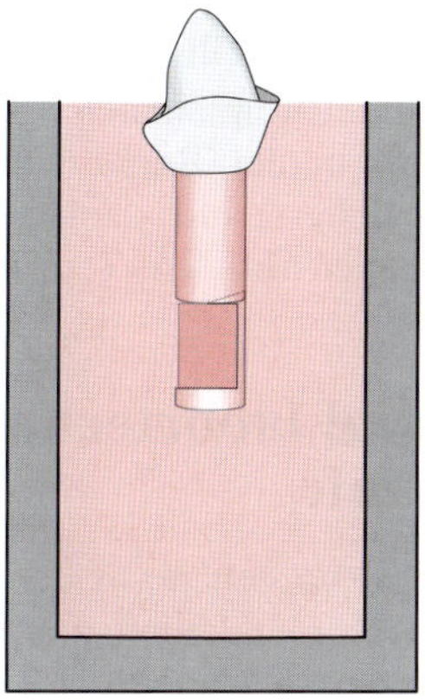

**Abb. 43-36** Abutment und Laboranalog in einem Modellring mit schnellhärtendem Registrierungssilikon umspritzt.

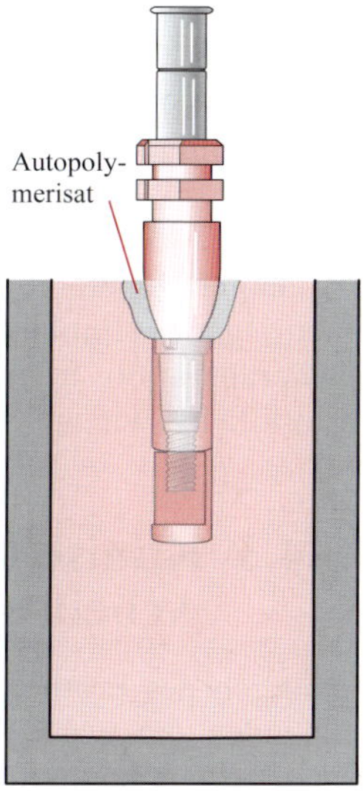


**Abb. 43-37** Nach Aufschrauben des Abformpfostens auf dem Laboranalog wird die Negativform des Emergenzprofils mit Autopolymerisat aufgefüllt.

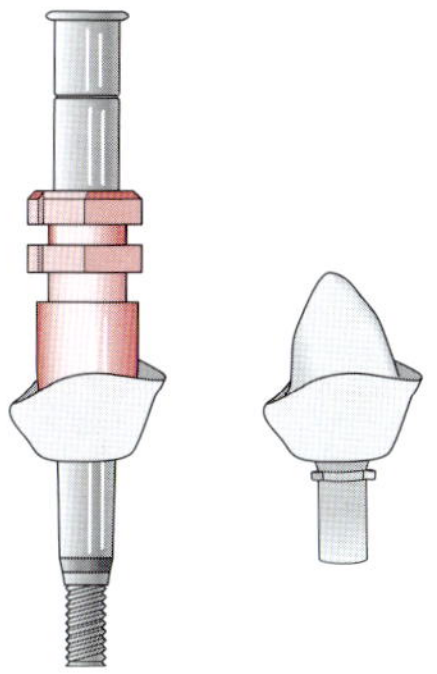

**Abb. 43-38** Am Abformpfosten befindet sich eine präzise Kopie des Emergenzprofils der provisorischen Versorgung.

### 43.4.2.3 Individualisierter Abformpfosten

Wenn man mit dem in der provisorischen Phase erzielten Ergebnis der Weichgewebsausformung zufrieden ist, sollte nun das optimal ausgeformte Weichgewebe über die definitive Abformung exakt auf das Meistermodell übertragen werden, so dass der Zahntechniker das definitive Abutment dieser optimierten Situation so genau wie möglich anpassen kann. Die hierzu möglichen Verfahren sind bereits von mehreren Autoren beschrieben worden (*Buser* et al. 2007; *Zuhr* et al. 2007). Eine Möglichkeit besteht darin, nach Abnahme des Provisoriums das provisorische Abutment mit dem idealisierten Emergenzprofil auf ein passendes Laboranalog aufzuschrauben (Abb. 43-35). Diese Einheit wird in einer passenden Form (z. B. großer Kupferring) mit Abformmasse (z. B. Permadyne Garant, 3M ESPE, D-Seefeld) bzw. schnellhärtendem Registrierungssilikon (z .B. Futar Okklusion, Kettenbach, D-Eschenburg) bis über das Emergenzprofil des Abutments hinaus umspritzt (Abb. 44-36). Nach Abbinden der Abformmasse wird das provisorische Abutment vom Modellimplantat entfernt, ein Abformpfosten aufgeschraubt und die Negativform des Emergenzprofils mit Autopolymerisat (z. B. Pattern Resin, GC, J-Tokio; Luxatemp, DMG, D-Hamburg) aufgefüllt (Abb. 43-37). Nach Aushärten des Autopolymerisats wird der Abformpfosten vom Modellimplantat entfernt. Am Abformpfosten befindet sich jetzt eine präzise Kopie des Emergenzprofils der provisorischen Versorgung (Abb. 43-38). Der individualisierte Abformpfosten wird auf das abzuformende Implantat aufgeschraubt und die Abformung kann durchgeführt werden. Der individualisierte Abformpfosten formt die inzwischen leicht kollabierten periimplantären Weichgewebsverhältnisse wieder aus und überträgt nun zuverlässig das Emergenzprofil des Provisoriums auf das definitive Arbeitsmodell. Dieses Profil sollte der Zahntechniker anschließend genau auf die definitive Restauration übertragen.

#### 43.4.2.4 Abformtechnik bei einteiligen Implantaten

Bei einigen neueren einteiligen Implantaten wird der in die Mundhöhle hineinragende Implantatteil in der Regel wie ein Zahnstumpf durch Nachpräparation individualisiert und dann unter Zuhilfenahme von Abformfäden wie in der Kronen-Brücken-Technik üblich abgeformt.

### 43.4.3 Klinische und labortechnische Arbeitsabläufe

Bezüglich des prothetischen Vorgehens in der Implantologie sollen im Folgenden die generellen Möglichkeiten und Behandlungsschritte beschrieben werden. Wie bereits in Kapitel 41.3.2 dargestellt, unterscheiden sich die verschiedenen Implantatsysteme im Bereich der Implantat-Abutment-Verbindung zum Teil doch erheblich, was oft Unterschiede im zahntechnischen und klinischen Vorgehen mit sich bringt. Dieses systemspezifische Wissen muss durch spezielle Fachliteratur bzw. system-spezifische Fortbildungen erworben werden.

#### 43.4.3.1 Einzelzahnersatz

Für den Einzelzahnersatz gibt es zwei Standard-Versorgungsmöglichkeiten:

1. Einzelzahnersatz mit direkt auf dem Implantat aufgeschraubter Metall- oder Metallkeramikkrone.
2. Einzelzahnersatz mit individuell hergestelltem Abutment (Metall, Keramik) und individuell hergestellter Krone (Metallkeramik, Vollkeramik).

*Einzelzahnersatz mit direkt auf dem Implantat aufgeschraubter Metall- oder Metallkeramikkrone* (Tab. 43-1)

Nach Abformung der Implantate erfolgen im Labor die Herstellung des Meistermodells und der Krone. Dafür wird ein vorfabrizierter angussfähiger Zylinder verwendet, auf dem die Krone bzw. das Gerüst aus Wachs modelliert und anschließend gegossen wird. Zur Herstellung einer Metallkeramikkrone wird das Gerüst verblendet. Nach erfolgter Rohbrandanprobe kann die Krone im Labor fertig gestellt werden.



Vor Eingliederung der Krone wird der Implantathohlraum mit einem antibakteriellen Gel (z. B. Chlorhexidin 1 %, Chlorhexamed® 1 % Gel, GlaxoSmithKline, D-Hamburg) gefüllt. Nach Einbringen des Gels wird die Krone auf das Implantat gesetzt und mit normierter Anzugskraft mit der dazugehörigen Abutment-Halteschraube (Titan bzw. Goldlegierung) fixiert. Nach Eingliederung der Krone sind somit alle im Implantat verbleibenden Hohlräume mit diesem Gel gefüllt und wirken dort einer bakteriellen Besiedelung entgegen. Die okklusale Schraubenöffnung in der Krone wird abschließend mit einem zahnfarbenen Kompositkunststoff verschlossen.

**Tab. 43-1** Übersicht über das klinische und labortechnische Vorgehen bei Herstellung einer implantatgetragenen direkt aufgeschraubten Krone

| Klinik | Labor |
|---|---|
| *Anamnese, Befundaufnahme,* Röntgen (Orthopantomogramm, Rinn-Status), Situationsabformung mit konfektioniertem Löffel | |
| | Herstellung von Studienmodellen |
| *Diagnose, Planung* | |
| *Hygienephase, präprothetische Vorbehandlung, Reevaluation der Vorbehandlung* | |
| Eventuelle erneute Situationsabformung, Gesichtsbogenübertragung, Kieferrelationsbestimmung, Farbbestimmung für das Provisorium | |
| | Herstellung der Arbeitsmodelle, Montage im Artikulator, Wax-up, Set-up, Herstellung der Röntgenschablone, eventuell Herstellung eines laborgefertigten Provisoriums (s. Kap. 41.4.1) |
| Röntgen: Messaufnahme | |
| | Umarbeitung der Röntgenschablone in die Bohrschablone |
| Implantation und Eingliederung des Provisoriums | |
| Nahtentfernung | |
| Freilegungsoperation des Implantates | |
| Nahtentfernung | |
| | Herstellen eines individuellen Abformlöffels mit okklusaler Perforation (Pick-up-Technik) bzw. geschlossener Gestaltung (Repositionstechnik) |
| *Prothetische Phase:* Entfernen des Provisoriums, Aufschrauben eines Abformpfostens auf das Implantat, Anprobe des Abformlöffels, Umspritzen des Abformpfostens mit Abformmaterial und Einsetzen des mit Abformmaterial gefüllten Abformlöffels | |
| Freilegen des Kopfes des Abformpfostens und Lösen der Führungsschraube (nur bei Pick-up-Technik), Entnahme der Abformung aus dem Mund, Wiedereinsetzen des Gingivaformers bzw. des auf dem Implantat befestigten Provisoriums unter Verwendung von CHx-Gel | |
| | Herstellung des Meistermodells, Aufwachsen des Kronengerüstes auf einem angussfähigen Abutment, Gießen, Ausarbeiten der fertigen Restauration (Vollguss) bzw. keramische Verblendung des Gerüstes (Metallkeramik) |
| Rohbrandanprobe (falls erforderlich) | |
| Aufschrauben der Krone mit normierter Anzugskraft (Drehmomentschlüssel) unter Verwendung von CHx-Gel, Verschluss der okklusalen Öffnung | |
| Kontrolle nach 2 Tagen | |
| Nachsorge | |

Das Verfahren der direkt aufgeschraubten Krone wird häufig bei der Herstellung von Langzeitprovisorien angewendet. In diesen Fällen wird anstatt des angussfähigen ein provisorisches Abutment verwendet, das nur individuell beschliffen und anschließend mit Kunststoff verblendet wird. Da dieses Provisorium am Stück verschraubt wird, müssen hier keine Zementreste entfernt werden, wie das bei zementierten provisorischen Restaurationen notwendig ist.

*Einzelzahnersatz mit individuell hergestelltem Abformpfosten und individuell hergestellter Krone* (Tab. 43-2)

Bei dieser Technik können die Abformung des Implantates und die Herstellung des Meistermodells wie zuvor geschildert durchgeführt werden. Den anatomischen, mechanischen und ästhetischen Gegebenheiten entsprechend wird ein Abutment individuell aus Metall oder Keramik hergestellt (Gießen, Fräsen, Schleifen). In ausgewählten Fällen kann eine Anprobe des fertig hergestellten Abutments sinnvoll sein. Dabei wird überprüft, ob die durch den Zahntechniker festgelegte Abutment-Präparationsgrenze (spätere Zementierungsfuge) dem Gingivaverlauf zirkulär 1–2 mm subgingival folgt. Im Falle einer zu geringen Tiefe kann es zu ästhetischen Einbußen kommen, und bei zu stark subgingival verlaufenden Rändern kann die spätere Entfernung der Zementreste Schwierigkeiten bereiten. In der Regel wer-

**Tab. 43-2** Übersicht über das klinische und labortechnische Vorgehen bei der Herstellung von individuell angefertigten Abutments und Krone

| **Klinik** | **Labor** |
|---|---|
| (Behandlungsablauf bis Meistermodell siehe Tab. 43-1) | |
| | Herstellung des Meistermodells, Aufwachsen der definitiven Krone, Herstellung des individuellen Abutments (Gießen, Fräsen, Schleifen) |
| Abutmentanprobe (optional), Wiedereinsetzen des Gingivaformers bzw. des auf dem Implantat befestigten Provisoriums unter Verwendung von CHx-Gel | |
| | Herstellung der Krone aus Metall- oder Vollkeramik (Rohbrand) |
| Rohbrandanprobe, Wiedereinsetzen des Gingivaformers bzw. des auf dem Implantat befestigten Provisoriums unter Verwendung von CHx-Gel | |
| | Fertigstellung der Krone aus Metall- oder Vollkeramik |
| Füllen des Implantathohlraumes mit CHx-Gel, Aufschrauben des Abutments mit normierter Anzugskraft (Drehmomentschlüssel) unter Verwendung der Einbringhilfe, Schraubenzugangskanal verschließen (weißes Stangenguttapercha), Zementieren der Krone | |
| Kontrolle nach 2 Tagen | |
| Nachsorge | |

den für metallische Abutments im Anschluss metallkeramische Kronen, für keramische Abutments (vorzugsweise Zirkonoxidkeramik) vollkeramische Kronen gefertigt. Zur definitiven Eingliederung der Restaurationen wird eine im zahntechnischen Labor hergestellte Einbringhilfe verwendet. Sie ist am Abutment und den Nachbarzähnen abstützt und hält das Abutment in einer definierten Position. Das Abutment wird dann mit der entsprechenden Halteschraube unter Verwendung eines Drehmomentschlüssels definitiv verschraubt. Der Schraubenzugangskanal im Abutment wird mit weißem Stangengutapercha verschlossen. Die metallkeramischen Kronen werden abschließend entweder mit provisorischen (z. B. Freegenol®, GC Germany, D-München; Impov® Temporary Implant Cement, Nobel Biocare, USA) bzw. definitiven Befestigungszementen (z. B. Glasionomerzement) zementiert.

Bei vollkeramischen Abutments in Kombination mit vollkeramischen Kronen wird neben der Befestigung mit definitiven Befestigungszementen auch eine adhäsive Befestigung empfohlen. Hierzu wird nach definitiver Fixierung des vollkeramischen Abutments ein Retraktionsfaden in den Sulkus eingelegt. Das Abutment wird mittels Kofferdam isoliert und mit Aluminiumoxid (50 µm bei 1–2,5 bar) mit einem intraoral anwendbarem Abstrahlgerät abgestrahlt. Das Eingliedern und die Vorbehandlung der Restauration erfolgen analog zu dem in Kapitel 28.3.2 beschriebenen Vorgehen für die adhäsive Befestigung von vollkeramischen Restaurationen.

#### 43.4.3.2 Brücken

Das klinische Vorgehen bei implantatgetragenen Brückenrestaurationen unterscheidet sich von dem im vorangegangenen Abschnitt beschriebenen Vorgehen bei Einzelzahnrestaurationen lediglich darin, dass noch eine zusätzliche Gerüstanprobe notwendig ist, um einerseits den exakten, schaukelfreien und passiven Sitz des Gerüstes sicherstellen und andererseits eine erneute Kieferrelation auf den Gerüsten durchführen zu können. Dabei macht es auch keinen Unterschied, ob es sich um eine gemischte Versorgung (Implantat und zahngetragene Verbundbrücke), oder um eine rein implantatgetragene Brücke handelt. Auch werden Endpfeilerbrücken genauso wie Anhängerbrücken behandelt.

*Prothetische Lösungen und Herstellung von festsitzende Brücken*

Für die Entscheidung für eine prothetische Versorgung sollte primär das zu verwendende Material im Vordergrund der Betrachtung stehen, weniger die Art und Weise, wie die Konstruktion hergestellt wird. Hierbei ist die Frage, ob die Verblendung aus Keramik- oder Kunststoff/Kompositmaterial angefertigt werden soll, für die Langlebigkeit einer Versorgung sehr wichtig.



Für die Brückenherstellung eröffnen sich prinzipiell drei Möglichkeiten, nämlich ein kunststoff- oder keramikverblendetes Metallgerüst oder eine vollkeramische Versorgung. Die letztgenannte Möglichkeit befindet sich allerdings noch im Versuchsstadium und kann dem praktizierenden Zahnarzt bislang nicht empfohlen werden.

Für die zahntechnische Herstellung von implantatgetragenen Suprastrukturen sind unterschiedliche Techniken der Gerüstherstellung und -verblendung möglich:

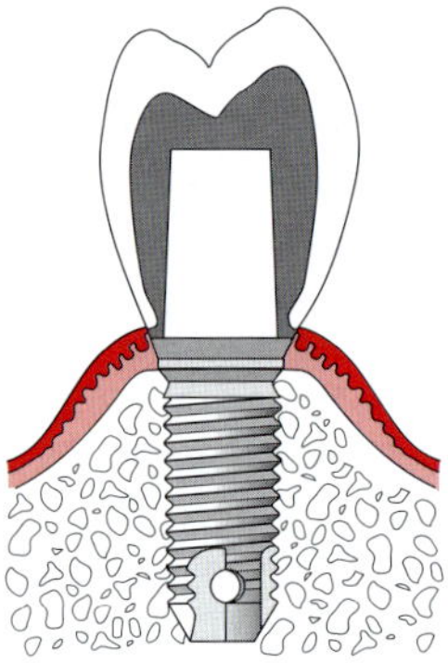

**Abb. 43-39** Individuelle Gerüstkontur für eine implantatgetragene festsitzende Krone mit leicht subgingivalem Kronenrand. Das Implantat befindet sich innerhalb der Zahnkontur.

- Techniken zur Gerüstherstellung:
  - Einstückguss aus Legierungen (Gold bzw. Nichtedelmetall) und Titan (Abb. 43-39)
  - laserverschweißte Titankomponenten (historisch: Procera Implant Bridge)
  - Klebetechnik (Verkleben von Zylinder bzw. Galvanoteil und Gerüst)
  - gefräste bzw. geschliffene Gerüste aus einem Materialblock (Legierungen, Titan, Oxidkeramiken)
- Techniken zur Verblendungsherstellung:
  - individuelles Aufschichten (Keramik, Komposit)
  - Aufpolymerisieren vorgefertigter Kunststoffzähne
  - Aufpressen von Materialien (Kunststoff, Komposit, Keramik)

Die implantatgetragene festsitzende Brücke kann sowohl mittels okklusalen Schrauben direkt auf dem Implantat befestigt oder auf Abutments (Pfosten) platziert werden (Abb. 43-39). Eine Gerüstanprobe ist in jedem Fall, unabhängig von der Version, erforderlich. Bei der direkt verschraubten Brücke wird das Gerüst ohne Goldschrauben auf die Distanzhülsen aufgesetzt. Der passive Sitz wird kontrolliert, d. h. das Gerüst darf nicht schaukeln. Für die Kontrolle des aktiven Sitzes wird ein Einschraubentest durchgeführt. Dabei wird die distalste Schraube einer Seite angezogen und der Sitz des Gerüstes auf der Gegenseite kontrolliert. Der umgekehrte Fall wird ebenfalls überprüft.



Werden Pfosten verwendet, sind die störenden Löcher für die Okklusalschrauben nicht für die anatomische Kauflächergestaltung hinderlich. Die Brücken können ebenfalls mittels kleinen horizontal sitzenden Schrauben an den Pfosten befestigt werden. Für Kronen und kleine Brücken ist das Zementieren der Brücke auf Abutments das Mittel der Wahl.

Oberste Forderung an eine implantatgetragene festsitzende Brücke muss die Reinigbarkeit der Austrittsstellen der Konstruktion aus dem Weichgewebe sein. Der Patient muss, ensprechend seinen manuellen Fähigkeiten, Zugang zu diesen biologisch sensiblen Bereichen haben. Das Design bzw. die Ausdehnung eines rosafarbenen Anteils darf die Hygienefähigkeit nicht beeinträchtigen.

Nachfolgend werden die einzelnen Lösungen vorgestellt.

**Kunststoffverblendetes Metallgerüst.** Bei dieser prothetischen Lösung für eine implantatgetragene festsitzende Brücke werden vorgefertigte Kunststoffzähne (Prothesenzähne) auf ein Gerüst aufgestellt und mit diesem über Basiskunststoff, meist Kaltpolymerisat verbunden. Prothesenzähne aus Keramik haben sich wegen ihrer erhöhten Frakturgefahr auf der starren Brücke nicht bewährt.

Beim Vorgehen kommt zuerst eine auf der Registrierschablone angefertigte Wachsaufstellung der Zähne zur Anprobe. Die Wachsaufstellung wird im Artikulator auf statische und dynamische Okklusion überprüft. Die Heilungskäppchen oder die Interimsprothese werden entfernt und die Wachsaufstellung aufgeschraubt. Zahnkontakte in Zentrik und Exzentrik, Ästhetik und Phonetik werden überprüft. Gegebenenfalls werden Korrekturen durchgeführt. Ebenso wird geprüft, ob genügend Platz für eine effektive Mundhygiene unter der Prothesenbasis möglich ist. Die Wachsaufstellung wird an das Labor zurückgeschickt. Nun wird das Metallgerüst entsprechend der geplanten und anprobierten Zahnaufstellung gestaltet und angefertigt. Bei der immer erforderlichen Anprobe des Gerüsts am Patienten wird das Gerüst kontrolliert.

Ist der Sitz des Gerüsts unbefriedigend, muss dieses durchtrennt und der Sitz der einzelnen Teile erneut geprüft werden. Gegebenenfalls ist eine neue Abformung zu nehmen und ein neues Gerüst herzustellen. Erweist sich die Passung der Einzelglieder des getrennten Gerüsts als gut, können diese aufgeschraubt und mit einem Autopolymerisat verbunden werden. Das Gerüst wird zum Fügen (nicht bei Oxidkeramik möglich) ins Labor geschickt und danach erneut anprobiert. Anschließend erfolgt die Zahnaufstellung in Wachs, die am Patienten kontrolliert wird. Zum Abschluss wird die Arbeit in Kunststoff fertig gestellt.

**Keramisch verblendetes Metallgerüst.** Bei dem Metall-Keramik-Verfahren wird ein Metallgerüst individuell keramisch verblendet. Der Techniker stellt zuerst eine Zahnaufstellung in Wachs oder ein Full-Wax-up her. Diese Planung muss im Munde des Patienten mittels Anprobe verifiziert werden. Dann wird mit Hilfe eines Silikonvorwalls das Gerüst gestaltet, hergestellt und einprobiert. Ist die allgemeine Passgenauigkeit nicht ausreichend, kann diese durch Trennen und Verlöten verbessert werden. Als nächster Schritt folgt das Verblenden bis zum Rohbrand der Keramik, die anprobiert wird. Bei der Rohbrandanprobe werden, wie oben bei der Wachsaufstellung beschrieben, Okklusion, Ästhetik, Phonetik, Farbe und Hygienefähigkeit überprüft. Nach Durchführung notwendiger Korrekturen wird die Arbeit mit dem Glanzbrand fertig gestellt.



**Vollkeramische Brücke.** Bei dem vollkeramischen Verfahren wird ein keramisches Gerüst aus einer hochfesten Oxidkeramik und einer keramischen Verblendung hergestellt. Diese Gerüste, bevorzugt aus Zirkoniumdioxid-Keramik, werden mittels CAD/CAM-Verfahren hergestellt (s. Abschnitt 24.3.1.5). Gerüststrukturen, die keine akzeptable Passung auf den Implantaten aufweisen, müssen erneut angefertigt werden. Beim Gebrauch von Oxidkeramiken ist die Kostenersparnis gegenüber Goldlegierungen attraktiv. Da es sich um eine junge Technik handelt, liegen allerdings noch keine langfristigen Untersuchungen vor.

### 43.4.3.3 Stark reduziertes Restgebiss (Tab. 43-3)

Sofern bei geplanter strategischer Pfeilervermehrung mit Implantaten *keine suffiziente prothetische Versorgung vorhanden* ist, kann die spätere Situation entweder mit einer Doppelkronenarbeit (z. B. Galvanoteleskope) bzw. einer Mischversorgungsform versorgt werden. Bei der Doppelkronenversorgung werden sowohl die Restpfeilerzähne als auch die Implantate mit Doppelkronen versorgt. Bei der Mischversorgungsform werden die Restpfeilerzähne mit Doppelkronen und die Implantate mit Kugelkopfattachments versorgt. Für den Fall, dass eine *vorhandene suffiziente Teilprothese* vorliegt, kann auch die vorhandene Prothese weiterverwendet und die Implantate können mittels Kugelkopfattachments in die vorhandenen prothetische Restauration integriert werden (*Wolfart* et al. 2009).

**Tab. 43-3** Übersicht über das klinische und labortechnische Vorgehen bei der strategischen Pfeilervermehrung mit Implantaten unter vorhandenen Doppelkronenprothesen

| Klinik | Labor |
|---|---|
| *Anamnese, Befundaufnahme,* Röntgen (Orthopantomogramm, Rinn-Status), Situationsabformung mit konfektioniertem Löffel | |
| | Herstellung von Studienmodellen |
| *Diagnose, Planung* | |
| *Hygienephase* | |
| Überabformung über die vorhandene Teilprothese (Alginat) | |
| | Herstellung eines Gipsmodells (Prothese verbleibt hierzu in der Abformung) und einer Duplikatprothese in durchsichtigem Kunststoff, die auf dem Gipsmodell passt, Umarbeitung der Duplikatprothese in die Röntgenschablone |
| Röntgen-Messaufnahme (Orthopantomogramm bzw. DVT) | |
| | Umarbeitung der Röntgenschablone in die Bohrschablone |
| Implantation | |
| Nahtentfernung | |
| Freilegungsoperation, Gingivaformer werden aufgeschraubt, gezieltes Ausschleifen der Prothese unter Kontrolle von Fließsilikonproben | |
| Nahtentfernung | |
| *Prothetische Phase:* Unterfütterungsabformung | |
| | Definitive Unterfütterung |
| *Prothetische Phase:* Überprüfung der Passung nach definitiver Unterfütterung, Einbau der Kugelkopfmatrizen in die vorhandene Prothese | |
| Kontrolle nach 2 Tagen | |
| Nachsorge | |

*Klinisches und labortechnisches Vorgehen bei vorhandener suffizienter Teilprothese*
Die Passgenauigkeit der Prothesenbasis der vorhandenen Teilprothese wird mittels Fließsilikon (z. B. Fit Checker, GC, J-Tokio) überprüft. Im Fall einer unzureichenden Passung der Prothesenbasis würde man sie in diesem Stadium unterfüttern. Über die vorhandene Teilprothese wird eine Alginatabformung genommen und mit der Prothese ins zahntechnische Labor gegeben. Dort erfolgt die Herstellung eines Gipsmodells sowie eines Duplikats der Prothese aus durchsichtigem Kunststoff, welches auf das Gipsmodell passt. Anhand des Modells ist es anschließend möglich, die Kieferkammsituation zu analysieren und die optimalen Implantatpositionen für die angestrebte Pfeilerzahnvermehrung zu bestimmen.

Die Röntgenmesskugeln werden an den festgelegten Positionen eingebaut, und es wird eine Panoramaschichtaufnahme mit der so hergestellten Röntgenschablone durchgeführt. Nach Analyse des Röntgenbildes wird die Röntgenschablone in eine Bohrschablone umgewandelt. Im Idealfall erfolgen die Führungsbohrungen für die spätere Implantatvorbohrung in einem Parallelometer. So kann die Implantatausrichtung in Bezug auf die Einschubrichtung der vorhandenen Doppelkronen geplant werden. Dies ist wichtig, da zwischen den Kugelkopfattachments und der Einschubrichtung der Teilprothese eine maximale Divergenz von ca. 15–20° (z. B. Dalbo Plus, Cendres & Métaux, CH-Biel; Locator, Zest Anchors, USA-Escondido) vorliegen darf. Die so festgelegte Achsausrichtung der Implantate sollte bei der Implantation möglichst optimal umgesetzt werden. In der vertikalen Dimension ist darauf zu achten, dass die Implantatschulter tief genug gesetzt wird, so dass anschließend das Platzangebot ausreicht, um die Kugelkopfmatrizen stabil in der Prothese verankern zu können.

**Umarbeitung der vorhandenen Prothese und Einpolymerisation der Kugelkopfmatrizen.** Bei der Freilegungsoperation werden Gingivaformer der Höhe 4 mm auf die Implantate aufgeschraubt, und die Prothese wird von basal in dem Bereich der Gingivaformer freigeschliffen. Da in dieser Phase oft schon Anteile des Gerüstes mit entfernt werden müssen, ist ein gezieltes Ausschleifen unter Kontrolle von Fließsilikonproben (z. B. Fit Checker, GC) wichtig, um das Gerüst nicht mehr als nötig zu reduzieren. Nachdem die Prothese wieder in ihrer Endposition inserierbar ist, kann sie in diesem Bereich zur sicheren Abstützung auf den Implantaten zusätzlich mit einem autopolymerisierenden Provisorienkunststoff auf Kompositbasis (z. B. Luxatemp, DMG) unterfüttert werden.



Im Anschluss an die Abheilung der Gewebe (ca. 4 Wochen nach Freilegung) wird eine definitive Unterfütterung der Prothese vorgenommen, um diese an die veränderte Weichgewebssituation anzupassen. Danach erfolgt der Einbau der Kugelkopfattachments. Hierzu werden die Gingivaformer abgeschraubt, die Implantathohlräume mit 0,2 %iger Chlorhexidindigluconat-Lösung gespült und dann mit Chlorhexidindigluconat-Gel (Chlorhexamed, 1 %iges Gel) aufgefüllt. Die Kugelkopfpatrizen werden mit dem vorgeschriebenen Drehmoment mit einem manuellen Drehmomentschlüssel angezogen, wobei die Pfostenhöhe nach individueller Höhe der periimplantären Weichgewebe ausgewählt wird. Die Dalbo-Plus-Matrizen (Cendres & Métaux) werden auf die Kugelkopfpatrize

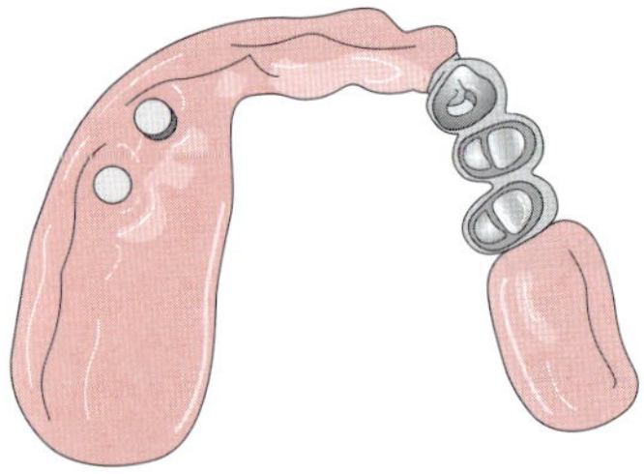

**Abb. 43-40** Ausgeschliffene Oberkieferprothese.

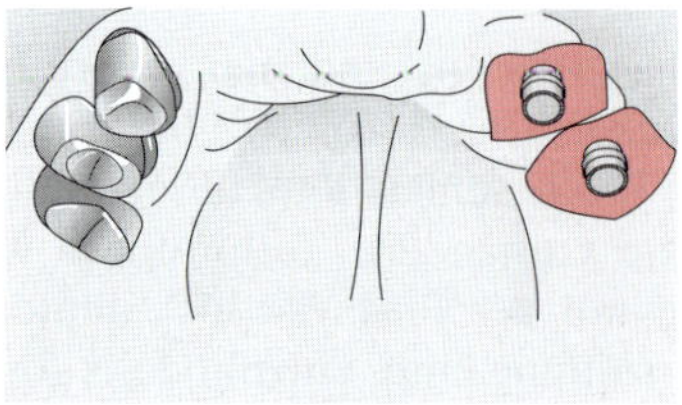

**Abb. 43-41** Kofferdam zum Ausblocken von Unterschnitten an den Kugelkopfattachments beim Klebevorgang.

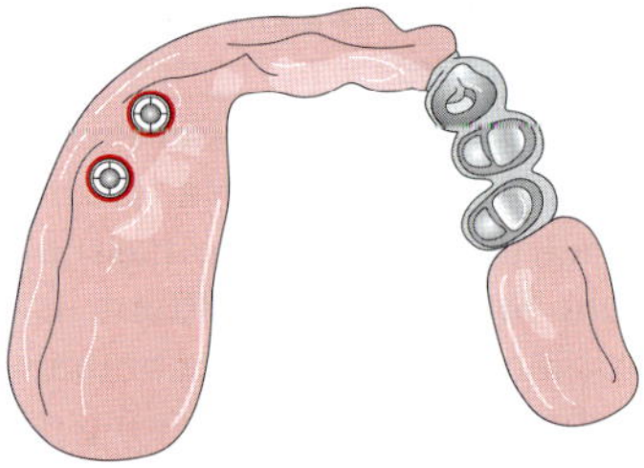

**Abb. 43-42** Prothese nach Einpolymerisieren der Matrizen.

aufgesetzt und achsengerecht in Einschubrichtung der Prothese ausgerichtet. Um das Platzangebot innerhalb der freigeschliffenen Aussparungen zu überprüfen, erfolgen weitere Fließsilikonproben.
Im nächsten Schritt werden die Matrizen wieder entfernt und im Labor silikatisiert und silanisiert (Rocatec, 3M Espe, D-Seefeld). Die Prothese wird im Bereich der Aussparungen für die Matrizen ebenfalls konditioniert. Hierzu wird der Bereich mit 50 µm $Al_2O_3$ gestrahlt (Abb. 43-40) und anschließend mit einem Kunststoffprimer vorbehandelt (z. B. Glaze & Bond, DMG). Nun wird ein kleines gestanztes Stück Kofferdam über die Kugelköpfe gezogen, und die Matrizen werden aufgesetzt und in horizontaler Richtung ausgerichtet (Abb. 43-41). Es ist erneut wichtig, dass die Ausrichtung sich nicht primär nach den Implantatachsen, sondern nach der Einschubrichtung der Doppelkronenprothese richtet. Eine Kontamination der Matrizen mit Speichel sollte vermieden werden. Die Aussparungen der Prothese werden mit autopolymerisierendem Kompositkunststoff (z. B. Luxatemp) gefüllt, und die Prothese wird eingegliedert. Nach Aushärtung des Kunststoffs wird die Prothese wieder abgenommen, und die Randbereiche des Kunststoffs um die Matrizen werden ausgearbeitet (Abb. 43-42).

Die Haftkraft der Kugelkopfmatrizen kann durch Herein- oder Herausschrauben des Lamellenretentionseinsatzes nach Patientenwunsch individuell zwischen 2 und 10 N eingestellt werden (*Busch* und *Kern* 2009).

#### 43.4.3.3 Zahnloser Kiefer (Hybridprothese)

Kapitel 43

Für den zahnlosen Kiefer stehen für die Verankerung von implantatgestützten bzw. implantatretinierten Restaurationen unterschiedliche Verankerungs- und Verbindungselemente wie zum Beispiel Magnete, Kugelkopfverbindungen, Stege und/oder Doppelkronen zur Verfügung. Die unterschiedlichen Indikationen wurden bereits in Kapitel 41.5.4 dargestellt. Die klinischen und labortechnischen Abläufe bei Einsatz dieser Verankerungselemente unterscheiden sich zum Teil deutlich. Im Bereich der Verankerungselemente sollte generell eine Verstärkung der abnehmbaren Prothese mit einem Metallgerüst eingearbeitet werden, um einer Fraktur der Prothese in diesem geschwächten Bereich vorzubeugen.

*Die Magnetverbindung* (Tab. 43-4)
Korrosionsresistente Magnetattachments sind die Verankerungselemente mit dem insgesamt geringsten Verankerungswert (*Naert* et al. 2004). In

**Tabelle 43-4** Übersicht über das klinische und labortechnische Vorgehen bei der Herstellung von Hybridprothesen mit Magnetverbindung

| Klinik | Labor |
|---|---|
| *Anamnese, Befundaufnahme,* Röntgen (Orthopantomogramm), Situationsabformung mit konfektioniertem Löffel | |
| | Herstellung von Studienmodellen und Registrierschablonen aus Kunststoff mit Wachswällen |
| Gesichtsbogenübertragung, Ausrichtung der Wachswälle analog zur Totalprothetik und intraorale Registrierung | |
| | Herstellung der Arbeitsmodelle, Montage in den Artikulator, Set-up, Ausmodellation der Wachsaufstellung |
| Anprobe der Wachsaufstellung und eventuelle Korrekturen | |
| | Umsetzen der Wachsaufstellung in die Röntgenschablone |
| Röntgen-Messaufnahme (Orthopantomogramm bzw. DVT): | |
| | Umarbeitung der Röntgenschablone in die Bohrschablone |
| Implantation und eventuelle Umarbeitung, bzw. weichbleibende Unterfütterung des Provisoriums | |
| Nahtentfernung | |
| Eventuelle definitive Unterfütterung des Provisoriums | |
| Freilegungsoperation der Implantate und anpassen des Provisoriums | |
| Nahtentfernung, eventuelle erneute Situationsabformung (Alginat) | |
| | Herstellung von neuen Studienmodellen, Herstellung eines geschlossenen individuellen Abformlöffels |
| Auswahl der idealen Magnet-Implantat-Pfosten (Höhe), Aufschrauben der ausgewählten Pfosten, Anprobe des Abformlöffels, Kerr-Randgestaltung, Abformung mit Zinkoxyd-Eugenol-Paste bzw. Polyether, Entnahme der Abformung aus dem Mund, Entfernen der Magnet-Implantat-Pfosten, Einschrauben der Gingivaformer (CHx-Gel) | |
| | Herstellung der Meistermodelle mit Modellmagnetpfosten und der Registrierschablonen aus Kunststoff mit Wachswällen (Abgestützt auf den Modellmagnetpfosten) |
| Einschrauben der Magnet-Implantat-Pfosten, Extra- und intraorale Kieferrelationsbestimmung, Frontzahnauswahl, Entfernen der Magnet-Implantat-Pfosten, Einschrauben der Gingivaformer (CHx-Gel) | |
| | Montage der Meistermodelle im Artikulator, Frontzahnaufstellung in Wachs |

Fortsetzung S. 1026

| | |
|---|---|
| Einschrauben der Magnet-Implantat-Pfosten, Kontrolle des Registrates, Anprobe Frontzahnaufstellung, Kontrolle der vertikalen Relation, Sprechprobe, Ästhetik, Entfernen der Magnet-Implantat-Pfosten, Einschrauben der Gingivaformer (CHx-Gel) | |
| | Seitenzahnaufstellung in Wachs, Ausmodellation der Wachsaufstellung |
| Einschrauben der Magnet-Implantat-Pfosten, Gesamtanprobe in Wachs, Entfernen der Magnet-Implantat-Pfosten, Einschrauben der Gingivaformer (CHx-Gel) | |
| | Verschlüsseln der Zahnsaufstellung in Wachs mit Gips oder Silikon (Vorwälle), Erstellung eines Einbettmassenmodells, Anfertigung der Wachsmodellation des Gerüstes |
| Kontrolle des Gerüstes in Wachs mit Vorwällen | |
| | Gießen des Gerüstes, ausarbeiten und aufpassen auf das Meistermodell, Zahnaufstellung (entsprechend Vorwall), Ausmodellation, Einbettung, pressen des Kunststoffs, reokkludieren, ausarbeiten |
| Einschrauben der Magnet-Implantat-Pfosten (Drehmomentschlüssel), Anprobe der fertigen Prothesen, Magnete auf die Magnet-Implantat-Pfosten aufsetzen und intraorales Einpolymerisieren der Magnete in die Hybridprothese, Eingliederung der fertigen Arbeit | |
| Kontrolle: nach zwei Tagen | |
| Nachsorge | |

der klinischen Anwendung zeichnen sie sich aber dadurch aus, dass sie auch bei behinderten Patienten erfolgreich eingesetzt werden können. Es gibt inzwischen allerdings auch Magnetsysteme (z. B. Steco, D-Hamburg) mit konischen Abutments, die nicht nur eine Verankerung über die horizontalen Magnetflächen beinhalten, sondern eine körperliche Verankerung der Restauration auf den Implantaten mit entsprechender horizontaler Stabilisierung der Prothese ermöglichen.



**Klinisches und labortechnisches Vorgehen.** Nach Entfernung der Gingivaformer werden die passenden Magnet-Implantat-Pfosten ausgewählt und aufgeschraubt. Darüber erfolgt die Abformung mit einem individuellen Löffel und Kerr-Randgestaltung im Sinne einer modifizierten mukostatischen Abformung (Zinkoxid-Eugenol-Paste bzw. Polyäther). Der restliche Behandlungsablauf verläuft mit geringen Modifikationen analog der Total- und Hybridprothetik (s. Kap. 37–39). Nach Herstellung der Meistermodelle werden Registrierschablonen angefertigt. Im Anschluss daran folgen Gesichtsbogenübertragung, Registrierung, Kontrolle der Wachsaufstellung, Gerüstherstellung, Fertigstellung der Arbeit, Einpolymerisieren der Magnete in die Hybridprothese und definitive Eingliederung.

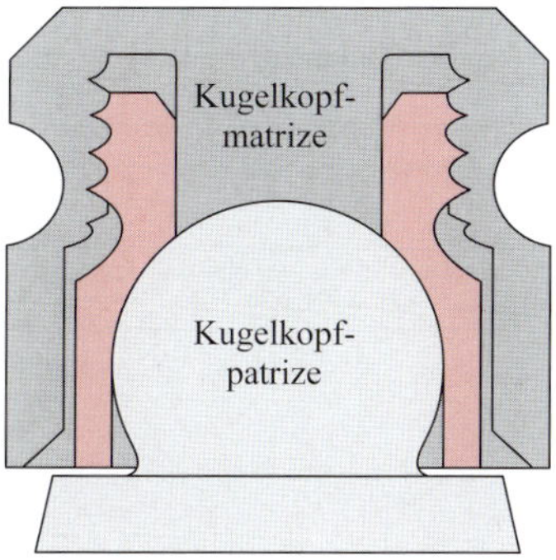


**Abb. 43-43** Das Kugelkopfsystem Dalbo plus mit seinen Komponenten im Querschnitt: Gehäuse mit haubenförmigem Retentionseinsatz (rot).

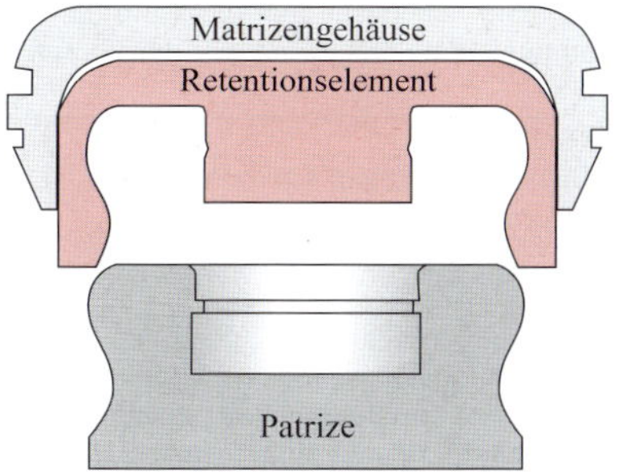


**Abb. 43-44** Das Druckknopfsystem Locator® mit seinen Komponenten im Querschnitt.

*Die Druckknopfverbindung* (Tab. 43-5)
Eine typische Form der Druckknopfverbindungen sind die Kugelkopfattachments. Sie bieten eine sehr einfache Form der retentiven Verankerung, d. h. dem Patienten wird beim Einsetzen der Prothese das Gefühl eines eingerasteten Druckknopfs vermittelt. Die Retention kann durch eine Aktivierung im Bereich der Matrize bzw. der Patrize eingestellt werden. Frühe Kugelkopfattachments erwiesen sich häufig mechanisch als nicht stabil genug, während sie heute bei guten Systemen längerfristig stabil zu sein scheinen (*Wolf* et al. 2009). Ein besonders innovatives Element stellt der Kugelkopfanker Dalbo Plus (Cendres et Métaux, CH-Biel) dar, bei dem die Haftkraft durch Ein- oder Herausdrehen des haubenförmigen Retentionseinsatzes in der Matrize gezielt eingestellt werden kann (Abb. 43-43). Tritt nach einiger Tragezeit der Arbeit ein Verschleiß des Retentionseinsatzes mit einem Verlust der Haftkraft auf, kann der geschraubte Retentionseinsatz besonders einfach und schnell ausgetauscht werden. Zusätzlich sind retentivere Tuningeinsätze erhältlich, mit denen auch bei einem Verschleiß der Kugelköpfe die Retention wiederhergestellt werden kann. Implantatachsenneigungen von 15–20° (abhängig vom Implantatsystem) scheinen unproblematisch zu sein (*Ludwig* et al. 2006).

Ein weiteres innovatives Druckknopfsystem für Deckprothesen (Locator®; 3i-Implant Innovations, D-Karlsruhe) zeichnet sich durch eine besonders geringe Bauhöhe aus (3,17 mm). Beim Locator® wird eine Patrize mit definiertem Drehmoment auf dem Implantat befestigt. Bei mehreren Implantaten können die Matrizen Divergenzen bis zu 40° der einzelnen Implantate ausgleichen. Die Matrize besteht aus einem Gehäuse, welches in den Prothesenkunststoff einpolymerisiert wird, und dem Retentionseinsatz, welcher eine dauerhafte Friktion gewährleisten soll. Dieser Retentionseinsatz ist austauschbar (Abb. 43-44). Langfristige klinische Dokumentationen liegen für dieses System bis jetzt allerdings noch nicht vor.

**Tab. 43-5** Übersicht über das klinische und labortechnische Vorgehen bei der Herstellung von implantatgetragenen Hybridprothesen mit Kugelkopfverbindung.

| Klinik | Labor |
|---|---|
| (Behandlungsablauf bis individueller Abformlöffel siehe Tab. 43-4) | |
| | Herstellung eines geschlossenen individuellen Abformlöffels |
| Auswahl der idealen Kugelkopfpatrizen (Höhe) in Abhängigkeit von der Schleimhautdicke, definitives Einschrauben der ausgewählten Patrizen mit dem Drehmomentschlüssel unter Verwendung von CHx-Gel, Aufsetzen der Übertragungselemente auf die Patrizen, Anprobe des Abformlöffels, *Kerr*-Randgestaltung, Abformung der Weichteile und der Übertragungselemente (Polyäther), Entnahme der Abformung aus dem Mund, Anpassen der provisorischen Prothese auf den eingegliederten Kugelkopfpatrizen (evtl. weichbleibende Unterfütterung) | |
| | Einsetzen der Kugelkopfreplikate in die in der Abformung verbliebenen Übertragungselemente und Herstellung der Meistermodelle, Herstellung der Registrierschablonen aus Kunststoff mit Wachswällen (abgestützt auf den Übertragungselementen) |
| Extra- und intraorale Kieferrelationsbestimmung, Frontzahnauswahl | |
| | Montage der Meistermodelle im Artikulator, Frontzahnaufstellung in Wachs |
| Kontrolle des Registrates, Anprobe Frontzahnaufstellung, Kontrolle der vertikalen Relation, Sprechprobe, Ästhetik | |
| | Seitenzahnaufstellung in Wachs, Ausmodellation der Wachsaufstellung |
| Gesamtanprobe in Wachs | |
| | Verschlüsseln der Zahnaufstellung in Wachs mit Gips oder Silikon (Vorwälle), Erstellung eines Einbettmassenmodells, Anfertigung der Wachsmodellation des Gerüstes |
| Kontrolle des Gerüstes in Wachs mit Vorwällen | |
| | Gießen des Gerüstes, Ausarbeiten und Aufpassen auf das Meistermodell, Zahnaufstellung (entsprechend Vorwall), Ausmodellieren, Einbetten, Pressen des Kunststoffes, Reokkludieren, Ausarbeiten |
| Anprobe der fertigen Prothesen und Einpolymerisieren der Matrizen intraoral, Ausarbeitung der einpolymerisierten Bereiche, Eingliederung der Prothese | |
| Kontrolle: nach zwei Tagen | |
| Nachsorge | |

**Klinisches und labortechnisches Vorgehen.** Im ersten Arbeitsschritt wird die richtige Höhe der Kugelkopfelemente ausgewählt. Dabei sollte das Plateau, auf dem die Kugel befestigt ist, gerade aus der Gingiva herausragen. Damit vermeidet man, dass die Kugel mit der Zeit von Gingiva bedeckt wird (Kugelkopfattachment sitzt zu tief), bzw. zu wenig Platz für die Matrize in der späteren Hybridprothese ist (Kugelkopfattachment sitzt zu hoch). Auf die ausgewählten und eingeschraubten Patrizen werden systemspezifische Übertragungskappen aufgesetzt und darüber eine Abformung mit einem geschlossenen individuellen Abformlöffel und Kerr-Randgestaltung durchgeführt. Die Abformung erfolgt vorzugsweise mit einphasiger Polyäthermasse (Impregum Penta; 3M Espe). Nach Entfernung der Abformung aus dem Mund werden so genannte Kugelkopfreplikate auf die in der Abformung verbliebenen Übertragungselemente gesetzt. Es folgt die Herstellung der Meistermodelle und Registrierschablonen. Die Übertragungselemente werden in die Schablone eingearbeitet und mit Autopolymerisat fixiert. Darüber kann die Schablone anschließend intraoral sicher fixiert werden. Das weitere Vorgehen gliedert sich in Gesichtsbogenübertragung, Registrierung, Kontrolle der Wachsaufstellung, Gerüstherstellung, Fertigstellung der Arbeit mit Einpolymerisieren der Matrizen. Diese Einpolymerisierung erfolgt idealerweise im Mund und nicht im zahntechnischen Labor. So kann ein spannungsfreier Sitz der Hybridprothese sichergestellt werden, da durch die intraorale Verklebung kleine Fehler, wie sie zum Beispiel von der Abformung, Modellherstellung usw. stammen können, ausgeglichen werden („Passiv Fit").

*Die Stegverbindung* (Tab. 43-6)
Neben festsitzenden Brücken stellen Stegkonstruktionen die Methode der primären Verblockung von Implantaten dar. Es können konfektionierte oder individuelle Stege in Form von rundlichen Steggelenken oder rechteckigen Steggeschieben zur Anwendung kommen (s. Kap. 37.4). Die entsprechenden konfektionierten oder auch individuellen Stegreiter aus Metall oder Kunststoff gewährleisten eine rotations- oder geschiebeartige Verbindung der Suprakonstruktion mit dem Steg.

Die Stegverankerung wurde früher als die Standardverankerung von Deckprothesen auf Implantaten angesehen. Aufgrund vielfältiger Probleme und Nachteile, wie z. B. relativ hoher Platzbedarf, hygienische Probleme, der Verbindungsproblematik und der problematischen Kombination mit natürlichen Pfeilerzähnen, haben in den letzten Jahren Kugelköpfe für einfache Versorgungen und Doppelkronen für aufwendigere Suprakonstruktionen an Boden gewonnen.



**Klinisches und labortechnisches Vorgehen.** Nach Abformung der Implantate mit der Pick-up-Technik werden im Labor die Meistermodelle und Registrierschablonen hergestellt. Am Patienten wird dann die extra- und intraorale Registrierung durchgeführt. Nach Montage der Meistermodelle in den Artikulator wechseln sich die Aufstellung der Zähne in Wachs im Labor und die Anprobe am Patienten ab, bis eine zufriedenstellende Ästhetik, Phonetik und Okklusion erzielt worden ist. Die endgültige Wachsaufstellung wird anschließend durch den Zahntechniker auf dem Meistermodell mit Silikon verschlüsselt. Dieser Vorwall hilft dem Techniker

**Tab. 43-6** Übersicht über das klinische und labortechnische Vorgehen bei der Herstellung von Hybridprothesen mit Stegverbindung

| Klinik | Labor |
|---|---|
| (Behandlungsablauf bis individueller Abformlöffel siehe Tab. 43-4) | |
| | Herstellen eines individuellen Abformlöffels mit okklusalen Perforationen (Pick-up-Technik) |
| Aufschrauben von Abformpfosten auf die Implantate, Anprobe des Abformlöffels, Umspritzen der Pfosten mit Abformmaterial und Einsetzen des mit Abformmaterial gefüllten Abformlöffels, Lösen der Abformpfosten, Entnahme der Abformung aus dem Mund, Wiedereinsetzen der Gingivaformer, bzw. des auf den Implantaten befestigten Provisoriums unter Verwendung von CHx-Gel | |
| | Herstellen der Meistermodelle und der Registrierschablonen aus Kunststoff mit Wachswällen (Schablonen sollten auf mindestens zwei Implantaten festgeschraubt bzw. abgestützt werden) |
| Extra- und intraorale Kieferrelationsbestimmung, Frontzahnauswahl | |
| | Montage der Meistermodelle im Artikulator, Frontzahnaufstellung in Wachs |
| Kontrolle des Registrates, Anprobe der Frontzahnaufstellung, Kontrolle der vertikalen Relation, Sprechprobe, Ästhetik | |
| | Seitenzahnaufstellung in Wachs, Ausmodellation der Wachsaufstellung |
| Gesamtanprobe in Wachs | |
| | Verschlüsseln der Zahnaufstellung in Wachs mit Gips oder Silikon (Vorwälle), Stegherstellung unter Verwendung des Vorwalls zur Dimensionskontrolle |
| Steganprobe | |
| | Erstellung eines Einbettmassenmodells, Anfertigung der Wachsmodulation des Gerüstes unter Verwendung des Vorwalls zur Dimensionskontrolle |
| Kontrolle des Gerüstes in Wachs mit Vorwällen | |
| | Gießen des Gerüstes, Ausarbeiten und Aufpassen auf das Meistermodell, Zahnaufstellung (entsprechend Vorwahl), gegebenenfalls Verblendung des Gerüstes, Ausmodellation |
| Gesamtanprobe | |
| | Einbetten, Kunststoff pressen, Reokkludieren, ausarbeiten |
| Definitive Stegbefestigung mit Hilfe der Halteschrauben (Drehmomentschlüssel) unter Verwendung von CHx-Gel, Anprobe der fertigen Arbeit, Eingliederung | |
| Kontrolle: Nach zwei Tagen | |
| Nachsorge | |

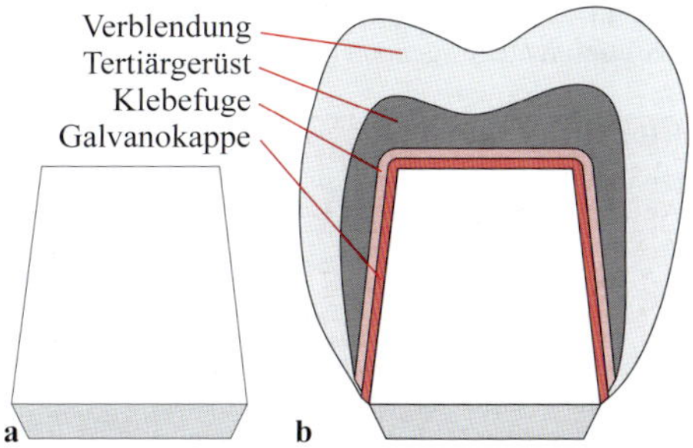


**Abb. 43-45** Darstellung des konisch (1–2°) beschliffenen Implantatabutments (**a**) mit darauf eingegliederter Doppelkrone (**b**), bestehend aus einem vollverblendeten Tertiärgerüst, in welches intraoral die Galvanokappe/Sekundärkrone verklebt wurde.

bei der korrekten Dimensionierung der Gerüstanteile und stellt sicher, dass anschließend noch genug Platz für das Aufstellen der Ersatzzähne bzw. das Verblenden der Gerüste vorhanden ist. Für die Stegherstellung werden spezielle Abutments auf die Implantate geschraubt und ein konfektionierter Steg durch Laserschweißung oder Lötung zwischen den Implantatpfosten fixiert bzw. ein komplett individueller Steg an die Abutments angegossen. Am Patienten erfolgt die Steganprobe. Hier ist die Überprüfung auf einen spannungs- und schaukelfreien Sitz von besonderer Wichtigkeit. Anschließend wird ein Einbettmassenmodell vom Meistermodell mit Steg hergestellt und das Gerüst in Wachs modelliert, nach Kontrolle durch den Zahnarzt in NEM-Legierung gegossen und ausgearbeitet. Die Übertragung der Zahnaufstellung auf das Gerüst erfolgt mit Hilfe des Vorwalls und wird am Patienten erneut anprobiert. Nach Fertigstellung der Stegprothese folgen am Patienten die Stegbefestigung mit Hilfe der Halteschrauben und die definitive Eingliederung der fertigen Arbeit.

*Die Doppelkronenverbindung* (Tab. 43-7)
Ab vier Implantaten im Unterkiefer und sechs Implantaten im Oberkiefer können abnehmbare Suprakonstruktionen auch über Doppelkronen auf den Implantaten verankert werden. Es können klassische Konuskronen, Doppelkronen mit zusätzlichen retentiven Elementen und Galvanoteleskope zur Anwendung kommen (vgl. Kapitel 34.4-6). Konventionelle Herstellungsverfahren der Primärteile mit einer späteren Fixationsabformung sowie der Herstellung der Suprakonstruktion auf dem Modell führen zu Passungenauigkeiten, die zwar von physiologisch beweglichen Zähnen, nicht aber von osseointegrierten starren Implantaten ausgeglichen werden können.



Deswegen wird für implantatgetragene Doppelkronenarbeiten empfohlen, eine Tertiärkonstruktion herzustellen, die intraoral mit den Sekundärkronen verklebt wird, wodurch eine exzellente Passgenauigkeit („Passive Fit“) der Suprakonstruktion auf den Primärteilen erreicht wird (Abb. 43-45). Sowohl die Kombination von metallischen als auch von keramischen Primärteilen mit galvanischen Sekundärkronen wurde beschrieben (*Weigl* et al. 1999). Besonderer Vorteil der implantatgetragenen Doppelkronenarbeiten ist ihre gute Kombinierbarkeit mit vitalen Pfeilerzähnen, die gute Hygienefähigkeit als auch die gute Erweiterungsfähigkeit nach einem möglichen Implantat- bzw. Zahnverlust.

**Tab. 43-7** Übersicht über das klinische und labortechnische Vorgehen bei der Herstellung von implantatgetragenen Hybridprothesen mit Galvanoteleskopen

| Klinik | Labor |
|---|---|
| (Behandlungsablauf bis individueller Abformlöffel siehe Tab. 43-4) | |
| | Herstellung eines individuellen Abformlöffels für die Pick-up- bzw. Repositionstechnik |
| Aufschrauben der Abformpfosten auf die Implantate, Anprobe des Abformlöffels, Umspritzen der Abformpfosten mit Abformmaterial und Einsetzen des mit Abformmaterial gefüllten Abformlöffels, Entnahme der Abformung aus dem Mund, Wiedereinsetzen der Gingivaformer bzw. des auf den Implantaten befestigten Provisoriums unter Verwendung von CHx-Gel | |
| | Herstellung der Meistermodelle und der Registrierschablonen aus Kunststoff mit Wachswällen (Schablone sollte auf mind. zwei Implantaten festgeschraubt bzw. abgestützt werden) |
| Extra- und intraorale Kieferrelationsbestimmung, Frontzahnauswahl | |
| | Montage der Meistermodelle im Artikulator, Frontzahnaufstellung in Wachs |
| Kontrolle des Registrates, Anprobe der Frontzahnaufstellung, Kontrolle der vertikalen Relation, Sprechprobe, Ästhetik | |
| | Seitenzahnaufstellung in Wachs, Ausmodellation der Wachsaufstellung |
| Gesamtanprobe in Wachs | |
| | Verschlüsseln der Zahnaufstellung in Wachs mit Gips oder Silikon (Vorwälle), Verwendung des Vorwalls zur Dimensionskontrolle: Herstellung der Primärkronen (entweder [1] direktes Beschleifen von Titanabutments mit 1–2° Konuswinkel, bzw. [2] Herstellung von vollkeramischen $ZrO_2$-Primärkronen, die abschließend auf den Titanabutments zementiert werden), Herstellung einer Einbringhilfe für die Primärteile (Kunststoff), Herstellung der Galvanokappen, Aufwachsen des Tertiärgerüstes in Wachs |
| Kontrolle des Tertiärgerüstes in Wachs mit Vorwällen | |
| | Herstellung des Tertiärgerüstes aus einer NEM-Legierung, optionale Herstellung einer provisorischen Versorgung (Duplikat der Wachsaufstellung), Registrierschablonen auf dem Tertiärgerüst abgestützt (Kunststoff) (vgl. auch Kap. 35.6) |

| | |
|---|---|
| Anprobe der Primärkronen mit Einbringhilfe, definitive Eingliederung der Abutments (Drehmomentschlüssel) und ggf. Zementieren der vollkeramischen Primärkronen, Aufsetzen der Galvanokappen, intraorale Verklebung der Galvanokappen mit dem Tertiärgerüst („Passiv Fit"), Kieferrelationsbestimmung auf dem Tertiärgerüst (Registrierschablone), Überabformung über das Tertiärgerüst (Polyäther), Umarbeitung der vorhandenen provisorischen Versorgung auf die eingegliederten Primärteile, bzw. Eingliederung der optional neu hergestellten provisorischen Versorgung | |
| | Herstellen neuer Meistermodelle, Montage der Meistermodelle im Artikulator, Verblenden des Gerüsts und Übertragung der Ersatzzähne durch den Vorwall, Ausmodellation, Einbetten, Kunststoffpressen, Reokkludieren, Ausarbeiten |
| Anprobe der fertigen Arbeit und Eingliederung | |
| Kontrolle: nach zwei Tagen, Fixierung der endgültige Position der Primärteile durch einen im Mund individualisierten Schlüssel | |
| Nachsorge | |

**Klinisches und labortechnisches Vorgehen.** Die Abformung erfolgt mit einem individuellen Löffel mit der Pick-up- bzw. Repositionstechnik. Nach erfolgter Abformung werden im Labor Meistermodelle und Registrierschablonen hergestellt, die auf den Implantaten mit abgestützt sind (z. B. auf eingeschraubten Gingivaformern, definitiven Abutments, umgearbeiteten Abformpfosten, implantatspezifischen Registrierelementen). Am Patienten folgt die extra- und intraorale Registrierung. Nach Montage der Meistermodelle im Artikulator wechseln sich die Aufstellung der Zähne in Wachs im Labor und die Anprobe am Patienten ab, bis eine zufrieden stellende Ästhetik, Phonetik und Okklusion erzielt worden ist. Die endgültige Wachsaufstellung wird anschließend durch den Zahntechniker auf dem Meistermodell mit Silikon verschlüsselt. Dieser Vorwall hilft dem Techniker bei der korrekten Dimensionierung der Gerüstanteile und stellt sicher, dass anschließend noch genug Platz für das Aufstellen der Ersatzzähne bzw. für das Verblenden der Gerüste vorhanden ist. Unter Dimensionskontrolle durch den Vorwall erfolgt die Herstellung der Primärkronen (direkt beschliffene Titan-Abutments bzw. zusätzlich darauf angefertigte Zirkonoxid-Kappen), der Galvanokappen, des Tertiärgerüstes (NEM-Legierung), einer Registrierschablone (Kunststoff) und optional eine auf den Primärkronen abgestützte provisorische Versorgung (Duplikat der Wachsaufstellung).



In der darauf folgenden klinischen Sitzung erfordert das intraorale Einkleben der Galvanokappen in das Tertiärgerüst eine sichere Trockenlegung, was diese Behandlungssitzung besonders aufwändig macht. Die Primärteile müssen zuvor mittels Drehmomentschlüssel de-

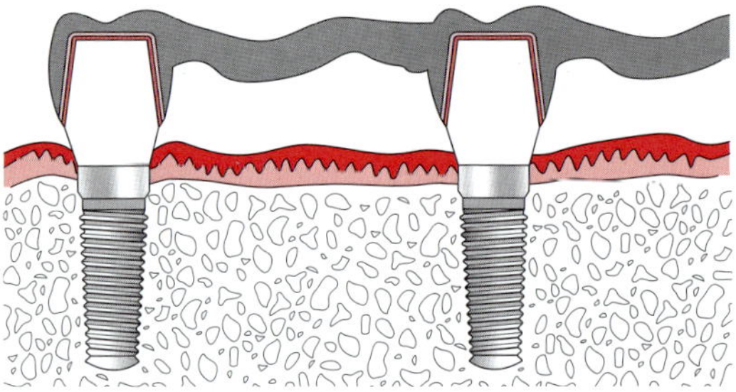

**Abb. 43-46** Intraorales Einkleben der Galvanokappen in das Tertiärgerüst.

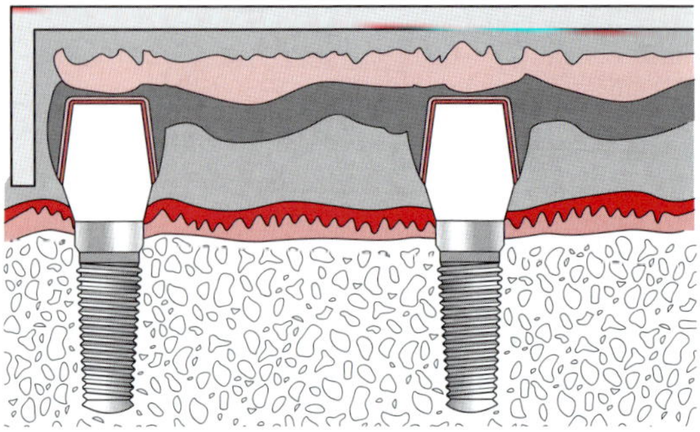

**Abb. 43-47** Nach erfolgter Kieferrelationsbestimmung auf dem Tertiärgerüst wird anschließend eine Überabformung über das Tertiärgerüst mit Polyäther durchgeführt.

finitiv eingeschraubt werden. Ein erneutes Lösen und Wiederanziehen der Befestigungsschraube könnte zu minimalen Ungenauigkeiten führen und einen späteren spannungsfreien Sitz der Arbeit verhindern. Für die Verklebung werden die zuvor in Alkohol gereinigten Galvanokappen auf die intraoral eingegliederten Primärteile aufgesetzt und mit einem Metallprimer (Alloy-Primer; Kuraray, J-Osaka) konditioniert. Das ebenfalls vorbehandelte Tertiärgerüst (Strahlen mit Aluminiumoxid 50 µm, 2,3 bar) wird mit einem Kunststoffkleber (z.B. Panavia 21, Kuraray) bestrichen und intraoral mit den Galvanokappen verklebt (Abb. 43-46). Anschließend wird das verklebte Gerüst entnommen und von Kleberresten gereinigt. Es erfolgt eine Kieferrelationsbestimmung auf dem Tertiärgerüst und eine anschließende Überabformung über das Tertiärgerüst mit Polyäthermaterial (z. B. Impregum™ Penta™; 3MEspe) (Abb. 43-47). Anschließend muss die provisorische Versorgung an die neue intraorale Situation mit eingegliederten Primärteilen angepasst werden. Dazu wird entweder die vorhandene provisorische Versorgung umgearbeitet oder die optional im Labor hergestellte und auf den Primärkronen abgestützte provisorische Versorgung eingegliedert. Anschließend wird im zahntechnischen Labor ein neues Meistermodell mit Patern-Resin Stümpfen im Bereich der Galvanoteleskope hergestellt (Abb. 43-48). Das Modell wird mit Hilfe der neuen Kieferrelationsbestimmung im Artikulator montiert und die Doppelkronenarbeit fertig gestellt. Sie kann in der nächsten Behandlungssitzung eingegliedert werden. Die Eingliederung ist dabei wesentlich weniger aufwändig als die vorherige Sitzung, da die Doppelkronenarbeit jetzt nur auf die bereits im Mund befindlichen Primärkronen aufgesetzt, die Okklusion und Artikulation korrigiert und die Passung der Prothese kontrolliert wird (Abb. 43-49).



Die in der letzten Sitzung optional neu hergestellte provisorische Versorgung hat nach Eingliederung der definitiven Arbeit ihre Funktion nicht komplett verloren, sondern dient dem Patienten ab jetzt als Zweitprothese. Sie kommt zum Beispiel bei Reparaturen an der definitiven Arbeit zum Einsatz und erhöht damit den Komfort des Patienten in diesen Situationen erheblich.

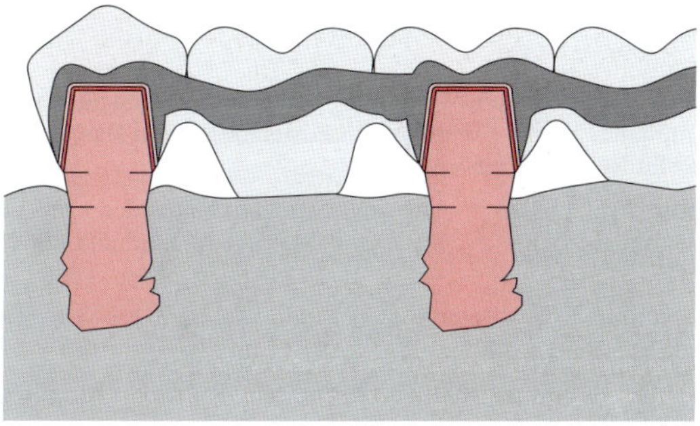

**Abb. 43-48** Danach wird im zahntechnischen Labor ein neues Meistermodell mit Pattern-Resin Stümpfen im Bereich der Galvanoteleskope hergestellt und das Tertiärgerüst verblendet.

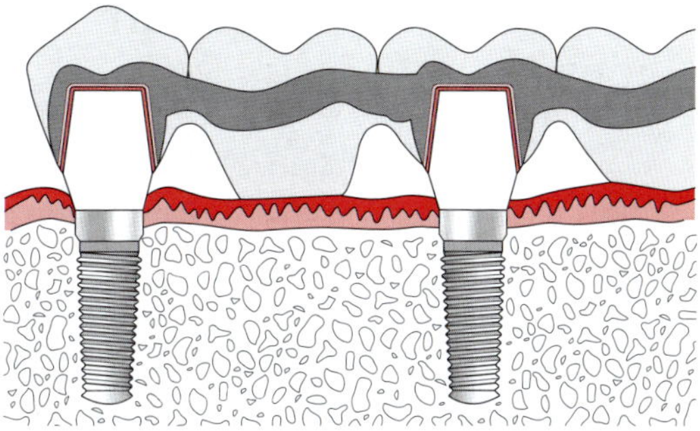

**Abb. 43-49** Intraoral eingegliederte Galvanoteleskoparbeit.

Speziell bei implantatgetragenen Galvanoteleskopen sollte nach definitiver Eingliederung der Doppelkronenarbeit die endgültige Position der Primärteile mit Hilfe eines im Mund individualisierten Schlüssels fixiert werden, der später bei möglicher Lockerung der Verschraubung eines Primärteils erlaubt, dieses in identischer Position wiederzubefestigen.

# 43.5 Nachsorge

Die Nachsorge bei implantatgetragenem Zahnersatz folgt den in Kapitel 45 beschriebenen Prinzipien. Die Sondierungstiefe und BOP an Implantaten wird genauso wie bei natürlichen Zähnen evaluiert. War früher die routinemäßige Sondierung um Implantate umstritten, so ist heute nachgewiesen, dass dies ohne Schäden erfolgen kann und zunehmende Sondierungswerte Frühzeichen einer Periimplantitis sein können (*Salvi* und *Lang* 2004). Bei Sondierung mit der Parodontalsonde wird zwar das Saumepithel von Implantatoberfläche separiert (Sondierungskraft von 0,2 N), die bindegewebige Adaptation am Implantat wird aber nicht zerstört. Die „Heilung" des epithelialen Attachments ist nach 5 Tagen abgeschlossen (*Etter* et al. 2002). Neben erhöhten Sondierungstiefen sind Plaque-Index, Zustand der Mukosa, Bleeding on Probing (BOP), Breite der keratinisierten Gingiva, Sulkusfluid, Pusabfluss, Implantatbeweglichkeit, Schmerzen, Resonanzfrequenz-Analyse und radiologische Veränderungen weitere diagnostische Parameter zur Beurteilung der perimplantären Verhältnisse (s. Kap. 44).



Werden Abutments oder andere prothetische Komponenten abgeschraubt bzw. ausgewechselt, sollten die Innenräume der Implantate mit Chlorhexidinlösung desinfiziert und vor dem erneuten Verschrauben mit einem Chlorhexidingel gefüllt werden, da dies längerfristig die Keimbesiedlung der Hohlräume reduziert (*Paolantonio* et al. 2008).

# Literatur

Aparicio C., Rangert B., Sennerby L.: Immediate/early loading of dental implants: a report from the Sociedad Espanola de Implantes World Congress consensus meeting in Barcelona, Spain, 2002. Clin Implant Dent Relat Res 2003;5:57-60.

Belser U., Buser D., Higginbottom F.: Consensus statements and recommended clinical procedures regarding esthetics in implant dentistry. Int J Oral Maxillofac Implants 2004; 19 Suppl: 73-74.

Busch R., Kern M.: Wiederherstellung der Retention bei dem schraubaktivierbaren Kugelkopfattachment Dalbo Plus. Quintessenz 2009;60:713-717.

Buser D., Belser U., Wismeijer D.: ITI-Treatment Guide. Ästhetische Implantattherapie - Einzelzahnersatz. Quintessenz Verlag, Berlin 2007.

Chen S., Buser D.: ITI Treatment Guide: Implant Placement in Post-Exraction Sites. Quintessenz, Verlag, Berlin 2008.

Chen S.T., Wilson T.G. Jr., Hämmerle C.H.: Immediate or early placement of implants following tooth extraction: review of biologic basis, clinical procedures, and outcomes. Int J Oral Maxillofac Implants 2004;19 Suppl: 12-25.

Deutsche Gesellschaft für Zahn- Mund- und Kieferheilkunde (DGZMK): Implantologie in der Zahnheilkunde. Stand 7/2005. Dtsch Zahnärztl Z 2005;60:915-916.

Deutsche Gesellschaft für Zahn- Mund- und Kieferheilkunde (DGZMK): Zahnärztliche Betreuung von Patienten unter/nach Bisphosphonat-Medikation. Dtsch Zahnärztl Z 2006; 60:915-916.

Dimaczek B., Kern M.: Langzeitprovisorische Wiederherstellung von Funktion und Ästhetik mittels direkter adhäsiver Befestigung eines extrahierten Zahnes. Quintessenz 2007;58:829-833.

Esposito M., Grusovin M.G., Talati M., Coulthard P., Oliver R., Worthington H.V.: Interventions for replacing missing teeth: antibiotics at dental implant placement to prevent complications. Cochrane Database Syst Rev 2008: CD004152.

Etter T.H., Hakanson I., Lang N.P., Trejo P.M., Caffesse R.G.: Healing after standardized clinical probing of the perlimplant soft tissue seal: a histomorphometric study in dogs. Clin Oral Implants Res 2002;13:571-180.

Hämmerle C.H., Chen S.T., Wilson T.G. Jr.: Consensus statements and recommended clinical procedures regarding the placement of implants in extraction sockets. Int J Oral Maxillofac Implants 2004;19 Suppl:26-28.

Lekholm U., Zarb G.A.: Patient Selection and Preparation. In: Brånemark P.I., Zarb G.A., Albrektsson T. (Hrsg). Tissue-Integrated Prosthesis. Osseointegration in Clinical Dentistry. Quintessence, Chicago-Berlin 1985.

Ludlow J.B., Ivanovic M.: Comparative dosimetry of dental CBCT devices and 64-slice CT for oral and maxillofacial radiology. Oral Surg Oral Med Oral Pathol Oral Radiol Endod 2008;106:106-114.

Ludwig K., Hartfil H., Kern M.: Untersuchung zum Verschleißverhalten von Kugelkopfattachments. Quintessenz Zahntech 2005;31:1074-1083.



Ludwig K., Cretsi X., Kern M.: In-vitro-Untersuchung zu Abzugskräften von Kugelkopf-Attachments bei Implantatdivergenzen. Dtsch Zahnärztl Z 2006;61:142-146.

Madrid C., Sanz M.: What impact do systemically administrated bisphosphonates have on oral implant therapy? A systematic review. Clin Oral Implants Res 2009;20 Suppl 4:87-95.

Maeglin B.: Kritische Stellungnahme zur Problematik der zahnärztlichen Implantate In: Strub J.R., Gysi B.E., Schärer P. (Hrsg). Schwerpunkte in der oralen Implantologie und Rekonstruktion. Quintessenz, Berlin 1983.

Mombelli A., Cionca N.: Systemic diseases affecting osseointegration therapy. Clin Oral Implants Res 2006;17:97-103.

Morton D., Ganeles J.: ITI Treatment Guide: Belastungsprotokolle in der zahnärztliche Implantologie. Quintessenz Verlag, Berlin 2008.

Moy P.K., Medina D., Shetty V., Aghaloo T.L.: Dental implant failure rates and associated risk factors. Int J Oral Maxillofac Implants 2005;20:569-577.

Naert I., Alsaadi G., Quirynen M.: Prosthetic aspects and patient satisfaction with two-implant-retained mandibular overdentures: a 10-year randomized clinical study. Int J Prosthodont 2004;17:401-410.

Paolantonio M., Perinetti G., D'Ercole S., Graziani F., Catamo G., Sammartino G., Piccolomini R.: Internal decontamination of dental implants: an in vivo randomized microbiologic 6-month trial on the effects of a chlorhexidine gel. J Periodontol 2008;79:1419-1425.

Salvi G.E., Lang N.P.: Diagnostic parameters for monitoring peri-implant conditions. Int J Oral Maxillofac Implants 2004;19 Suppl:116-127.

Schulze D., Heiland M., Thurmann H., Adam G.: Radiation exposure during midfacial imaging using 4- and 16-slice computed tomography, cone beam computed tomography systems and conventional radiography. Dentomaxillofac Radiol 2004;33:83-86.

Terheyden H.: Sofortrekonstruktion und verzögerte Sofortrekonstruktion der Extraktionsalveole. Implantologie 2006;14:365-375.

Weigl P., Kleutges D.: Ein innovatives und einfaches Therapiekonzept für herausnehmbare Suprastrukturen mit neuem Halteelement – konische Keramikpatrize vs. Feingoldmatrize. In: Weber H.-P., Mönkmeyer U. (Hrsg). Quintessenz, Berlin 1999.

Witkowski S., Schirra C., Kern M.: Konditionierung des periimplantären Weichgewebes mit prothetischen Hilfsmitteln. Quintessenz Zahntech 1998;24:986-1005.

Wolf K., Ludwig K., Hartfil H., Kern M.: Analysis of retention and wear of ball attachments. Quintessence Int 2009;40:405-412.

Wolfart S., Brunzel S., Kern M.: Strategische Pfeilervermehrung mit Implantaten unter vorhandenen Doppelkronenprothesen. Quintessenz 2009;60:1053-1059.

Zuhr O., Fickl S., Wachtel H., Bolz W., Hürzeler M.B.: Die Erhaltung des Emergenzprofils als Schlüsselfaktor für ästhetische implantatgetragene Restaurationen. Implantologie 2002;10:85-100.

# 44 Ursachen und Therapie der periimplantären Destruktion

## 44.1 Einleitung

In den letzten Jahren hat die Anwendung von oralen enossalen Implantaten stark zugenommen. Als Folge der wachsenden Zahl von funktionell belasteten osseointegrierten Implantaten ist zu erwarten, dass in Zukunft vermehrt Probleme bezüglich der Behandlung von periimplantären Weichgewebs- und Knochendefekten auftreten werden.

Es konnte gezeigt werden, dass die Hart- und Weichgewebe, die das dentale Implantat umgeben, Gemeinsamkeiten, aber auch Unterschiede gegenüber dem Parodont des natürlichen Zahnes aufweisen. Da der Begriff Parodontium mit Gingiva, Desmodont, Wurzelzement und knöcherner Alveole zahngebundene Strukturen bezeichnet, hat sich für die das Implantat umgebenden Strukturen der Überbegriff periimplantäre Hart- und Weichgewebe etabliert. Im Einzelnen unterscheidet man die periimplantäre Mukosa und den periimplantären Knochen. Entzündliche Prozesse, die sich auf die Weichgewebe beschränken, werden analog zur Gingivitis als periimplantäre Mukositis bezeichnet und sind reversibel. In Analogie zur Parodontitis lautet die Diagnose Periimplantitis, sobald der umgebende Knochen beteiligt ist und Knochenresorptionen manifest werden. In einer Übersichtarbeit wurden diese morphologischen Besonderheiten des dentalen Implantates im Vergleich zum natürlichen Zahn herausgearbeitet und bezogen auf den gesunden Zustand und die bakteriell verursachten Entzündungsprozesse analysiert (*Zitzmann* et al. 2006). Basierend auf den strukturellen Besonderheiten der periimplantären Weich- und Hartgewebe werden im Folgenden Empfehlungen für die Diagnostik gegeben und Therapiemöglichkeiten zur Behandlung der Periimplantitis dargelegt.

## 44.2 Ursachen der periimplantären Destruktion



Ähnlich wie bei der Gingivitis konnte zwischen der bakteriellen Plaque und der periimplantären Mukositis beim Mensch ein enger kausaler Zusammenhang nachgewiesen werden (*Zitzmann* et al. 2001). Kolonien bildende Bakterien binden an das Pellikel, bestehend aus Komponenten des Speichels und der Sulkusflüssigkeit, wobei insbesondere submukosal ein stabiler Biofilm entsteht. Diese bakterielle Besiedelung hat eine Immunabwehrreaktion des Wirtes zur Folge, die zu einer Entzündung des Weichgewebes führt (Mukositis). Wenn sich dann die Plaque über einen längeren Zeitraum ungehindert vermehren kann, konnte im Tierexperiment gezeigt werden, dass die Mukositis in eine Periimplantitis übergeht und den periimplantär unterstützenden Knochen zirkulär angreift und zerstört (*Lang* et al. 2000).

Die durch Knochenresorption im Rahmen einer Periimplantitis verursachten Implantatverluste sind so genannte *Spätverluste*. Sie treten nach einer erfolgreichen Osseointegration und funktioneller Belastung auf. Davon zu unterscheiden sind so genannte *frühe Implantatverluste*. Sie werden innerhalb der ersten Wochen oder Monate nach Insertion bzw. bis zu einem Jahr nach funktioneller Belastung beobachtet. Sie sind auf Komplikationen während der Einheilung, bzw. auf das Ausbleiben der Osseointegration zurückzuführen, wie es zum Beispiel durch fehlerhafte chirurgische Techniken oder funktionelle Überbelastungen zu beobachten ist. Bei den chirurgischen Komplikationen seien Hitzenekrosen während der Implantatbettaufbereitung, Wunddehiszenzen nach augmentativen Verfahren, sowie gelockerte Sekundärteile genannt. Zu Misserfolgen durch okklusale Überbelastungen kann es durch eine zu frühe Belastung während der Einheilungsphase des Implantates oder durch eine inkorrekte Gestaltung der Suprastruktur kommen (*Rosenberg* et al. 1991).

# 44.3 Mikrobiologische Aspekte

Mikrobiologisch scheint der Verlauf einer periimplantären Entzündung demjenigen einer chronischen Parodontitis zu entsprechen. In einer klinischen Studie verglichen *Mombelli* et al. (1987) die mikrobiologische Zusammensetzung bei klinisch unauffälligen und fehlschlagenden Implantaten. Bei letzteren wurde vornehmlich eine gramnegative Bakterienflora mit anaeroben Stäbchen gefunden. Klinisch unauffällige Implantate zeigten nur ganz selten diesen Befund. In einer anderen Studie evaluierten *Becker* et al. (1990) mit Hilfe einer DNA-Sonde die Mikroflora von 36 fehlschlagenden Implantaten bei 13 Patienten. Sie fanden in den periimplantären Defekten mittelhohe Keimwerte für Actinobacillus actinomycetemcomitans, Bacteroides intermedius und Bacteroides gingivalis. Diese Bakterien gelten als pathogene Erreger im parodontalen Krankheitsgeschehen. *Rams* et al. (1990) fanden in periimplantären Defekten einen größeren Prozentsatz an Staphylokokken (15,1 %) als in gingivalen entzündlichen Stellen (0,06 %) oder parodontalen Defekten (1,2 %). Die Autoren glauben daher, dass Staphylokokken bei der periimplantären Destruktion eine größere Rolle spielen, als bisher angenommen wurde.



In einer weiteren Arbeit wurde bei 24 Patienten, die im selben Kiefer sowohl Implantate als auch Zähne aufwiesen, im Dunkelfeldmikroskop die Mikroflora um orale enossale Implantate mit der um die natürlichen Zähne verglichen (*Quirynen* und *Listgarten* 1990). Die Prozentanteile von Kokken, beweglichen Stäbchen, Spirochäten und anderen Bakterien betrugen um Implantate jeweils 65,8 %, 2,3 %, 2,1 % und 29,8 %, und um natürliche Zähne 55,6 %, 4,9 %, 3,6 % und 34,9 %. Werden diese Daten mit der Mikroflora um Implantate bei zahnlosen Patienten verglichen, so findet man bei Zahnlosen signifikant weniger bewegliche Stäbchen (0,4 %)

und Spirochäten (0,0 %). Diese Resultate unterstützen die Hypothese, dass natürliche Zähne als Reservoir für die bakterielle Kolonisation von benachbarten Titanimplantaten dienen können und die Mikroflora um Implantate im teilbezahnten Patienten potentiell pathogener als beim Zahnlosen erscheint.

*Rutar* et al.(2001) konnten in diesem Zusammenhang signifikante Korrelationen zwischen den gemessenen Sondierungstiefen und der Gesamtmenge an Anaerobiern einerseits und der Häufigkeit der Bakteroides gingivalis andererseits aufzeigen.

## 44.4 Diagnostische Parameter zur Beurteilung der periimplantären Situation

Eine systematische Übersichtsarbeit bezüglich der unterschiedlichen Periimplantitis-Therapieformen zeigt, dass es im Moment keinen sicheren Nachweis für eine optimale Therapie gibt (*Esposito* et al. 2004). Dies unterstreicht, wie wichtig es ist, eine Mukositis (die ja noch reversibel ist) erst gar nicht in das Stadium einer Periimplantitis kommen zu lassen. Um beginnende Läsionen bereits frühzeitig zu diagnostizieren, ist ein regelmäßiges Erfassen von klinischen Daten während der Nachsorgeuntersuchungen notwendig (*Lang* et al. 1997). Hierzu gehört das Erfassen folgender Parameter: Plaqueindex, Sondierungstiefen, Breite der angewachsenen Gingiva, Sulkusfließrate, Weichgewebssituation, Implantatbeweglichkeit, Schmerzen am Implantat, Frequenz-Resonanz-Analyse und eine radiologische Untersuchung. Die Autoren empfehlen, eine Reihe dieser klinischen und radiologischen Parameter regelmäßig zu erheben, um zwischen gesundem und erkranktem periimplantären Gewebe unterscheiden zu können (*Salvi* und *Lang* 2004). Dabei konnte das Dogma aus den Anfangszeiten der Implantologie, nach dem die Sondierung um Implantate Verletzungen des Gewebes oder ein Aufrauen der Titanoberfläche verursachen könnte, entkräftet werden (*Etter* et al. 2002).

Da im Rahmen der Periimplantitis die knöcherne Unterstützung initial ausschließlich koronal verloren geht, bleibt das Implantat in dieser Phase weiter osseointegriert und somit auch stabil. Aus diesem Grund ist Implantatmobilität ein höchst unsensibles, zugleich jedoch ein hochspezifisches diagnostisches Kriterium für Periimplantitis. Höhere Sensibilität und Reliabilität einer sich entwickelnden bzw. etablierten Periimplantitis stellen die Parameter Bleeding on probing, Sondierungstiefe und die röntgenologische Untersuchung mit Hilfe eines Zahnfilms dar (*Lang* et al. 2000). Idealerweise kann man hierfür individualisierte Röntgenhalter verwenden, um bei jeder Aufnahme die gleiche Einstellung und somit vergleichbare Röntgenbilder zu erhalten.

## 44.5 Häufigkeit der Periimplatitis bei Parodontitispatienten

Grundsätzlich zeigt die Literatur, dass die Überlebensrate von Implantaten und Suprakonstruktionen auch bei Parodontitispatienten hoch ist. Die Autoren kommen zu dem Schluss, dass auch bei für Parodontitis anfälligen Patienten Implantate indiziert sind, sofern anschließend ein engmaschiges Nachsorgeprogramm eingehalten wird (*Schou* 2008). Dies wird von einem weiteren Übersichtsartikel in Frage gestellt, der bei Parodontitispatienten trotz parodontaler Vorbehandlung und Nachbetreuung ein erhöhtes Risiko für eine periimplantäre Infektion sieht (*Renvert* und *Persson* 2009). Solches Risiko wurde bereits von *Karoussis* et al. (2003) unterstrichen. Sie beobachteten über 10 Jahre bei Patienten mit parodontaler Vorgeschichte mehr Implantatverluste (9,5 % vs. 3,5 %) und eine höhere Inzidenz der Periimplantitis (28,6 %, vs. 5,8 %) als bei parodontal Gesunden.

## 44.6 Prävention von periimplantären Krankheiten

Wie bereits erwähnt, kommt es bei Plaqueansammlung um dentale Implantate zu einer entzündlichen Infiltration des periimplantären Weichgewebes ohne Beteiligung des Knochens. Man spricht hier von einer *periimplantären Mukositis*. Demgegenüber kommt es bei einer *Periimplantitis* bereits zu einem Verlust an periimplantärem Knochen.

Die beste Prävention der periimplantären Destruktion ist somit eine optimale Plaquekontrolle durch den Patienten. Gleichzeitig sollte der Patient in ein enges Nachsorgeprogramm integriert werden, damit periimplantäre Probleme frühzeitig erkannt und regelmäßig professionelle Mundhygiene durchgeführt werden kann (*Lang* et al. 1997). Hierfür stehen verschiedene Hilfsmittel zur Verfügung. Die Anwendung einer weichen Nylonzahnbürste führt zu keinen Veränderungen der Oberflächen von Titanimplantaten, so dass der Patient bei der persönlichen Mundhygiene mit herkömmlichen Hilfsmitteln wie Zahnbürste und Interdentalbürstchen arbeiten kann. Für die professionelle Mundhygiene stehen Kunststoffküretten und -scaler sowie weicher Gumminapf, Polierbürstchen und gering abrasive Polierpasten zur Verfügung. Diese Instrumente und Hilfsmittel sind deshalb zu empfehlen, weil sie nur ganz geringe Veränderungen der Implantatoberfläche zur Folge haben. Die Entfernung von subgingivalem Zahnstein mit Hilfe von Kunststoffküretten ist leider nicht effizient. Daher muss in diesen Bereichen mit Metallküretten oder Ultraschallgeräten gearbeitet werden. Beide Hilfsmittel führen jedoch zu Kratzern auf der Implantatoberfläche, welche Ursache für Korrosionsschäden und vermehrte Plaqueakkumulation sein können.

## 44.7 Behandlung der Implantatoberfläche

Die Implantatoberfläche eines periimplantär geschädigten Implantats ist mit Plaque und bakteriellen Endotoxinen kontaminiert. Solange diese Endotoxine auf der Implantatoberfläche haften, kann keine Regeneration von Knochen in periimplantären Defekte erwartet werden (*Meffert* 1992). *Zablotsky* et al. (1992) evaluierten in vitro die Wirkungen verschiedener chemischer und mechanischer Hilfsmittel, mit denen Endotoxine von hydroxylapatitbeschichteten und Reintitan-Implantaten entfernt wurden. Dabei zeigte sich, dass mit einem Pulverwasserstrahlgerät auf beiden Implantatoberflächen die besten Resultate zu erreichen waren. Bei Anwendung eines Pulverwasserstrahlgeräts während einer Lappenoperation ist aber Vorsicht geboten, da die Gefahr von submukösen Emphysembildungen besteht. Eine kurzzeitige Anwendung von Zitronensäure (pH 1; 40 %ig) war bei der Entfernung von Endotoxinen von hydroxylapatitbeschichteten Oberflächen sehr effektiv. Die Applikation von 40 %iger Zitronensäure sollte nicht länger als 30 bis 60 Sekunden dauern, da sonst die Hydroxylapatitbeschichtung aufgelöst wird (*Zablotsky* et al. 1992). In dieser In-vitro-Untersuchung wurde Endotoxin von Escherichia coli verwendet. Dieses Bakterium gilt jedoch nicht als potentieller Erreger von Parodonthopathien. Deshalb wurden in einer anderen In-vitro-Untersuchung maschinell bearbeitete Titanimplantate, hydroxylapatitbeschichtete Implantate und plasmabeschichtete Implantate mit dem Endotoxin von Porphyromonas gingivalis kontaminiert und mit Wasser, 0,2 %igem Chlorhexidin, 40 %iger Zitronensäure und einem Pulverwasserstrahlgerät behandelt (*Dennison* et al. 1994). Die Autoren fanden dabei ähnliche Ergebnisse wie *Zablotsky* et al. (1992). Die einminütige Anwendung des Pulverwasserstrahlgeräts reduzierte den Anteil des Endotoxins auf der plasmabeschichteten Oberfläche um 92 %, auf der hydroxylapatitbeschichteten Oberfläche um 88 % und auf der maschinell bearbeiteten Titanoberfläche um 98 %. Das Pulverwasserstrahlgerät (Cavi-Jet®, Prophy-Jet®; DeTrey Dentsply, D-Dreieich) scheint die beste Behandlungsmethode zur Detoxifikation aller Implantatoberflächen darzustellen. Nur bei hydroxylapatitbeschichteten Implantaten konnten mit 40 %iger Zitronensäure fast gleich gute Resultate erzielt werden.

## 44.8 Therapiemöglichkeiten der Mukositis und Periimplantitis



Ziel der Periimplantitistherapie ist zunächst die Infektionskontrolle durch Plaqueentfernung, Plaquekontrolle und antiseptische Maßnahmen (Initialphase) (*Lang* et al. 1997). Erst in einem zweiten Schritt kann eine chirurgische Intervention folgen, die neben der Reinigung der Implantatoberfläche in den nichtzugänglichen Regionen auch die Taschenreduktion zum Ziel hat. Im Idealfall geht diese Reduktion der Sondierungstiefen mit einer knöchernen Auffüllung des Defektes und Wiederherstellung des Implantat-Knochenkontaktes (Reosseointegration) einher. Mit der

Taschenreduktion sollen zudem ein eher aerobes Milieu etabliert und die anaeroben Anteile der subgingivalen Flora unterdrückt werden.

## 44.8.1 Initialphase

- Zur mechanischen Entfernung weicher Beläge werden nicht-metallische Küretten empfohlen. Außerdem können Ultraschallsysteme mit speziell modifizierten Arbeitsenden angewendet werden. Darüber hinaus wurden mögliche Vorteile durch die Verwendung von Laser (ER:YAG) zur Oberflächenreinigung und Detoxikation beschrieben (*Sculean* et al. 2005). Anschließend erfolgt eine Politur mit Gumminapf und schwach abrasiven Pasten.
- Spülung der periimplantären Weichgewebsmanschette mit einer Kanüle und 0,2 %iger Chlorhexidin-Lösung (*Lang* et al. 1997)
- Mundspülung für 2 Wochen mit 0,2 %iger Chlorhexidinlösung, zweimal täglich
- Bei erhöhten Schweregraden (Knochenabbau ab ca. 1/5 der Länge des Implantates) kann ein Antibiotikum zur systemischen Anwendung verschrieben oder lokal appliziert werden. Allerdings ist für den Einsatz der Antibiotika bei der Periimplantitistherapie bisher kein gültiges Therapieschema verfügbar. Obwohl Antibiotika häufig in der Periimplantitistherapie verwendet werden, steht ein Wirksamkeitsnachweis auf hohem Evidenzniveau noch aus (*Heitz-Mayfield* und *Lang* 2004).

Durch diese Behandlungsmaßnahmen in der Initialphase wird die Bildung einer entzündungsfreien periimplantären Weichgewebsmanschette erreicht.

## 44.8.2 Zweite Phase: Chirurgische Maßnahmen

Dabei handelt es sich um Modifikationen von Techniken, die bei Knochendefekten um natürliche Zähne angewendet werden. Die Verabreichung von Antibiotika vor und nach dem chirurgischen Eingriff ist aufgrund des pathologischen Krankheitsbildes (sehr nahe am Knochen und an der Implantatoberfläche konnten Entzündungsreaktionen und -zellen nachgewiesen werden) empfehlenswert. Deshalb sollte der chirurgische Eingriff 7 bis 10 Tage nach systemischer Gabe des Antibiotikums (Initialphase) erfolgen.



- **Resektive Maßnahmen.** Bei horizontalem Knochenverlust und geringen vertikalen Knocheneinbrüchen wird ein apikaler Verschiebelappen durchgeführt; dabei wird die Implantatoberfläche mit hochtourig laufenden Diamanten geglättet und anschließend poliert („Implantoplastik“) (*Zablotsky* 1992; *Terheyden* und *Kern* 2005).
- **Regenerative Maßnahmen.** Bei vertikalen Knochendefekten werden regenerative Maßnahmen angewandt. Die Implantatoberfläche wird vorgängig mit einem Pulver-Wasser-Strahlgerät (Plak-Sweep®; Emde, D-Frankfurt) detoxifiziert. Die Defekte werden mit autologem Knochen oder alloplastischem Knochenersatzmaterial aufgefüllt

und anschließend mit einer nichtresorbierbaren Barriere (Gore-Tex® Augmentation Material, Gore, D-Putzbrunn) abgedeckt. Mit den beiden Mukoperiostlappen (bukkal und oral) wird die Membran vollständig abgedeckt. Die Membran wird nach 6 bis 8 Monaten entfernt.

Bei extremem periimplantären Knochenverlust kann es besser sein, das Implantat zu explantieren und den Knochen mit Hilfe der geführten Knochenregeneration wieder aufzubauen, bevor nochmals ein dentales Implantat inseriert wird.

## 44.9 Zusammenfassung

Bei der Entstehung von Parodontopathien und pathologischen Veränderungen des periimplantären Weich- und Hartgewebes spielen trotz der teilweise unterschiedlichen anatomischen Verhältnisse ähnliche ätiologische Faktoren eine Rolle. Durch ein professionelles Nachsorgeprogramm und entsprechende Mitarbeit des Patienten scheint es möglich zu sein, entzündliche periimplantäre Weichgewebsreaktionen zu verhindern.

Bei etablierten pathologischen Veränderungen sind die gleichen Therapiemöglichkeiten indiziert, wie sie in der Parodontologie angewendet werden, wobei die beschriebenen Therapien nur als vorläufige Empfehlungen gelten können, da sie noch nicht genügend wissenschaftlich untermauert sind (*Esposito* et al. 2004). Die bis heute bekannten histologischen Untersuchungen zur Behandlung der Periimplantitis deuten aber darauf hin, dass bei zirkulären vertikalen Knochendefekten um orale enossale Implantate regenerative Maßnahmen mit „Füllermaterialien" zu guten Resultaten führen können. Bei horizontalen Knochendefekten ist die Taschenelimination mit gleichzeitiger „Implantoplastik" als Therapie der Wahl anzusehen. Es scheint, dass die Regeneration des periimplantären Knochens, ähnlich wie die des parodontalen Stützknochens, nur in vertikalen Defekten möglich ist (*Roos-Jansaker* et al. 2003). Es ist Aufgabe der Wissenschaft, weitere Therapiemöglichkeiten zu suchen und die bis jetzt tierexperimentell erreichten Resultate klinisch zu bestätigen, um ein systematisches Behandlungskonzept für die Periimplantitis zu entwickeln.

# Literatur



Becker W., Becker B., Newman M.G., Nyman S.: Clinical and microbiological findings that may contribute to dental implant failure. Int J Oral Maxillofac Implants 1990;5:31-38.

Dennison D.K., Hürzeler M.B., Quiñones C.R., Caffesse R.G.: Endotoxin absorption and dissolution characteristics of different implant surfaces. J Periodontol 1994;65:942-948.

Etter T.H., Hakanson I., Lang N.P., Trejo P.M., Caffesse R.G.: Healing after standardized clinical probing of the perlimplant soft tissue seal: a histomorphometric study in dogs. Clin Oral Implants Res 2002;13:571-180.

Esposito M., Worthington H., Coulthard P.: Interventions for replacing missing teeth: treatment of perimplantitis. Cochrane Database Syst Rev 2004: CD004970.

Heitz-Mayfield L.J., Lang N.P.: Antimicrobial treatment of peri-implant diseases. Int J Oral Maxillofac Implants 2004; 19 Suppl: 128-139.

Karoussis I.K., Salvi G.E., Heitz-Mayfield L.J., Brägger U., Hämmerle C.H., Lang N.P.: Long-term implant prognosis in patients with and without a history of chronic periodontitis: A 10-year prospective cohort study of the ITI Dental Implant System. Clin Oral Implants Res 2003;14:329-339.

Lang N.P., Mombelli A., Tonetti M.S., Brägger U., Hämmerle C.H.: Clinical trials on therapies for peri-implant infections. Ann Periodontol 1997;2:343-356.

Lang N.P., Wilson T.G., Corbet E.F.: Biological complications with dental implants: their prevention, diagnosis and treatment. Clin Oral Implants Res 2000;11 Suppl 1:146-155.

Meffert R.M.: How to treat ailing and failing implants. Impl Dent 1992;1:25-33.

Mombelli A., van Oosten M.A.C., Schürch E., Lang N.P.: The microbiota associated with successful or failing osseointegrated titaniumimplants. Oral Microbiol Immunol 1987;2:145-151.

Quirynen M., Listgarten M.A.: The distribution of bacterial morphotypes around natural teeth and titanium implants ad modum Brånemark. Clin Oral Impl Res 1990;1:8-12.

Rams T.E., Feik D., Slots J.: Staphylocci in human periodontal diseases. Oral Microbiol Immunol 1990;5:29-32.

Renvert S., Persson G.R.: Periodontitis as a potential risk factor for peri-implantitis. J Clin Periodontol 2009;36 Suppl 10:9-14.

Roos-Jansaker A.M., Renvert S., Egelberg J.: Treatment of peri-implant infections: A literature review. J Clin Periodontol 2003,30:467-485.

Rosenberg E.S., Torosian J.P., Slots J.: Microbial differences in 2 clinically distinct types of failures of osseointegrated implants. Clin Oral Impl Res 1991;2:135-144.

Rutar A., Lang N.P., Buser D., Burgin W., Mombelli A.: Retrospective assessment of clinical and microbiological factors affecting periimplant tissue conditions. Clin Oral Implants Res 2001;12:189-195.

Salvi G.E., Lang N.P.: Diagnostic parameters for monitoring peri-implant conditions. Int J Oral Maxillofac Implants 2004;19 Suppl:116-127.

Schou S.: Implant treatment in periodontitis-susceptible patients: a systematic review. J Oral Rehabil 2008;35 Suppl 1:9-22.

Sculean A., Schwarz F., Becker J.: Anti-infective therapy with an Er:YAG laser: influence on peri-implant healing. Expert Rev Med Devices 2005;2:267-276.

Terheyden H., Kern M.: Resektive Therapie der Periimplantitis in Kombination mit Implantatglättung und Schaffung befestigter Gingiva. Implantol 2005;13:269-277.

Zablotsky M.H.: Chemotherapeutics in implant dentistry. Impl Dent 1993;2:19-25.

Zablotsky M.H., Diedrich D.L., Meffert R.M.: Detoxification of endotoxin-contaminated titanium and hydroxylapatite-coated surfaces utilizing various chemotherapeutic and mechanical modalities. Impl Dent 1992;1:154-158.

Zitzmann N.U., Berglundh T., Marinello C.P., Lindhe J.: Experimental peri-implant mucositis in man. J Clin Periodontol 2001;28:517-523.

Zitzmann N.U., Walter C., Berglundh T.: Ätiologie, Diagnostik und Therapie der Periimplantitis. Eine Übersicht. Dtsch Zahnärztl Z 2006;61:642-649.



# Weiterführende Literatur

Schwarz F., Becker J.: Periimplantäre Entzündungen. Quintessenz, Berlin 2007.

# 45 Nachsorge in der Prothetik

## 45.1 Einleitung

Die Langzeitprognose von prothetischen Restaurationen ist zum einen von technischen und biophysikalischen, also mit der Herstellung und Belastung des Zahnersatzes zusammenhängenden Faktoren abhängig, und zum anderen von der Kapazität der Restzähne, deren Parodontien respektive der Implantate und des periimplantären Gewebes. Als *technische* und *biophysikalisch* bedingte Misserfolge sind zu werten: Retentionsverlust, Metallfrakturen, Keramikfrakturen, sowie durch die Restauration bedingte Pfeilerzahnfrakturen, Implantat-, Schraubenfrakturen und Schraubenlockerungen. Zu den *biologischen* Misserfolgen nach Eingliederung einer prothetischen Arbeit zählen Karies, Parodontalerkrankungen, Periimplantitis, endodontische Probleme, notwendige Wurzelspitzenresektionen, sowie Zahn- bzw. Implantatverluste. Durch eine optimale klinische Behandlung und regelmäßige Nachsorge („Recall") des sanierten Patienten ist es möglich, bei Patienten mit festsitzendem, abnehmbarem und kombiniertem Zahnersatz das Auftreten technischer und biologischer Misserfolge deutlich zu reduzieren. Es zeigte sich jedoch, dass auch unter der Voraussetzung einer regelmäßigen Teilnahme am Nachsorgeprogramm der Nachsorgeaufwand bei herausnehmbaren Restaurationen erheblich höher als bei festsitzenden ist (*Wolfart* et al. 2007). In diesem Zusammenhang zeigten *Luthardt* et al. (2000), dass in der Literatur prinzipielle Übereinstimmung darüber herrscht, dass Teilprothesenträger stärker unter Plaqueakkumulation, Karies, Gingivitis und Parodontitis leiden als Patienten mit festsitzenden prothetischen Restaurationen.

In jedem Fall gilt es den Patienten über Jahre zu motivieren, an regelmäßigen Nachuntersuchungen teilzunehmen. Dies kann zum Beispiel durch regelmäßiges Einbestellen der Patienten durch das Praxisteam, bzw. durch spezielle Bonussysteme erreicht werden. So kann man auch noch nach 5 Jahren mit einer Teilnahmerate von ca. 80 % der Patienten am Nachsorgeprogramm rechnen (*Wolfart* et al. 2007).

Bei einer alle zwei bis drei Monate durchgeführten professionellen Prophylaxesitzung gelingt es, die orale Gesundheit über viele Jahre aufrechtzuerhalten (*Axelsson* und *Lindhe* 1981 a, b), selbst wenn die Patienten keine adäquate Mundhygiene aufweisen. Aus organisatorischen und personellen Gründen ist es jedoch in der Regel unmöglich, bei prothetisch sanierten Patienten solche häufigen Prophylaxesitzungen durchzuführen bzw. durch geschultes Personal durchführen zu lassen. Aus diesem Grund kommt der Mitarbeit des Patienten eine ausschlaggebende Bedeutung zu: Sofern Patienten im Rahmen der Hygienephase (vgl. Kap. 6) (bzw. der präprothetischen Vorbehandlung und der prothetischen Phase) genügend Informationen und Anleitungen über orale Prophylaxe erhalten und konsequent eine sehr gute Mundhygiene betreiben, reicht es sogar aus, wenn sie einmal pro Jahr zur Nachsorge erscheinen (*Strub* et al. 1988). Welches

Nachsorgeintervall innerhalb eines Jahres für welchen Patienten sinnvoll ist, wird in Kapitel 45.3.7 erläutert.

Das im Folgenden vorgestellte Vorgehen, das sich an einen Vorschlag von *Gaberthüel* et al. (1988) anlehnt und sich in Anamnese, Befundaufnahme und Therapie gliedern lässt, ermöglicht eine systematische und lückenlose Nachbefundung. Für eine entsprechende Dokumentation steht ein zweiseitiger Nachbefundbogen zur Verfügung.

# 45.2 Ablauf der Anamnese und Befundaufnahme im Rahmen der Nachsorge

1. Anamnese
2. Befundaufnahme
   - stomatologische Kontrolle
   - parodontale Kontrolle: Plaquebefall, BOP, Sondierungstiefe, Attachmentniveau, Furkationsbefall, Breite der angewachsenen Gingiva, Zahnbeweglichkeit
   - dentale Kontrolle: Karies, Füllungen
   - funktionelle Kontrolle
   - prothetische Kontrolle

## 45.2.1 Anamnese

Da sich die Nachsorge sanierter Patienten über einen Zeitraum von vielen Jahren erstreckt, sollte regelmäßig eine medizinische und zahnmedizinische Anamnese durchgeführt werden, die den aktuellen allgemeinen und oralen Gesundheitszustand erfasst. Änderungen im allgemeinmedizinischen und zahnmedizinischen Zustand werden im Nachbefundbogen dokumentiert. Bei herausnehmbarem Zahnersatz sollten auch anamnestische Angaben zu Tragegewohnheiten und Prothesenpflege erhoben werden.

## 45.2.2 Befundaufnahme

### 45.2.2.1 Stomatologische Kontrolle



Auch im Rahmen der Nachsorge wird, wie bei der Erstbefundung (vgl. Kap. 5), die gesamte Mundschleimhaut im Hinblick auf Farb- und Formveränderungen wie Druckstellen, fibromatöse Wucherungen, Prothesenstomatitiden, papilläre Hyperplasien und Leukoplakien (vgl. *Battistuzzi* et al. 1991) abgesucht. Für einen besseren Überblick im Bereich der Zunge und des Mundbodens wird die Zunge mit einem Tupfer an der Spitze gefasst und leicht heraus- und auf die Seite gezogen. Auf diese Weise können Zungenrand, Zungengrund und Mundboden gut kontrolliert werden; sie stellen die häufigsten Lokalisationen von oralen Neoplasmen dar. Auch insuffizienter Zahnersatz und falscher Einsatz von Mundhygienehilfsmitteln können häufig die Ursache ungewünschter Schleimhautveränderungen sein. Eingetretene Änderungen im intraoralen Befund werden im Nachbefundbogen notiert (s. Seite 1050/1051).

#### 45.2.2.2 Dentale Kontrolle und Überprüfung der implantatgestützten Restaurationen

Vorhandene Füllungen werden mit Spiegel, Kuhhornsonde und Luftbläser daraufhin untersucht, ob sie glattflächig sind und ob sich aufgrund von Korrosion oder Sekundärkaries Randspalten gebildet haben. Vor notwendigen (zeitaufwendigen) Rekonturierungen sollte überlegt werden, ob nicht eine Neuanfertigung sinnvoller ist.

Die Zähne werden daneben auf Attritionen bzw. Abrasionen, Erosionen und Frakturen hin kontrolliert. Kronen, Teilkronen, Brückenanker und Doppelkronenränder werden auf etwaige Insuffizienzen (z. B. abstehende Kronenränder) hin abgesucht. Zum Zwecke der Remotivation des Patienten ist es häufig hilfreich, einen Plaque-Index (*O'Leary* et al. 1971) zu erheben. Dabei werden nach Anfärbung der Plaque die plaquebedeckten Flächen eines Zahns im Nachbefundbogen mit einem „+“ festgehalten.

Der Plaque-Index (in Prozentangaben) errechnet sich dann nach folgender Formel:

$$\frac{\text{Anzahl der plaquebedeckten Flächen}}{\text{Anzahl der Gesamtflächen}} \text{ x } 100$$

#### 45.2.2.3 Parodontale bzw. periimplantäre Kontrolle

Die Sondenspitze der Parodontalsonde (PCP 12, Hu-Friedy, D-Leimen) wird mit einem Druck von 20 bis 25 p entlang des Zahns und parallel zur Zahnachse vorsichtig in den Sulcus gingivae nach apikal geschoben. Der Zahn bzw. das Implantat wird zirkulär sondiert. Die jeweils tiefste Sondierung an der mesialen, distalen, vestibulären und oralen Fläche wird als gerundeter Millimeterwert in das Zahnschema eingetragen. Im Idealfall sollte bei jeder Durchführung standardisiert vorgegangen werden, d. h. die Sondierung sollte immer von derselben Person vorgenommen werden, oder aber es empfiehlt sich die Verwendung einer standardisierten Sonde. Dadurch werden durch unterschiedliche Ausführung verfälschte Ergebnisse auf ein Minimum reduziert. Mit der Messung der Sondierungstiefen lässt sich der Entzündungstest („Bleeding on probing“: BOP) verbinden. Der Blutungsindex bzw. das Bluten auf Sondieren dient zum einen als Motivationsmittel für den Patienten, zum anderen ist das Blutungssymptom ein wichtiges Diagnosehilfsmittel bei Gingivitis, Parodontitis und Periimplantitis. Die Breite der angewachsenen Gingiva (AG) wird an Zähnen oder Implantaten an der schmalsten Stelle bestimmt (Oberkiefer nur bukkal, Unterkiefer bukkal und in Spezialfällen auch lingual). Ebenso wird der Attachmentverlust (AL) eines jeden Zahnes als Distanz von Schmelz-Zement-Grenze zu Taschenboden gemessen. Mehrwurzelige Zähne werden zusätzlich mit der Furkationssonde interradikulär auf Befall der Furkation hin untersucht. Die Beweglichkeit von unverblockten Zähnen sowie von Implantaten wird manuell bestimmt. Speziell bei Implantaten eignet sich

Patient:

## Nachbefundbogen

Behandelnde(r): ______________________ Datum: __________

Änderung des allgemeinmedizinischen Zustandes: ______________________

______________________

Änderung des zahnmedizinischen Zustandes: ______________________

______________________

Änderung des intraoralen Befundes: ______________________

______________________

### 3. Dental / Röntgenologisch

Bemerkungen

Proth.Befund

OK rechts UK

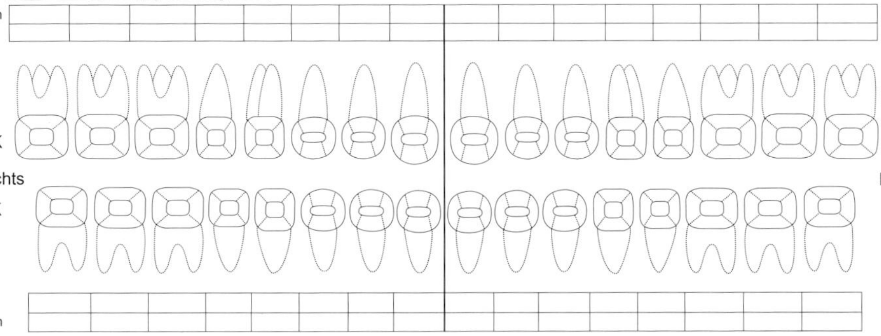

OK links UK

Proth.Befund

Bemerkungen

### 4. Parodontal / Röntgenologisch

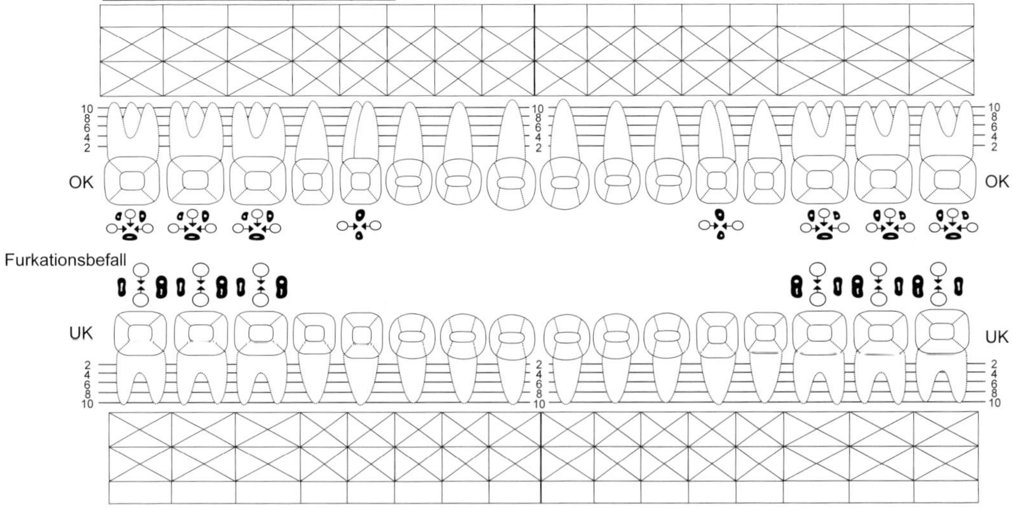

**5. Funktionell**

**a) Okklusion** **(x = okklusale Kontakte)**

**- Okklusionstyp:** neutral ☐ distal ☐ mesial ☐ Kreuzbiss ☐ Kopfbiss ☐

Überbiss: ____ mm

sagittale Stufe: ____ mm

Interokklusalraum: ____ mm

**IKP-Kontakte:**

| 18 | 17 | 16 | 15 | 14 | 13 | 12 | 11 | 21 | 22 | 23 | 24 | 25 | 26 | 27 | 28 |
|---|---|---|---|---|---|---|---|---|---|---|---|---|---|---|---|
| | | | | | | | | | | | | | | | |
| | | | | | | | | | | | | | | | |
| 48 | 47 | 46 | 45 | 44 | 43 | 42 | 41 | 31 | 32 | 33 | 34 | 35 | 36 | 37 | 38 |

**- lockere Führung:** nicht möglich ☐ möglich ☐ erschwert ☐

**- ZKP - Vorkontakte**

| 18 | 17 | 16 | 15 | 14 | 13 | 12 | 11 | 21 | 22 | 23 | 24 | 25 | 26 | 27 | 28 |
|---|---|---|---|---|---|---|---|---|---|---|---|---|---|---|---|
| | | | | | | | | | | | | | | | |
| | | | | | | | | | | | | | | | |
| 48 | 47 | 46 | 45 | 44 | 43 | 42 | 41 | 31 | 32 | 33 | 34 | 35 | 36 | 37 | 38 |

**- Abgleitbewegung**

**von ZKP in IKP:** ☐ mm vertikal ☐ mm vorn ☐ mm re ☐ mm li

**- Exkursionsbewegung:**

Protrusion

| 18 | 17 | 16 | 15 | 14 | 13 | 12 | 11 | 21 | 22 | 23 | 24 | 25 | 26 | 27 | 28 |
|---|---|---|---|---|---|---|---|---|---|---|---|---|---|---|---|
| | | | | | | | | | | | | | | | |
| | | | | | | | | | | | | | | | |
| 48 | 47 | 46 | 45 | 44 | 43 | 42 | 41 | 31 | 32 | 33 | 34 | 35 | 36 | 37 | 38 |

Laterotrusion rechts

| | 18 | 17 | 16 | 15 | 14 | 13 | 12 | 11 | 21 | 22 | 23 | 24 | 25 | 26 | 27 | 28 | |
|---|---|---|---|---|---|---|---|---|---|---|---|---|---|---|---|---|---|
| | | | | | | | | | | | | | | | | | |
| **AS** | | | | | | | | | | | | | | | | | **BS** |
| | 48 | 47 | 46 | 45 | 44 | 43 | 42 | 41 | 31 | 32 | 33 | 34 | 35 | 36 | 37 | 38 | |

Laterotrusion links

| | 18 | 17 | 16 | 15 | 14 | 13 | 12 | 11 | 21 | 22 | 23 | 24 | 25 | 26 | 27 | 28 | |
|---|---|---|---|---|---|---|---|---|---|---|---|---|---|---|---|---|---|
| | | | | | | | | | | | | | | | | | |
| **BS** | | | | | | | | | | | | | | | | | **AS** |
| | 48 | 47 | 46 | 45 | 44 | 43 | 42 | 41 | 31 | 32 | 33 | 34 | 35 | 36 | 37 | 38 | |

**b) UK-Mobilität** ( + / - )

**- Bewegungsschmerz**

Kiefergelenk ☐

Muskulatur ☐

**- Deviation** ☐

**- Limitation** ☐

**- Gelenkgeräusche** ☐

**6. Prothetisch** ( + / - )

| | OK/UK | | OK/UK | | OK/UK |
|---|---|---|---|---|---|
| **Passungenauigkeit** | ☐ ☐ | **Retentionsverlust** | ☐ ☐ | **Kauinstabilität** | ☐ ☐ |
| **Unbefried. Ästhetik** | ☐ ☐ | | | | |

Sonstiges: ______________________________

______________________________

**Intervall für Röntgenuntersuchung:** ______________________________

**Recall-Intervall:** ..............................

**Notwendige Therapie:**

- **Mundhygiene:** ______________________________
- **dental:** ______________________________
- **parodontal:** ______________________________
- **funktional:** ______________________________
- **prothetisch:** ______________________________

zur Objektivierung der Implantatstabilität/Osseointegration das Periotest-Gerät (Medizintechnik Gulden, D-Modautal). Der Periotest-Wert gibt die Dämpfung durch das Parodont bzw. Implantat wieder und korreliert mit der Zahn- bzw. Implantatbeweglichkeit. Alle Messungen sollten anschließend mit den Werten aus den vorangegangenen Nachuntersuchungen verglichen werden. Durch diese Analyse der Patientenhistorie sind Krankheitsverläufe besser einschätzbar und Rückschlüsse auf den momentanen oralen Gesundheitszustand des Patienten möglich. Im Weiteren kann eine Risikoeinschätzung des Patienten bezüglich der Grunderkrankungen Karies und Parodontitis erfolgen, die wiederum die Grundlage für eine fundierte Einschätzung des zu wählenden Nachsorgeintervalls darstellt.

#### 45.2.2.4 Funktionelle Kontrolle

Bei Erhebung des funktionellen Befundes werden der Okklusionstyp beurteilt (neutral, distal, mesial), vertikaler Überbiss und sagittale Frontzahnstufe gemessen und der Interokklusalraum beim Sprechen abgeschätzt. Ferner werden die Zahnkontakte in maximaler Interkuspidation („IKP-Kontakte") und in zentrischer Kontaktposition („ZKP-Kontakte") mit Okklusionsfolie dargestellt. Eine dabei eventuell auftretende Abgleitbewegung wird registriert. Die bei den Exkursionsbewegungen auftretenden Okklusionskontakte werden in den betreffenden Schemata markiert. Etwaige Änderungen der Unterkiefermobilität werden festgehalten.

#### 45.2.2.5 Prothetische Kontrolle

Herausnehmbarer Zahnersatz wird auf eine eventuelle Passungenauigkeit und Kauinstabilität hin untersucht. Durch Kontrolle der Passgenauigkeit der Prothesensättel mittels Fließsilikon (Fit-Checker®,GC International, D-Hanau) wird nachgeprüft, ob eine Unterfütterung notwendig ist. Dabei sollte der Patient nicht zubeißen und der Zahnarzt die Prothese nur im Bereich der Halteelemente belasten. So kann eine Verfälschung des Ergebnisses durch die Okklusion bzw. durch fehlbelastete Ankerzähne vermieden werden.

Die Retention von herausnehmbarem Zahnersatz wird kontrolliert und die Friktion von Halteelementen bewertet und gegebenenfalls korrigiert. Hier bietet es sich an, die notwendigen Abzugskräfte zum Beispiel mit der Correx-Federwaage (Haag-Streit AG) zu messen und so das subjektive Empfinden des Patienten zu objektivieren und es in der Patientenakte zu vermerken. Herausnehmbarer Zahnersatz wird trocken geblasen, da man auf diese Weise Beschädigungen und Verschmutzungen besser erkennen kann.



## 45.3 Therapie im Rahmen der Nachsorge

1. Patientenaufklärung
2. Mundhygieneremotivation
3. Zahnsteinentfernung
4. Zahnreinigung, Politur

5. Fluoridierung
6. weitere Maßnahmen: parodontal, dental, periimplantär, funktionell, prothetisch
7. Festlegen des Nachsorgeintervalls

## 45.3.1 Patientenaufklärung

Der Patient sollte bei der Nachsorge offen und sachlich, aber keinesfalls „von oben herab" oder gar verletzend über das Resultat der Befundaufnahme aufgeklärt werden. Gleichzeitig erfolgt eine Re-Information, indem der Patient nochmals auf die Zusammenhänge zwischen Plaque, Karies, Gingivitis respektive Mukositis und parodontalen Erkrankungen respektive Periimplantitis hingewiesen wird.

## 45.3.2 Mundhygiene-Remotivation und -Reinstruktion

An problembehafteten Stellen erfolgt eine gezielte Nachmotivation bzw. -instruktion. Die Remotivation kann z. B. mit Hilfe des Papillenblutungsindex (PBI) oder einer Plaqueanfärbung geschehen. Bezüglich der verwendeten Mundhygienehilfsmittel ist zu prüfen, ob ihre Anwendung in der bisherigen Form noch indiziert ist oder ob sie durch andere Hilfsmittel ergänzt oder ersetzt werden sollten. Zu diesem Zweck ist es empfehlenswert, dass der Patient seine eigenen Mundhygienehilfsmittel zur Behandlung mitbringt, so dass der Behandler sowohl diese selbst als auch ihre richtige Anwendung überprüfen kann. Die Anwendung neuer Mundhygieneartikel ist nach Instruktion durch den Zahnarzt immer auch durch den Patienten selbstständig durchzuführen. Dies wird durch den Behandler kontrolliert und gegebenenfalls korrigiert.

## 45.3.3 Entfernung von Plaque, Zahnstein und Konkrementen

Mit Hilfe einer Kuhhornsonde und einer PA-Sonde werden die Zahn- respektive Implantatoberflächen auf Konkremente abgesucht. Debridement wird nur dort durchgeführt, wo entweder Zahnstein bzw. Konkremente oder raue Zahnoberflächen vorgefunden oder wo Entzündungen der Gingiva (Blutung nach Sondierung, Pus-, Sekretabfluss) festgestellt werden. Ein routinemäßiges Scaling aller Zähne in der Nachsorge ist nicht zuletzt wegen des Zahnhartsubstanzverlusts und der möglichen Entstehung von Hypersensibilitäten abzulehnen (*Gaberthüel* et al. 1988). Der vollständigen Entfernung von supra- und subgingivaler Plaque (mit Gumminapf und Polierpaste) und Zahnstein ist besondere Beachtung zu schenken. Auf der Wurzeloberfläche verbliebene Reste von Plaque und Zahnstein bzw. Konkrementen, nicht aber eine schlechte Mundhygiene der Patienten, stellen den Hauptgrund für einen fortschreitenden Attachmentverlust innerhalb der Nachsorgephase dar (*Ramfjord* 1989). Bei Implantaten ist es ratsam,

Beläge mit einem rotierenden Gumminapf und einer wenig abrasiven Polierpaste zu entfernen.

## 45.3.4 Zahnreinigung und Politur

Alle rauen oder verfärbten Zahnoberflächen müssen gereinigt und poliert werden. Hierfür haben sich interdental das EVA-System (KaVo, D-Biberach) und dreiecksförmige Plastikansätze bewährt, die mit Polierpaste beschickt werden. Begonnen werden sollte mit der Reinigung der Approximalflächen. Die Bearbeitung der Glattflächen erfolgt mit einem rotierenden Gumminapf, tiefe Fissuren werden mit Polierbürstchen geglättet. Möglichst schwach abrasiven Pasten sollte der Vorzug gegeben werden.

## 45.3.5 Fluoridierung

Alle Zahnflächen werden regelmäßig fluoridiert (Fluoridlack, Fluoridlösung, Fluoridgel). Der Patient wird beraten, welche Fluoridierungsmaßnahmen er zu Hause ergreifen kann (z. B. Fluoridgels, Spüllösungen; vgl. Kap. 7.4).

## 45.3.6 Weitere Maßnahmen

Beim „Durchschnittspatienten" werden alle zwei Jahre eine Sensibilitätsprüfung der Zähne sowie eine Röntgenkontrolle durchgeführt. Bei hoher Kariesaktivität, nach Wurzelfüllung oder Wurzelspitzenresektion, bei speziellen parodontalen Problemen (z. B. lokalisierte bzw. generalisierte aggressive Parodontitis) und nach umfangreichen prothetischen Rehabilitationen werden Röntgenkontrollen individuell nach Befund und Verlauf festgelegt. Bei Patienten mit hoher Kariesaktivität sollen zusätzlich die Fließrate und die Pufferkapazität (Dentobuff®; Vivadent, FL-Schaan) des Speichels geprüft sowie Tests zum Nachweis von kariesverursachenden Bakterienarten, nämlich von Streptococcus mutans (Dentocult® SM; Vivadent) und von Laktobazillen (Dentocult® LB; Vivadent), angewendet werden. Aufgrund der multikausalen Ätiologie der Zahnkaries lässt sich mit diesen Tests allerdings keine hundertprozentige Genauigkeit zur Kariesvorhersage treffen (*Schmeiser* et al. 1993). Die genannten Verfahren bieten aber die Möglichkeit, eine Einschätzung der aktuellen Kariesgefährdung des Patienten zu geben und diesem in Zusammenhang mit anderen Maßnahmen (s. Kap. 7) die Wichtigkeit einer regelmäßig durchgeführten Mundhygiene klarzumachen. Patienten mit Erosionen, freiliegendem Wurzeldentin oder Zahnhalskaries erhalten zusätzlich eine Ernährungsberatung und evtl. eine allgemeinmedizinische Betreuung. Stellen die Fachhelferin oder der Zahnarzt parodontale, dentale, funktionelle oder prothetische Probleme fest, nachdem die Punkte 1 bis 5 durchgeführt worden sind, müssen diese durch den Zahnarzt und sein Personal behandelt werden.

## 45.3.7 Festlegen eines Nachsorgeintervalls

Die Frequenz der Nachsorge wird abhängig vom patientenspezifischen Niveau der Plaquekontrolle, dem Ausmaß des parodontalen bzw. periimplantären Abbaus sowie den Erfordernissen der dentalen oder zahnlosen Situation individuell festgelegt. Dem Patienten kommt ein hohes Maß an Eigenverantwortung zu, und zwar sowohl was die häuslichen Maßnahmen zur Plaquekontrolle als auch was die Einhaltung der Nachsorgetermine betrifft. Es ist zu beachten, dass bei Nichtteilnahme am Nachsorgeprogramm der Stand der oralen Gesundheit zum Teil drastisch absinkt (*Mericske-Stern* et al. 1990). Im Gegensatz dazu zeigen weitere Studien, dass bei prothetisch oder parodontal behandelten Patienten, die in ein regelmäßiges Nachsorgeprogramm aufgenommen wurden, der parodontale und prothetische Zustand für lange Zeit erfolgreich gehalten werden konnte. Bei parodontal behandelten Patienten scheint hierbei ein relativ kurzes Intervall von drei bis sechs Monaten nötig zu sein (*Axelsson* und *Lindhe* 1981, *Ramfjord* 1987).

Um das Nachsorgeintervall jedoch nicht nach Gefühl festzulegen, sondern zu standardisieren, ist es notwendig, das Risiko eines Patienten, an einer bestimmten Erkrankung (Karies bzw. Parodontitis) erneut zu erkranken, zu bestimmen. Hierzu entwickelte eine Schweizer Arbeitsgruppe (*Lang* und *Tonetti* 2003) eine Methode zur individuellen Risikobestimmung von sanierten Parodontitis-Patienten. Anhand von fünf Parametern wird für jeden Patienten ein individuelles Risiko festgelegt. Die Parameter „Bleeding on probing" (BOP), Taschentiefe über 6 mm, Anzahl der bereits verlorenen Zähne, Knochenabbau über 4 mm und Nikotinkonsum werden in sechs Schweregrade eingeteilt. Jeder Parameter wird dann in ein pentagonales Diagramm eingezeichnet. Aus der sich daraus ergebenden Fläche wird für jeden Patienten ein individuelles Risiko anhand eines Scores ermittelt und das Nachsorgeintervall zwischen 3 und 12 Monaten festgelegt.

# Literatur

Axelsson P., Lindhe J.: Effect of controlled oral hygiene procedures on caries and periodontal disease in adults. Results after 6 years. J Clin Periodontol 1981a;8:239-248.

Axelsson P., Lindhe J.: The significance of maintenance care in the treatment of periodontal disease. J Clin Periodontol 1981b;8:281-294.

Battistuzzi P.G., Käyser A.F., Keltjens H.M., Plasmans P.J.: Teilprothesen. Planung, Therapie, Nachsorge. Deutscher Ärzte-Verlag, Köln 1991.

Gaberthüel Th., Barbakow F., Lutz F.: Recall. Bedeutung und Praxis von Recall/Nachsorge. Schweiz Monatsschr Zahnmed 1988;98:251-256.

Lang N.P., Tonetti M.S.: Periodontal risk assessment (PRA) for patients in supportive periodontal therapy (SPT). Oral Health Prev Dent 2003;1:7-16.

Luthardt R., Spieckermann J., Böning K., Walter M.: Therapie der verkürzten Zahnreihe. Eine systematische Literaturübersicht. Dtsch Zahnärztl Z 2000;55:592-609.

Mericske-Stern R., Kowalski J., Liszkay K., Geering A.H.: Nachsorgebefund und Recallverhalten von älteren Patienten mit abnehmbaren Prothesen. Schweiz Monatsschr Zahnmed 1990;100:1053-1059.

O'Leary T.J., Drake R.B., Naylor J.E.: The plaque control record. J Periodontol 1972;43:38.

Ramfjord S.P.: Recallsysteme und -intervall. Schweiz Monatsschr Zahnmed 1989;99:687-693.

Schmeiser R., Schiffner U., Gülzow H.-J.: Risikoorientierte Kariesprävention. Zahnärztl Mitt 1993;14:26-31.

Strub J.R., Stiffler S., Schärer P.: Ursachen von Mißerfolgen bei der oralen Rehabilitation: Biologische und technische Faktoren. Quintessenz 1988;39:1511-1522.

Wolfart S., Weyer N., Freitag S., Kern M.: Der Nachsorgebedarf prothetischer Restaurationen bei regelmäßiger Teilnahme am Recallprogramm. Dtsch Zahnärztl Z 2007;82:656-667.

# 46 Patientenzufriedenheit und mundgesundheitsbezogene Lebensqualität

Für die Wirksamkeit eines großen Teil ärztlicher und zahnärztlicher Therapieverfahren stehen heute abgesicherte Daten aus klinischen Studien zur Verfügung. Diese Erkenntnisse erlauben dem Kliniker in der Regel die Auswahl einer geeigneten Behandlungsmaßnahme. Zwar vermag es (noch) keine zahnärztlich-restaurative Maßnahme, den Urzustand wieder herzustellen, dennoch haben die Therapieverfahren einen sehr hohen Standard erreicht und garantieren sowohl Schmerzlinderung als auch die Wiederherstellung von Funktion und Ästhetik. Die Unterschiede zwischen den mannigfaltigen Behandlungsformen für dentale Erkrankungen (z. B. Füllung oder Inlay) sind oftmals subtil, und Veränderungen sind aus der Sicht des Patienten kaum bemerkbar. Dies scheint insbesondere bei zahnerhaltenden und festsitzenden prothetischen Lösungen der Fall zu sein, sofern keine ästhetischen Auffälligkeiten vorliegen.

Ein abweichendes Bild ergibt sich für herausnehmbare prothetische Versorgungen, die nach teilweisem oder totalem Zahnverlust hergestellt werden. Zahnverlust ist ein chronisches Krankheitsbild, das auch von der WHO als solches eingestuft wird. Da bei chronischen Erkrankungen meist keine kurative Therapieoption besteht, muss der Patient mit dem nach der Behandlung verbleibenden Beschwerdebild leben.

Wenn Vorlieben des Behandlers oder des Patienten in eine Behandlung münden, welche klinischen Kriterien und insbesondere den Anforderungen des Patienten nicht genügt, liegt eine Fehlversorgung vor. Klinisches Versagen wird häufig auch von der Unzufriedenheit des Patienten begleitet, womit der Misserfolg manifest wird. So klagen beispielsweise Betroffene, die unter (totalem) Zahnverlust leiden, vermehrt über Passungenauigkeiten und Schwierigkeiten beim Kauen mit herausnehmbaren Prothesen.

Ein Rückgang klinischer Symptome und die Verbesserung der Funktion allein sind jedoch nicht prinzipiell mit Erfolg gleichzusetzen. Verschiedene Studien belegen, dass das Befinden des Patienten häufig nicht mit dem klinischen Erfolg einer Behandlung korreliert (*Awad* und *Feine* 1998; *Awad* et al. 2000, *Berg* 1984). Aus diesem Grunde betonen Kritiker, dass von der Erhebung patientenbezogener Messgrößen mehr Informationen zu erwarten sind als von klinischen Parametern allein, und fordern daher, den Erfolg einer Behandlung zusätzlich anhand von Patientenaussagen bzw. -einschätzungen zu bewerten. *Engel* (1977) fasste diese Ansichten in seinem „biopsychosozialen (Krankheits-) Modell“ zusammen, da das bio*medizinische* Modell bei chronischen Erkrankungen versagt, weil neben physiko-chemischen Störungen psychische und soziale Einflüsse einen erheblichen Einfluss auf den Gesamtumfang des Leidensbildes haben.

Die Ergebnisgrößen in der Mundgesundheitsforschung lassen sich in biologische, klinische, psychosoziale und ökonomische Faktoren gruppieren (Tab. 46-1). Während die beiden ersteren Kategorien seit Jahrzehnten etabliert sind, werden die Einflüsse klinischer, psychischer und soziologischer Größen auf die Zufriedenheit des Patienten mit der zahnmedizinischen Versorgung und dem eigenen Mundgesundheitszustand erst seit den

**Tab. 46-1** Ergebnisgrößen in der Zahnheilkunde (nach Bader und Ismail 1999).

| Kategorie | Komponente | Beispiel |
|---|---|---|
| Biologischer Status | Physiologisch | Speichelfluss |
| | Mikrobiologisch | Orale Mikroflora, Präsenz von Keimen |
| | Sensorisch | Schmerz |
| Klinischer Status | Überleben | Lebensdauer von Restaurationen, Zahnverlust |
| | Technische Beurteilung | Randspalt, Retention |
| | Diagnostisch | Pathologische Befunde, Karies, Parodontitis |
| | Funktionell | Kau-, Sprechfunktion |
| Psychosoziale Komponenten | Zufriedenheit | Zufriedenheit mit zahnärztlicher Versorgung, Mundgesundheit, Behandlungsergebnis |
| | Selbstwahrnehmung | Ästhetik, Einschätzung der eigenen Mundgesundheit |
| | Präferenzen | Wertigkeit der Mundgesundheit |
| | Mundgesundheitsbezogene Lebensqualität | Einfluss der Mundgesundheit auf Aspekte des täglichen Lebens |
| Wirtschaftlichkeit | Direkte Kosten | Kosten der Behandlung für Patient und Kostenträger |
| | Indirekte Kosten | Verdienstausfall |

1980er Jahren untersucht. Zufriedenheit und mundgesundheitsbezogene Lebensqualität sind zwei der Messgrößen, die in den vergangenen Jahren zunehmende Popularität erfahren haben.

# 46.1 Konzept der Patientenzufriedenheit

Anwendungsgebiete von Fragebögen zur Messung der Patientenzufriedenheit sind Qualitätsanalysen in klinischen Studien und in der Praxis. Es wird unterschieden zwischen der *Strukturqualität* des Gesundheitssystems (Erfassung von Defiziten medizinischer Versorgung) und der *Prozessqualität* (dem Verlauf einer Behandlung). Ein weiteres Gebiet ist die Ergebniserfassung (*Ergebnisqualität*), z. B. in vergleichenden klinischen Studien.

Die Verwendung der Patientenzufriedenheit als Messgröße wurde nur unzureichend von einer theoretischen Definition begleitet. Es gibt bisher kein allgemein akzeptiertes psychologisches Modell zur Zufriedenheit.

*Linder-Pelz* (1982) stellte ein Modell vor, das Werte und Grundeinstellungen zu definierten Aspekten der Gesundheitsversorgung und deren Bewertung gegenüberstellt; dieses Konzept bezeichnet Zufriedenheit als eine *affektive* Reaktion. Weicht die erfahrene Behandlung von Grundeinstellungen und Werten ab, kommt es zur Unzufriedenheit.

*Pascoe* (1983) kritisierte, dass diesem Konzept folgend jegliche, auch positive, Abweichungen zur Unzufriedenheit führen und zudem eine Anzahl von Einzelaspekten zu einer globalen Bewertung kombiniert würden. Er schlug folgende Definition der Patientenzufriedenheit vor: Eine Bewertung direkt empfangener Produkte und Dienstleistungen, die eine

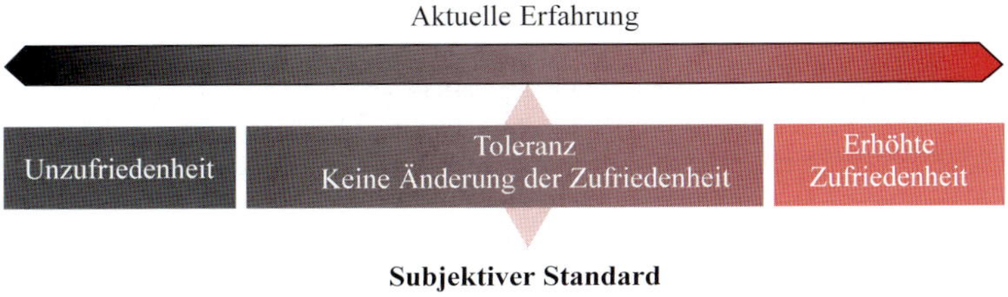


**Abb. 46-1** Der Zufriedenheitsstatus ist abhängig vom Verhältnis einer aktuellen Erfahrung zu einem individuellen Standard (*Pascoe* 1983).

bewusste, kognitive Beurteilung mit einer emotionalen Reaktion kombiniert. Dabei kommen Assimilations- und Kontrasteffekte im Vergleich mit einem subjektiven Standard zum Tragen. Erfahrungen, die innerhalb eines Toleranzbereiches um den subjektiv existierenden Standard liegen, werden assimiliert, akzeptiert und als Zufriedenheit eingestuft. Positive oder negative Erlebnisse, die den Toleranzbereich überschreiten und einen Kontrasteffekt verursachen, führen entweder zur Zufriedenheit oder Unzufriedenheit (Abb. 46-1).

Die beschriebenen Ansätze stammen aus dem allgemeinmedizinischen Sektor. Messungen der Patientenzufriedenheit in der Zahnmedizin haben in der Vergangenheit meist Informationen zur *Struktur- und Prozessqualität* erhoben. Entsprechende Messinstrumente enthalten Fragen zur Zufriedenheit mit den folgenden Dimensionen: Erreichbarkeit des Arztes, Öffnungszeiten, Kosten und Erstattung, Ambiente, technische und menschliche Qualität der Behandlung sowie vereinzelt das Behandlungsergebnis (*Davies* und *Ware* 1981). Mittlerweile wird der Messung von Einzelaspekten der Vorzug gegeben. Diese erfolgt meist in klinischen Studien und konzentriert sich im zahnmedizinischen Sektor gegenwärtig auf die *Ergebnisqualität* (u. a. *Awad* und *Feine* 1998, *Boerrigter* et al. 1995, *de Grandmont* et al. 1994) und damit auf die für Patienten längerfristig relevanten Aspekte.

Die Messung der Zufriedenheit mit einzelnen Aspekten wie Sprachfunktion, Ästhetik, Kaufunktion oder Tragekomfort erfolgt jeweils unidimensional. Damit beschreibt Zufriedenheit spezifische Aspekte, jedoch nicht den Einfluss auf das Wohlbefinden einer Person als Ganzes. Zufriedenheit ist daher nicht gleichzusetzen mit mundgesundheitsbezogener Lebensqualität oder Gesundheitsstatus. Jedoch kann der Grad der Zufriedenheit mit einer zahnärztlich-restaurativen Behandlung die mundgesundheitsbezogene Lebensqualität beeinflussen.

# 46.2 Lebensqualität und Mundgesundheit

## 46.2.1 Allgemeiner Gesundheitsstatus



Lebensqualität (LQ) ist ein Konzept, das eine große Rolle in der ökonomischen und Gesellschaftsforschung spielt, in jüngerer Zeit aber auch in der Gesundheitsforschung aufgegriffen wurde. Ähnlich wie beim Konzept

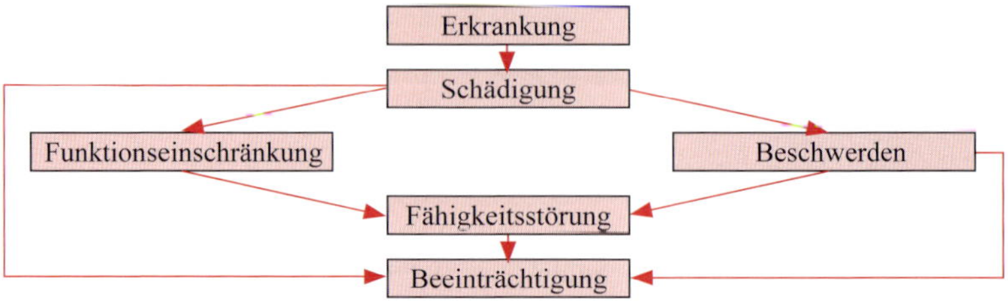


**Abb. 46-2** Konzept der mundgesundheitsspezifischen Lebensqualität nach *Locker* (1988).

der Zufriedenheit werden Ergebnisse nicht mit einem externen Standard verglichen, sondern Referenz sind die Vorstellungen oder Erwartungen des Patienten selbst. LQ ist nicht äquivalent mit *gesundheitsbezogener* LQ, denn die allgemeine Lebensqualität wird über die Gesundheit hinaus auch von nichtmedizinischen Faktoren beeinflusst.

Die vier wichtigsten Einflussgrößen der gesundheitsbezogenen LQ sind physische, soziale, psychologische Funktionen sowie Rollenfunktionen. Verbreitete und hervorragend dokumentierte Instrumente zur Messung der gesundheitsbezogenen Lebensqualität sind beispielsweise das Sickness Impact Profile (SIP) oder die Short Form 36 (SF-36).

## 46.2.2 LQ und Mundgesundheit

Basierend auf den Theorien zur allgemeinen, gesundheitsbezogenen Lebensqualität formulierte *Locker* (1988) ein Konzept, das mundgesundheitsbezogene (orale) LQ (= OLQ) definiert (Abb. 46-2). Dieses orientiert sich an den Dimensionen aus der Internationalen Klassifikation der Schädigungen, Fähigkeitsstörungen und Beeinträchtigungen der Weltgesundheitsorganisation (WHO). Am Anfang der Kette steht die *Erkrankung,* der pathologische Prozess, der eine *Schädigung* (engl. impairment) eines Organs oder Organsystems nach sich ziehen kann. In der Folge kommt es zur *Funktionseinschränkung*; *Beschwerden* umfassen Sinneswahrnehmungen wie beispielsweise Schmerz. Unter *Fähigkeitsstörung* (engl. disability) ist die Unfähigkeit zu täglichen Verrichtungen wie Sprechen, Essen oder Schlafen zu verstehen. *Beeinträchtigung* (engl. handicap) als letzte Stufe bezeichnet einen Zustand, in dem ein Individuum als Folge der Behinderungen soziale Kontakte, wie Kommunikation oder das Essen in Gesellschaft, vermeidet (*Locker* 1988). Klinische Studien zeigen, dass zwischen Zufriedenheit und mundgesundheitsbezogener LQ eine zwar signifikante, aber nur moderate Korrelation (r = 0,48 bis 0,68) besteht; dies unterstreicht, dass unterschiedliche Konstrukte gemessen werden.

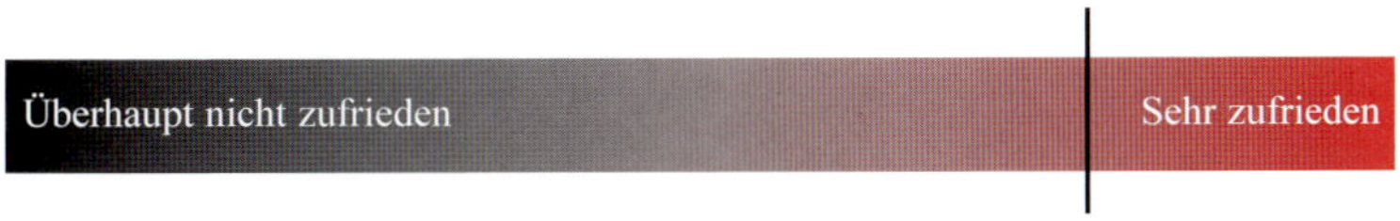


**Abb. 46-3** Beispiel einer Frage mit Visueller Analogskala (VAS) sowie der Antwort des Befragten als vertikaler Strich auf dem horizontalen Balken.

# 46.3 Messung von Patientenaussagen

## 46.3.1 Psychometrische Grundlagen

Im Gegensatz zu Messungen physischer Stimuli sind Qualitäten wie Tragekomfort (bei Prothesen) oder Unzufriedenheit nicht physikalisch messbar. Statt dessen werden verbale Beschreibungen (wie „schwer“, „unerträglich“ oder „exzellent“) verwendet. Ein einfacher Ansatz ist, solche Begriffe nach Schweregrad zu ordnen und diesen anschließend auf- oder absteigende Zahlenwerte zuzuordnen, aus denen der Befragte die auf ihn zutreffende Kategorie auswählt. Die Methode wird auch als Likert-Skala bezeichnet. Dieser Ansatz vernachlässigt jedoch die Möglichkeit, dass die Unterschiede zwischen zwei Stufen unterschiedlich groß sein können. Menschen sind zudem in der Lage, Sinnesreize sehr viel genauer zu beurteilen, als es gestufte Skalen erfassen können. Diese Tatsache wurde bei Messinstrumenten berücksichtigt, die eine stufenlose Aufzeichnung erlauben. Die Abschätzung der Größe eines Stimulus kann beispielsweise auf sogenannten Visuellen Analogskalen (VAS) erfolgen. Eine visuelle Analogskala besteht i. d. R. aus einer waagerechten Linie, die von negativen und positiven Ankerworten (oder Symbolen) begrenzt wird. Probanden wählen einen Punkt auf der Linie, der am ehesten die Wahrnehmung repräsentiert (Abb. 46-3). Gestufte Skalen gelten allgemein als einfacher verwendbar, wogegen VAS größere Genauigkeit bieten und das Konzept der Zufriedenheit von *Pascoe* (1983) reflektieren. Beide Arten der Skalierung, Stufenskala und VAS, werden mit Erfolg in Fragebögen verwendet.

#### 46.3.1.1 Reliabilität

Die Messung von Zufriedenheit oder Lebensqualität erfolgt entweder mit dem Ziel eines Gruppenvergleichs zu einem gewählten Zeitpunkt oder zur Verlaufskontrolle. Im ersten Fall ist es von Bedeutung, dass einmal mit einem Fragebogen gewonnene Ergebnisse unter gleichen Bedingungen reproduziert werden können, so dass beispielsweise gesunde und erkrankte Individuen unterschieden werden (Reliabilität, Zuverlässigkeit). Um die Reliabilität zu überprüfen, kann ein Fragebogen in zeitlichem Abstand unter gleichen Bedingungen wiederholt ausgefüllt werden, anschließend wird die Korrelation zwischen beiden Datensätzen untersucht. Bei Instrumenten, die Veränderung aufgrund einer klinischen Intervention messen sollen, spielt die sogenannte Sensitivität eine Rolle. Mit Sensitivität wird die statistische Eigenschaft definiert, Veränderung zuverlässig zu messen. Diese Eigenschaft ist wichtig, um auch kleine Veränderungen messen zu können, ohne dass diese von immanenten Messfehlern überlagert werden. Ein Verfahren zur Ermittlung der Sensitivität ist die sogenannte Effect Size (ES).

#### 46.3.1.2 Validität

Ergebnisse, die aus Untersuchungen mit Instrumenten zur Messung des Gesundheitsstatus bezogen werden, müssen valide sein. Mit Validität wird die Gültigkeit der Ergebnisse bezeichnet. Tests müssen sicherstellen, dass ein Fragebogen auch wirklich misst, wozu er gedacht ist. Zu Beginn der Entwicklung eines Fragebogen muss der Inhalt daraufhin überprüft werden, ob er alle Teilaspekte eines Gebietes umfassend abdeckt (Validität des Inhalts, „content validity"). Schritte, um dies zu gewährleisten, können die Überprüfung des Fragebogens durch Experten oder eine Pilottestung sein.

Da für Instrumente zur Messung des Mundgesundheitsstatus kein Standard existiert, mit dem Neuentwicklungen verglichen werden könnten, müssen andere Kriterien („construct validity") zum Vergleich herangezogen werden. In Fällen ohne externen Standard wird ein Konstrukt, eine Theorie, über die Korrelation der zu prüfenden Größe mit einer klinisch messbaren Variable getestet. Die Validierung von Fragebögen zum Mundgesundheitsstatus kann beispielsweise durch die Berechnung von Korrelationskoeffizienten zwischen DMF-T (klinische Größe) und dem zu validierenden Index (z. B. Behinderung der Sprach-, Kaufunktion) erfolgen.

#### 46.3.1.3 Interpretierbarkeit der Ergebnisse

Zur Interpretation der Ergebnisse ist es notwendig, die Relevanz einer Veränderung für den Patienten zu ermitteln. Eine Veränderung von 10 Einheiten auf einer 50-Punkte-Skala kann statistisch signifikant sein, aber ist eine solche Veränderung auch bedeutsam im Sinne einer Linderung von Beschwerden?

## 46.3.2 Messung der Patientenzufriedenheit und Lebensqualität

Patientenaussagen können mit drei Typen von Instrumenten gemessen werden. Ungebräuchlich sind Messungen mittels einer einzigen globalen Frage, da mit diesen nicht zwischen verschiedenen Aspekten der Zufriedenheit differenziert werden kann. Einzelfragen gelten daher als unsensitiv. Alternativ dazu stehen Einzelfragen zur Verfügung, mit denen die einzelnen Dimensionen getrennt erfasst werden. Eine Dimension kann dabei auch in mehreren Fragen reflektiert werden. Einzelfragen oder Gruppierungen derselben werden auch als Mikro-Instrumente bezeichnet. Die Erfassung von Einzelaspekten eignet sich insbesondere zur Erfassung von Unterschieden zwischen therapeutischen Verfahren in klinischen Studien. Gruppen und Einzelfragen können auch zu einer Batterie kombiniert werden, so dass ein Makro-Instrument entsteht, das dann alle Aspekte innerhalb des Konzeptes der Patientenzufriedenheit (Erreichbarkeit, Verfügbarkeit,

Kosten, Ambiente, technische und menschliche Qualität der Behandlung, Behandlungsergebnis) erfasst. Grundsätzliche Verwendungsmöglichkeiten von Fragebögen zur Messung der Patientenzufriedenheit umfassen die *Qualitätsanalyse* und die Erfassung von *Defiziten* medizinischer Versorgung sowie die *Ergebniserfassung* in vergleichenden klinischen Studien.

## 46.3.3 Messung der mundgesundheitsbezogenen Lebensqualität

Seit Beginn der 1990er Jahre haben verschiedene Autoren Instrumente zur Messung des Mundgesundheitsstatus und mundgesundheitsbezogener Lebensqualität entwickelt. In aller Regel handelt es sich dabei um Fragebögen, die zweistellige Anzahlen von Fragen enthalten, welche in Kategorien oder auch Dimensionen gruppiert sind. Fragebögen, die als Messinstrumente in klinischen Studien verwendet werden, sollten etablierte psychometrische Qualitätskriterien erfüllen.

Die Entwicklung neuer Instrumente zur Messung patientenbasierter Ergebnisgrößen sollte auf einem Modell für die zu untersuchende Fragestellung basieren, um die Gesamtheit der Fragestellung umfassend abzudecken.

Das *Oral Health Impact Profile* (OHIP) basiert auf dem OLQ-Modell von *Locker* (1988) und umfasst 49 Fragen (*Slade* et al. 1994). Den Antworten werden mit sogenannten Likert-Skalen Punktwerte zwischen 1 und 5 zugeordnet, wobei höhere Punktzahlen einen stärkeren negativen Einfluss auf die Lebensqualität bedeuten. Das Instrument bewertet funktionelle Einschränkung, Schmerzen, psychisches Unbehagen, psychische Fähigkeitsstörung, physische Fähigkeitsstörung, soziale Fähigkeitsstörung sowie Beeinträchtigungen. Diverse methodologische Studien belegen eine gute Reliabilität und Validität dieses Instruments (Tab. 46-2). Das OHIP ist derzeit in englischer, französischer und chinesischer Sprache verfügbar; eine deutsche Version ist in Vorbereitung. Kurzformen mit 14 und 20 Fragen wurden ebenfalls beschrieben. Bei der Betrachtung des Instruments fällt eine starke Gewichtung funktioneller Faktoren auf, so dass das Ergebnis dieses Instrumentes besser mit dem Begriff „Mundgesundheitsstatus“ umschrieben wird.

Eine Vielzahl weiterer, ebenfalls gut dokumentierter Fragebögen mit unterschiedlichen Zielsetzungen wurde beschrieben (*Slade* 1997). Das *Oral Health Impact Profile* ist jedoch derzeit das einzige validierte, in klinischen Studien verwendete Instrument.

Die Ergebnisse können sowohl in Form eines Profils, das Veränderungen einzelner Dimensionen sichtbar macht, als auch mit einem Gesamtindex dargestellt werden: Ein Index, der aus allen Fragen errechnet wird, gibt lediglich Auskunft über die bloße Größe der Gesamtheit aller Veränderungen. Bei Profilen werden Veränderungen zusätzlich pro Frage oder Subskala angegeben. Dies hat den Vorteil, dass eine differenzierte Aussage über die Art einer Veränderung möglich ist. Somit können Patient oder Behandler diese Ergebnisse für informierte Entscheidungen verwerten.

**Tab. 46-2** Instrumente zur Messung der Lebensqualität in Studien zur Mundgesundheit – Validität

| Instrument | Mund-gesundheits-spezifisch | Population | Ziel der Studie, Ergebnisse | Quelle |
|---|---|---|---|---|
| 7 Einzel-skalen des SIP u. a. | Nein | N = 153, 3 zahnärztliche Erkrankungsbilder, USA, Alter 31–61 J. | SIP Skalen zur Sozialfunktion korrelieren mit Schweregrad oraler Probleme. Stärkste Beeinträchtigungen bei Schmerzpatienten. | *Reisine* et al. 1989 |
| GOHAI | Ja | N = 1755, USA, Alter > 74 J. | Entwicklung des Instruments. Bessere LQ (= höherer GOHAI-Wert) korrelieren mit größerer Anzahl von Restzähnen, keine Prothesen, kein Behandlungsbedarf, höheres Einkommen und Bildungsstand. Sprach- und Essprobleme sowie oraler Diskomfort → schlechtere OLQ | *Atchinson* und *Dolan* 1990 |
| OHIP | Ja | N = 300, AUS, USA, CAN, Alter 60–80 J. | Entwicklung des Instruments. Höhere OHIP-Werte (= schlechtere OLQ) bei fehlenden Zähnen, Wurzelresten, Karies, Parodontopathien | *Slade* und *Spencer* 1994 |
| SF-36 u. a. | Nein | N = 1242, USA, Alter 47–94 J. | Ergebnisse des SF-36 weitgehend unabhängig von Mundgesundheit (GLQ ungleich OLQ). Keine Schmerzen, Essprobleme, Diskomfort → Bessere subjektive Mundgesundheit | *Kressin* et al. 1996 |
| OHIP | Ja | N = 493, CAN, Alter > 50 J. | OHIP-49 nicht geeignet zur Erfassung des Behandlungsbedarfs bei verschiedenen zahnärztlichen Erkrankungen (Zahnverlust, Karies, Parodontopathie, chirurgische Erkrankungen, Notfall). | *Locker* und *Jokovic* 1996 |
| OHIP, SF-36 | OHIP-49: ja, SF-36: nein | N = 88, OK/UK-Vollprothesenträger, bezahnte Kontrollgruppe | 2 Gruppen: Implantatwunsch, kein Implantatwunsch. Patienten mit Implantatwunsch: Schlechtere OLQ (hoher OHIP-Wert), SF-36: keine Unterschiede zwischen Gruppen. | *Allen* et al. 1999 |

# 46.4 Studien unter Verwendung patientenbezogener Messgrößen in der Zahnheilkunde

## 46.4.1 Zufriedenheit

Erste Ansätze der Verwendung von „Zufriedenheit“ als Messgröße in der Zahnmedizin wurden von mehr als 20 Jahren publiziert. Die damals entwickelten Fragebögen waren auf die generelle Bewertung der Zufriedenheit mit der zahnärztlichen Behandlung ausgerichtet. Mit dem Fragebogen „Dental Satisfaction Questionnaire“ (DSQ) sollte die Zufriedenheit mit der Erreichbarkeit, der Verfügbarkeit, den Kosten sowie Schmerzen und Qualität der Behandlung bewertet werden (*Davies* und *Ware* 1981). Dieses Instrument (19 Fragen) war damit primär auf die Bewertung der zahnärztlichen Versorgung und deren Strukturqualität ausgerichtet; es fand kein größere Verbreitung. Erreichbarkeit, Verfügbarkeit, Kosten, Kontinuität, technische Qualität der Behandlung und Schmerz(freiheit) korrelierten signifikant mit der Gesamtzufriedenheit. Jedoch darf nicht übersehen werden, dass die Korrelationen (r = 0,41 bis r = 0,59) allenfalls moderat sind. Diese historischen Instrumente sind zur Bewertung der Zufriedenheit des Patienten mit dem Behandlungs*ergebnis* wenig geeignet.

Da die beschriebenen Fragebögen mehrere Elemente der Prozesskette bewerten, kann es bei Kalkulation eines Gesamtindex zu einer Vermischung und gegenseitigen Überdeckung der Effekte kommen.

Jüngere Studien haben sich vor allem Untersuchungen der Therapie chronischer Leiden gewidmet, darunter Zahnlosigkeit und Schmerz. Insbesondere die Zufriedenheit mit herausnehmbaren Prothesen bei unbezahnten Patienten war Gegenstand mehrerer Studien.

In einer multizentrischen Studie in den Niederlanden wurden je 30 zahnlose Patienten mit einer von drei Versorgungen therapiert: (a) Totalprothesen, (b) Unterkiefer-Vestibulumplastik kombiniert mit neuen Vollprothesen, oder (c) an zwei Implantaten steggestützte Deckprothesen. Die Autoren verwendeten einen Fragebogen, der die Zufriedenheit mit der Retention, dem Aussehen, der Sprache, der Kaufähigkeit und mit den Prothesen im allgemeinen vor und nach der Behandlung untersuchte. Die Fragen wurden auf einer Drei-Punkte-Skala beantwortet. Kaufähigkeit und Zufriedenheit mit den neuen Prothesen waren zwar deutlich verbessert, jedoch bestanden keine Unterschiede zwischen den Gruppen mit implantatgestützter Deckprothese oder Vestibulumplastik (*Boerrigter* et al. 1995).

Eine untergeordnete Rolle scheint die Anzahl der Implantate zu spielen, wenn steggestützte Deckprothesen angefertigt werden. *Geertman* et al. (1996) verglichen zwei Gruppen von Patienten mit Deckprothesen, die entweder mit einem einteiligen oder fünfteiligen Steg verankert waren, und fanden keine Unterschiede bezüglich der Zufriedenheit, Prothesenbeschwerden und Kaufähigkeit.

*Feine* et al. (1994, 1998) führten mehrere randomisierte, kontrollierten Studien durch und verwendeten dabei 100 mm lange visuelle Analogskalen (VAS, s. Abb. 46-3). Von 16 Totalprothesenträgern, die mit vier bis sechs Implantaten im Unterkiefer versorgt wurden, trugen die Hälfte zuerst eine festsitzende Brücke, die restlichen wurden mit einer steggestützten Deckprothese versorgt. Nach zwei Monaten Tragedauer wurden die Versorgungen gegen die jeweils andere Variante getauscht. Vor der Neuversorgung und jeweils nach zwei Monaten Tragedauer mit jeder der beiden Optionen wurde die Zufriedenheit mit Sprachfunktion, Ästhetik und Kaufähigkeit mit visuellen Analogskalen ermittelt. Sowohl mit der festsitzenden als auch bei der herausnehmbaren Versorgung waren erhebliche, signifikante Verbesserungen der Sprachfunktion, der Ästhetik, der Passung und Retention, der allgemeinen Zufriedenheit gegenüber der konventionellen Totalprothese zu verzeichnen. Ein signifikanter Unterschied zwischen festsitzender und herausnehmbarer Implantatprothese war nur bei der Bewertung der Kaufähigkeit zäher und harter Nahrungsmittel zu beobachten (*Feine* et al. 1994, *de Grandmont* et al. 1994). Nach Abschluss der Studie wählte jeweils die Hälfte der Patienten die herausnehmbare bzw. die festsitzende Implantatprothese. Die festsitzende Versorgung wurde von Studienteilnehmern bevorzugt, die besonderen Wert auf Stabilität und Kaufähigkeit legten (s. auch Tab. 46-3) Die Autoren schlossen, dass persönliche Präferenzen und Erfahrungen, die mit klinisch-normativen Mitteln nicht zu erfassen sind, eine entscheidende Rolle bei der Wahl der Prothese spielen. *Awad* et al. (1998) verglichen in einer randomisierten Studie Totalprothesen und Implantat-Deckprothesen. Die Gesamtzufriedenheit wurde entscheidend von der Zufriedenheit mit dem Komfort, der Stabilität, dem Aussehen, der Kau- und Sprachfunktion sowie dem Geschlecht der Probanden beeinflusst.

Ähnliche Ergebnisse wurden auch bei Vergleichen von herausnehmbaren Teilprothesen mit implantatgetragenem, festsitzendem Molarenersatz beobachtet. Patienten mit implantatgetragenen Kronen waren zufriedener mit dem Komfort, der Sprach- und Kaufunktion. Hier wurden ebenfalls siebenstufige Antwortkategorien verwendet (*Kapur* 1991) .

Drei Studien verglichen verschiedene Konfigurationen für Oberkiefer-Implantatprothesen. *Zitzmann & Marinello* (2000) verwendeten visuelle Analogskalen, um die Zufriedenheit mit Komfort und Retention, Funktion, Ästhetik, Geschmack sowie Selbstwertgefühl nach Restauration mit Oberkiefer-Deckprothesen und festsitzenden Implantatbrücken zu vergleichen. In dieser Verlaufsstudie wurden die Patienten nach Indikation einer der beiden Therapieoptionen zugeordnet. Es konnte kein signifikanter Unterschied zwischen den Prothesen festgestellt werden. Allerdings wurden keine Daten über die psychometrischen Eigenschaften der verwendeten Fragebögen publiziert. Dem stehen Erkenntnisse aus einer weiteren randomisierten Crossover-Studie gegenüber, in der Teilnehmer mit einer herausnehmbaren Deckprothese insgesamt zufriedener waren. Die Mehrzahl der Teilnehmer wählte nach dem Abschluss der Studie die herausnehmbare Konstruktion, weil sie weniger Gewöhnung beim Sprechen erforderte und leichter zu reinigen war (*Heydecke* 2002). In einem ebenfalls randomisierten Vergleich zwischen Oberkiefer-Implantat-Deckprothesen mit und ohne Gaumenbedeckung wurden keine Unterschiede bezüglich der Gesamtzufriedenheit, dem Komfort, der Sprachfunktion, Ästhetik und Kaufähigkeit festgestellt. Die Gewöhnung an eine Bedeckung des Gaumens ist bei Patienten, die i. d. R. vorher eine Oberkiefervollprothese getragen haben, offenbar unbedeutend.

## 46.4.2 Lebensqualität

### 46.4.2.1 Validierungsstudien

Generell besteht eine negative Korrelation der mundgesundheitsbezogene Lebensqualität mit der Anzahl der vorhandenen Zähne, der Abwesenheit von Schmerzen und Problemen beim Essen, sowie der Qualität der Sprachfunktion. Das Vorhandensein herausnehmbarer Prothesen sowie der subjektive Eindruck, dass eine Notwendigkeit zur zahnärztlichen Behandlung besteht, können die OLQ ebenfalls verringern (*Slade* 1997). Das OHIP ist auch in der Lage, signifikante Unterschiede der OLQ zwischen Totalprothesenträgern, die eine Implantatverankerung wünschten (höherer Leidensdruck) und solchen, die keine Implantate wünschten, aufzuzeigen (*Allen* et al. 1999).

Zur Untersuchung des Behandlungsbedarfs ist das OHIP jedoch ungeeignet. Ein Vergleich der OHIP-Punktwerte mit dem klinisch ermittelten Behandlungsbedarf ergab zwar signifikante Korrelationen, die Sensitivität und Spezifität waren jedoch gering. Nur zwischen 19 und 55 % der klinisch definierten Probleme wurden erkannt (*Locker* und *Jokovic* 1996). Die Ergebnisse illustrieren, dass ein Instrument zur Ermittlung der mundgesundheitsbezogenen Lebensqualität zwar in der Lage ist, eine Gruppe von

**Tab. 46-3** Gründe für die Wahl einer spezifischen Implantatprothese bei Verankerung mit mehr als zwei Implantaten (nach *Feine* et al. 1994, *Heydecke* 2002b, *Zitzmann* und *Marinello* 2000).

| | **Herausnehmbar** | **Festsitzend** |
|---|---|---|
| **Oberkiefer** | 1. Sprachfunktion | 1. Tragekomfort |
| | 2. Hygienefähigkeit | 2. Allgemeine Zufriedenhait |
| | 3. Allgemeine Zufriedenheit | 3. Sprachfunktion |
| | 4. Ästhetik | 4. Stabilität |
| **Unterkiefer** | 1. Hygienefähigkeit | 1. Stabilität |
| | 2. Ästhetik | 2. Kaufunktion |
| | 3. Stabilität | 3. Hygienefähigkeit |

Patienten mit erhöhtem Leidensdruck zu erkennen, jedoch die klinische Diagnostik nicht ersetzen kann.

Untersuchungen mit *generischen* Instrumenten zur Messung der gesundheitsbezogenen Lebensqualität haben gezeigt, dass diese nur bedingt zwischen verschiedenen oralen Krankheitsbildern unterscheiden können. Eine Untersuchung mit sieben Unterkategorien des SIP (*Sickness Impact Profile*) an Patienten mit Myoarthropathien, Parodontalerkrankungen und Prothesen sowie einer gesunden Kontrollgruppe ergab signifikante Unterschiede zwischen den vier Gruppen (*Reisine* et al. 1989).

Die selektierten Skalen des SIP messen jedoch vorrangig psychosoziale Einflüsse und sind nicht spezifisch für das Gebiet der Mundgesundheit. Andere generische Indikatoren versagen bei der Unterscheidung oraler Krankheitszustände. Ein ebenfalls validierter Fragebogen zur Messung der gesundheitsbezogenen LQ (SF-36) unterschied nicht zwischen den Beschwerden von Totalprothesenträgern, die eine Implantatversorgung bevorzugten, und solchen, die konventionellen Ersatz wünschten (*Allen* et al. 1999). Die Ergebnisse überraschen nicht, da die Faktoren, die das SF-36 misst, statistisch weitgehend unabhängig von der Mundgesundheit sind.

### 46.4.2.2 Klinische Studien

Mundgesundheitsbezogene LQ wurde bisher nur in wenigen klinischen Interventionsstudien als Messgröße eingesetzt (Tab.46-4). In einigen Studien wurden Instrumente zur Messung der oralen Lebensqualität verwendet, die von den Autoren selbst erstellt wurden und etablierte psychometrische Kriterien nicht erfüllen.

Nach der Behandlung mit Implantat-Hybridprothesen kann eine Verbesserung der OLQ erwartet werden (*Cibirka* et al. 1997). Die Autoren setzten selbsterstellte mundgesundheitsspezifische Fragen ein, für die keine Daten über die Reliabilität oder Validität verfügbar sind. Überdies orientiert sich der Inhalt stark an Fragen, die in der Regel zur Messung der Patientenzufriedenheit eingesetzt werden (vgl. *de Grandmont* et al. 1994). Die Ergebnisse sind nur bedingt aussagekräftig, da eine Kontrollgruppe fehlt.

*Bouma* et al. (1997) verwendeten die *Groningen Aktivitäts-Einschränkungs-Skala für Zahnmedizin* (GARS-D) und konnten keine Unterschiede zwischen Patienten mit implantatgestützten Deckprothesen und Patienten mit konventionellen Prothesen feststellen. Da jedoch 43 % der Studienteilnehmer einen Punktwert von null aufwiesen, war das verwendete

**Tab. 46-4** Studien mit klinischem Bezug: Lebensqualität (QL) als Messgröße.

| Instrumente | Art der Behandlung | Patienten | Randomisiert | Instrument validiert | Ergebnis | Quelle |
|---|---|---|---|---|---|---|
| Selbst erstellter OLQ-Fragebogen | UK-Implantatdeckprothese | N=26, OK/UK-Vollprothesenträger | Nein | Nein | Verbesserung der OLQ nach Versorgung mit Impl.-Deckprothesen | *Cibirka* et al. 1997 |
| GARS-D | 3 Gruppen: UK-Vollprothese, UK-Vollprothese plus präproth. Chirurgie, UK-Implantatdeckprothese | N=85, OK/UK-Vollprothesenträger | Ja | Ja | Verbesserung bei allen 3 Therapieformen, keine Unterschiede zwischen Gruppen | *Bouma* et al. 1997 |
| Selbst erstellter OLQ-Fragebogen | UK-Molarenersatz, 3 Gruppen: Implantate, Freiendprothese, kein Ersatz | N=60, Molarenverlust | Nein | Ja | Implantatkronen QL > Klammerprothese = kein Ersatz | *Kuboki* et al. 1999 |
| OHIP-49 | 2 Gruppen: UK-Vollprothese, UK-Implantatdeckprothese | N=102, OK/UK-Vollprothesenträger | Ja | Ja | OLQ mit Implantatdeckprothese >> Konventionelle Vollprothese | *Awad* et al. 2000 |
| OHIP-49 | 2 Gruppen: UK-Vollprothese, UK-Implantatdeckprothese | N=75, OK/UK-Vollprothesenträger | Nein | Ja | Verbesserung der OLQ bei beiden Therapieformen | *Allen* et al. 2001 |
| OHIP-20 | 2 Gruppen: UK-Vollprothese, UK-Implantatdeckprothese | N = 75, OK/UK-Vollprothesenträger | Nein | Ja | Implantatdeckprothese QL >> konventionelle Vollprothese, partielle Verbesserung der gen. LQ nur bei Implantaten | *Heydecke* 2002b |
| SF-36 | 2 Gruppen: UK-Vollprothese, UK-Implantatdeckprothese | N=55, OK/UK-Vollprothesenträger | Ja | Ja | Implantatdeckprothese QL >> Konventionelle Vollprothese, partielle Verbesserung der gen. LQ nur bei Implantaten | *Heydecke* 2002a |

Instrument möglicherweise aufgrund eines sogenannten Floor-Effektes[1] nicht in der Lage, Gruppenunterschiede zu erkennen.

Die Versorgung einer Freiendsituation bei unilateral fehlenden Molaren wird kontrovers diskuiert. Patienten, die mit Einzelzahnimplantaten versorgt wurden, wiesen eine signifikant höhere OLQ auf, als Patienten mit Modellgussprothesen. Zwischen herausnehmbaren Prothesen und Nichtversorgung bestand kein Unterschied (*Kuboki* et al. 1999). Unglücklicherweise verwendeten die Autoren einen selbst entworfenen Fragebogen. Dies erschwert die Vergleichbarkeit der Daten, wenn ähnliche Studien verfügbar werden.

Deutliche Unterschiede in der OLQ bestehen bei zahnlosen Patienten nach der Versorgung mit an zwei Implantaten gestützten Unterkiefer-Deckprothesen oder konventionellen Vollprothesen (*Awad* et al. 2000). Nach zwei Monaten war die OLQ mit implantatgestützten Deckprothesen, gemessen mit dem OHIP-49, signifikant verbessert. Die Studie zeigte, dass Verbesserungen in allen Dimensionen auftraten (funktionelle Einschränkung,



[1] Floor-Effekt: Versagen einer Skala, Zustände unterhalb eines bestimmten Niveaus zu erfassen, da die Bandbreite nicht ausreicht. Gegenteil: Ceiling-Effekt.

Schmerzen, psychisches Unbehagen, psychische Fähigkeitsstörung, physische Fähigkeitsstörung, soziale Fähigkeitsstörung, Beeinträchtigungen). Dabei korrelierte das Behandlungsergebnis neben der Therapieform auch signifikant positiv mit der Situation vor Behandlungsbeginn.

Auch die Vorlieben und Erwartungen in bezug auf die Behandlung mit herausnehmbaren Prothesen haben einen Einfluss auf die OLQ bei Zahnlosen. Resultate aus einer nicht randomisierten Studie bestätigen, dass Patienten mit einer Unterkiefer-Implantat-Deckprothese signifikant verbesserte OHIP-Punktwerte hatten. In den Vergleichsgruppen, die mit konventionellen Prothesen versorgt worden waren, ergab sich ein differenziertes Bild: Patienten, die eine Implantatversorgung gewünscht, aber konventionelle Prothesen erhalten hatten, wiesen keine verbesserte LQ auf (gemessen mit dem OHIP). Dagegen war der OHIP-Gesamtindex bei denjenigen, die konventionelle Prothesen gewünscht und auch bekommen hatten, ebenso signifikant verbessert wie in der Implantatgruppe (*Allen* et al. 2001).

In einer Gruppe von zahnlosen Senioren, die mit implantatgestützten Unterkieferdeckprothesen versorgt wurden, war die OLQ, gemessen mit einer auf 20 Fragen verkürzten Version des OHIP, nach sechs Monaten erheblich besser als in der Gruppe mit neuen konventionellen Prothesen. In der gleichen randomisierten Studie wurde auch mit dem SF-36 eine Verbesserung der GLQ festgestellt. Innerhalb der Implantatgruppe waren die Werte der Rollenfunktion, Vitalität und Sozialfunktion signifikant verbessert. Vergleiche der restlichen Skalen sowie ein Vergleich zwischen Implantat- und Kontrollgruppe waren nicht signifikant (*Heydecke* 2002).

## 46.5 Zusammenfassung

Mit den Konzepten und Instrumenten zur Patientenzufriedenheit und mundgesundheitsbezogenen Lebensqualität stehen dem klinischen Forscher zwei Werkzeuge zur Verfügung, die es erlauben, patientenbezogene Ergebnisse in Populations- und Interventionsstudien zu gewinnen.

Zufriedenheit als Ergebnisvariable erfasst jeweils nur einen der zu messenden Aspekte. Somit kann Zufriedenheit nicht den Einfluss auf das Wohlbefinden einer Person als Ganzes beschreiben. Gemäß den oben besprochenen Beispielen eignet sich Zufriedenheit dennoch sehr gut als Ergebnisvariable für den Vergleich prothetischer Restaurationen.

Mundgesundheitsbezogene Lebensqualität beschreibt den Einfluss einzelner oraler Faktoren auf funktionelle, psychische und soziale Parameter. Ergebnisse aus Studien der mundgesundheitsbezogenen Lebensqualität belegen den Einfluss oraler Probleme auf andere Lebensbereiche und tägliche Verrichtungen. Mundgesundheitsbezogene Lebensqualität kann als Messgröße in Populationsstudien oder auch zum Gruppenvergleich in klinischen Untersuchungen verwendet werden.

Die gewonnenen Daten können andere klinisch erhobene Parameter, wie beispielsweise die Überlebensdauer von Restaurationen, sinnvoll ergänzen. Wünschenswert wäre eine Weiterentwicklung der Messinstrumente, so dass ein Einsatz zur Diagnostik und Verlaufskontrolle des *individuellen* Patienten möglich wird. Bislang kann die Messung der Patientenzufriedenheit in der täglichen Praxis aber noch nicht empfohlen werden.

An Messinstrumente ist insbesondere die Forderung nach guten psychometrischen Eigenschaften zu stellen. Die beschriebenen Instrumente zur Messung der Zufriedenheit und Lebensqualität können diese Anforderungen zum Teil bereits erfüllen. Von besonderer Bedeutung für den Einsatz von Zufriedenheit und Lebensqualität in klinischen Verlaufsstudien ist eine gute Sensitivität, um Veränderungen zuverlässig zu erkennen. Zusätzlich sollte eine Untermauerung der statistischen Signifikanz solcher Schwellen mit Überprüfungen der klinischen Relevanz erfolgen.

Vor dem Hintergrund des zunehmenden Kostendrucks im Gesundheitswesen können Messgrößen wie Zufriedenheit dazu dienen, Behandlungsalternativen danach zu unterscheiden, von welcher Methode der größte Nutzen zu erwarten ist. Diesbezügliche Erkenntnisse können sowohl Kostenträgern zur Festlegung von Leistungskatalogen als auch der Patientenseite zur informierten Auswahl von Behandlungsmethoden dienen. Neben der Effektivität (klinische Bewährung) wird auch die Effizienz (Kosten-/Nutzenbetrachtung) eine immer wichtiger werdende Rolle spielen. Valide Erkenntnisse aus klinischen Studien bezüglich Effektivität und Effizienz könnten großen Einfluss auf die Bezuschussung von (zahn)ärztlichen Behandlungen haben.

Die Erfassung von mundgesundheitsbezogener LQ und Zufriedenheit erlaubt im Zusammenspiel mit klinischen Daten eine noch bessere Unterscheidung zwischen Behandlungsmethoden, die einen Nutzen bringen, und solchen, bei denen das nicht der Fall ist. Dadurch ließen sich Über- und Unter- wie auch Fehlversorgungen verhindern.

Vor dem Hintergrund des zunehmenden Kostendrucks im Gesundheitswesen können Messgrößen wie Zufriedenheit und LQ auch dazu dienen, Behandlungsalternativen danach zu unterscheiden, von welcher Methode der größte Nutzen erwartet werden kann.

# Literatur

Allen P.F., McMillan A.S., Walshaw D., Locker D.: A comparison of the validity of generic- and disease-specific measures in the assessment of oral health-related quality of life. Community Dent Oral Epidemiol 1999;27:344-352.

Allen P.F., McMillan A.S., Walshaw D.: A patient-based assessment of implant-stabilized and conventional complete dentures. J Prosthet Dent 2001;85:141-147.

Atchison K.A., Dolan T.A.: Development of the Geriatric Oral Health Assessment Index. J Dent Educ 1990;54:680-687.

Awad M.A., Feine J S.: Measuring patient satisfaction with mandibular prostheses. Community Dent Oral Epidemiol 1998;26:400-405.

Awad M.A., Locker D., Korner-Bitensky N., Feine J.S.: Measuring the effect of intra-oral implant rehabilitation on health- related quality of life in a randomized controlled clinical trial. J Dent Res 2000;79:1659-1663.

Bader J.D., Ismail A.I.: A primer on outcomes in dentistry. J Public Health Dent 1999;59: 131-135.

Berg E.: The influence of some anamnestic, demographic, and clinical variables on patient acceptance of new complete dentures. Acta Odontol Scand 1984;42:119-127.

Boerrigter E.M., Geertman M.E., Van Oort R.P., Bouma J., Raghoebar G.M., van Waas M.A. et al.: Patient satisfaction with implant-retained mandibular overdentures. A comparison with new complete dentures not retained by implants--a multicentre randomized clinical trial. Br J Oral Maxillofac Surg 1995;33:282-288.

Bouma J., Boerrigter L.M., Van Oort R.P., van Sonderen E., Boering G.: Psychosocial effects of implant-retained overdentures. Int J Oral Maxillofac Implants 1997;12:515-522.

Cibirka R.M., Razzoog M., Lang B.R.: Critical evaluation of patient responses to dental implant therapy. J Prosthet Dent 1997;78:574-581.

Davies A.R., Ware J.E. Jr.: Measuring patient satisfaction with dental care. Soc Sci Med [A] 1981;15:751-760.

de Grandmont P., Feine J.S., Tache R., Boudrias P., Donohue W.B., Tanguay R, et al.: Within-subject comparisons of implant-supported mandibular prostheses: psychometric evaluation. J Dent Res 1994;73:1096-1104.

Engel G.L.: The need for a new medical model: a challenge for biomedicine. Science 1977; 196:129-136.

Feine J.S., de Grandmont P., Boudrias P., Brien N., LaMarche C., Tache R. et al.: Within-subject comparisons of implant-supported mandibular prostheses: choice of prosthesis. J Dent Res 1994;73:1105-1111.

Geertman M.E., van Waas M.A., van ,t Hof M.A., Kalk W.: Denture satisfaction in a comparative study of implant-retained mandibular overdentures: a randomized clinical trial. Int J Oral Maxillofac Implants 1996;11:194-200.

Heydecke G.: Patient-based outcome measures: oral health-related quality of life. Schweiz Monatsschr Zahnmed 2002a;112:605-611.

Heydecke G.: Patient satisfaction as outcome measure in clinical studies of oral health. Schweiz Monatsschr Zahnmed 2002b;112:330-336.

Kapur K.K.: Veterans Administration Cooperative Dental Implant Study--comparisons between fixed partial dentures supported by blade-vent implants and removable partial dentures. Part IV: Comparisons of patient satisfaction between two treatment modalities. J Prosthet Dent 1991;66:517-530.

Kapur K.K., Garrett N.R., Hamada M.O., Roumanas E.D., Freymiller E., Han T. et al.: Randomized clinical trial comparing the efficacy of mandibular implant- supported overdentures and conventional dentures in diabetic patients. Part III: comparisons of patient satisfaction. J Prosthet Dent 1999;82:416-427.

Kressin N., Spiro A. 3rd, Bosse R., Garcia R., Kazis L.: Assessing oral health-related quality of life: findings from the normative aging study. Med Care 1996;34:416-427.

Kuboki T., Okamoto S., Suzuki H., Kanyama M., Arakawa H., Sonoyama W. et al.: Quality of life assessment of bone-anchored fixed partial denture patients with unilateral mandibular distal-extension edentulism. J Prosthet Dent 1999;82:182-187.

Linder-Pelz S.U.: Toward a theory of patient satisfaction. Soc Sci Med 1982;16:577-582.

Locker D.: Measuring oral health: a conceptual framework. Community Dent Health 1988; 5:3-18.

Locker D., Jokovic A.: Using subjective oral health status indicators to screen for dental care needs in older adults. Community Dent Oral Epidemiol 1996;24:398-402.

Pascoe G.C.: Patient satisfaction in primary health care: a literature review and analysis. Eval Program Plann 1983;6:185-210.

Reisine S.T., Fertig J., Weber J., Leder S.: Impact of dental conditions on patients‘ quality of life. Community Dent Oral Epidemiol 1989;17:7-10.

Slade G.D., Spencer A.J.: Development and evaluation of the Oral Health Impact Profile. Community Dent Health 1994;11:3-11.

Slade G.D.: Measuring Oral Health and Quality of Life. University of North Carolina, Dental Ecology, Chapel Hill 1997.

Zitzmann N.U., Marinello C.P.: Treatment outcomes of fixed or removable implant-supported prostheses in the edentulous maxilla. Part I: patients‘ assessments. J Prosthet Dent 2000; 83:424-433.

# Sachregister